Le livre complet

de la

Thérapie Shiatsu

Toru Namikoshi

Le livre complet
de la
Thérapie Shiatsu

Deuxième Edition

Guy Trédaniel Editeur
19,rue Saint-Séverin
75005 Paris

Titre original :
The Complete Book of Shiatsu Therapy

Traduit de l'anglais par Antonia Leibovici

Published by Japan Publications, Inc., Tokyo and New York

ISBN 2-84445-531-4

Préface

Le shiatsu s'efforce en premier lieu de prévenir la maladie et, en faisant appel aux pouvoirs naturels d'auto-guérison, de développer des corps capables de lui résister.

Même aujourd'hui, quand l'extraordinaire progrès technologique dévoile les secrets occultes de notre univers, de nombreuses zones du corps humain ne sont que peu comprises par les plus grands spécialistes. Comme l'a dit un célèbre médecin occidental, tous les manuels médicaux sont obsolètes. Le corps souffrant du patient qui est devant vous est le manuel médical de demain. J'aimerais ajouter à cette affirmation, que tous les gens engagés dans un travail thérapeutique devraient toujours garder à l'esprit, une pensée sur la nature unique de chaque patient.

Bien qu'on puisse donner un nom à la maladie et que les données les plus complètes et minutieuses peuvent être enregistrées, le patient et sa maladie ne peuvent être classés dans le genre de considérations précisément définies, qui caractérisent la médecine moderne. A la base du traitement shiatsu on trouve l'idée que chaque cas doit être considéré unique. En adaptant le traitement aux variations subtiles de l'état d'une personne, il est possible de stimuler les pouvoirs miraculeux d'auto-guérison du corps et de cultiver tant le bien-être mental que celui physique.

Ce livre expose toutes les techniques du traitement shiatsu. De plus, il apporte au lecteur la connaissance de base de la structure du corps humain et de son fonctionnement, condition nécessaire pour pratiquer un shiatsu efficace. Il montre les emplacements des articulations et les points de mouvement des muscles et des nerfs, les voies par lesquelles passent les vaisseaux sanguins et les nerfs, les emplacements des organes du système endocrinien et leurs fonctions, les zones des réflexes superficiels et les relations de ceux-ci avec les organes internes, les causes des états pathologiques et leur nature. Une compréhension globale de ces aspects physiologiques de la santé et de la maladie constitue la base d'une solide connaissance de la connexion fonctionnelle entre les principaux points de pression shiatsu, situés sur tout le corps, et la physiologie. Cette connaissance, à son tour, met en évidence les effets de la thérapie shiatsu.

Pour être certain que ce livre rend aussi compréhensibles que possible tant les principes du shiatsu que sa pratique, j'ai mis le plus grand soin à sélectionner de nombreuses photographies pour illustrer mes propos et à préparer des diagrammes et des schémas pour donner au lecteur une image nette de la relation entre les points de thérapie shiatsu et la structure du corps. Je suis convaincu que ce livre révolutionne le domaine de la littérature consacrée au shiatsu, par la richesse de ses illustrations, la minutie et l'étendue de sa présentation. J'espère qu'avec son aide je pourrai permettre à davantage de gens de comprendre correctement la thérapie shiatsu, à maîtriser ses techniques et favoriser ainsi une meilleure santé chez eux-mêmes et chez les autres.

Novembre 1980 Toru Namikoshi

Principaux points shiatsu (côté antérieur)

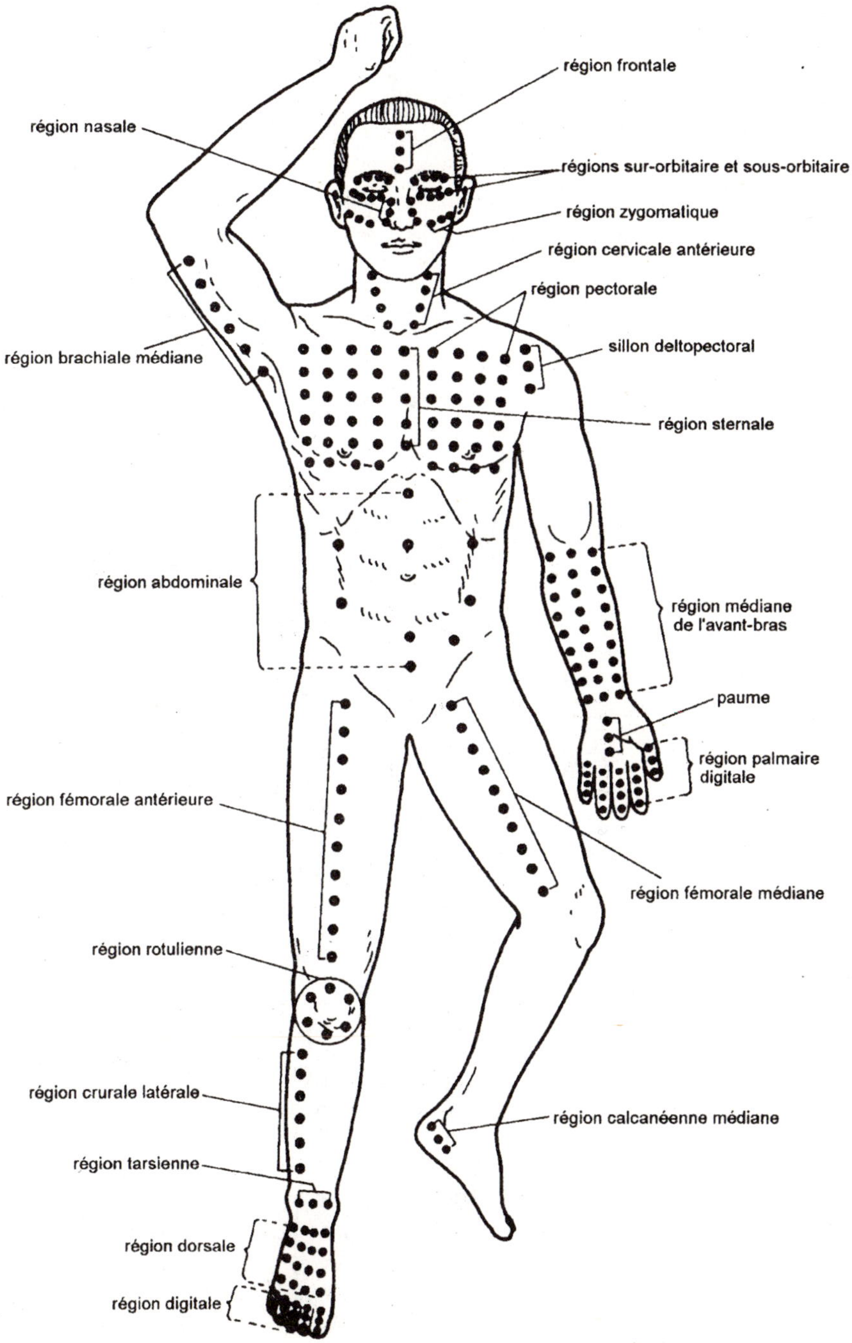

Principaux points shiatsu (côté postérieur)

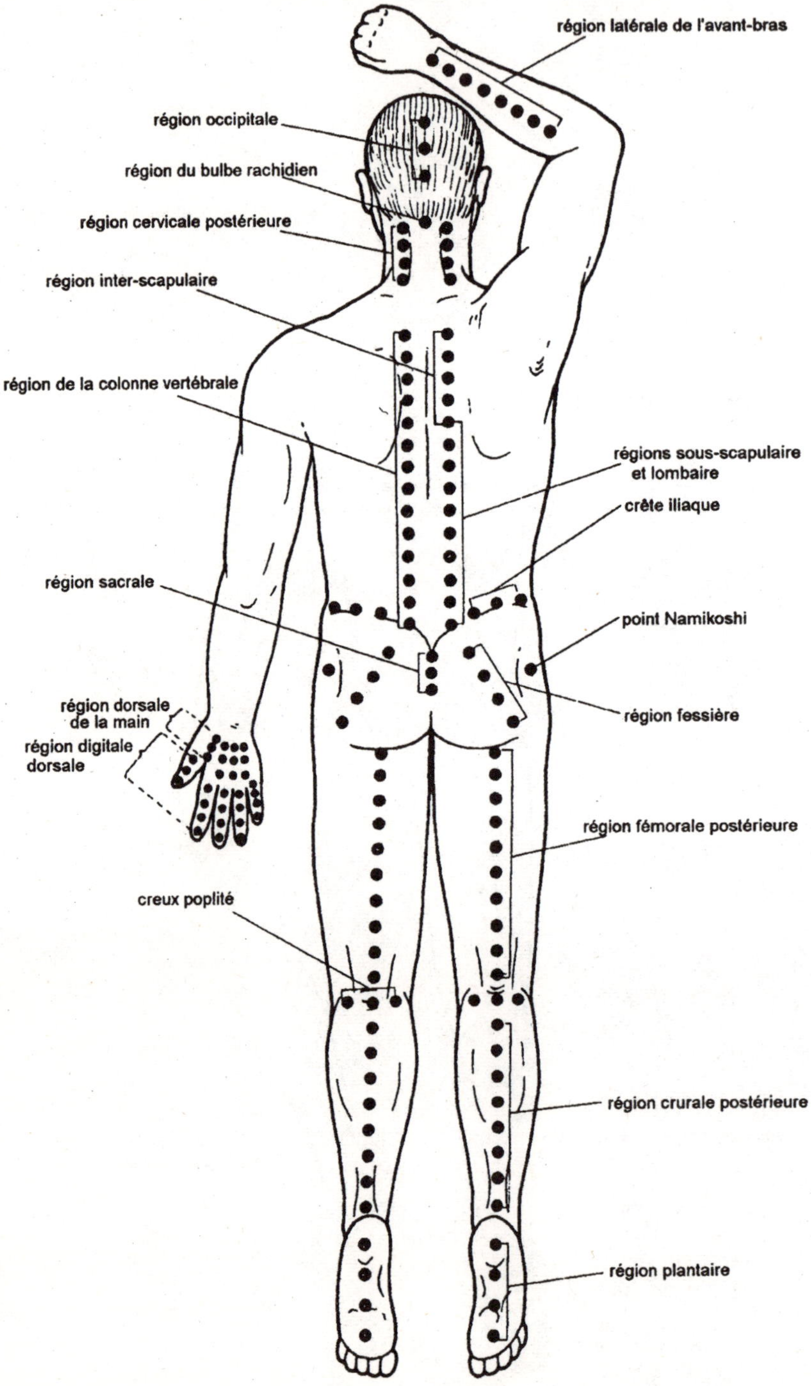

Principaux points shiatsu (côté latéral)

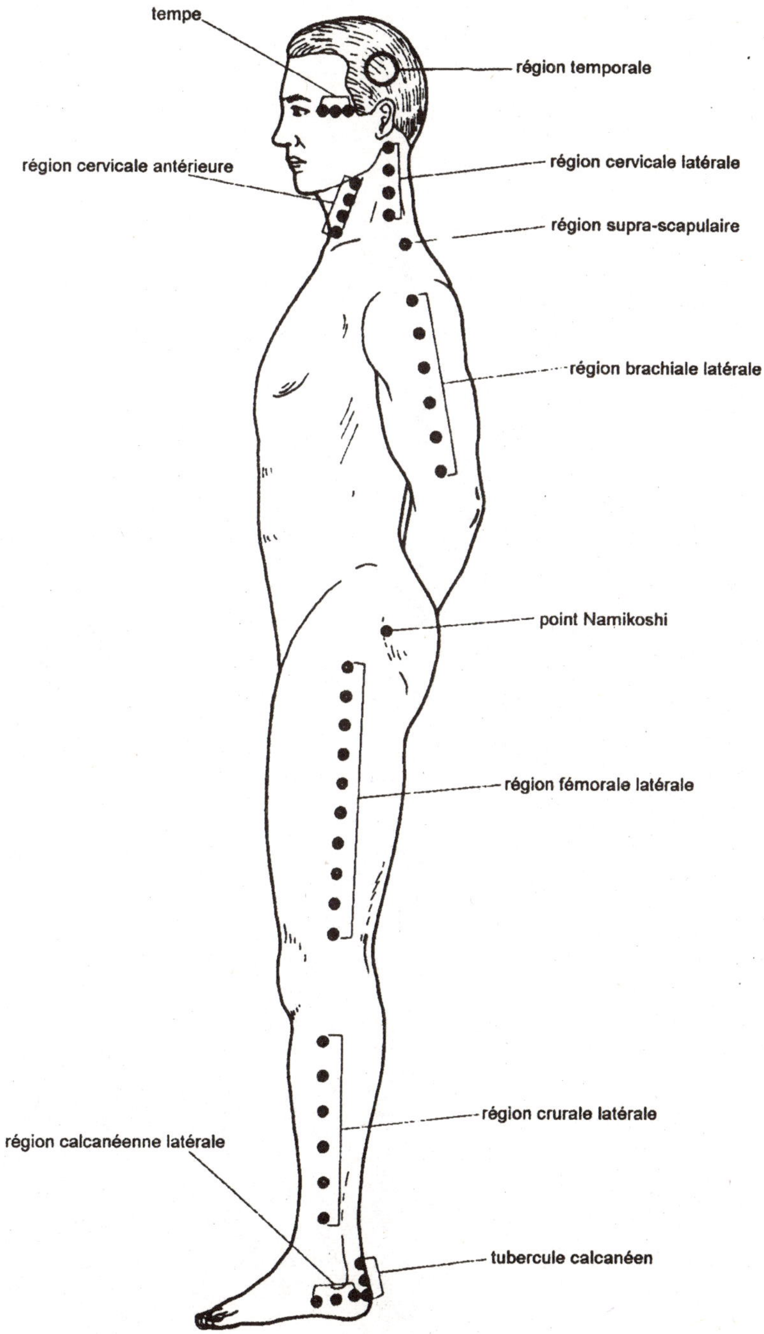

Points des muscles et des nerfs pour le reflexe moteur aux stimuli électriques (côté antérieur)

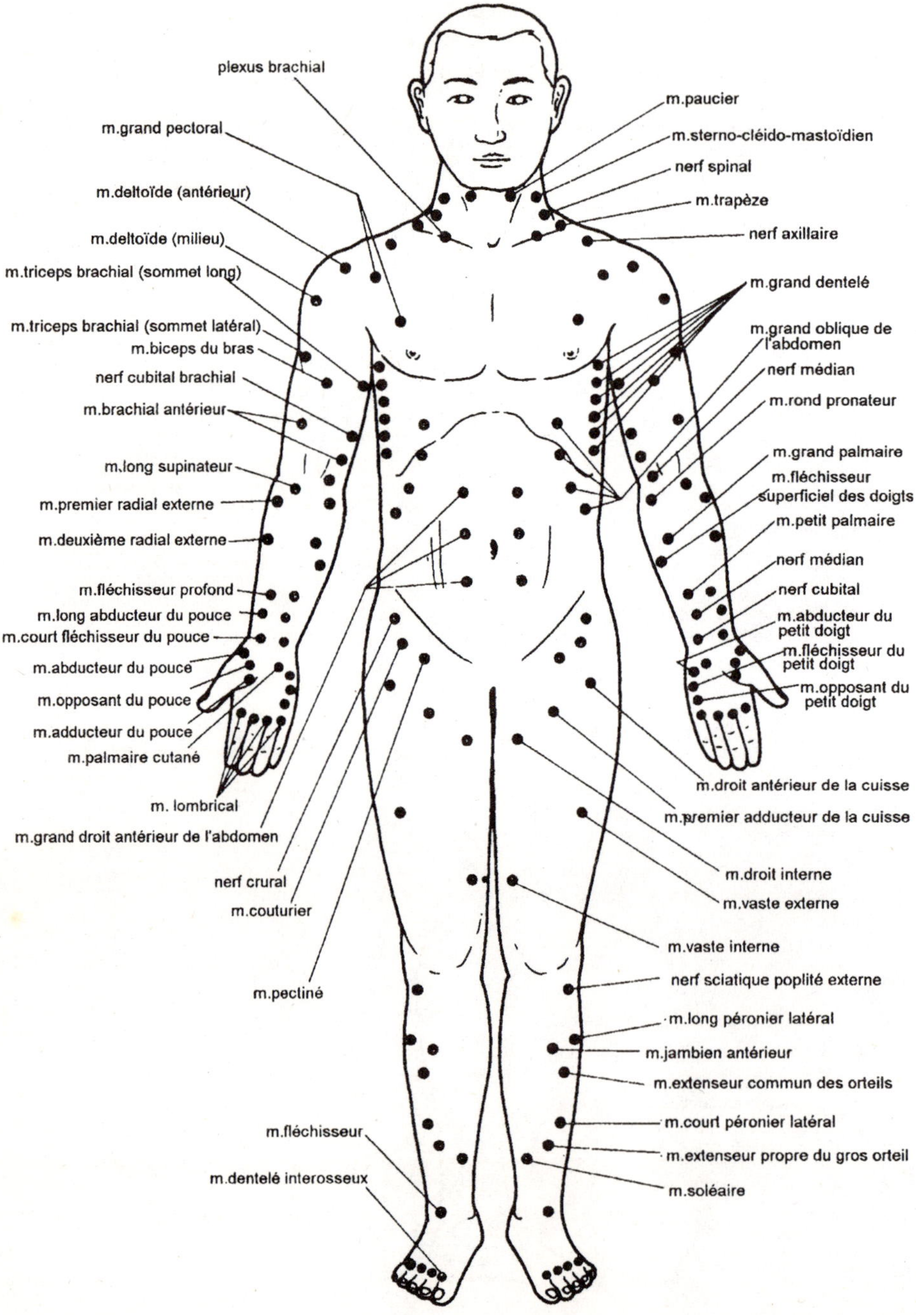

Points des muscles et des nerfs pour le reflexe moteur aux stimuli électriques (côté postérieur)

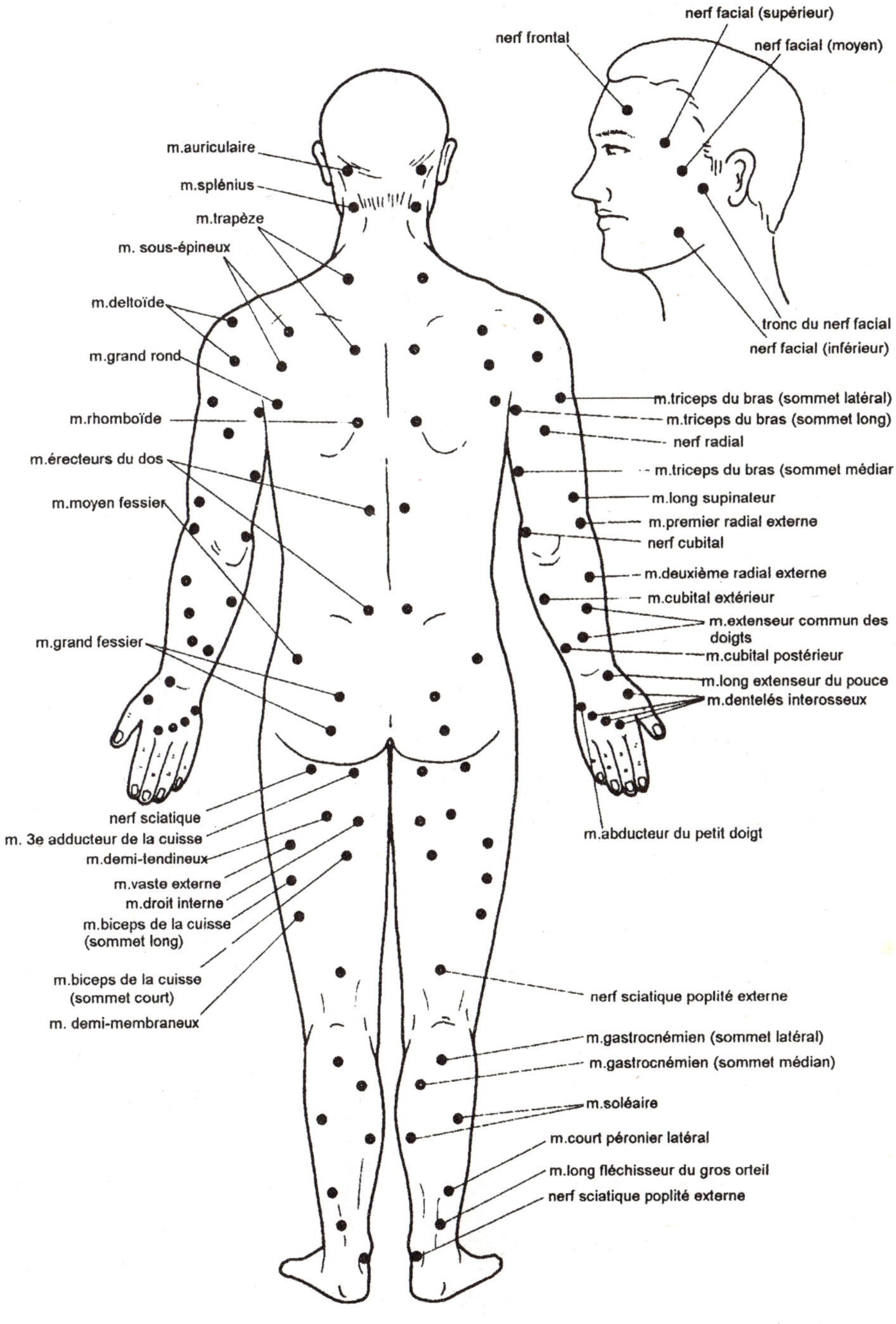

Musculature (côté antérieur)

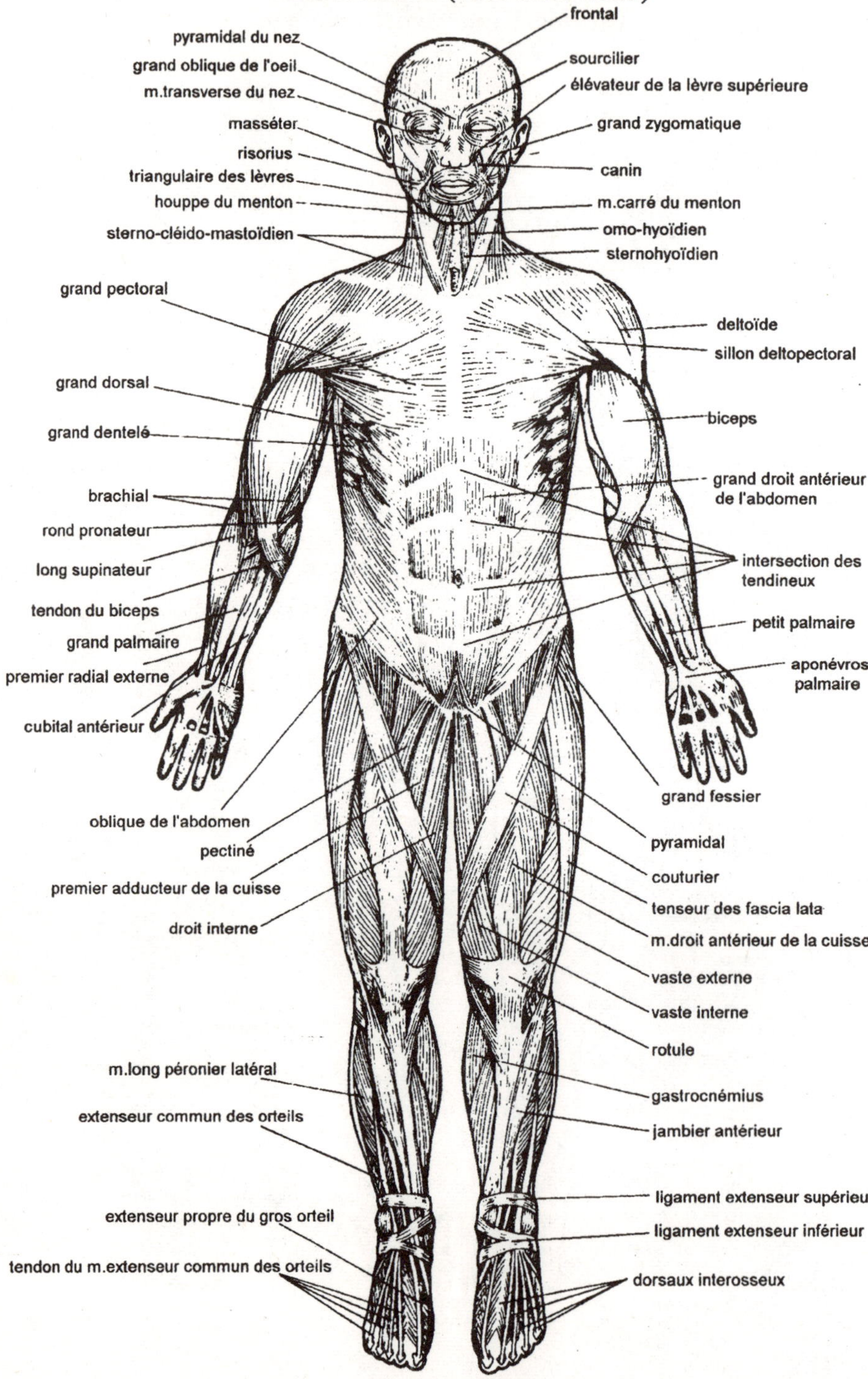

Musculature (côté postérieur)

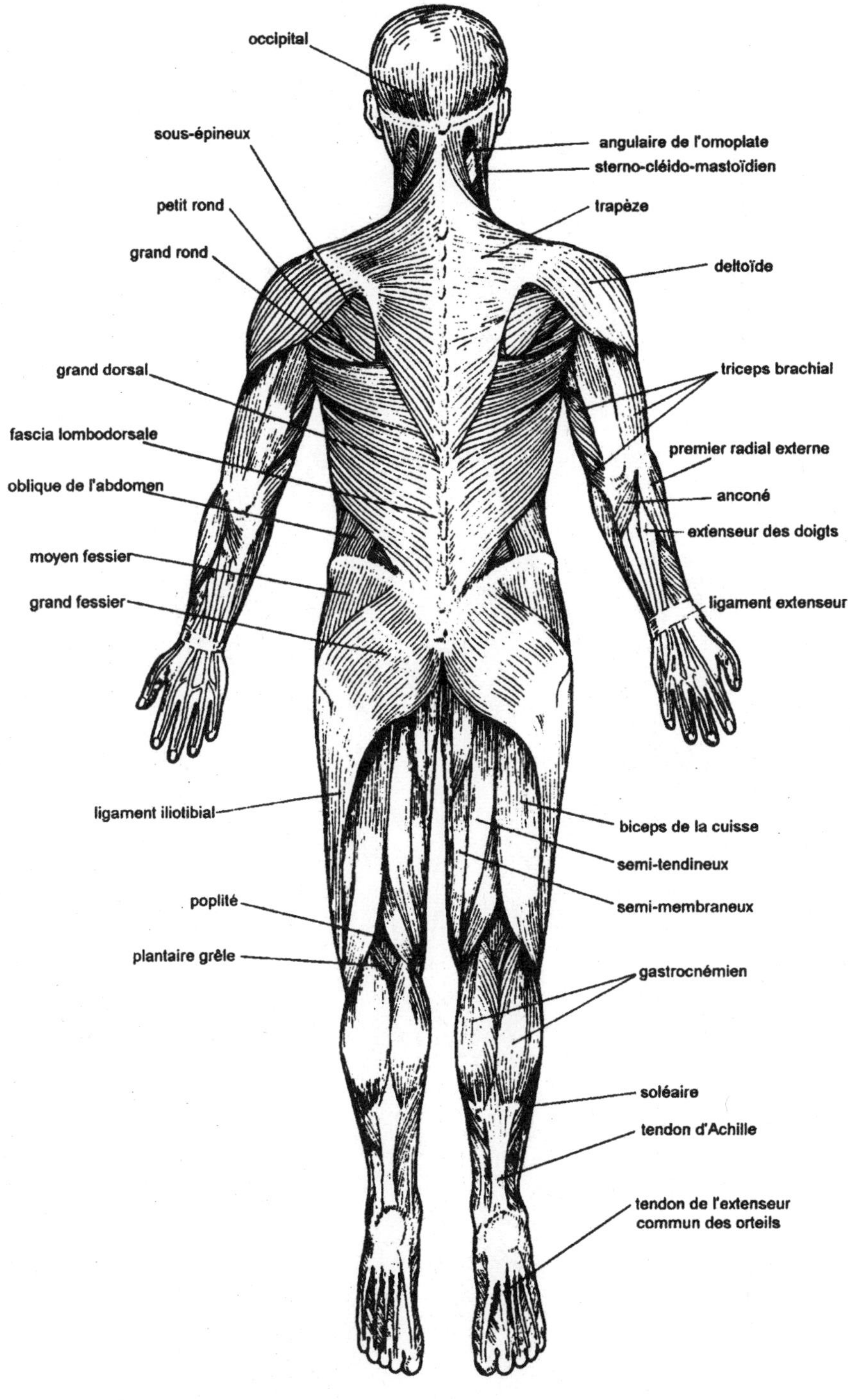

Squelette

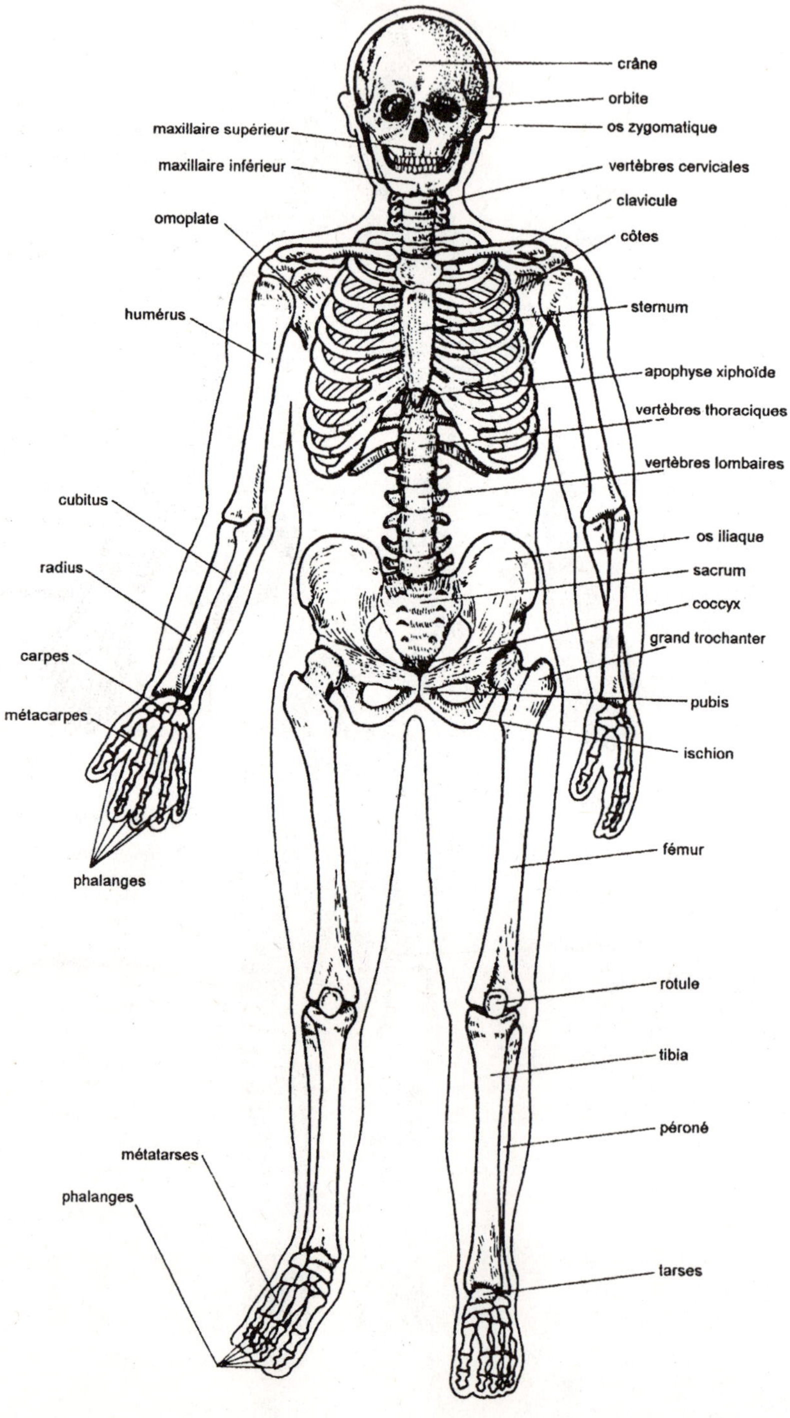
crâne
orbite
maxillaire supérieur
os zygomatique
maxillaire inférieur
vertèbres cervicales
clavicule
omoplate
côtes
humérus
sternum
apophyse xiphoïde
vertèbres thoraciques
vertèbres lombaires
cubitus
os iliaque
radius
sacrum
coccyx
carpes
grand trochanter
pubis
métacarpes
ischion
phalanges
fémur
rotule
tibia
péroné
métatarses
phalanges
tarses

Chapitre 1

Théorie générale

Le développement du shiatsu

Tokujiro Namikoshi, l'inventeur de la thérapie Namikoshi, est né le 3 Novembre 1905 dans la Préfecture de Kagawa (île de Shikoku). A l'âge de 7 ans toute sa famille – son père Eikichi, sa mère Masa, ses frères Moichi, Masazo, Haruo et sa sœur aînée Sadoko – a déménagé du climat chaud de la Mer Intérieure Seto pour le cadre austère de l'île nordique de Hokkaido. Ce déplacement a changé leur façon de vivre et a imposé un voyage exténuant, car à l'époque les moyens de transport étaient primitifs. Le jour suivant leur arrivée, la mère a commencé à se plaindre subitement d'une douleur dans les genoux. D'abord on a cru que ce n'était que le résultat du long voyage et on n'a pas pris ce mal au sérieux. Avec le passage du temps, la douleur a empiré et s'est étendue aux chevilles, aux poignets, aux coudes et aux épaules, pour se transformer en rhumatisme polyarticulaire.

Dans le village où ils vivaient il n'y avait pas de médecin, pas de médicaments. Les enfants ne pouvait supporter de voir souffrir leur mère sans réagir, mais tout ce qu'ils pouvaient faire était de caresser à tour de rôle les parties douloureuses de son corps et les masser. Peut-être que le désir des enfants d'aider abouti, car progressivement elle commença à souffrir moins. Comme ils continuaient à la caresser et à la masser, elle disait souvent à Tokujiro : « Tes mains sont les meilleures ». Cela encouragea le garçon à s'appliquer davantage pour soigner sa mère. Bien qu'il ignorait l'anatomie et la physiologie, ses doigts sensibles percevaient la différence de chaleur et de fermeté de la peau ; il adaptait sa pression à ces variations. Utilisant d'abord quatre fois plus de frottement que de pression, il découvrit qu'en inversant ce rapport il devenait plus efficace. Il se concentra sur les endroits les plus ankylosés et les plus froids ; l'état de sa mère s'améliora rapidement. En appliquant une pression sur les deux côtés de la région médiane de la colonne vertébrale, il avait stimulé sans le savoir la sécrétion de cortisone, qui traite le rhumatisme. Finalement, la guérison fut complète ; cette expérience empirique lui fit prendre conscience des pouvoirs d'auto-guérison de l'organisme humain. Il réussit à activer ces pouvoirs : ce fut la naissance de son style de shiatsu.

Après avoir surmonté toutes sortes de difficultés pendant son étude du massage amma et du massage occidental, Toru Namikoshi ouvrit en 1925 l'Institut de Thérapie Shiatsu à Hokkaido. Au fil du temps, certaines personnes venues pour traitement devinrent ses élèves. En 1933, les laissant s'occuper de l'école, il alla à Tokyo pour ouvrir un autre institut de shiatsu ; là il comprit qu'il avait besoin de la coopération des autres pour que le shiatsu soit reconnu officiellement. Sa consécration à cette tâche aboutit finalement à la fondation de l'Institut Japonais de Shiatsu, le 11 Février 1940.

Les effets du traitement shiatsu ont été largement reconnus grâce à la thérapie et aux conférences assurées par l'école. En 1955 le shiatsu a été accepté officiellement, bien qu'uniquement considéré une partie du massage amma. Depuis sa fondation, l'Institut Japonais de Shiatsu a formé de nombreux spécialistes et, en 1957, sous le nouveau nom d'Ecole Japonaise de Shiatsu, a obtenu sa licence officielle du Ministère de la Santé. C'est la première école du Japon préparant des spécialistes dans ce domaine. En 1964 le shiatsu a été reconnu comme étant un art distinct et indépendant de l'amma et des autres formes de massage.

Actuellement, les gens qui finissent deux années de formation à l'Ecole Japonaise de Shiatsu passernt un examen national, sanctionné par un diplôme de spécialiste d'amma, de massage et de shiatsu. En comptant les élèves de l'ancien Institut Japonais de Shiatsu, plus de vingt mille personnes ont obtenu le diplôme de l'école Namikoshi.

Caractéristiques de la thérapie Shiatsu

Le shiatsu applique une pression sur la peau avec les paumes et les doigts, pour prévenir la maladie et la guérir en stimulant les pouvoirs naturels de récupération du corps, en éliminant les éléments générateurs de fatigue et en favorisant la bonne santé générale. Voici ses principales caractéristiques :

1. Association du diagnostic et de la thérapie. Chaque pression shiatsu est en même temps un diagnostic permettant au thérapeute de traiter le patient en accord avec l'état de son corps. Les mains et les doigts du thérapeute expérimenté sont assez sensibles pour détecter les anomalies de la peau, des muscles ou de la chaleur corporelle et donc déterminer immédiatement le traitement à utiliser.

2. Le shiatsu n'utilise pas d'appareils mécaniques ou de médicaments.

3. Aucun effet secondaire. Les points à traiter, la pression et la durée d'application étant choisis en fonction de l'objectif recherché, le traitement n'est pas désagréable et ne provoque pas d'effets secondaires, comme par exemple des douleurs musculaires *a posteriori*.

4. Aucune limite d'âge. Le shiatsu peut être utilisé sur des personnes de tout âge, depuis les jeunes enfants jusqu'aux vieillards. Chez les jeunes il aide à fortifier le corps, chez les adultes il prévient le vieillissement.

5. Le shiatsu est le baromètre de la santé. Des exercices shiatsu réguliers aident à détecter les anomalies corporelles et empêchent l'accumulation de la fatigue et l'apparition de la maladie.

6. Le shiatsu augmente la confiance entre le patient et le thérapeute. La détermination du thérapeute à guérir et la confiance du patient dans la thérapie s'associent et inter-agissent pour augmenter l'efficacité du traitement.

7. Le shiatsu est efficace, car il traite le corps entier. Un traitement localisé peut avoir des effets temporaires, mais ne peut aboutir à une guérison. La seule façon d'y parvenir est de traiter d'abord tout le corps, puis les emplacements montrant des symptômes pathologiques. Cette façon de pratiquer le shiatsu est toujours efficiente.

Le Shiatsu et les fonctions physiologiques

1. Vivifier la peau

Structure de la peau

Le corps humain est recouvert de 1,5 à 2 m^2 de peau, formée d'une couche extérieure appelée épiderme, une couche centrale appelée derme ou chorion et une couche interne appelée tissu sous-cutané. La peau peut percevoir, à travers les terminaisons nerveuses qu'elle contient, les stimuli tactiles, la pression, les états thermiques, la douleur. Dans un centimètre carré de peau on trouve environ 25 corps sensibles détectant les stimuli tactiles, de 0 à 3 détectant la chaleur, de 6 à 23 détectant le froid et de 100 à 200 détectant la douleur. Les autres sensations ressenties par la peau – démangeaisons, chatouillements, engourdissement – ne passent pas par des récepteurs spéciaux, car ce sont des réactions réflexes aux stimuli extérieurs. Les récepteurs sensitifs de la peau comprennent les corpuscules de Meissner (tactiles), les corpuscules de Pacini (lamellés), les corpuscules de Krause, les corpuscules de Ruffini et les terminaisons nerveuses libres.

Les corpuscules de Meissner

Ces récepteurs du toucher léger sont formés de nombreuses cellules tactiles s'imbriquant les unes dans les autres, entourées par une capsule de tissu conjonctif ; ils sont situés dans les papilles du derme. Ils se trouvent en grand nombre sur les paumes, sur les plantes des pieds et sur les bouts des doigts.

Fig. 1. Anatomie de la peau

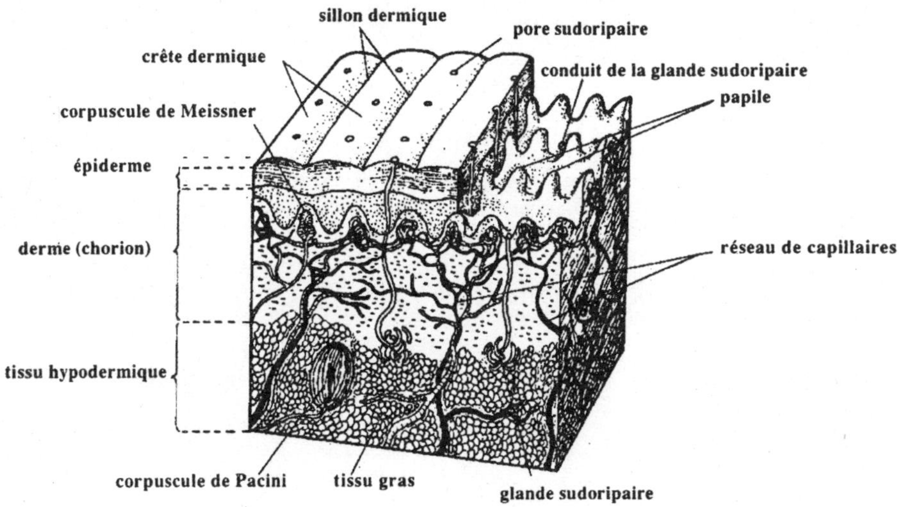

Fig. 2. Récepteurs sensitifs

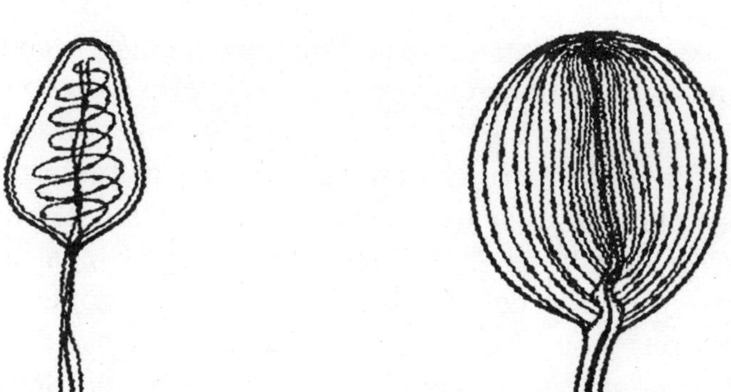

Corpuscules de Meissner
récepteurs de pression légère

Corpuscules de Pacini
récépteurs de pression forte

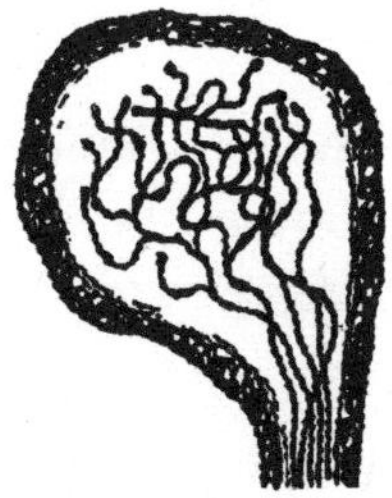

Corpuscules de Krause
récepteurs de froid

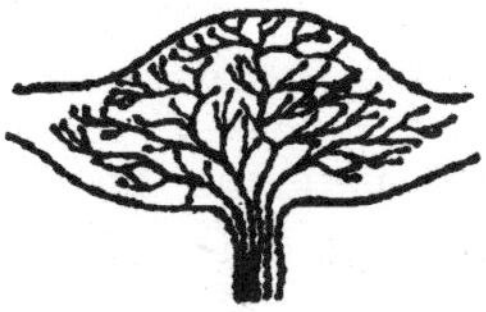

Corpuscules de Ruffini
récepteurs de chaleur

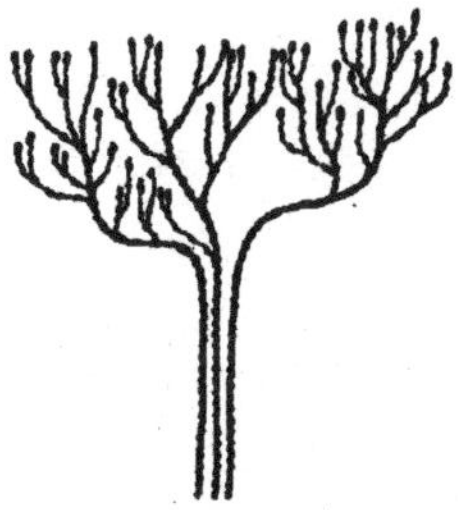

Terminaisons nerveuses libres - récepteurs de douleur

Les corpuscules de Pacini

Ces récepteurs de pression forte, formés de couches semblables à celles qu'on voit sur la coupe transversale d'un oignon, sont situés dans la région qui se trouve entre le derme et la couche sous-cutanée, ainsi que dans la couche sous-cutanée proprement dite.

Les corpuscules de Krause

Ces récepteurs du froid sont situés près de la couche supérieure du derme.

Les corpuscules de Ruffini

Récepteurs de chaleur, les corpuscules de Ruffini sont situés dans le derme.

Les terminaisons nerveuses libres

Ces terminaisons fines de nombreuses branches nerveuses sont des récepteurs de douleur.

Fonctions de la peau

1. Le pigment appelé mélanine, situé dans le revêtement muqueux, protège le corps des rayons solaires forts ou dangereux, tandis que le derme élastique protège des chocs externes.
2. La peau emmagasine la graisse et l'eau. Les sécrétions de la transpiration et des glandes sébacées nourrissent la peau et maintiennent sa hydratation. La graisse sous-cutanée protège contre le froid et les chocs extérieurs.
3. La peau aide au contrôle de la température corporelle, par la circulation du sang et les sécrétions des glandes sudoripares.
4. La transpiration et les glandes sébacées éliminent les substances indésirables du corps et contribuent à la respiration (environ 0,6 % du total).
5. Les organes de perception de la peau mettent en garde contre les dangers de l'extérieur.
6. Les rayons solaires ultraviolets sont absorbés par la peau pour produire de la vitamine D et prévenir ainsi le rachitisme.

Couleur de la peau

La couche cornée de l'épiderme extérieur produit les nouvelles cellules de la peau ; les vieilles cellules mortes sont éliminées, certaines sous forme de pellicules, certaines sous forme de pelures de peau. La mélanine du revêtement muqueux de l'épiderme détermine la couleur de la peau : plus la quantité de mélanine est importante, plus la peau est foncée.

Epaisseur de la peau

L'épaisseur de l'épiderme varie légèrement d'endroit à endroit. L'épaisseur moyenne est de 0,1 à 0,3 mm. Sur les paupières, le front et le cou cette épaisseur varie de 0,04 à 0,1 mm, sur les paumes de 0,6 à 1,2 mm, sur les plantes des pieds de 1,7 à 2,8 mm. La peau la plus épaisse se trouve sur les talons.

Le derme, dont l'épaisseur moyenne varie de 1,7 à 2,8 mm, est seulement épais de 0,6 mm sur les paupières, de 1,5 mm sur le front, de 2 mm sur la tête et de 4 à 5 mm sur le cou.

La graisse sous-cutanée, quand elle est présente, constitue la partie la plus épaisse de la peau. Elle est plus développée sur les fesses, l'abdomen, les joues et les seins des femmes. Les tissus gras sont absents sur les paupières, sur le scrotum et le pénis des hommes et sur les petites lèvres des femmes.

Les effets du shiatsu sur la transpiration et les glandes sébacées

Les glandes sudoripares sont de deux types : les glandes excrétoires, distribuées sur tout le corps, et les glandes apocrines, nombreuses aux aisselles et autour des organes génitaux, dont la sécrétion a une odeur plus forte que celle des glandes excrétoires.

Les glandes sébacées, situées au-dessus des racines des cheveux, sécrètent une substance huileuse appelée sébum. On ne les trouve pas dans les zones glabres – les paumes ou les plantes des pieds. Les boutons de la puberté sont provoqués par une sécrétion excessive de sébum et par l'obstruction résultante des follicules pileux, ce qui provoque une infection. Dès que l'infection est guérie, la peau recouvre sa douceur et son élasticité naturelles. A la vieillesse, la graisse sous-cutanée se retire, les glandes sébacées produisent moins de sébum, la peau devient ridée et flasque. Il est possible de prévenir ce signe de vieillesse en appliquant le shiatsu directement sur la peau.

2. Assouplir les muscles

Types de muscles

Environ 45 % du poids corporel est formé par trois types de muscles.

1. *Muscles striés.* Relient les composantes du système osseux ; ils sont importants pour le mouvement et le maintien de la posture. On les appelle parfois muscles volontaires, car on peut les commander. Ils sont formés de faisceaux de fibres ordonnés dans une structure striée. Ces muscles gardent le corps dans la posture désirée. Toutefois, leur tonus disparaît pendant le sommeil : on peut s'en rendre compte en regardant la façon dont la tête d'une personne qui sommeille pend. On trouve 400 muscles striés dans le corps.

2. *Muscles lisses.* Ces muscles involontaires se contractent et se tendent automatiquement. Ils sont constitués de fibres courtes et ne sont pas striés ; ils forment les parois des vaisseaux sanguins et des organes internes.

3. *Muscle cardiaque.* Ce muscle strié involontaire est extrêmement puissant.

Fatigue musculaire

La tension ou l'utilisation continue des muscles produit une accumulation progressive d'éléments générateurs de fatigue (acide lactique et dioxyde de carbone) et donc un durcissement des fibres musculaires, qui perdent ainsi leur pouvoir de contraction. Le courant de sang et de lymphe diminue et l'alimentation des capillaires devient insuffisante. Si le durcissement continue, des contractures se produisent. Si cet état n'est pas corrigé, les nerfs s'engourdissent, les organes internes et le système endocrinien sont affectés par le déséquilibre qui en résulte. L'état appelé « raideur musculaire » peut ainsi devenir grave et doit être corrigé par une thérapie shiatsu.

Examen manuel des muscles

100 %	5	Normal	Gamme complète de mouvements, présentant une résistance totale
75 %	4	Bon	Gamme complète de mouvements présentant une certaine résistance
50 %	3	Correct	Gamme complète de mouvements libres
25 %	2	Pauvre	Gamme complète de mouvements libres
10 %	1	Traces	Preuves de légère contractilité. Pas de mouvement
0 %	0	Nul	Pas de preuves de contractilité

3. Stimuler la circulation des fluides corporels

Les fluides corporels – sang, sécrétions et lymphe – alimentent les tissus conjonctifs et assurent l'élimination des déchets que ceux-ci produisent ; ils sont essentiels pour l'existence des cellules. Le sang artériel rouge brillant est transporté du cœur vers les autres parties du corps, passant de l'aorte dans les artères auxiliaires, les artérioles et finalement les millions de capillaires qui portent les substances nutritives et l'oxygène aux cellules. Le sang se charge alors des déchets des cellules et revient par les veinules et les grandes veines vers le cœur, sous la forme du sang veineux rouge foncé. Avant de revenir au cœur, le sang passe par les poumons où il est purifié et enrichi en oxygène, qui le rend de nouveau rouge brillant. Le circuit du cœur vers les cellules, en passant par les artères et les capillaires est appelé circulation principale (systémique). Le circuit de retour au cœur en traversant les poumons et les vaisseaux pulmonaires est appelé circulation secondaire (pulmonaire).

Fig. 3. Diagramme du système circulatoire

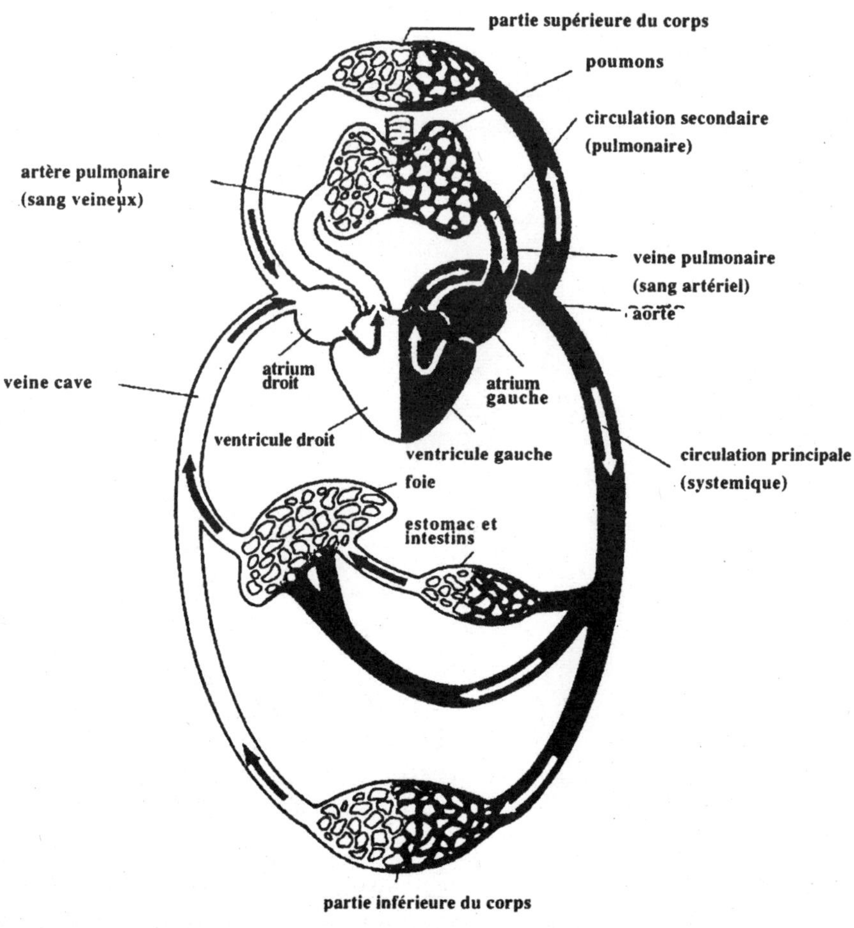

Les artères, les veines et les vaisseaux lymphatiques font plus que transporter les fluides corporels. Les muscles lisses de leurs parois se contractent automatiquement et contrôlent la pression, la vitesse, la distribution, le courant et la qualité du fluide qui traverse les vais-- seaux. De cette façon, ils règlent la charge du cœur. Quand les vaisseaux ne fonctionnent pas correctement, la circulation des fluides corporels se ralentit, les cellules ne reçoivent pas une alimentation adéquate et des déchets nuisibles s'accumulent. Dans le cas des vaisseaux sanguins, cela surmène le cœur. Le fonctionnement insuffisant des parois des vaisseaux lymphatiques provoque un œdème.

La position et l'activité du corps influencent la circulation. Se tenir debout pendant longtemps sans changer de position ralentit la circulation et produit le gonflement des jambes. D'habitude, la marche stimule la contraction musculaire, qui accélère le retour du sang vers le cœur par les veines. En activant le fonctionnement de tout le corps – particulièrement par le sinus carotidien – le shiatsu stimule la circulation efficace des fluides corporels. Sa méthode de pression a des effets bénéfiques sur les bras et les jambes et intensifie le retour du sang veineux vers le cœur.

4. Régulariser les fonctions neurales

Le système nerveux, qui agit comme un réseau de communications reliant toutes les parties du corps, est divisé : système nerveux central – le cerveau, enfermé dans l'enveloppe protectrice du crâne, la moelle épinière, enfermée dans la colonne vertébrale – et système nerveux périphérique (figs. 4 et 5).

Fig. 4. Système nerveux central

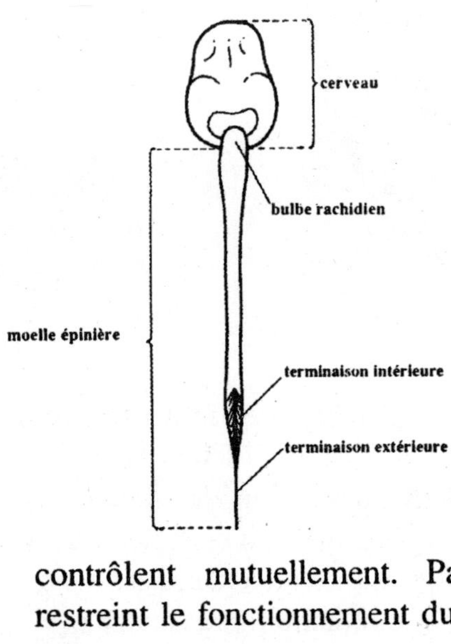

Le système nerveux périphérique est formé du système cérébro-spinal (cerveau et moelle épinière) et du système nerveux autonome. Le système nerveux cérébro-spinal contrôle les nerfs moteurs, qui déplacent les muscles, et les nerfs sensoriels, qui permettent au corps de ressentir la douleur, la chaleur, le froid, etc. Le système nerveux autonome contrôle les organes et les fonctions involontaires – la circulation, le système endocrinien et le fonctionnement des organes internes ; il est formé des systèmes sympathique et parasympathique, qui agissent en harmonie et se contrôlent mutuellement. Par exemple, le système sympathique restreint le fonctionnement du système digestif, tandis que le système parasympathique le stimule. Quand le corps est en bonne santé, ces deux systèmes agissent ensemble harmonieusement. Une anomalie – le stress prolongé, par exemple – incite le cerveau à émettre des impulsions qui voyagent du système nerveux central jusqu'au système nerveux périphérique et bouleversent l'équilibre du système autonome. Si cela arrive, la circulation vers les organes internes est bloquée ; de plus, une sécrétion excessive d'acide peut se produire dans l'estomac, provoquant des maux d'estomac d'origine nerveuse ou même des ulcères.

Fig. 5. Système nerveux périphérique

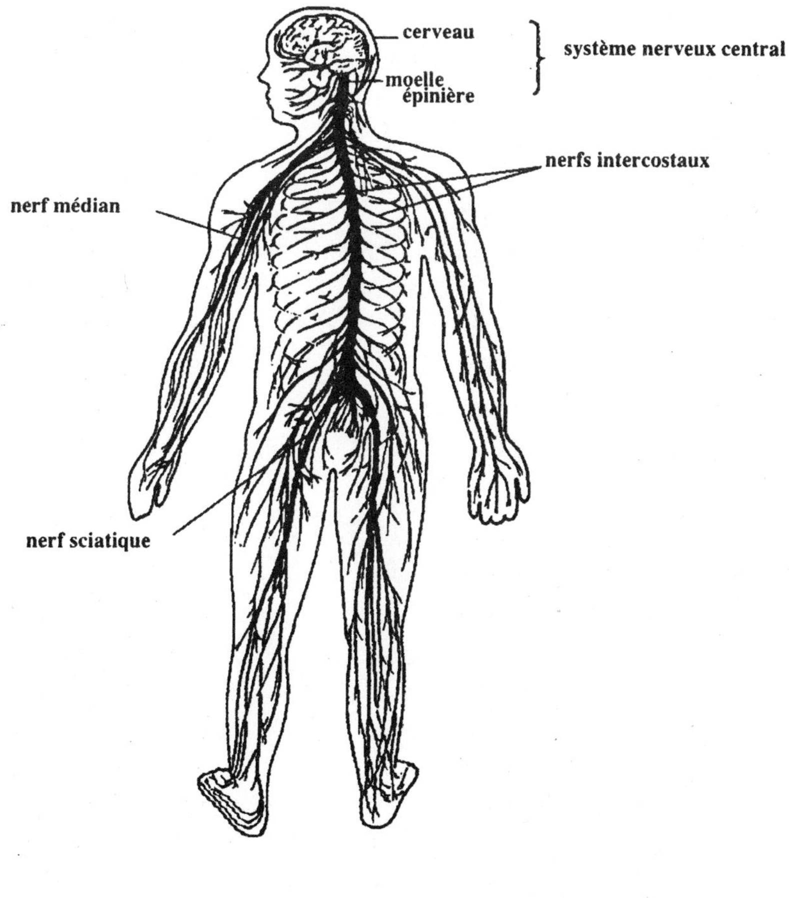

Le traitement shiatsu de la région cervicale antérieure, du bulbe rachidien et des deux côtés de la colonne vertébrale est important pour le fonctionnement du système nerveux autonome. La tête et le bulbe rachidien sont vitaux pour le fonctionnement correct du hypothalamus, de la glande pituitaire, du faisceau pyramidal et du système extrapyramidal, du cortex cérébral et des autres éléments du système nerveux central. Le faisceau pyramidal et le système extrapyramidal aidant à contrôler la posture et le mouvement ; des troubles provoqués par une tension musculaire anormale rendent un tel contrôle impossible et peuvent aboutir à l'incapacité de marcher et à la maladie de Parkinson. Quand une hémorragie cérébrale endommage un hémisphère cérébral ou le faisceau pyramidal, le côté opposé du corps est paralysé. De tels troubles du système nerveux sont très difficiles à guérir.

Fonctionnement du système nerveux autonome

	Tension dans les nerfs sympathiques	Tension dans les nerfs parasympathiques
Pupille	dilatation (ouverture)	contraction (fermeture)
Globe oculaire	saillie	rétraction
Glandes lacrymales	refoulement de la sécrétion	stimulation de la sécrétion
Glandes salivaires	condensation (diminution de la quantité)	dilution (augmentation de la quantité)
Cœur	stimulation (accélération)	suppression (ralentissement)
Vaisseaux sanguins	contraction	dilatation
Artère coronaire	dilatation	contraction
Tension artérielle	augmentation	diminution
Bronches et trachée	détente	contraction (toux)
Estomac – action	suppression	accélération
– sécrétion	réduction	augmentation
Gros intestin et intestin grêle	suppression des contractions péristaltiques	accélération des contractions péristaltiques
Pancréas	diminution de la sécrétion	augmentation de la sécrétion
Vésicule biliaire	détente	contraction
Moelle de la capsule surrénale	accélération de la sécrétion	
Vessie	dilatation (suppression de la miction)	contraction (stimulation de la miction)
Utérus	contraction	détente

	Tension dans les nerfs sympathiques	Tension dans les nerfs parasympathiques
Glandes sudoripares	stimulation de la sécrétion	sécrétion d'une légère transpiration
Muscle érecteur produisant le réflexe pilomoteur	contraction	

Signes pathologiques

Un blocage dans le faisceau pyramidal provoque les réactions réflexes anormales suivantes :

1. *Signe de Babinski.* En caressant le bord extérieur de la plante du pied avec le manche d'un marteau médical, à partir du talon vers les orteils, à travers la partie charnue, on provoque une flexion dorsale du gros orteil et le déploiement en éventail des autres doigts.

Fig. 6. Signes pathologiques

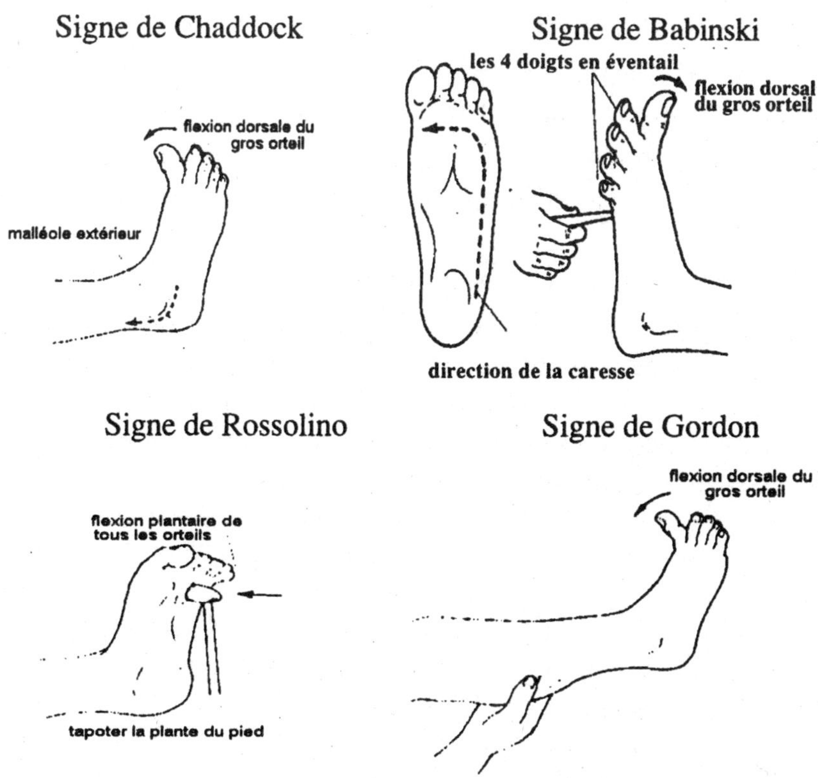

Signe de Schäffer

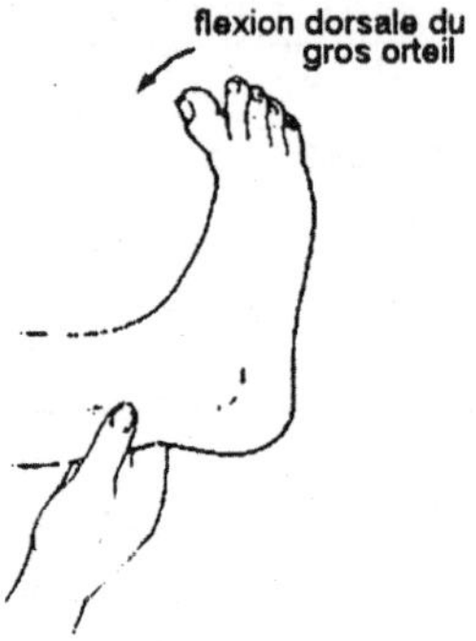

Signe d'Oppenheim

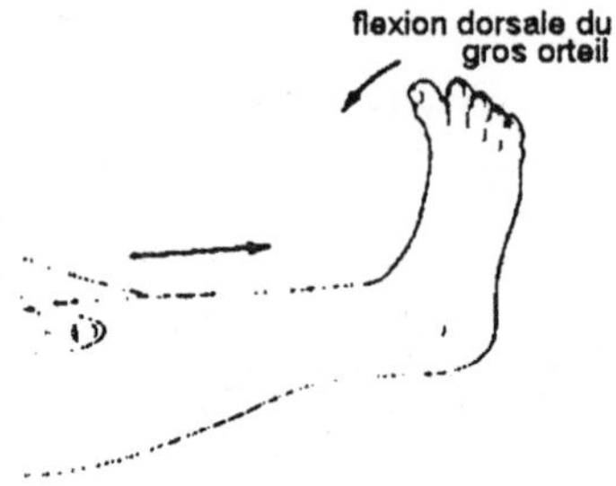

2. *Signe de Chaddock.* En caressant le bord extérieur de la plante du pied avec le manche d'un marteau médical, vers le malléole externe, on provoque une flexion dorsale du gros orteil.

3. *Signe de Rossolino.* En frappant la partie charnue de la plante du pied, près du gros orteil, avec un marteau médical, on provoque la flexion plantaire de tous les orteils.

4. *Signe de Gordon.* La compression ferme du mollet provoque la flexion dorsale du gros orteil.

5. *Signe de Schäffer.* La compression ferme du tendon d'Achille provoque la flexion dorsale du gros orteil.

6. *Signe d'Oppenheim.* Une caresse appuyée, en montant vers le genou sur le devant du tibia, provoque la flexion dorsale du gros orteil.

Réflexes du système nerveux autonome

1. *Les réflexes du sinus carotidien.* On doit comprendre parfaitement le fonctionnement physiologique de la zone du sinus carotidien, vu son importance pour le traitement de la région cervicale antérieure. La zone du sinus carotidien se trouve sur le cou, à l'endroit où l'artère carotide se ramifie et va vers la tête. Là, on trouve le glome, un amas du tissu nerveux relié au nerf pneumogastrique. Il est extrêmement sensible à la variation de la tension artérielle et des états respiratoires. Par exemple, en cas d'hypertension, il réagit en dilatant les parois des vaisseaux sanguins, ce qui diminue la tension artérielle et provoque une brachycardie. Le point shiatsu 1 de la zone cervicale antérieure (voir chapitre 3 pour les points et leurs emplacements) est situé sur le sinus carotidien. Le traitement appliqué en ce point influence réellement la diminution de la tension artérielle et la brachycardie.

On ne doit pas appuyer longtemps sur aucun des points et jamais sur les deux en même temps. Ces points sont utilisés dans le cadre du test d'Hernig pour identifier les symptômes de tension du nerf pneumogastrique. Un pouls supérieur à dix battements par minute est considéré positif.

2. *Le signe d'Aschner (réflexe oculo-cardiaque).* Ce réflexe est particulièrement important pour la pression shiatsu appliquée en appuyant avec les paumes sur les yeux . Une légère pression continue appliquée sur les yeux stimule les terminaisons du nerf trijumeau situées entre les yeux. A son tour, cela provoque des réflexes dans le tronc central du nerf pneumogastrique, diminuant ainsi le pouls et la tension artérielle. Ce réflexe est utilisé dans le test d'Aschner. Une diminution du pouls de 10 à 15 battements par minute est considérée positive, car cela indique une accélération de la tension du nerf pneumogastrique. Dans la thérapie shiatsu on applique sur les yeux une pression légère – jamais forte – avec les paumes, pendant dix secondes au plus.

Le shiatsu et les réflexes cutanéo-viscérales

Quand des dysfonctionnements se produisent dans les organes internes, l'excitation des nerfs sensoriels viscéraux afférents agit sur les cornes postérieures de la moelle épinière, sur le système nerveux autonome qui leur est associé, sur les nerfs sensoriels de la peau et des muscles, provoquant ainsi une hyperesthésie (zone de Head) et une tension musculaire excessive, qui produisent raideurs et douleur. Ce processus, appelé douleur irradiée, est de la plus grande importance pour le diagnostic des troubles des organes internes. On ne comprend pas bien la façon dont se produit la douleur irradiée – qui affecte les épaules, les jambes, le dos, l'abdomen et la poitrine – ; on suppose que les fibres nerveuses transmettent les dysfonctionnements organiques directement à la surface du corps, par des réflexes qui n'impliquent pas les synapses. Dans ce cas, l'acétylcholine, ou une autre substance similaire, est sécrétée dans les segments spinaux des cornes postérieures de la moelle épinière, qui se relient à travers les synapses aux nerfs sensoriels viscéraux, stimulant ainsi l'impulsion nerveuse. Cette impulsion excite à son tour les nerfs sensoriels associés à ces segments spinaux. Selon ce concept, le shiatsu appliqué sur les parties hypersensibles ou tendues du corps devrait mettre en route le processus inverse. Autrement dit, suivant sa force et sa durée, la pression appliquée sur le corps doit provoquer des réflexes dans les organes internes, les faisant fonctionner correctement et guérissant ainsi leurs problèmes.

L'application pratique de la thérapie shiatsu a permis la découverte de quatre points situés sur la région cervicale postérieure, de cinq points sur la région inter-scapulaire, de dix points sur la région comprise entre la zone sous-scapulaire et celle lombaire, et de trois points sur la région sacrale. Un praticien expérimente se rendra cependant compte qu'il faut faire de petites adaptations vers le haut ou vers le bas au cours du traitement, jusqu'à ce que tous les 31 points soient traités. Ce genre de thérapie rétablit l'harmonie du système nerveux autonome.

Fig. 7. Emplacements pour l'application du traitement shiatsu pour le système nerveux spinal et les réflexes cutanéo-viscérales

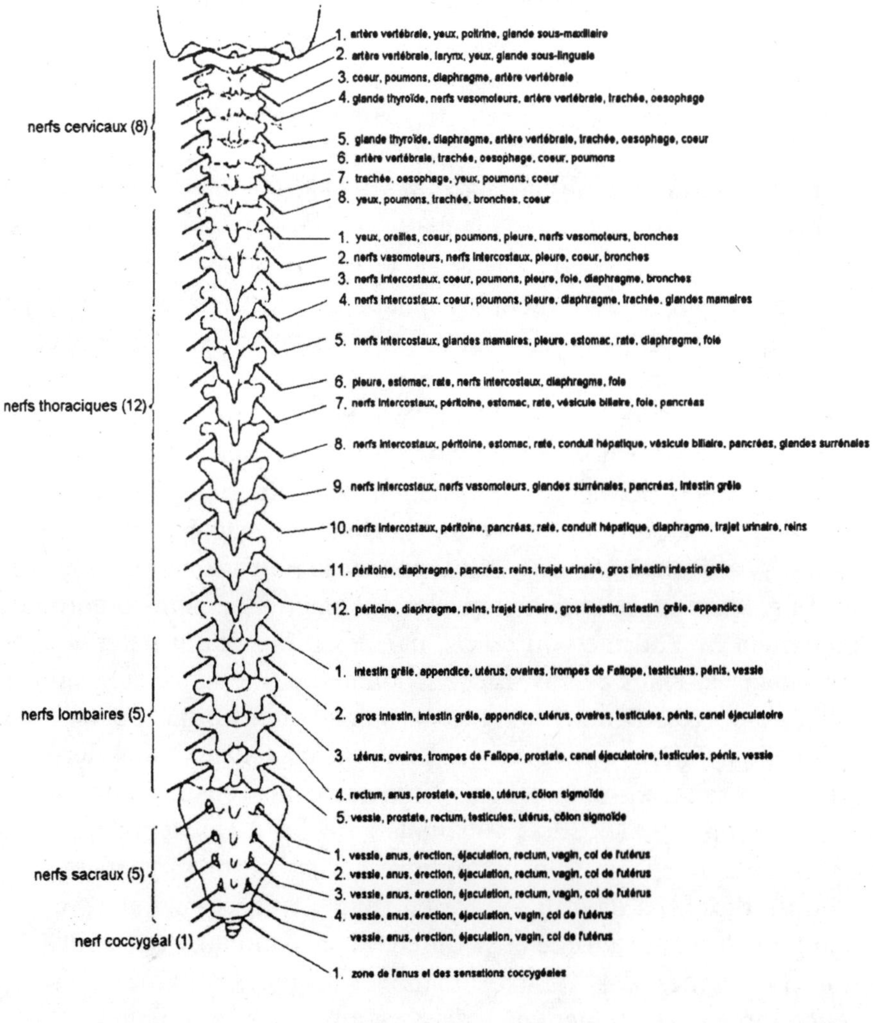

5. Contrôler le système endocrinien

Le système endocrinien est vital pour le maintien de la santé, car il secrète directement dans le sang une diversité d'hormones différentes, préservant ainsi l'équilibre chimique des organes internes et leurs interrelations. Le nom *hormone* donné aux substances sécrétées par les glandes du système endocrinien vient d'un mot grec signifiant *exciter* ou *stimuler*. Cela indique la nature du rôle qu'elles jouent. Une fluctuation des quantités d'hormones produit un ralentissement ou une stimulation du fonctionnement des organes internes.

Fig. 8. Les glandes endocrines

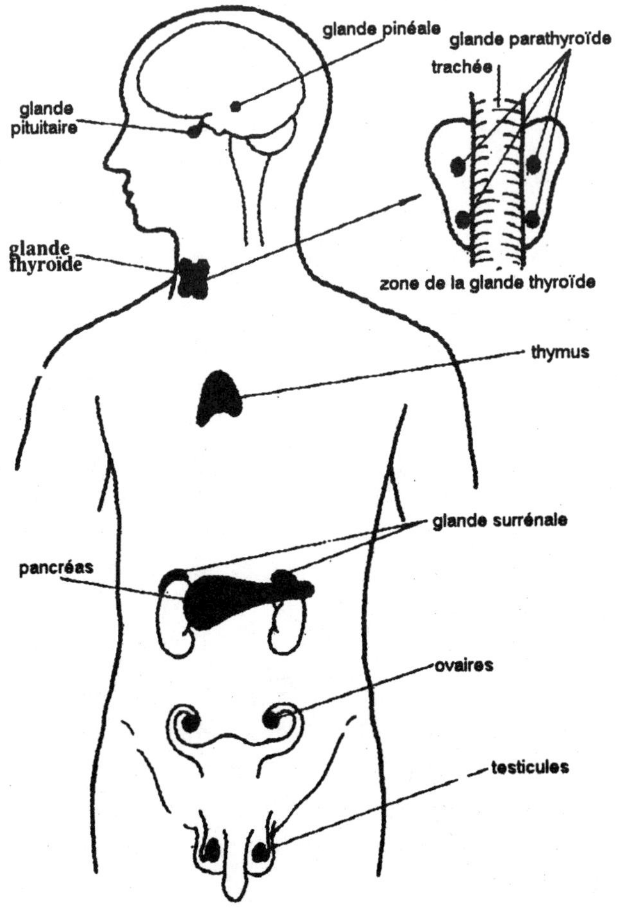

Fonctions des glandes

1. *La glande pituitaire.* Chacun des trois lobes – antérieur, médian et postérieur – de la glande pituitaire secrète un certain nombre d'hormones.

Le lobe antérieur secrète l'hormone de croissance (GH), l'hormone adrénocorticotrope (ACTH), l'hormone thyréotrope (TSH), l'hormone gonadotrope – incluant l'hormone prolan B (LH) qui stimule la production de cellules spermatiques chez l'homme et des ovules chez la femme –, et l'hormone prolan A (FSH).

Le lobe médian secrète la mélanophorine (MSH) apparentée aux corpuscules mélaniques, dont le fonctionnement n'est pas encore compris.

Le lobe postérieur secrète la pituitorine, qui agit sur la contraction des vaisseaux sanguins et de l'utérus, et qui supprime la diurèse. Une faible sécrétion de cette hormone produit une miction excessive et peut provoquer un diabète insipide.

Le traitement shiatsu appliqué sur le point du bulbe rachidien influence le fonctionnement de la glande pituitaire. Dans ce cas, la pression appliquée doit être un peu plus insistante.

2. *La glande thyroïde.* La thyroxine, sécrétée par la glande thyroïde, située sous la partie avant du cartilage thyroïdien, stimule le métabolisme. L'insuffisance de cette hormone ralentit le métabolisme et provoque apathie, gonflement du visage ou d'autres parties du corps et myxœdème. Une production excessive de thyroxine provoque une perte de poids, une exophtalmie des globes oculaires, un fonctionnement irrégulier du cœur et la maladie de Basedow. La glande thyroïde fonctionne en relation avec le lobe antérieur de la glande pituitaire. Le shiatsu est appliqué sur les points 3 et 4 de la région cervicale antérieure et sur le bulbe rachidien.

3. *La glande parathyroïde.* L'hormone parathyroïde, sécrétée par les deux glandes parathyroïdes situées de chaque côté sur le dessous de la glande thyroïde, favorise l'utilisation du calcium par le sang. L'insuffisance de cette hormone produit une insuffisance de calcium dans le corps, une excitation anormale des cellules nerveuses et un spasme tétanique de tous les muscles du corps (tétanie).

Le shiatsu est appliqué aux points 3 et 4 de la région cervicale antérieure et sur le bulbe rachidien.

4. *Les capsules surrénales.* Attachées aux points les plus élevés des reins, les capsules surrénales sont formées d'un cortex et de substance médullaire. L'adrénaline sécrétée par la substance médullaire affecte le système nerveux sympathique, stimule le cœur, dilate les muscles des bronches et stimule les contractions des vaisseaux sanguins. De plus, elle aide à parer au stress. Le cortex secrète plus de quarante hormones à travers le système corticoïde qui, en régularisant l'hormone adréno-corticotrope (ACTH) sécrétée par la glande pituitaire, assure la résistance corporelle. Une faible sécrétion de ces hormones se traduit par l'apparition de la maladie d'Addison, de la myasthénie et du rhumatisme. Une sécrétion excessive peut provoquer l'obésité et le diabète. Le traitement shiatsu est appliqué aux points 3, 4 et 5 de la région sous-scapulaire ; on utilise une pression prolongée de la main et une pression vibratoire.

5. *Le pancréas.* Le pancréas secrète un fluide digestif – qui n'est pas une hormone – dans le duodénum, à travers son vaisseau efférent ; les millions de cellules spécialisées, appelées îlots de Langerhans, distribuées dans tous les tissus du pancréas, sécrètent de l'insuline, qui diminue le taux du sucre sanguin. Une sécrétion insuffisante d'insuline provoque le diabète. Le diaphragme et les points 1, 2 et 3 de la région sous-scapulaire sont les endroits d'application du traitement shiatsu pour le pancréas.

6. *Les glandes sexuelles.* L'hormone mâle (androgène) et l'hormone féminine (œstrogène), sécrétées par les cellules des testicules et des ovaires, stimulent respectivement les caractéristiques masculines et féminines et provoquent la croissance et le développement des organes sexuels après le début de la puberté. Ces glandes agissent de concert avec la glande pituitaire. La région sacrale, la zone inguinale, la partie inférieure de l'abdomen et le bulbe rachidien sont des zones d'application du traitement shiatsu.

7. *La glande pinéale et le thymus.* La petite glande pinéale, située entre le cerveau et le cervelet, règle la croissance du corps et le développement des organes sexuels ; elle arrête son fonctionnement une fois que le corps a atteint sa pleine croissance. Situé derrière le sternum, le thymus, tout comme la glande pinéale, est un régulateur de la croissance corporelle. Il disparaît avec le développement du corps.

6. Le système osseux

Les os

Fig. 9. Constitution de l'os

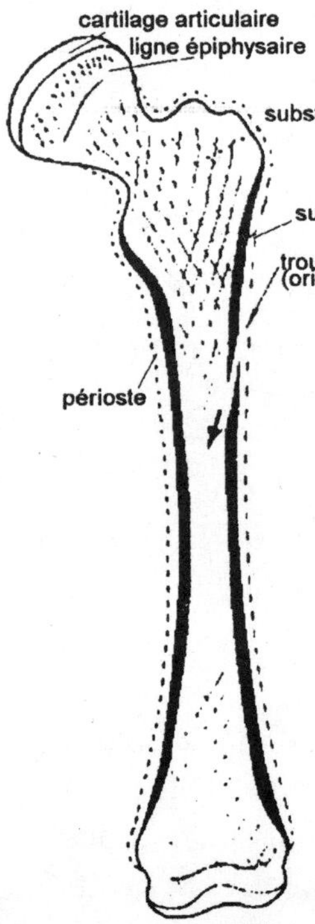

Les 200 os du corps humain – dont 26 forment la colonne vertébrale, 25 la poitrine, 23 le crâne, 64 les bras et 62 les jambes – sont unis par des tendons et des ligaments dans des arrangements fixes : le squelette. Les os sont classés par formes : os longs, os courts, os plats, os pneumatiques, etc. Les os longs, principalement ceux des bras et des jambes – humérus, radius, cubitus, fémur, tibia, péroné – sont formés d'une diaphyse et une épiphyse bulbeuse ou courbée (Fig. 9). La diaphyse est traversée par des trous nourriciers par lesquels passent les vaisseaux sanguins. Le nombre et le type de ces trous sont fixes, en fonction du type de l'os ; par exemple, ils sont dirigés vers le bas dans le fémur et vers le haut dans l'humérus. Les os courts n'ont pas de diaphyse et d'épiphyse nettement définies et ont une forme irrégulière : par exemple, les os carpiens, les os tarsiens et les vertèbres. Les os plats comprennent les os aplatis, comme les os pariétal et occipital. Les os pneumatiques sont creux et remplis d'air, comme par exemple l'os frontal et les os maxillaires.

Structure osseuse

Les os sont formés de périoste, de substance osseuse (compacte et spongieuse), de cartilage et de moelle. Le périoste, une double membrane épaisse formée de tissu conjonctif, riche en vaisseaux sanguins et en nerfs, recouvre et protège la surface extérieure de l'os, aide sa croissance et sa régénération et fournit l'alimentation. La substance compacte est dure, dense et solide. La substance spongieuse est criblée de petits espaces. En général, l'extérieur de l'os est formé d'une mince couche de substance compacte, qui couvre la substance spongieuse. Dans les os longs, la diaphyse est formée seulement de substance compacte et l'épyphise de substance spongieuse recouverte de substance compacte. Les canaux de Havers, qui se trouvent dans la substance compacte dense, permettent le passage des vaisseaux sanguins et des nerfs. Les trous dans la substance osseuse et la substance spongieuse sont arrangés de façon à présenter un maximum de résistance aux forces extérieures.

Entre la diaphyse et l'épiphyse des os longs on trouve des couches de cartilage permettant la croissance par reproduction cellulaire et ossification progressive. Les extrémités des os s'articulant avec les os adjacents sont formées des cartilages, qui permettent le mouvement régulier et l'absorption des chocs. La moelle remplit les alvéoles de la diaphyse des os longs et les petites cavités de la substance spongieuse. Les globules sanguins sont produits par la moelle rouge des tissus réticulaires. Quand ces tissus subissent une dégénérescence graisseuse et jaunissent, le processus de production du sang s'arrête.

Les os sont composés d'eau, de substances organiques colloïdales et de calcium. Au début, étant donné qu'ils contiennent peu de calcium, les os mous des bébés se plient souvent de façon anormale. D'autre part, la quantité de calcium dans les os des personnes âgées est tellement importante que les os deviennent fragiles et cassants. Pour corriger les courbures du dos des jeunes enfants il faut améliorer la digestion, en appliquant une pression sur l'abdomen et les jambes, fortifiant ainsi les os. Prendre des bains de soleil en se faisant traiter par le shiatsu améliore les effets de ce traitement, car la peau absorbe de la vitamine D des rayons solaires.

Fonctions

1. Mouvement en diverses directions et sous de nombreux angles, rendu possible par les tendons connectant les os.
2. Soutient le corps et préserve la posture normale (particulièrement dans le cas de la colonne vertébrale).

3. Formation des cavités corporelles – cavité crânienne, spinale, thoracique, pelvienne – et protection des organes internes.
4. Production des globules rouges et blancs et des plaquettes sanguines dans la moelle.
5. Emmagasinage du calcium dans la matière osseuse, pour le libérer dans le courant sanguin en cas de besoin.

Construction de l'articulation

Les deux os joints à l'articulation s'adaptent de la façon suivante : l'épiphyse de l'un est convexe (surface articulaire convexe) tandis que celle de l'autre est concave (cavité glénoïdale). L'articulation est entourée par la capsule articulaire, qui forme la cavité articulaire. La membrane interne de la capsule articulaire (membrane synoviale) secrète le fluide synovial lubrifiant. Pour fortifier l'articulation et empêcher une extension excessive, les ligaments réunissent les deux os à l'extérieur de la membrane synoviale. Des parties de ces ligaments s'étendent dans la cavité articulaire.

Types d'articulations

1. *Articulation sphéroïde (énarthrose).* La surface articulaire convexe est une sphère ; celle concave est une coupe. L'articulation de l'épaule en est un exemple : elle est multiaxiale et permet le libre mouvement selon la série la plus large d'angles. Une cavité glénoïdale profonde – comme celle de l'articulation de la hanche – est caractéristique de la subdivision « emboîtement réciproque » de ce type d'articulation.
2. *Diarthrose – articulation en charnière (ginglyme).* La surface articulaire convexe est grossièrement cylindrique ; son axe, à angle droit par rapport à sa diaphyse, s'emboîte dans la rainure de la cavité glénoïdale de l'autre membre qui forme l'articulation. Le mouvement de telles articulations est uniaxial : par exemple, l'articulation des phalanges.
3. *Articulation condiloïde (ellipsoïdale).* La surface articulaire convexe et la cavité glénoïdale sont elliptiques. De telles articulations permettent de tourner sur deux axes – l'axe mineur et l'axe majeur de l'ellipse de la surface articulaire convexe. Un exemple en est l'articulation radio-carpienne.

Fig. 10. Articulations

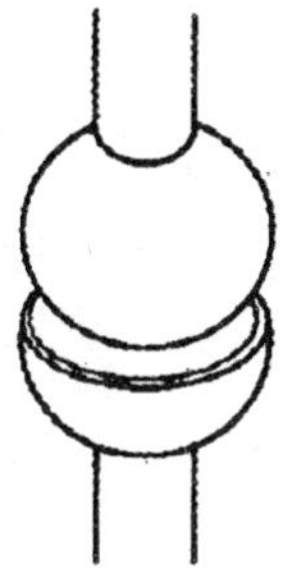

Articulation sphéroïde
(emboîtement réciproque)
(énarthrose)

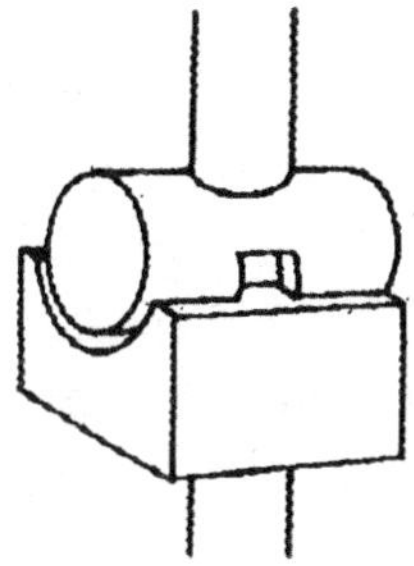

Diarthrose
(articulation en charnière)
(ginglyme)

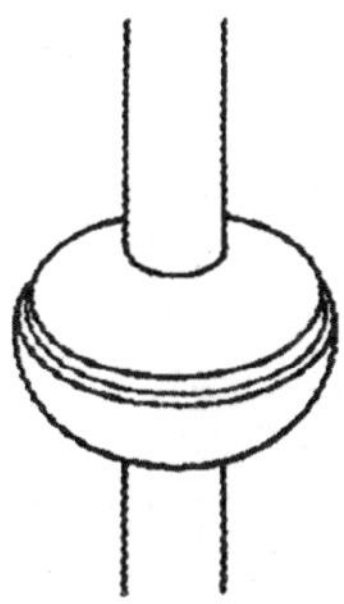

Articulation condiloïde
(ellipsoïdale)

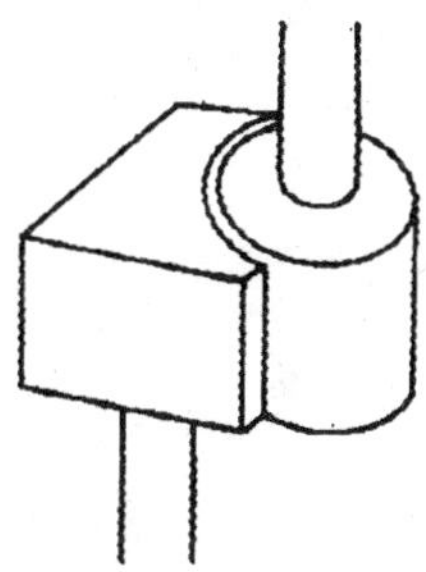

Diarthrose rotatoire
(trochoïde)

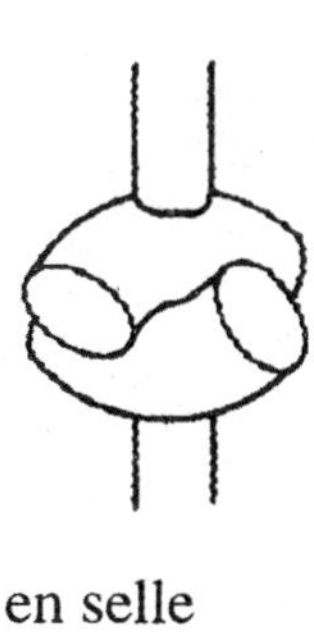

Articulation en selle

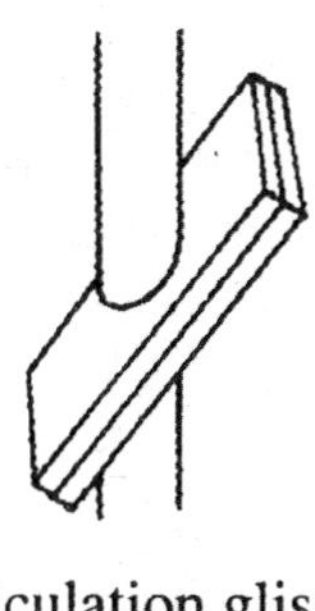

Articulation glissante
(arthrodie)

4. *Diarthrose rotatoire (trochoïde).* Une surface articulaire convexe cylindrique s'emboîte dans la rainure de la cavité glénoïdale de l'autre membre qui forme l'articulation – par exemple, l'articulation radio-cubitale.

5. *Articulation en selle.* La surface articulaire convexe et la cavité glénoïdale se réunissent, formant une selle. Le mouvement est bi-axial, chaque membre tournant à angle droit par rapport à l'autre – par exemple, l'articulation carpo-métacarpienne.

6. *Articulation glissante (arthrodie).* Les deux surfaces articulaires étant plates, le mouvement de l'articulation est léger : les deux os ne peuvent que glisser parallèlement l'un sur l'autre. Les articulations inter-vertébrales en sont un exemple.

7. *Amphiarthrose.* L'articulation se fait à travers de petites convexités et concavités étroites ; les articulations sont parfaitement entourées par des ligaments durs, rendant le mouvement pratiquement impossible – par exemple, l'articulation sacro-iliaque ou l'articulation inter-carpienne.

Fig. 11. Ossification des ligaments

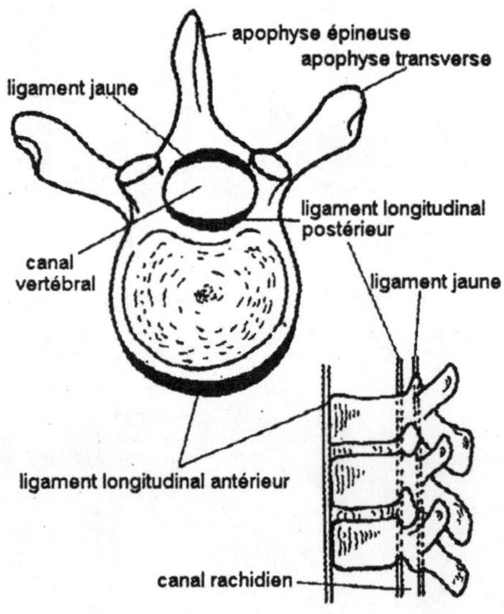

Anomalies des os et des ligaments

1. *Ostéomalacie.* Les os, particulièrement les os longs, souffrent d'un manque de calcium et deviennent friables, principalement suite à une insuffisance en vitamine D. Cette maladie provoque des courbures anormales à l'avant, l'arrière et sur les parties latérales de la colonne vertébrale, des courbures en O ou en X des jambes et des déformations du thorax.

2. *Ossification des ligaments longitudinaux.* Les ligaments conjonctifs sont attachés à l'avant et à l'arrière des vertèbres (fig. 11). Quand certaines vertèbres s'ossifient, en raison des changements histologiques dans les os – particulièrement les ligaments longitudinaux postérieurs, qui sont devant la moelle épinière –, la colonne vertébrale est entravée. Les ligaments jaunes sur la partie arrière de la moelle épinière ont tendance non pas à s'ossifier, mais à s'hypertrophier, en raison de l'induration des muscles érecteurs spinaux. Cet état restreint le mouvement, diminue la circulation sanguine, réduit le métabolisme et comprime la moelle épinière.

Fig. 12. Etendue normale des mouvements

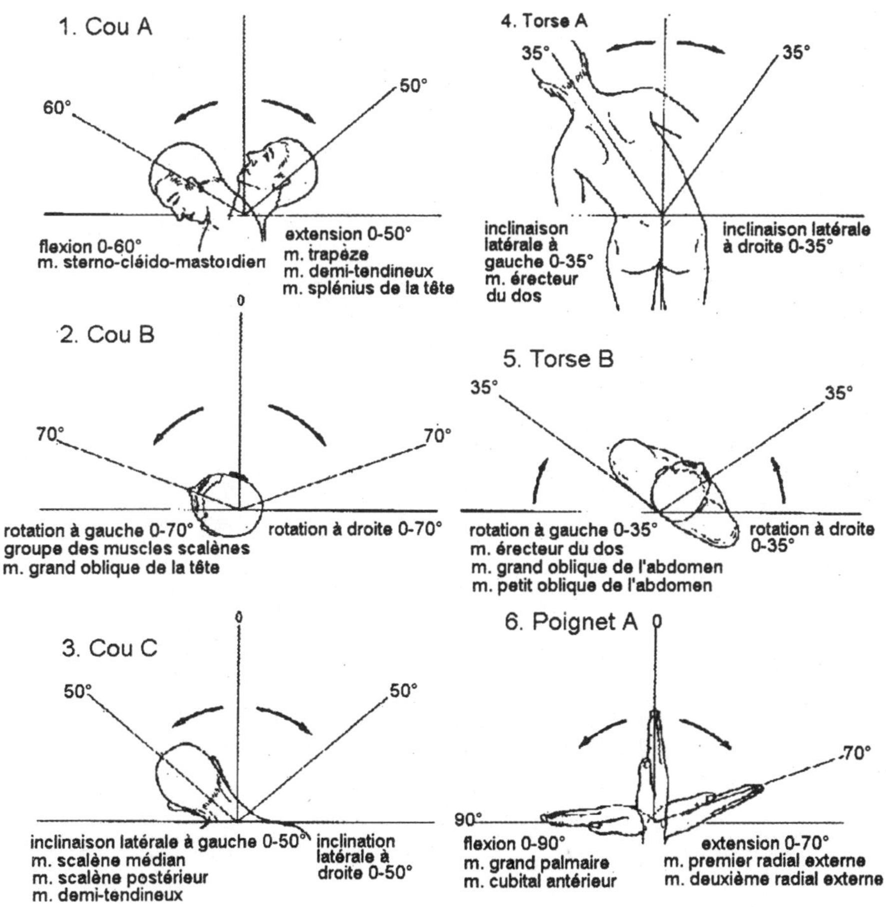

7. Poignet B

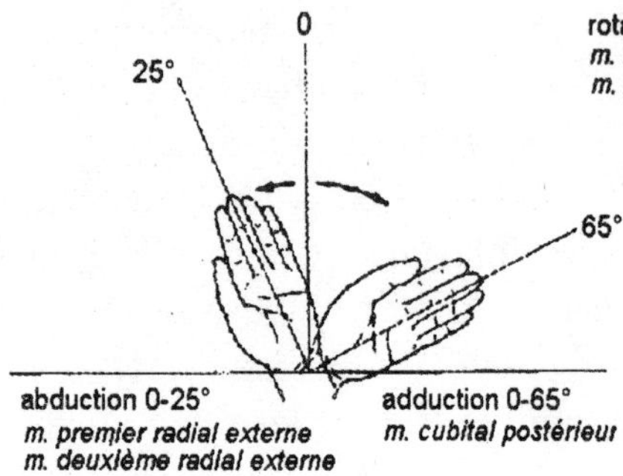

8. Avant-bras

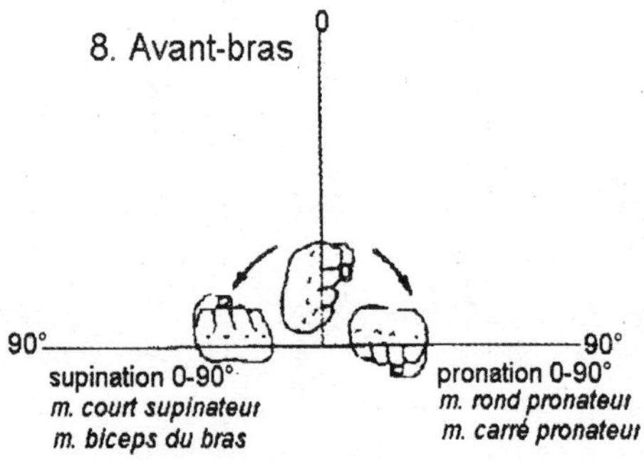

9. Epaule A

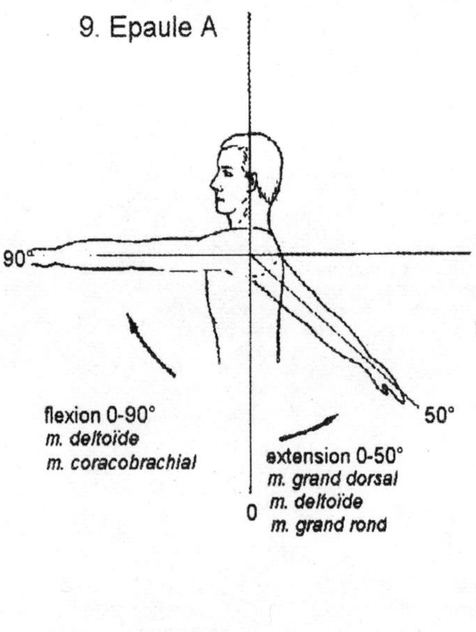

10. Epaule B

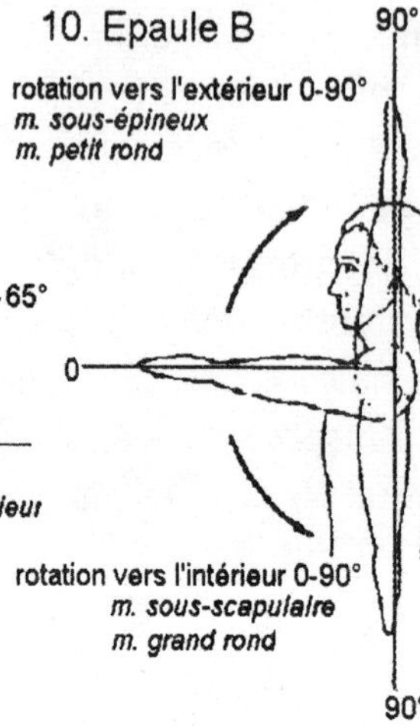

11. Epaule C

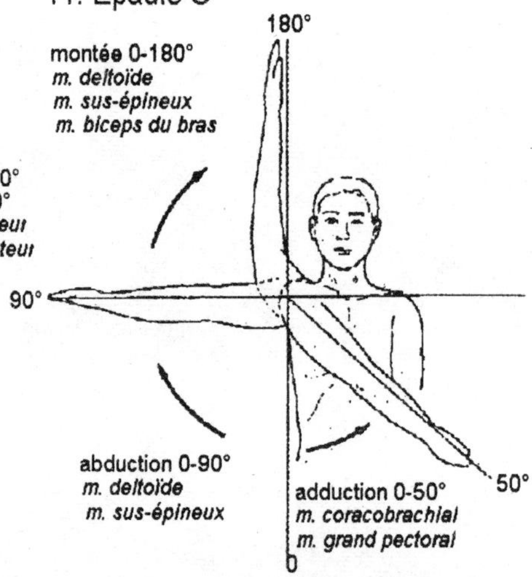

12. Coude

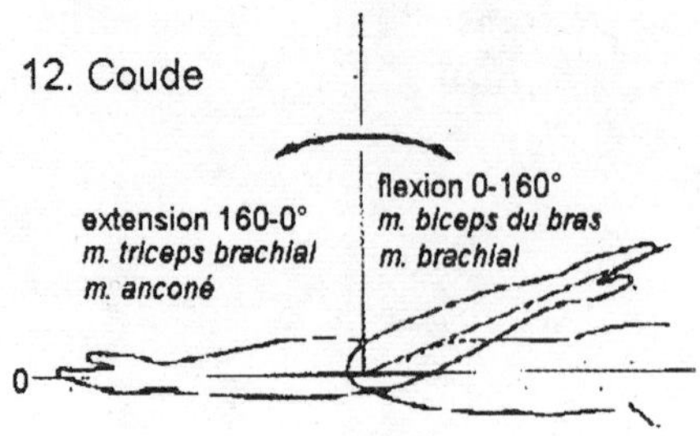

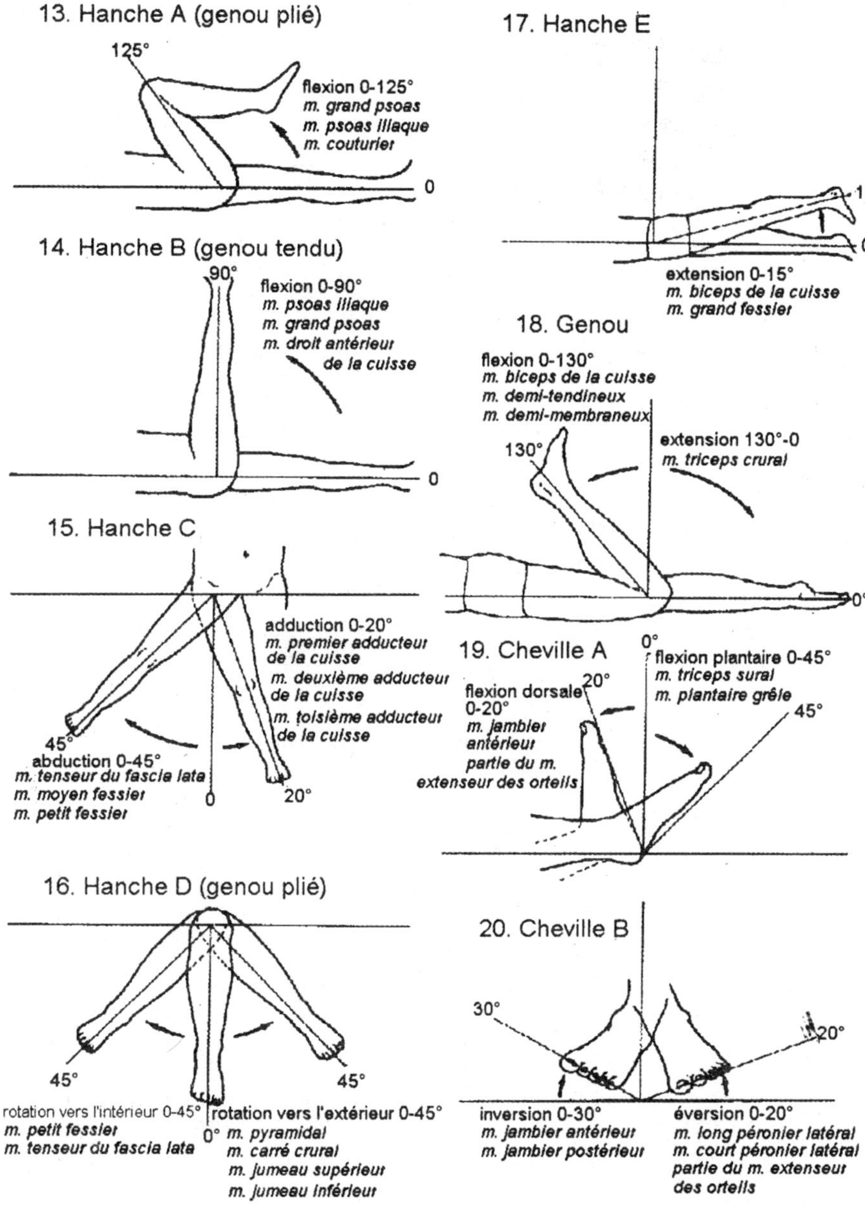

3. *Porose osseuse*. Ce symptôme de vieillessement produit la diminution du calcium dans les tissus osseux, l'amincissement de la couche dense de l'os, l'expansion des cavités de la moelle et donc une fragilité et une faiblesse : les os cassent facilement ou se déforment.

7. Système digestif

La cavité buccale

La saveur et le goût de la nourriture introduite dans la cavité buccale stimulent la sécrétion de salive. La mastication est l'action par laquelle les mouvements combinés de la langue, des lèvres et des maxillaires concassent la nourriture et la mélangent avec la salive, pour faciliter sa descente dans l'œsophage. Le processus est une combinaison d'actions mécaniques (mastication) et chimiques (salive).

Fig. 13 Passage des aliments et de l'air

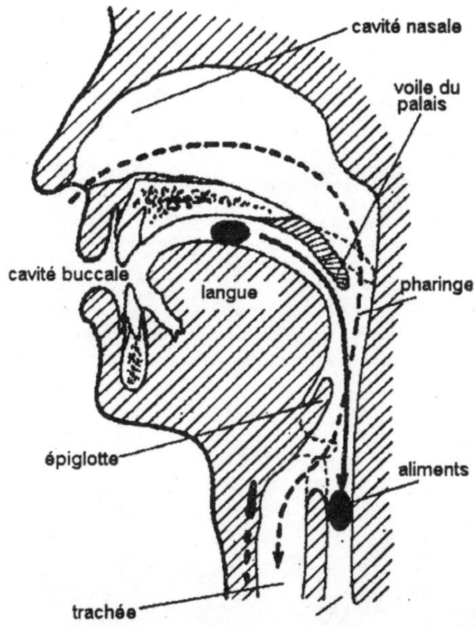

La salive est sécrétée constamment, mais les goûts et les arômes de la nourriture augmentent son volume. C'est un réflexe involontaire, bien que l'association de la vue ou de l'arôme des aliments familiers stimule la sécrétion de salive. L'appareil salivaire est formé de la glande parotide, la glande submaxillaire et la glande sublinguale. Ces glandes sécrètent environ un litre à un litre et demi de salive par jour. La salive contient une glyçoprotéine appelée mucine qui, en se mélangeant à la nourriture, facilite la mastication et la déglutition. L'enzyme digestive de la salive, la ptyaline, décompose les fécules et les transforme en maltose : c'est pourquoi le riz qui est mastiqué pendant longtemps prend progressivement un goût sucré. La parotine, l'hormone sécrétée par la glande parotide et présente dans la salive, influence le métabolisme des os, des dents et des tissus conjonctifs et est associée au plasma sanguin et au système reproducteur.

Fig. 14. Schéma du système digestif

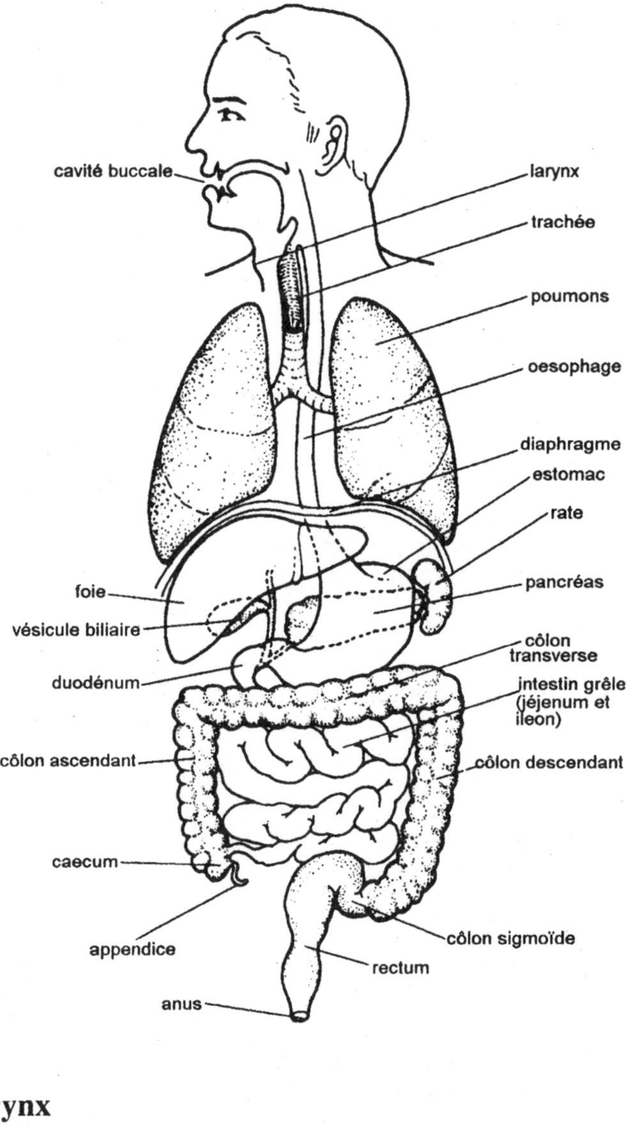

Le pharynx

Quand les préparations sont terminées dans la cavité buccale pour permettre le passage des aliments dans l'œsophage, une série de contractions musculaires se produisent. Le voile du palais bloque la cavité nasale, le larynx s'élève, l'épiglotte est pressée contre la racine de la langue, bloquant ainsi la trachée, laissant passer les aliments dans l'œsophage par le processus de déglutition.

L'œsophage

La partie supérieure de l'œsophage, un tube d'environ 25 centimètres de long, est composée de muscles striés ; la partie inférieure est un muscle lisse. Par l'action appelée péristaltisme, la nourriture passe de l'œsophage à l'estomac en quelques secondes. Les liquides passent sans attendre.

L'estomac

L'estomac est l'organe le plus important du système digestif ; sa capacité est de 1,5 à 2 litres. L'entrée de l'œsophage dans l'estomac est appelée *cardia* ; la sortie de l'estomac vers le duodénum est appelée *pylore*. L'estomac est orienté vers le côté gauche du corps. Le cardia est devant et à droite de la quatrième vertèbre thoracique et le pylore se trouve vers l'avant et à droite de la première vertèbre lombaire. Le revêtement de l'estomac secrète le suc gastrique contenant de l'acide chlorhydrique, l'enzyme protéolytique pepsine, etc. Bien que le suc gastrique joue le rôle principal dans la digestion des aliments dans l'estomac, sa sécrétion est stimulée par la sécrétion de gastrine par le revêtement muqueux du pylore. Il faut deux à trois heures pour que les aliments se transforment en chyme semifluide dans l'estomac. Le mouvement péristaltique déplace progressivement le chyme semifluide vers le pylore et de là dans l'intestin grêle. La sécrétion de mucus protège la paroi de l'estomac de l'action digestive puissante de la pepsine. Quand le stress et certains autres troubles bloquent la circulation du sang vers l'estomac et qu'il y a une sécrétion importante de mucus, le revêtement lui-même peut être attaqué par la digestion. Cet état provoque des ulcères peptiques.

L'intestin grêle

Les intestins tirent un maximum de substances nutritives du chyme transporté à partir de l'estomac. L'intestin grêle est formé du duodénum, du jéjunum et de l'iléon. L'absorption des substances nutritives du chyme est pratiquement terminée dans la duodénum. Quand la nourriture pénètre dans cette partie de l'intestin, l'action de l'hormone stimule la sécrétion d'une bile légèrement alcaline et d'un fluide pancréatique, qui neutralisent la forte acidité du suc gastrique du chyme. Les enzymes du fluide pancréatique et des sucs intestinaux décomposent les substances nutritives. La bile aide ce processus en facilitant l'emulsionnage des graisses.

Le chyme passe ensuite dans le jéjunum, où les vili attachés à la paroi intestinale, plusieurs fois plus épaisse que la peau, absorbent les substances nutritives. Les vili en forme de doigt se contractent et se dilatent avec le mouvement des muscles lisses des intestins. Les graisses sont transportées vers les espaces lymphatiques des vili. Les autres substances nutritives se déplacent alors des capillaires vers la veine porte et le foie, puis vers une circulation plus importante à travers les veines. Les graisses se déplacent depuis les petits espaces lymphatiques vers des espaces plus grands et finalement vers le canal thoracique, le canal principal du système lymphatique. La lymphe peut alors se déplacer vers la cavité abdominale, montant vers la veine située sous la clavicule gauche, à travers la veine principale supérieure et vers l'atrium droit du cœur. De cette façon, les substances nutritives absorbées dans l'intestin grêle circulent dans tout le corps.

Le gros intestin

Le gros intestin, formé du caecum, du côlon et du rectum, est un organe long (1,5 mètres), épais, dans lequel passe le contenu de l'intestin grêle. A ce moment là, la plupart des substances nutritives du chyme ont déjà été absorbées et le contenu du gros intestin est liquide pour sa plus grande partie, avec des matériaux non digérés et des restes de sucs gastriques. A la jonction entre le gros intestin et l'intestin grêle se trouve l'appendice ; s'il s'infecte, une appendicite se produit. Le matériel qui se trouve dans le gros intestin passe du côlon ascendant vers le côlon transverse et le côlon descendant et de là dans le côlon sigmoïde. Le transport d'un bout à l'autre du système est contrôlé par des valves. Pendant son passage dans les intestins, ce matériel est semi-solidifié par la réduction des liquides. Quand il s'arrête pendant un moment dans le côlon sigmoïde, davantage de liquide est éliminé, ce qui produit les matières fécales normales, que le mouvement péristaltique transportera dans le rectum. La contraction involontaire des parois du rectum et le relâchement des sphincters anaux élimine les matières fécales du corps. Le mouvement péristaltique du gros intestin est souvent particulièrement puissant après le petit déjeuner. Si le mouvement péristaltique ne se produit pas normalement, les matières fécales ne sont pas correctement transportées du côlon sigmoïde au rectum et la constipation s'installe. La thérapie shiatsu régularise l'absorption des substances nutritives dans l'intestin, ainsi que la digestion.

Actions des mains et des doigts

Au cours de son développement, des époques primitives jusqu'à la civilisation technologiquement sophistiquée actuelle, l'homme a beaucoup utilisé ses mains. Tout comme les pouvoirs de réflexion et de raisonnement, les extraordinaires capacités motrices des mains et des doigts distinguèrent l'homme de l'animal. Les mains ont permis l'acquisition de toutes sortes de techniques, des plus simples, comme puiser l'eau pour boire et ramasser la nourriture, jusqu'à l'utilisation des outils pour allumer le feu, cultiver et stocker la nourriture et chasser. Ces remarquables membres sont utilisés entre autres pour caresser, presser et frotter les parties douloureuses du corps. Les animaux, dépourvus de mains, doivent lécher leur corps pour soigner leurs blessures, ou doivent bander et fléchir totalement leurs muscles cutanés pour se débarrasser des parasites que l'homme chasse d'un revers de la main (à l'exception des muscles mimétiques du visage et du muscle peaucier de la zone cervicale antérieure, le corps humain est dépourvu de muscles cutanés).

Bien que les singes, les parents les plus proches de l'homme, ont des mains munies de cinq doigts, leurs pouces étant moins bien développés, leurs mains sont plus maladroites. Le pouce humain est équipé d'un ensemble formé de huit muscles qui le rendent opposable aux autres doigts et lui permettent de tourner. Chez les enfants, cet ensemble n'est pas développé et la dextérité est limitée, jusqu'à ce que tant l'intellect que les mains se développent avec l'âge.

La constitution des mains et des doigts

Les paumes, glabres, ne possèdent pas de glandes sébacées, mais sont couvertes de fins motifs de courbes et volutes (fig. 15) formés de crêtes et sillons dermiques, composés de tissu conjonctif. Dans les crêtes dermiques on trouve des pores sudoripares. Ces motifs expliquent la grande sensibilité des paumes et permettent d'agripper et de tenir facilement des choses sans que celles-ci glissent des mains.

Fig. 15. L'empreinte

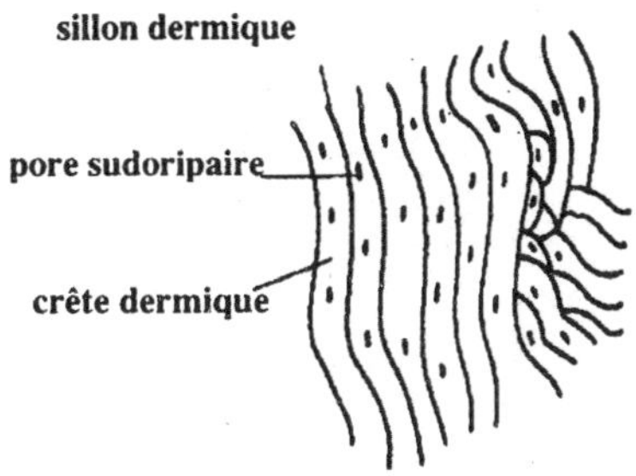

Fig. 17. Les ongles

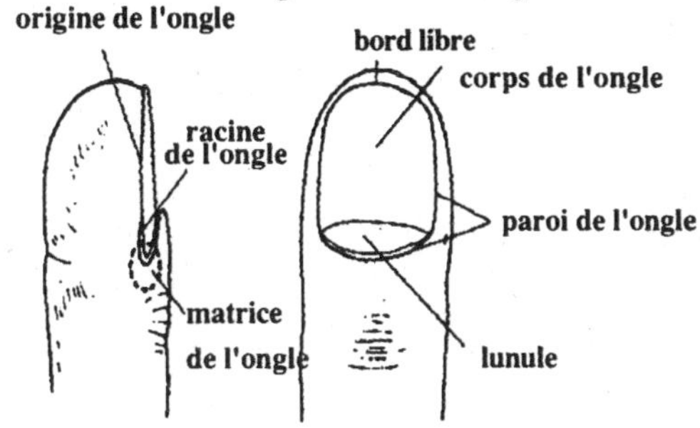

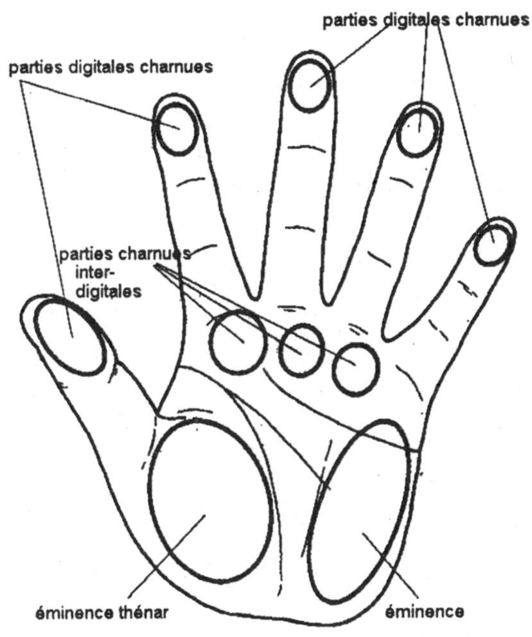

Fig. 16. La paume

Les éminences tactiles des doigts, les éminences tactiles inter-digitales, l'éminence thénar et l'éminence hypothénar sont très sensibles. Parmi elles, les éminences tactiles du pouce, de l'index et de l'annulaire sont les plus sensibles. Dans la thérapie shiatsu, les éléments thermosensibles de ces éminences tactiles permettent au thérapeute de juger de la température de la peau du patient. Les corpuscules de Meissner fournissent des sensations tactiles, les corpuscules de Ruffini la sensation de chaleur, les corpuscules de Paccini la sensation de pression, les corpuscules de Krause la sensation de froid et les terminaisons nerveuses libres la sensation de douleur. Tous ont une grande importance et permettent au thérapeute d'évaluer la fermeté de la chair et la température corporelle. Plus le thérapeute est expérimenté, plus ses mains seront douces et souples, plus sa capacité d'évaluer les changements physiques les plus subtils en se servant seulement du toucher sera grande.

Les ongles

Les ongles sont des matières cornées situés à la surface de la peau, se présentant sous la forme de minces lamelles. Un des bords de l'ongle est libre ; l'autre, la racine de l'ongle, monte de la peau du doigt, formé par une couche germinative et un sillon. La couche intérieure de peau où l'ongle commence est appelée matrice de l'ongle – c'est là que se produit la croissance des ongles (de 0,1 à 0,14 mm par jour). Le croissant blanchâtre à la base de l'ongle – la lunule – est la substance de l'ongle fraîchement produite et qui n'est pas encore durcie.

Anomalies

1. *Ongles flûtés.* Un ongle marqué par des sillons, produit par la malnutrition d'origine neurale, l'insuffisance en vitamine A ou par l'utilisation d'acétone ou du vernis à ongles.

2. *Ongles en cuillère.* La partie centrale de l'ongle est enfoncée. Cet état est provoqué par les ankylostomes duodénaux, l'eczéma ou le manque de fer dans le sang.

3. *Ongles hippocratiques.* Les bords de l'ongle couvrent l'extrémité du doigt et les parois de l'ongle ; cet état est provoqué par l'obésité des extrémités des doigts et par l'épaississement de la matrice de l'ongle. Il est associé aux affections pulmonaires, aux maladies des bronches, aux états cardiaques héréditaires et à la cyanose.

Les cinq règles de base de la bonne santé et de la longévité

L'association d'une vie régulière avec le respect des cinq règles esquissées ci-dessous et la pratique régulière du shiatsu vous aideront à rendre votre vie plus longue et plus plaisante.

Le régime alimentaire

Il n'est pas bon de consommer en grande quantité uniquement les aliments que vous préférez. Même si les aliments que vous mangez sont sains, on doit maintenir un équilibre entre eux. D'abord, il est essentiel de consommer une quantité suffisante les trois principales nourritures énergétiques – protéines, graisses et hydrates de carbone – pour faciliter la vie active. De plus, on doit inclure dans le régime les quantités correctes de substances minérales, d'eau et de diverses vitamines nécessaires pour décomposer les aliments et les transformer en énergie.

Même en utilisant des régimes équilibrés, le corps doit être capable de digérer et d'assimiler les substances nutritives qu'il absorbe. Pour cela, il faut prendre vos repas à des heures régulières, manger raisonnablement et bien mastiquer votre nourriture. Par ailleurs, la relation entre les organes digestifs et les nerfs pneumogastriques signale que le stress émotionnel peut perturber le système digestif. Evitez cela en mangeant lentement, dans une atmosphère plaisante, calme. C'est d'autant plus important que l'inquiétude et l'irritation perturbent aussi bien le fonctionnement des autres organes internes.

Le shiatsu appliqué sur l'abdomen améliore le fonctionnement de l'estomac et des intestins, stimulant ainsi la digestion et l'absorption des substances nutritives. On peut se l'administrer soi-même.

Le sommeil

Les êtres humains dorment environ un tiers de leur vie (si on considère qu'ils y passent huit heures par nuit). Le sommeil est plus essentiel que la thérapie ou les médicaments pour récupérer de la fatigue. Même si on reste sans bouger, tant que le corps est éveillé les organes continuent à fonctionner et les muscles sont tendus. Pendant le sommeil les organes et les nerfs cérébraux se reposent, les muscles se détendent, permettant au corps de récupérer de la fatigue et s'éveiller délassé.

Il y a plusieurs formes de sommeil. L'idéal est de s'endormir rapidement après s'être mis au lit, tomber vite dans un profond sommeil, qui deviendra progressivement plus superficiel, puis s'éveiller. Ce processus peut être comparé au décollage d'un avion, qui atteint rapidement son altitude de croisière, y reste pendant presque toute la durée du vol, puis descend progressivement pour atterrir à son point de destination.

On dit que tous les gens rêvent, même si souvent on a oublié les rêves au réveil. Le sommeil pendant lequel se produisent des rêves est appelé sommeil paradoxal, moins profitable que le sommeil profond. L'abus d'alcool provoque une somnolence, mi-sommeil, mi-intoxication. La personne qui a trop bu souffre souvent d'une gueule de bois le matin suivant, car elle n'a pas profité d'un sommeil profond reposant.

On peut être certain que le respect de la maxime « Tôt couché, tôt levé » a un rapport avec la longévité. Le rythme de la vie moderne rend difficile de suivre le bon conseil inhérent de ces paroles. Cependant, il vaut mieux se lever de bonne heure le matin et de profiter de l'air pur avant que la pollution du trafic ne le souille. Pour une façon de vivre énergique, associez la respiration profonde de l'air matinal frais avec un régime alimentaire équilibré, un sommeil profond et un traitement shiatsu appliqué régulièrement.

L'élimination

Normalement, les intestins doivent éliminer une fois par jour, souvent immédiatement après le petit déjeuner. Si ce régime est suivi régulièrement, le système digestif fonctionnera correctement et les substances nutritives seront absorbées rapidement.

La quantité et la nature des aliments consommés déterminent les types et les quantités de matières fécales éliminées. La consommation excessive d'aliments difficiles à digérer produit soit constipation, soit diarrhée. Egalement, les états psychotiques influencent l'élimination.

Pour rester en bon état, consommez un régime alimentaire équilibré et administrez-vous vous-même le shiatsu chaque matin. En restant couché sur le dos, appuyez doucement sur chacun des points montrés pendant trois à cinq secondes. La pression doit être appliquée avec la paume. L'autre main doit être placée sur la main qui appuie. Répétez autant de fois que nécessaire, puis appliquez délicatement une pression avec trois doigts sur la zone du côlon sigmoïde, pour prévenir la constipation. Répétée quotidiennement, cette thérapie restaurera l'appétit, améliorera la digestion et réglera l'élimination. Cela aidera à prévenir la constipation chez les personnes qui ont tendance à souffrir de cet état.

L'exercice

Une des façons les plus directes pour maintenir une bonne santé est d'effectuer des exercices énergétiques, associant loisirs, travail et sports ou autres activités récréatives. Les êtres humains trouvent une raison de vivre dans une activité significative, ayant un but ; mais dans la société actuelle les occasions de faire preuve de vitalité sont de plus en plus limitées. Le travail est maintenant divisé et automatisé au point que les êtres humains n'exécutent souvent que des opérations monotones, répétitives. Les moyens de transport sont devenus si commodes que les gens utilisent leurs jambes moins qu'ils devraient et préfèrent un ascenseur ou un escalateur à la moindre volée d'escalier. Dans ces conditions, il est à peine surprenant que les gens ne fassent pas assez d'exercice et que leur vigueur musculaire diminue. Le jogging est devenu populaire parmi les gens qui désirent faire plus d'exercice ou perdre du poids. Mais, sans aller si loin, on peut obtenir de bons résultats simplement en marchant davantage et en déplaçant le corps autant que possible pendant les activités quotidiennes habituelles. La marche est particulièrement indiquée, car elle active la circulation dans les jambes et pallie à l'apathie provoquée par l'inactivité. De plus, il est important d'utiliser pleinement les mouvements de courbure, étirement, soulèvement, qui sont effectués dans de nombreuses tâches quotidiennes apparemment insignifiantes.

Pour le shiatsu, je vous conseille de faire particulièrement attention à exercer vos mains et vos doigts. Les jeunes enfants qui n'exercent pas assez ces parties du corps ne réussissent pas à développer les réflexes qui peuvent prévenir les blessures en cas de chute. Bouger les mains et les doigts développe les nerfs moteurs qui stimulent le réflexe autoprotecteur de tendre les mains et les bras en avant en tombant. Je vous conseille d'encourager les enfants, dès l'école primaire, à s'administrer eux-mêmes régulièrement une thérapie shiatsu. Le shiatsu conçu pour fortifier les yeux et les dents est particulièrement conseillé, car de tels exercices des mains et des doigts sont reliés au fonctionnement cérébral. Les mouvements de la main pour prendre, écrire, jouer du piano, effectuer des travaux manuels, ont une bonne influence sur la réflexion.

Le rire

Le rire est l'apanage de l'être humain. Un visage rieur est plaisant et beau. Physiologiquement, le rire est sain et améliore la couleur du sang. Inversement, la colère et la peur rendent le visage livide et créent des tensions pathologiques dans les organes internes. Le mouvement de va-et-vient du diaphragme provoqué par le rire stimule le fonctionnement du cœur, améliore la circulation et active le fonctionnement de l'estomac et des intestins. De plus, ce mouvement aide à équilibrer les sécrétions internes du système endocrinien. La maladie rend impossible ou difficile un véritable rire.

Les muscles d'expression – risorius et grand zygomatique – situés aux extrémités de la bouche produisent le sourire et l'expression faciale du rire. Caresser cette zone du visage chez un enfant provoque un sourire innocent et naturel. Le sourire forcé, artificiel, qu'arborent parfois les gens, est toujours désabusé et déplaisant.

Un bon éclat de rire parti du plus profond du ventre une fois par jour contribue à une façon de vivre heureuse. Comme dit le proverbe : Le rire est la porte du bonheur – Un sourire rajeunit, un froncement de sourcils vieillit.

Fig. 18 Un sourire rajeunit, un froncement de sourcils vieillit

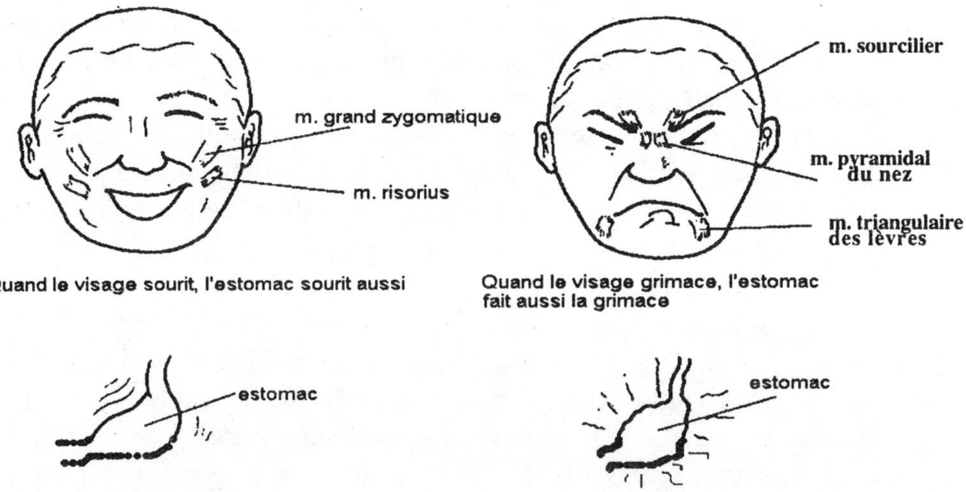

Etats nécessitant une thérapie shiatsu

Tête : mal de tête, migraine, lourdeur dans la tête, insomnie, névrose, alopécie partielle, névralgie occipitale, sous-alimentation des cheveux et du scalp.

Visage : myopie passagère, hypermétropie, strabisme, ptôse, asthénopie, blocage du nez, sinusite, névralgie du trijumeau, mal de dents, blennorrhée alvéolaire, paralysie faciale, peau rugueuse.

Région cervicale antérieure : cardiopathie, insomnie, maux de dents, anémie cérébrale, vertiges, torticolis congénital myogène, syndrome cervical traumatique, artériosclérose, déséquilibre autonome, hoquets, dysthyroïdie, cordite.

Région cervicale latérale : syndrome cervical traumatique, artériosclérose, migraine, vertiges, bourdonnements d'oreilles, diminution de l'audition, mal des transports.

Bulbe rachidien : syndrome cervical traumatique, hémorragie nasale, maux de tête, lourdeur de la tête, névroses, insomnie, déséquilibre autonome, vertiges quand on reste debout, troubles dues au climat.

Région cervicale postérieure : insomnie, artériosclérose, maux de tête, migraine, névralgie occipitale, syndrome cervical traumatique.

Région supra--scapulaire : épaules raides, périarthrite de l'articulation scapulaire, perte d'appétit, aigreurs d'estomac, névralgie brachiale.

(côté gauche) cardiopathie, troubles stomacaux, abdominaux et pancréatiques.

(côté droit) gastroptose, troubles hépatiques, calculs biliaires.

Région inter-scapulaire : asthme bronchique, maladies respiratoires, aigreurs d'estomac, névralgie inter-costale, perte d'appétit, scoliose des vertèbres thoraciques.

(côté gauche) troubles stomacaux, intestinaux et pancréatiques, cardiopathie.

(côté droit) troubles hépatiques, calculs biliaires.

Région sous-scapulaire : diabète, troubles rénaux, mauvais fonctionnement des capsules surrénales, constipation, diarrhée, lumbago, hernie des disques intervertébraux, sciatique, lordose, cyphose, scoliose, énurésie nocturne.

(côté gauche) troubles stomacaux, intestinaux et pancréatiques.

(côté droit) troubles hépatiques, calculs biliaires.

Arrête iliaque : constipation, troubles intestinaux, frissons, accumulation de graisse sous-cutanée, diarrhée, lumbago.

Région sacrale : troubles prostatiques, maladies de la vessie, menstruations irrégulières, impotence, énurésie nocturne, frigidité, blocage de la sécrétion des hormones sexuelles.

Région fessière : sciatique, frissons, fatigue des jambes, hémorroïdes, frigidité.

Points de Namikoshi : diarrhée, constipation, sciatique, lumbago, fatigue des jambes, hernie des disques intervertébraux, menstruation irrégulière, douleurs menstruelles, frissons, troubles biliaires, impotence, hypertrophie de la prostate, énurésie nocturne, frigidité, éjaculation précoce.

Jambes : sciatique, fatigue des jambes, frissons, douleurs des genoux, œdème des jambes, béribéri, crampes des muscles gastrocnémiens, contraction du tendon d'Achille, troubles rénaux, hémiplégie, énurésie nocturne, rhumatisme articulaire, dislocation de la hanche, jambes arquées, genoux cagneux, pied bot valgus, pied bot varus, pied bot équin, pied bot talus, contraction du muscle triceps crural.

Bras : périarthrite de l'articulation scapulo-humérale, névralgie brachiale, paralysie du nerf médian, paralysie du nerf radial, paralysie du nerf cubital, rhumatisme articulaire, hémiplégie, syndrome de Raynaud, crampe de l'écrivain.

(côté intérieur de la partie supérieure gauche du bras) cardiopathie.

Région de la poitrine : asthme bronchique, névralgie inter-costale, lactation insuffisante.

(côté gauche) cardiopathie.

Région abdominale : perte d'appétit, spasmes gastriques, gastroptose, aigreurs d'estomac, bâillements, troubles hépatiques, constipation, diarrhée, diabète, dyspepsie atonique, hyperacidité gastrique, calculs biliaires, frissons, douleurs menstruelles, menstruation irrégulière, insomnie, hypertension, hypotension, artériosclérose, énurésie nocturne, gastrite, agénésie, douleurs d'estomac d'origine nerveuse, obésité, impotence.

Etats pour lesquels la thérapie shiatsu NE DOIT PAS ETRE UTILISEE

1. Maladies contagieuses.
2. Pleurésie, péritonite, appendicite, pyélite, ulcère peptique, ulcère duodénal, cirrhose du foie, leucémie, occlusion intestinale, cancer, déformation des intestins.
3. Forte fièvre suivant une traitement chirurgicale, débilité physique extrême, maladies dermiques contagieuses.

Avertissement

1. Les mains du thérapeute doivent être propres et les ongles coupés court.
2. Avant de commencer le traitement, le thérapeute doit respirer profondément pour équilibrer sa respiration et s'harmoniser mentalement.
3. On doit maîtriser les principes d'une thérapie correcte.
4. On doit maîtriser les positions de base correctes pour la thérapie. Si ces positions ne sont pas maintenues avec soin, la pression ne sera pas aussi stable que nécessaire.
5. On doit situer exactement les points de pression. La pression appliquée doit avoir l'intensité correcte, jamais plus.
6. Quand le patient souffre d'un état rendant impossible le mouvement libre du corps – périarthrite de l'articulation scapulo-humérale, entorse, grossesse, hernie des disques intervertébraux, syndrome cervical traumatique, hémiplégie, etc – le thérapeute doit faire particulièrement attention à s'adapter aux positions du patient et à régler l'intensité d'application de la pression.
7. Pendant la thérapie, le thérapeute doit se concentrer sur son travail avec sincérité et prudence.
8. Les séances de thérapie doivent durer de trente minutes à une heure, selon l'âge, le sexe, l'état et les symptômes du patient.
9. Le patient doit éliminer avant le début de la thérapie et se relaxer physiquement et mentalement. Bien sûr, si c'est nécessaire, la thérapie peut être arrêtée.
10. Les séances de thérapie doivent commencer environ trente minutes après les repas, quand l'estomac n'est ni vide, ni trop plein.

Chapitre 2

Traitements de base

Types d'application de la pression

1. Pression avec le pouce

Comme on peut le voir sur la fig. 1, le pouce est court et épais, car il est formé seulement de deux phalanges. Le pouce est le doigt le plus utilisé dans la thérapie shiatsu en raison de sa stabilité, de sa partie charnue bien développée et de ses muscles bien fixés. Il peut agir avec une force considérable dans une grande série de mouvements. De plus, la surface large de la partie charnue est couverte de beaucoup de récepteurs sensitifs de la peau et donc augmente les capacités sensorielles.

Fig. 1. Application correcte
de la pression avec le pouce

L'articulation entre le métacarpe et la phalange (articulation métacarpophalangienne) est légèrement pliée. Quand ce point est tendu, on peut appliquer la pression avec la partie charnue du pouce.

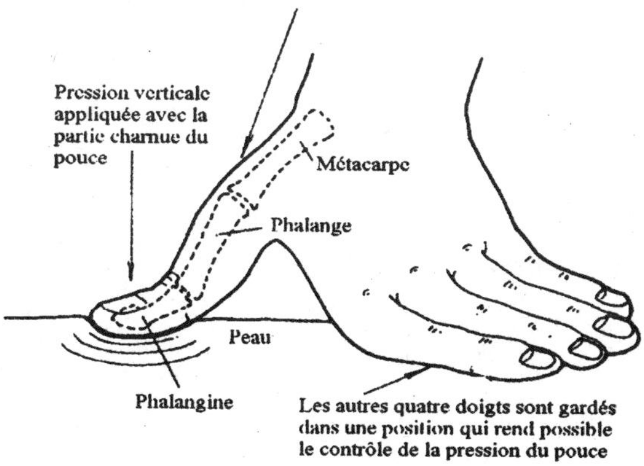

Chez certaines personnes le pouce se plie naturellement à la seconde phalange – type souple (fig. 2), tandis que chez d'autres il ne se plie pas – type rigide (fig. 3). La pression shiatsu est appliquée avec la partie charnue du pouce. Dans le cas du type souple on ne doit pas appuyer avec l'articulation inter-phalangienne ; dans le cas du type rigide on ne doit pas appuyer avec le bout du pouce. Dans le premier cas, la pression produit des sensations plaisantes chez le patient ; dans le second cas, des sensations plus vives et plus stimulantes. A mesure que le thérapeute acquiert de l'expérience, il apprendra quand utiliser une légère pression plaisante et quand appliquer une pression plus poussée avec la partie charnue du pouce – comme, par exemple, en cas de paralysie et durcissement musculaire.

Fig. 2. Type souple

N'appuyez pas avec l'articulation interphalangienne

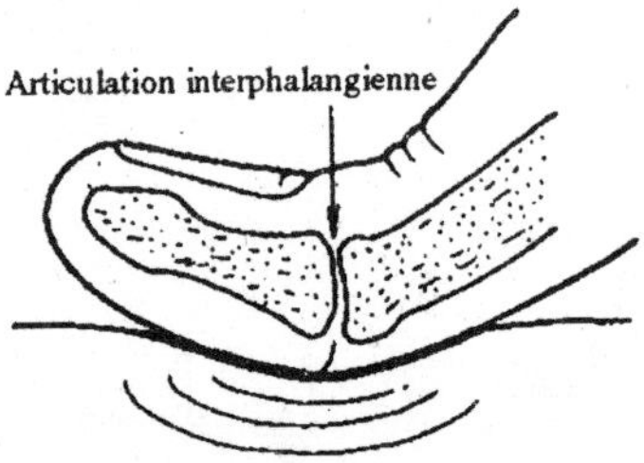

Fig. 3. Type rigide

N'appuyez pas avec l'extrémité

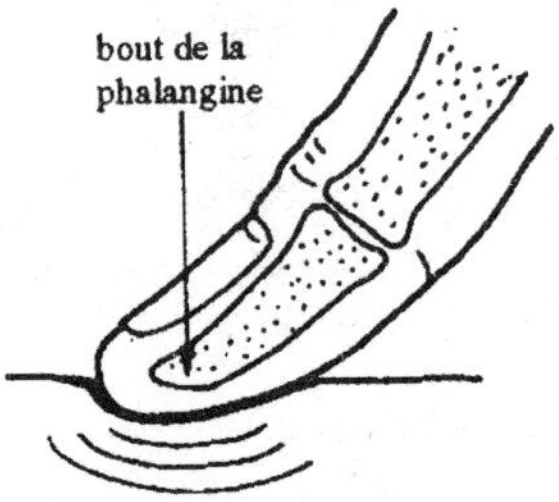

Pression avec un seul pouce

La pression est appliquée soit avec le pouce droit, soit avec le gauche ; les autres doigts sont placés légèrement sur le corps du patient pour offrir un point de soutien (fig. 4).

Fig. 4. Pression avec un seul pouce

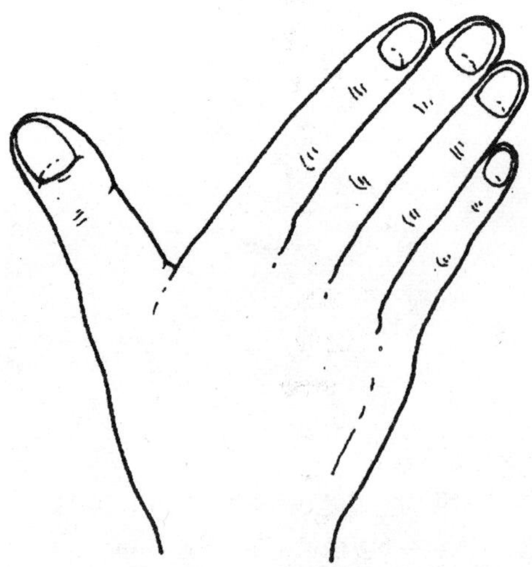

Pression avec les deux pouces

Les pouces sont rapprochés jusqu'à ce que leurs bords se touchent légèrement ; chaque pouce forme un angle d'environ 30° par rapport aux autres doigts (fig. 5). Les autres doigts de chaque main sont joints. La pression avec les deux pouces est appliquée simultanément.

Fig. 5. Pression avec deux pouces

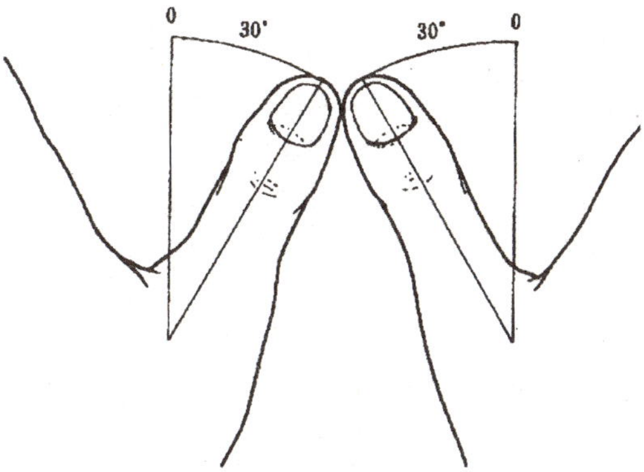

Pression pouce-sur-pouce

La partie charnue du pouce gauche est placée légèrement sur l'ongle du pouce droit (inversement pour les gauchers), chaque pouce est écarté d'environ 30° par rapport aux autres doigts, comme pour la pression avec deux pouces. Avec le pouce droit fermement maintenu, on applique la pression avec les deux pouces en même temps (fig. 6).

On ne doit pas appuyer trop fort avec le pouce qui est au-dessus.

Fig. 6. Pression pouce-sur-pouce

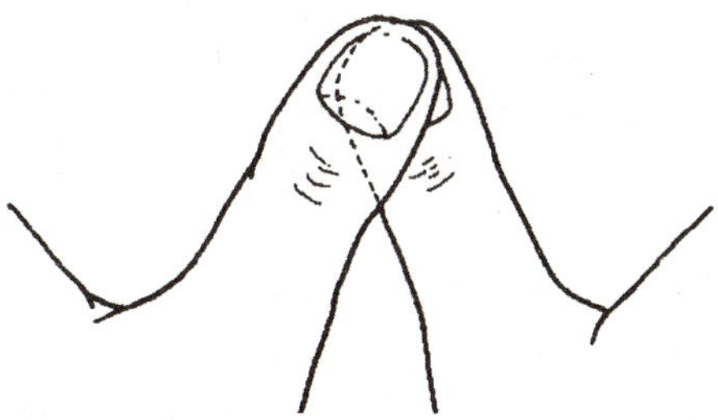

2. Pression avec deux doigts

Pression avec le pouce et l'index

En gardant la partie charnue du pouce et celle de l'index écartées de la distance montrée sur la fig. 7, le thérapeute appuie avec les deux. Ce procédé est utilisé pour appliquer une pression sur les doigts et sur les orteils.

Fig. 7. Pression avec le pouce et l'index

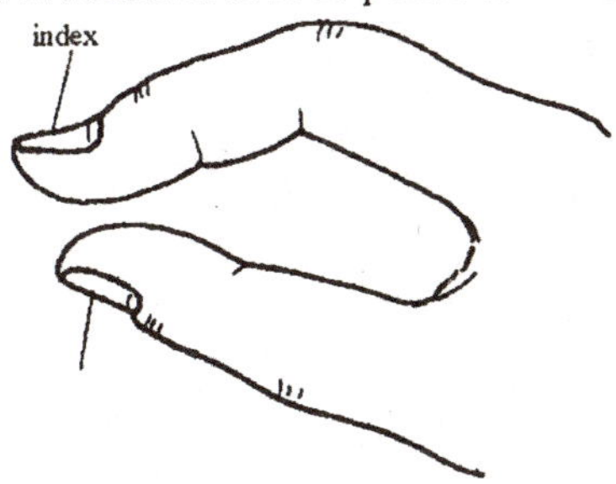

Pression avec le médius et l'index

La partie charnue du médius est placée sur l'ongle de l'index. Cette position des

Fig. 8. Pression avec le médius et l'index

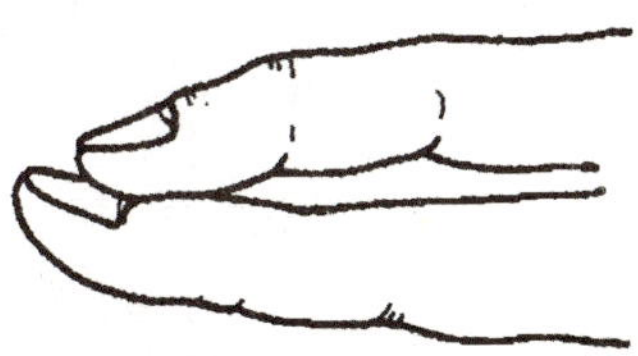

doigts (fig. 8) permet une pression régulière. On l'utilise pour appliquer le shiatsu sur les côtés du nez.

Pression avec le médius gauche sur le médius droit

La partie charnue du médius gauche est placée sur l'ongle du médius droit. Une pression stable est appliquée avec les deux doigts (fig. 9) (les positions des doigts sont inversées chez les gauchers). Cette position peut être utilisée pour l'auto-application du shiatsu sur le bulbe rachidien.

Fig. 9. Pression avec le médius gauche sur le médius droit

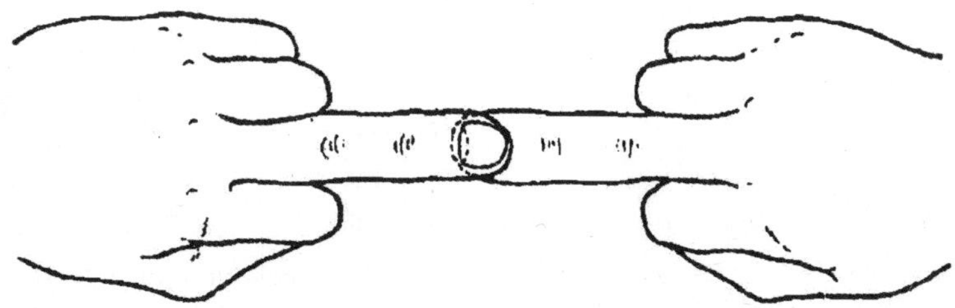

Pression avec l'index et le médius écartés

Le médius et l'index sont écartés selon l'angle montré sur la fig. 10. La pression est appliquée en même temps avec les deux `doigts. Cette position est utilisée pour traiter les deux côtés de la colon ne vertébrale chez les jeunes enfants.

Fig. 10. Pression avec l'index et le médius écartés

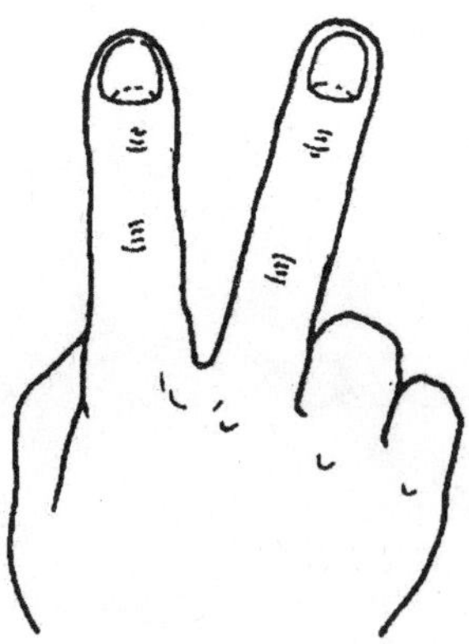

3. Pression avec trois doigts

Appuyez en même temps avec l'index, le médius et l'annulaire joints (fig. 11). Cette position est utilisée pour palper et pour s'administrer soi-même le shiatsu sur un endroit précis.

Fig. 11. Pression avec trois doigts

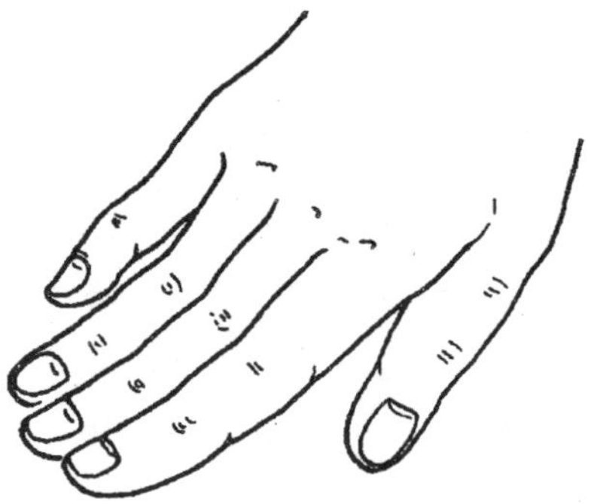

Fig. 12. Pression avec quatre doigts et le pouce écarté

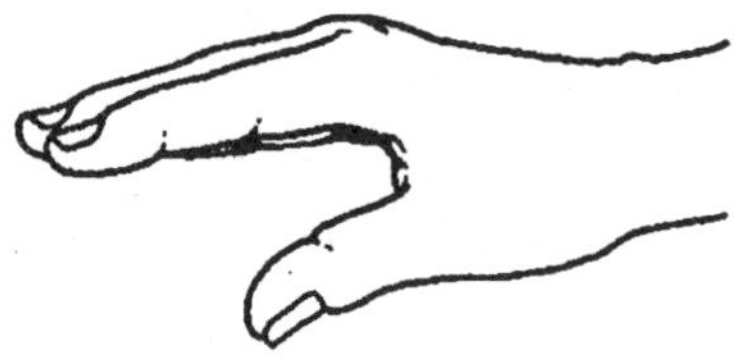

4. Pression avec les quatre doigts et le pouce écarté

On utilise simultanément le pouce et les quatre doigts, tous tournés dans la même direction, maintenus ensemble et formant un léger angle avec le pouce (fig. 12). Cette position est utilisée pour traiter les zones occipitale et cervicale latérale.

5. Pression avec quatre doigts écartés

On appuie avec les quatre doigts écartés (fig. 13) sans utiliser le pouce. Cette position est utilisée pour traiter la poitrine et la zone inter-costale, ainsi que pour certains types de shiatsu auto-administré.

Fig. 13. Pression avec quatre doigts écartés

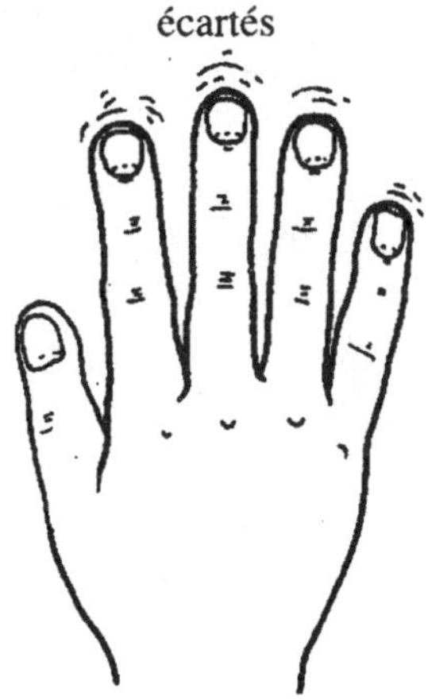

Fig. 14. Pression avec la paume

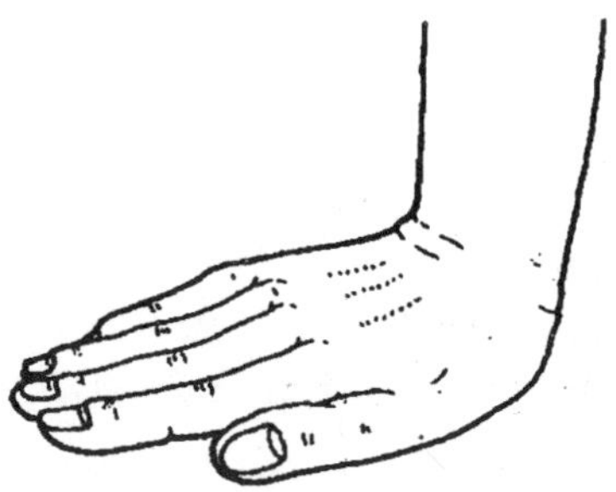

6. Pression avec la paume

On applique la pression avec toute la paume, avec l'éminence thénar (saillie du côté externe de la paume) et l'éminence hypothénar (saillie du côté interne de la paume) et la zone carpienne.

Pression avec la paume

Les cinq doigts sont joints et on applique la pression avec toute la paume, en utilisant une seule main (fig. 14).

Pression avec une paume sur l'autre

Les doigts sont joints et la paume gauche est placée sur le dos de la main droite (fig. 15). Une variante de cette position est celle avec la paume gauche à angle droit en travers du dos de la main droite (fig. 16).

Fig. 15. Pression avec une paume sur l'autre

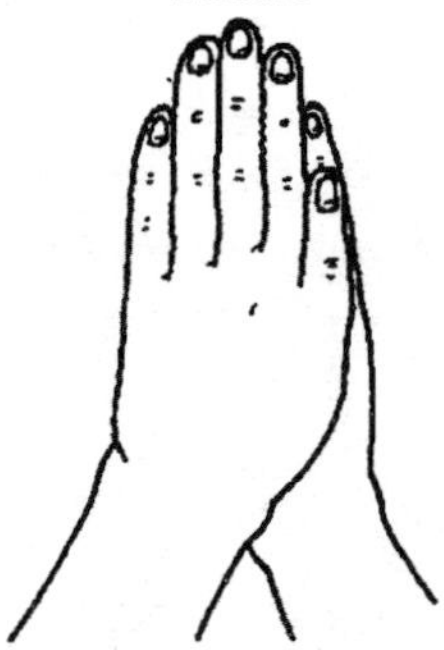

Fig. 16. Pression avec une paume perpendiculaire sur l'autre

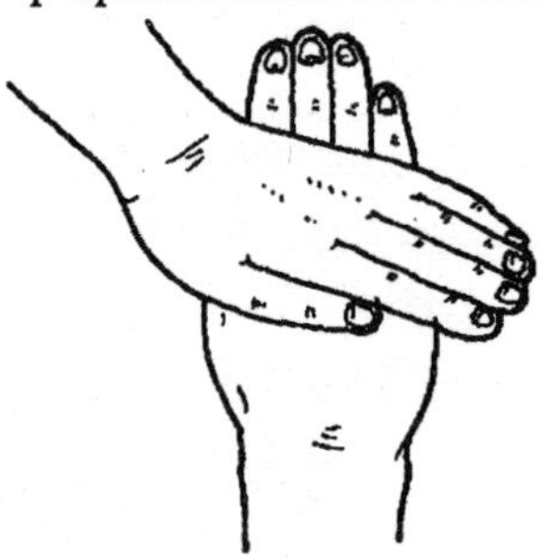

Pression avec les deux paumes

Les mains sont à plat, parallèles, les bords extérieurs des pouces se touchent (fig. 17) et la pression est exercée simultanément avec les deux mains. Cette position est utilisée pour appliquer une pression variable, une pression tournante ou une pression vibratoire sur l'abdomen.

Fig. 17. Pression avec les deux paumes

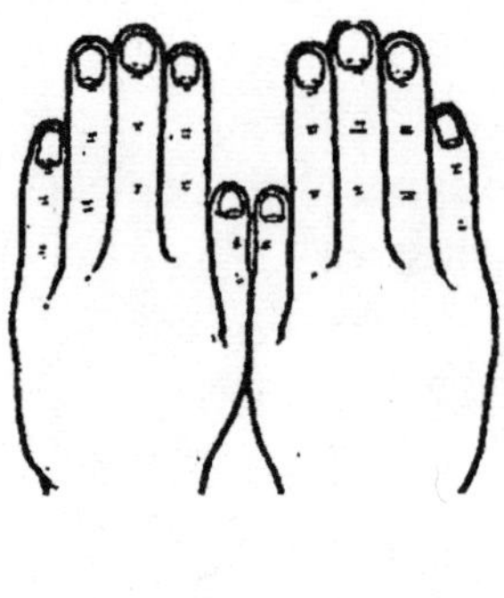

Fig. 18. Pression avec les paumes jointes

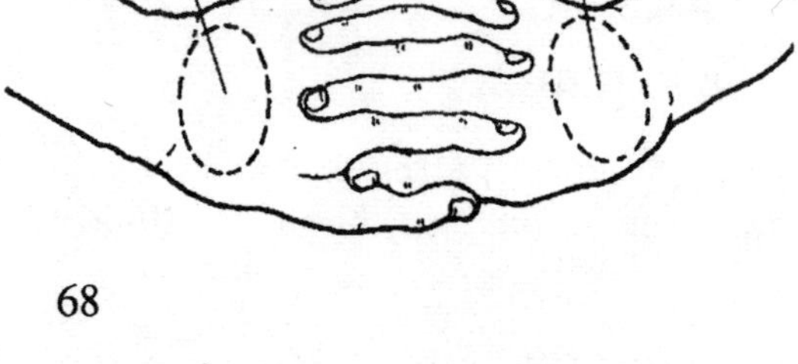

Pression avec les paumes jointes

Entrelaçant fermement les doigts, le thérapeute appuie simultanément avec les zones carpiennes (fig. 18). Cette position est utilisée pour traiter la région des reins.

Fig. 19. Pression avec les éminences thénar et hypothénar

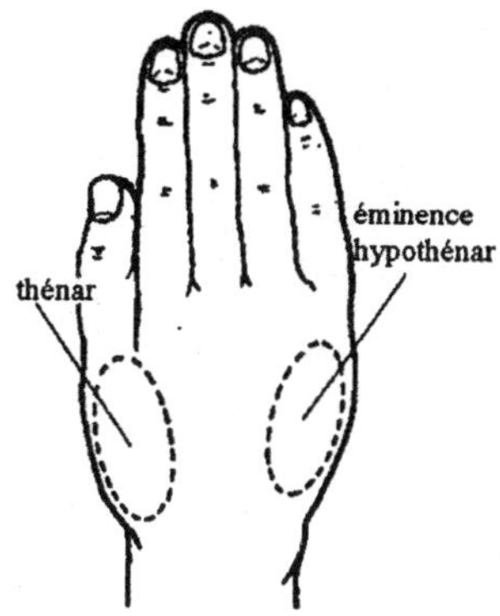

Pression avec l'éminence thénar (saille du côté externe de la paume)

On applique une pression sur l'abdomen et la région inguinale avec cette partie de la paume (fig. 19). Les mêmes parties des deux mains sont utilisées pour appuyer sur l'épine iliaque antéro-supérieure.

Pression avec l'éminence hypothénar (saille du côté interne de la paume)

En traitant l'abdomen on applique parfois la pression avec l'éminence hypothénar (fig. 19).

Types de pression

1. Pression standard

Cette méthode est la plus utilisée ; la pression est appliquée doucement et progressivement, puis diminuée peu à peu. L'application dure de trois à cinq secondes (fig. 20) ; c'est un processus monophase.

Fig. 20. Pression standard

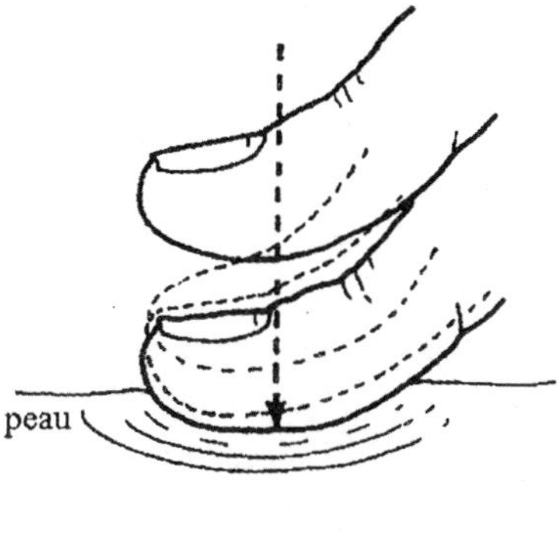

de trois à cinq secondes

Fig. 21. Pression interrompue

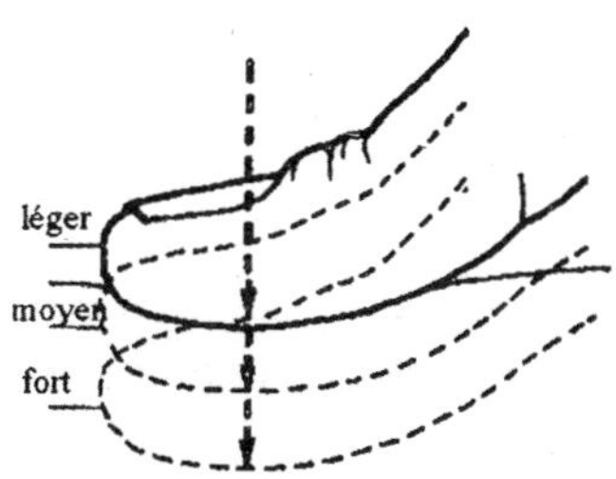

de cinq à sept secondes

2. Pression interrompue

Le thérapeute applique d'abord une légère pression en travaillant sur un seul point. Ensuite, sans enlever le pouce (ou la partie de la main utilisée) il cesse d'appuyer. Puis il applique une pression moyenne. Si l'application s'arrête là, il s'agit d'un processus biphase. On peut utiliser la version triphase, dans laquelle après la seconde phase on cesse d'appuyer, puis on applique de nouveau une pression plus forte. Chaque application dure entre cinq et sept secondes.

Fig. 22. Pression soutenue

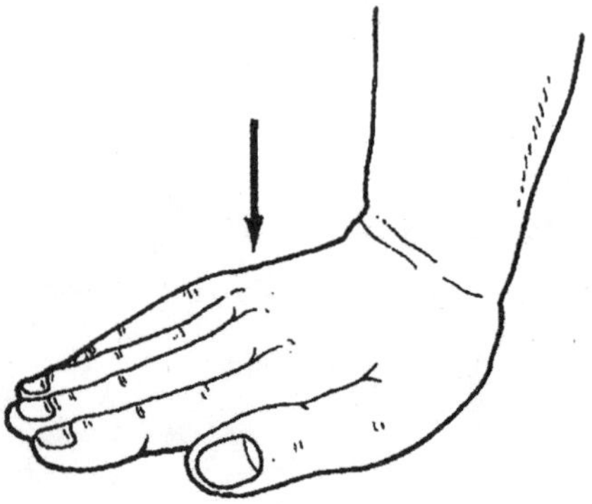

de cinq à dix secondes

Fig. 23. Pression aspirante

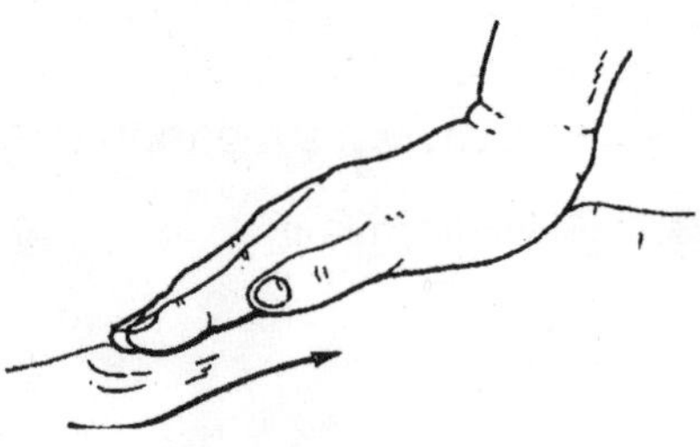

3. Pression soutenue

Effectué généralement avec la paume, ce type de processus est monophase. La même pression est maintenue de cinq à dix secondes (fig. 22).

4. Pression aspirante

Cette méthode très spéciale, qui utilise trois doigts ou la paume bien appuyés sur la peau du patient, est un mouvement tirant en arrière, qui semble éloigner les tissus conjonctifs de la peau (fig. 23). La pression variable et la pression rotative qu'on applique sur l'abdomen font partie de cette catégorie.

5. Pression fluide

On applique alternativement, avec les deux pouces, une pression pendant une à deux secondes sur chaque point ; ces points se suivent soit l'un derrière l'autre, soit l'un au-dessus de l'autre, soit l'un en dessous de l'autre (fig. 24). Le passage d'un point à l'autre est naturel et régulier, d'où le nom de *pression fluide*.

Fig. 24. Pression fluide

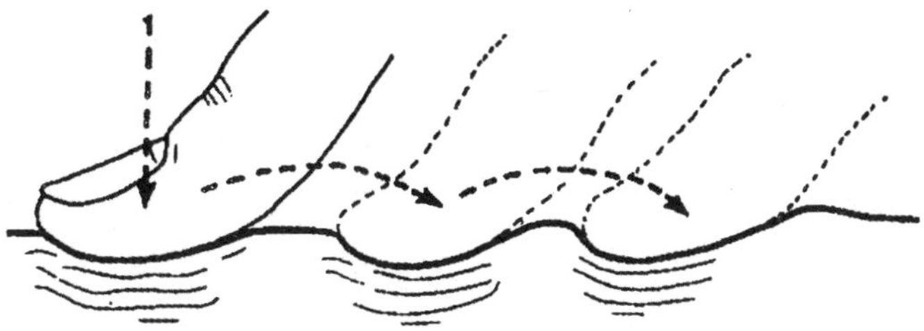

de une à deux secondes

6. Pression concentrée

Fig. 25. Pression concentrée

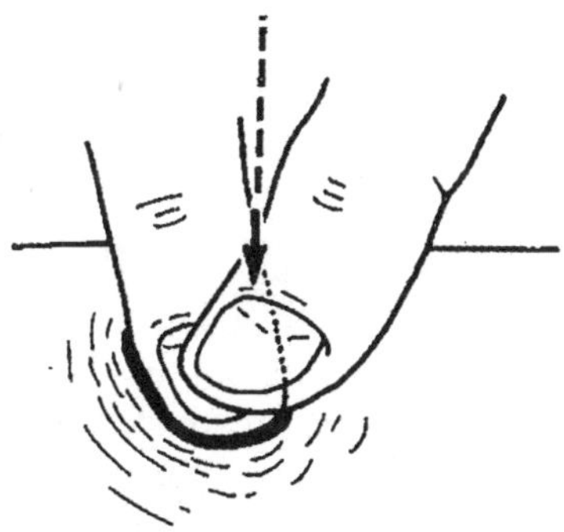

de cinq à sept secondes

Une pression progressivement augmentée est appliquée en se concentrant sur un endroit pendant cinq à sept secondes. Quand on atteint l'intensité désirée, la pression est diminuée progressivement, sans que le pouce quitte la peau du patient, puis de nouveau augmentée. Cette application, qui peut être répétée plusieurs fois, est effectuée par une pression pouce-sur-pouce.

7. Pression vibratoire

Fig. 26. Pression vibratoire

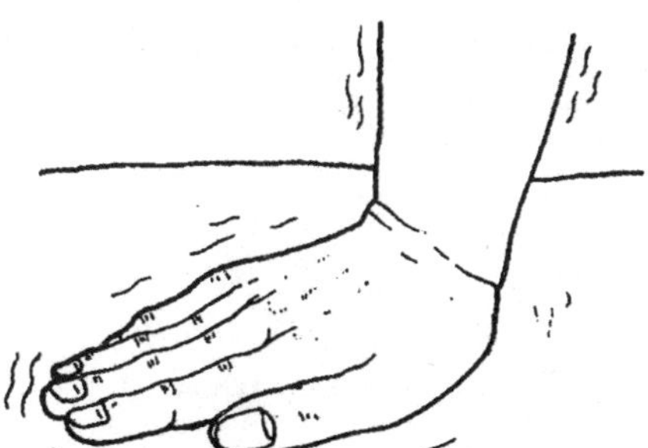

Une pression uniforme est appliquée soit avec le pouce, soit avec trois doigts, soit avec la paume, sur un seul point, pendant cinq à dix secondes. La main du thérapeute vibre pendant toute la durée de l'application (fig. 26). Plusieurs variantes sont possibles : application avec une main, application avec les deux mains et application paume-sur-paume. Les sensations plaisantes qui traversent la peau du patient rendent cette méthode particulière.

8. Pression stimulée avec la paume

Les doigts joints, la paume est tirée rapidement en arrière à travers la peau du patient (fig. 27). On peut utiliser les deux paumes alternativement dans de rapides mouvements vers l'arrière, ou placer une paume sur l'autre.

Fig. 27. Pression stimulée avec la paume

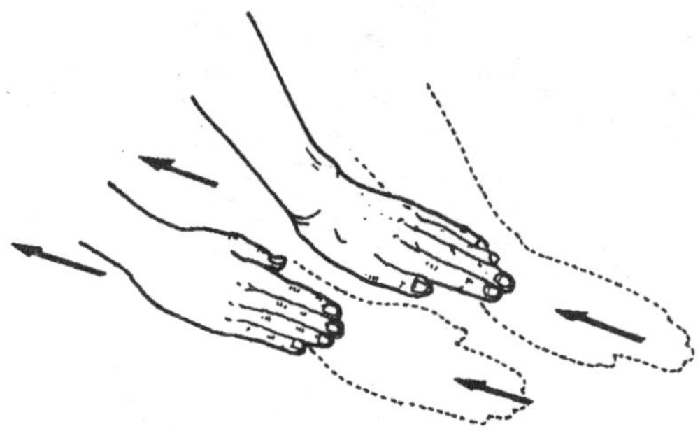

Niveaux d'intensité de la pression

Toucher

Utilisée pour la palpation et le diagnostic, cette méthode appuie à peine le doigt contre la peau du patient. La pression maximale ne dépasse pas 100 grammes.

Pression négligeable

Le doigt commence à appliquer une très légère pression puis revient au niveau précédent. On applique ce genre de pression plusieurs fois sur le même point, ou de temps à autre. La puissance va de 100 grammes à 1 kilogramme.

Légère pression

Bien que plus importante que la pression négligeable, la pression légère est toujours douce. Le thérapeute doit synchroniser la pression, qui augmente régulièrement avec son souffle. Quand le maximum de ce niveau est atteint, il doit diminuer progressivement la pression. La puissance va de 1 à 5 kilogrammes.

Pression moyenne

Bien que la première fois l'application de cette pression peut être un peu gênante pour le patient, celui-ci commencera progressivement à trouver la sensation plaisante. La puissance va de 5 à 15 kilogrammes.

Pression forte

Bien qu'il s'agisse de la pression la plus forte du shiatsu, elle ne doit pas dépasser une intensité de 15 à 30 kilogrammes. Elle ne doit jamais provoquer des sensations déplaisantes, bien qu'elle puisse causer une douleur modérée, qu'on pourrait appeler plaisante. Le thérapeute doit apprendre à contrôler et à maintenir la pression qui produit cette douleur plaisante.

Fig. 28. Niveaux d'intensité de la pression

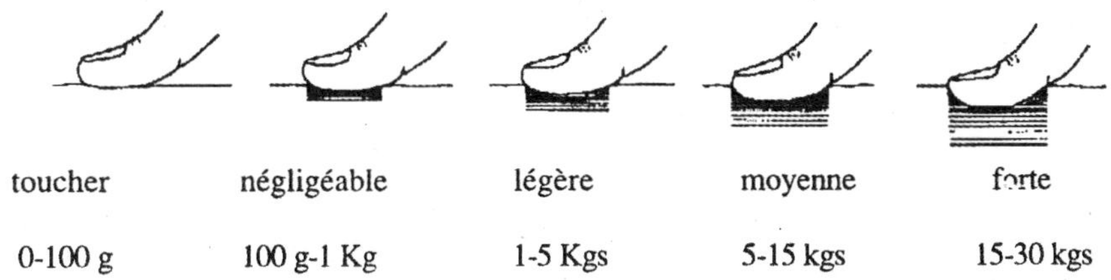

Chapitre 3

Thérapie globale du corps

Shiatsu pour le patient étendu sur le côté

Le thérapeute doit toujours commencer cette thérapie par le côté gauche. Le patient est étendu sur le côté droit, la jambe droite tendue. Pour maintenir la stabilité du tronc, la jambe gauche est au-dessus de la droite ; le genou gauche et la zone crurale antérieure sont tendus sur le sol. Le torse doit se pencher en avant pour former un angle de 60° avec le sol. Les explications suivantes se réfèrent au côté gauche. Quand la thérapie est terminée, le patient doit s'étendre sur le côté gauche et le thérapeute répétera le traitement sur le côté droit.

Zone cervicale

Traitement 1 : zone cervicale antérieure

Le thérapeute s'installe derrière le dos du patient, le genou gauche sur le sol et le genou droit redressé. Il met sa paume gauche sur le sol devant la poitrine du patient pour avoir un point de support (fig. 3). Il appuie légèrement son pouce droit contre le point cervical antérieur 1 (devant le cou) sur le sinus carotidien (fig. 1 et 2) pour vérifier le pouls.

Fig. 1. Sinus carotidien

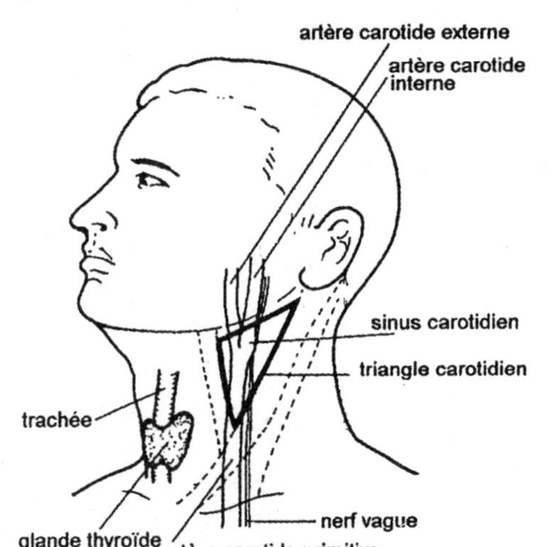

S'assurant qu'il ne frappe pas le visage du patient, il ramène les autres doigts de sa main droite sur la partie supérieure de la zone cervicale latérale (côté du cou), de façon à ce que le pouce et la main serrent légèrement le cou.

Quand la pression est douce, elle est dirigée vers l'apophyse épineuse des vertèbres cervicales ; le mouvement est semblable à une traction en direction du côté intérieur du muscle sterno-cléido-mastoïdien (fig. 5). La pression dure trois secondes sur chaque point. Le traitement continue pour les quatre points cervicaux antérieurs, allant du bord intérieur du muscle sterno-cléido-mastoïdien jusqu'à un point situé juste avant la clavicule (fig. 2 et 4), et est répété trois fois.

Fig. 3.

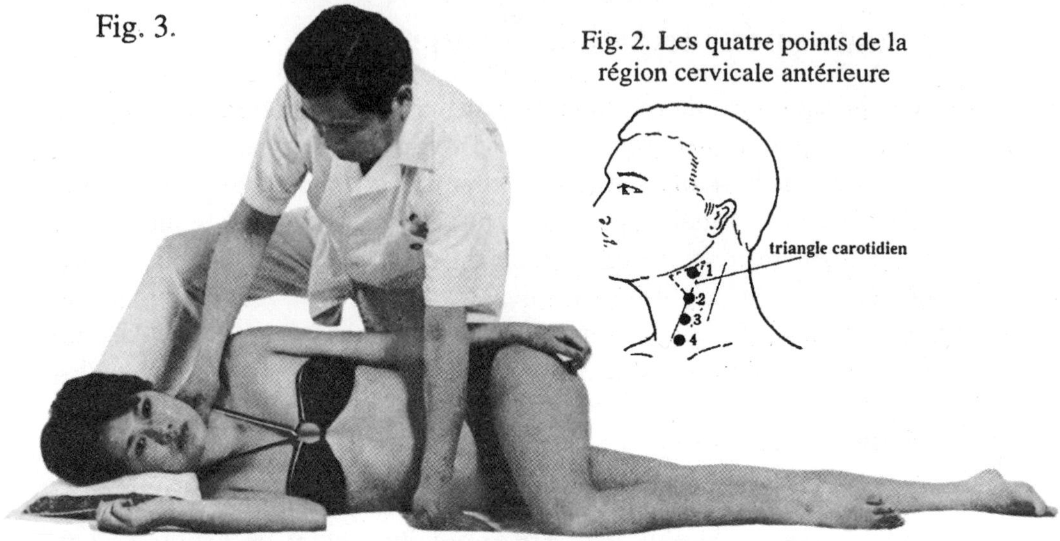

Fig. 2. Les quatre points de la région cervicale antérieure

Fig. 4. Muscles et points de pression de la région cervicale antérieure

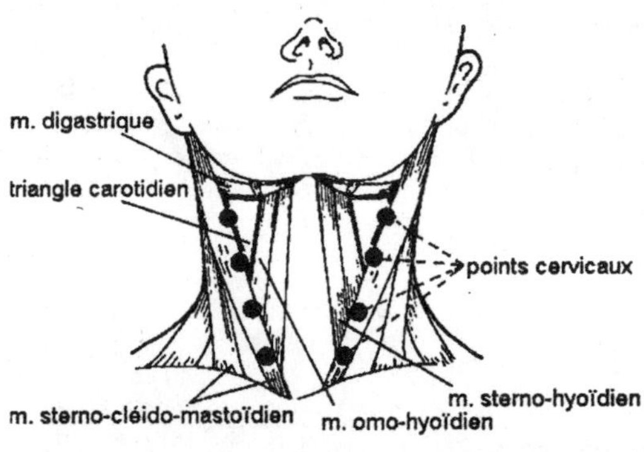

Fig. 5. Application de la pression sur la région cervicale antérieure

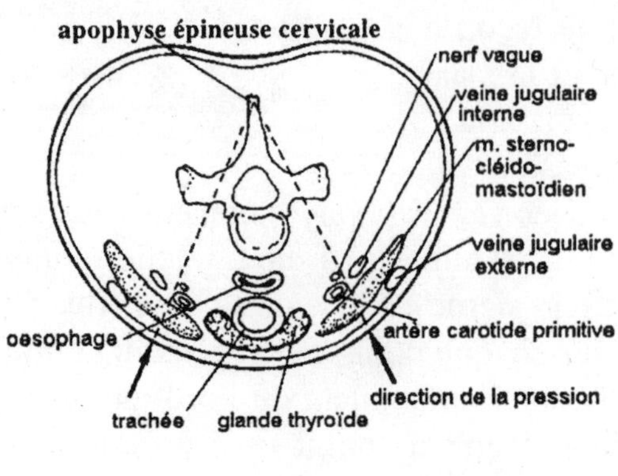

Traitement 2 : zone cervicale latérale

En restant dans la même position et en plaçant son pouce droit comme montré sur la fig. 7, le thérapeute commence le traitement par le premier point de la zone cervicale latérale, qui est situé directement sous l'apophyse mastoïdienne. On applique la pression avec un pouce sur l'autre (le pouce gauche sur l'ongle du pouce droit ou l'inverse pour les gauchers), en la dirigeant à angle droit sur la peau du patient (fig. 8). Chaque application dure trois secondes. Les quatre points cervicaux latéraux, qui commencent à 1 et descendent par le cou jusqu'à la base de l'épaule et la zone supra-scapulaire, sont traités de la même façon. Le traitement est répété trois fois.

Fig. 6

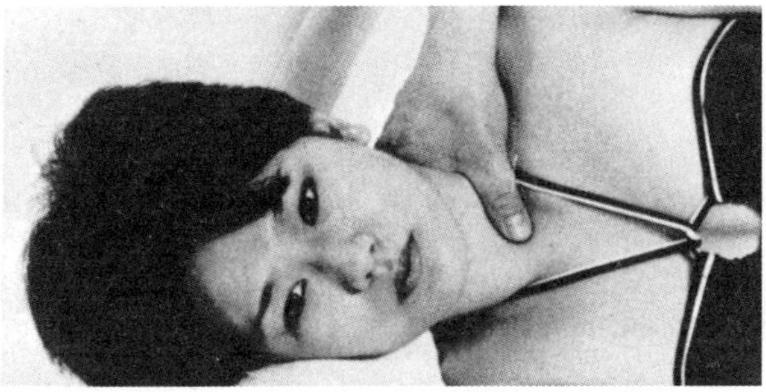

Fig. 7. Les points de la région cervicale latérale

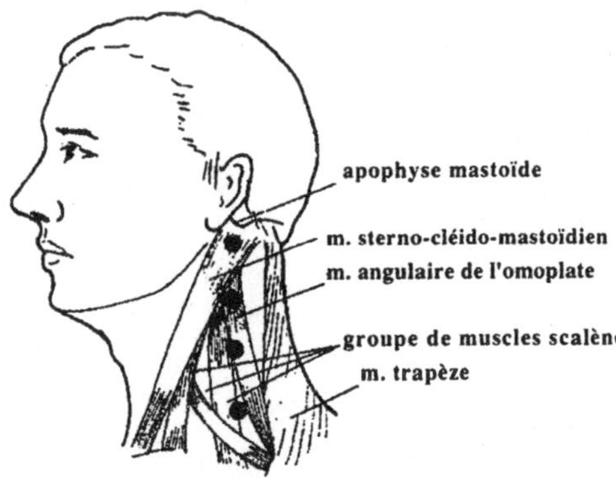

La pression tend à être forte, car on l'applique verticalement, avec tout le poids du thérapeute pesant dessus. C'est pourquoi la force de la pression doit être évaluée suivant l'état de la partie du corps du patient qui est traitée et ne doit jamais être trop importante.

Fig. 8

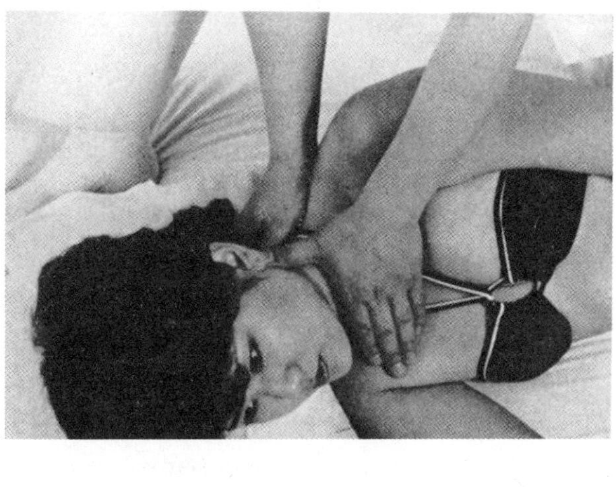

Traitement 3 : bulbe rachidien

Fig. 9. Le bulbe rachidien et les quatre points cervicaux postérieurs

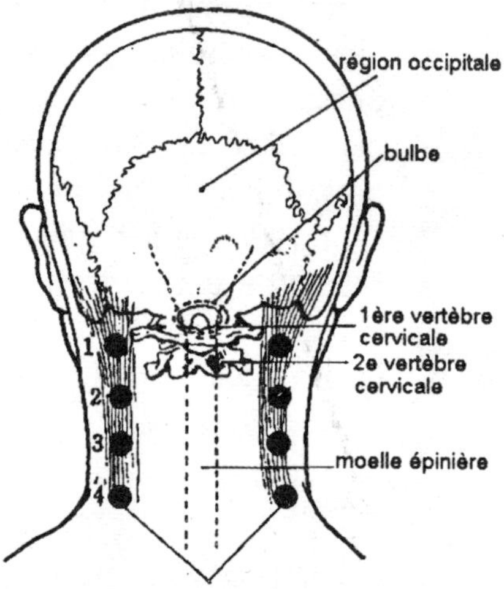

On trouve le bulbe rachidien dans la partie centrale de la dentelure appelée fossette de la nuque, située directement au-dessous de la protubérance occipitale externe (fig. 9). Pour traiter cette zone, le thérapeute prend la position décrite pour le traitement précédente. En soutenant légèrement le front du patient avec la paume droite le thérapeute place son pouce gauche dirigé vers le haut sur la zone du bulbe rachidien (fig. 11) et soutient la région cervicale latérale droite du patient avec les autres doigts de la main droite. La pression sur un point dure cinq secondes et est dirigée vers les sourcils (fig. 10). On répète trois fois. Quand on applique cette thérapie chez un patient couché sur le côté, on place un oreiller sous sa tête pour l'empêcher de bouger.

Fig. 10. Applications de pression pour le bulbe rachidien

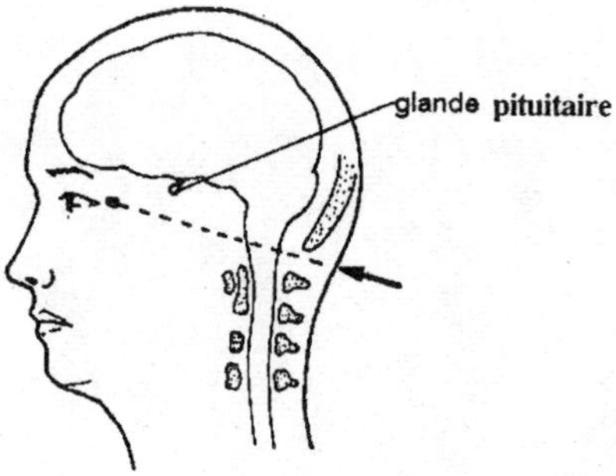

Fig. 11

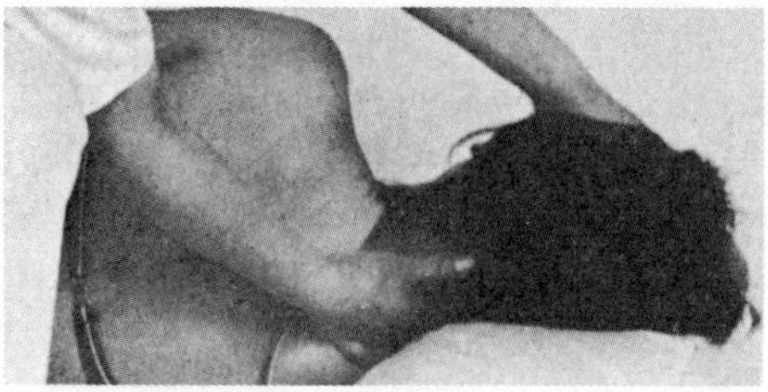

Traitement 4 : région cervicale postérieure

En prenant la position indiquée pour le traitement 3, le thérapeute met le pouce droit sur le premier point de la région cervicale postérieure gauche, à gauche du bulbe rachidien (fig. 9). Il pose son pouce gauche sur le droit et appuie avec les deux pouces pendant trois secondes. La pression doit être dirigée vers le côté opposé, vers la ligne médiane du visage (fig. 12).

Fig. 12. Applications de pression sur le cou

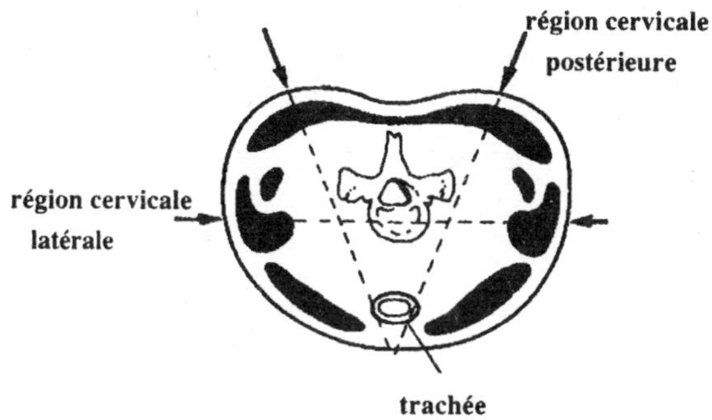

On applique une pression sur les points cervicaux postérieurs 2, 3 et 4, suivant une ligne qui s'approche progressivement du quatrième point cervical latéral (figs. 13 à 16). On répète trois fois.

Fig. 13

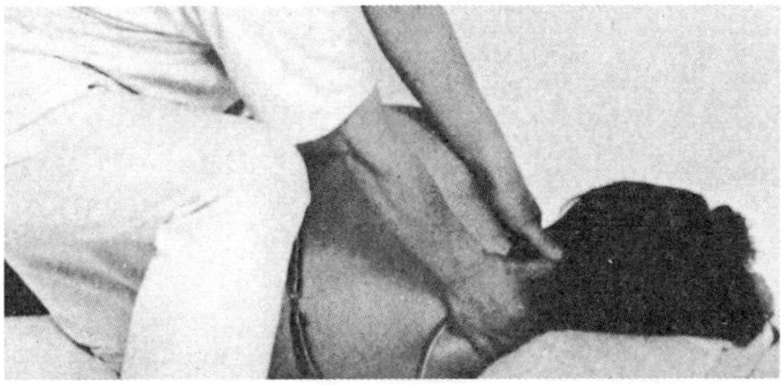

Fig. 14

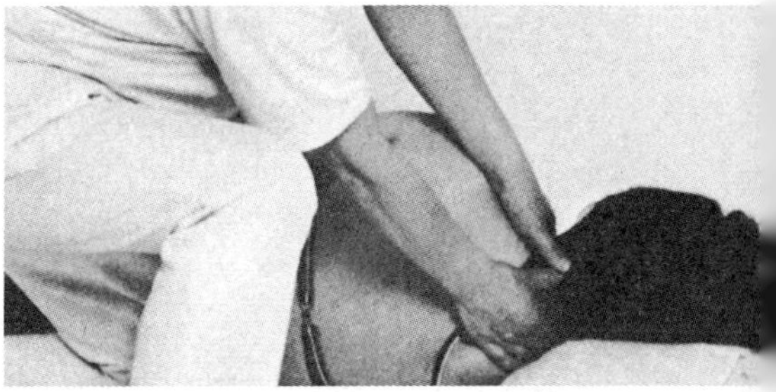

Fig. 15

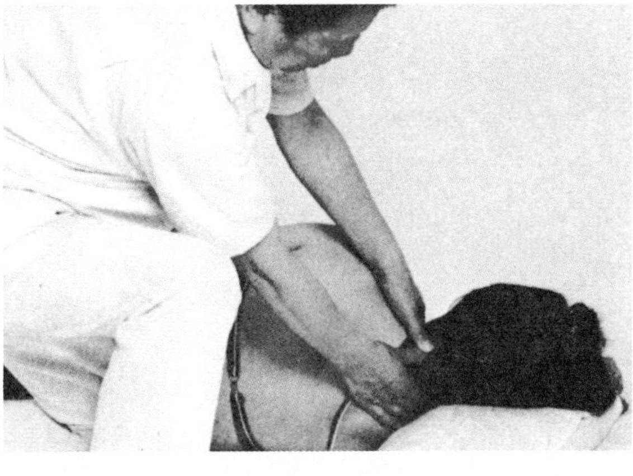

Fig. 16

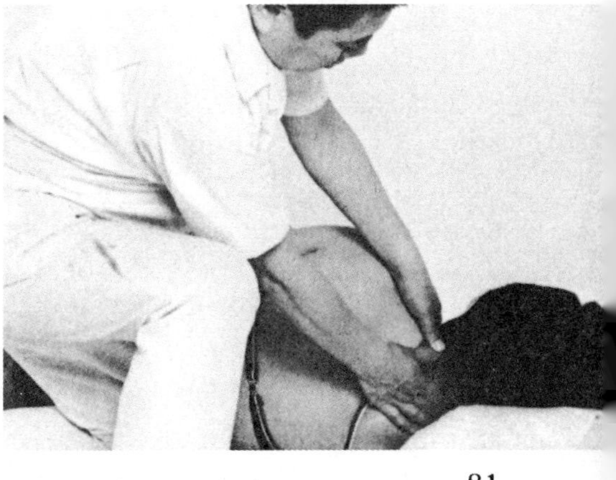

Dos

Traitement 5 : région supra-scapulaire

Le patient est couché dans la même position (fig. 17). Le thérapeute se déplace autour du sommet de la tête du patient et s'installe près de celle-ci, le genou gauche relevé et le genou droit sur le sol. Les deux bras complètement tendus, il soutient l'épaule du patient avec quatre doigts de chaque main.

Fig. 17. Position du patient pour le traitement du point supra-scapulaire

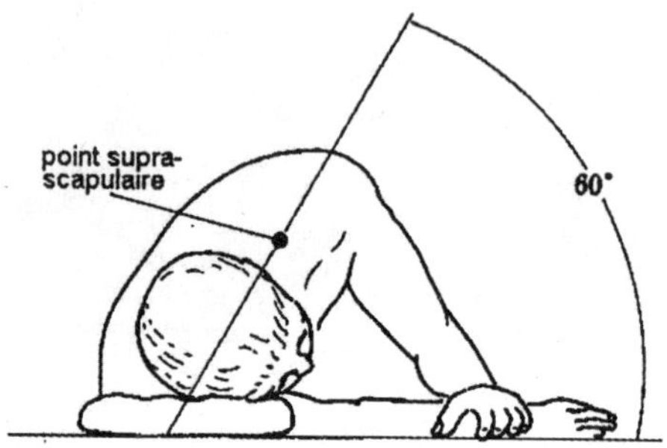

Fig. 18. Direction de la pression pour le point supra-scapulaire

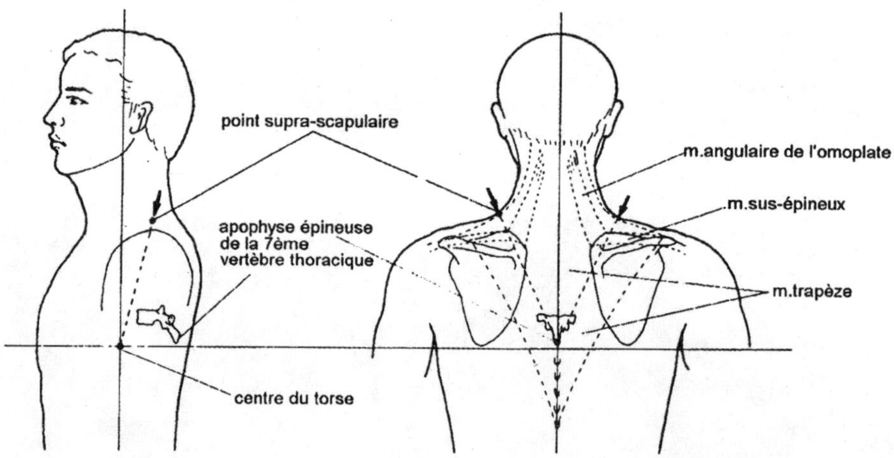

Le pouce droit sur le pouce gauche, il appuie sur le point supra-scapulaire (figs. 18 à 20). Le pouce gauche est au-dessous cette fois-ci, car si c'était le droit la main (le côté près de l'auriculaire) risquerait de toucher le visage du patient. Si le risque n'existe pas, on peut poser le pouce gauche sur le droit. La pression est dirigée vers le centre du

Fig. 19 Traitement du point supra-scapulaire

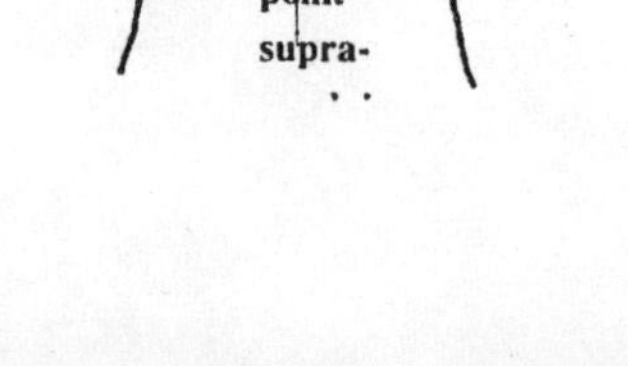

torse à hauteur de l'apophyse épineuse de la septième vertèbre thoracique. L'application dure cinq secondes sur chaque point et est répétée trois fois.

Fig. 20

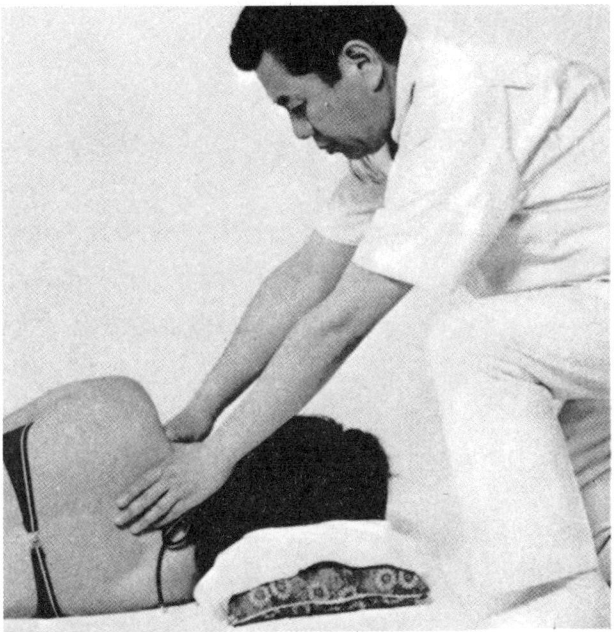

Traitement 6 : région inter-scapulaire

Le patient reste dans la même position. Le thérapeute s'agenouille pour que les omoplates du patient soient directement devant lui. Les cinq points de la région inter-scapulaire (entre l'omoplate et la colonne vertébrale) vont du bord supérieur au bord inférieur de l'omoplate (fig. 21) et sont parallèles à la colonne vertébrale. Avec le pouce droit au-dessous du pouce gauche, le thérapeute appuie pendant trois secondes sur chaque point, en répétant trois fois (fig. 22). Pendant l'application le torse est maintenu parfaitement droit et légèrement incliné vers l'avant. Les deux bras sont tendus et le poids du corps repose sur les pouces. On ne doit pas appliquer la pression directement sur l'omoplate ou sur les vertèbres (fig. 23).

Fig. 21. Les cinq points de la région inter-scapulaire

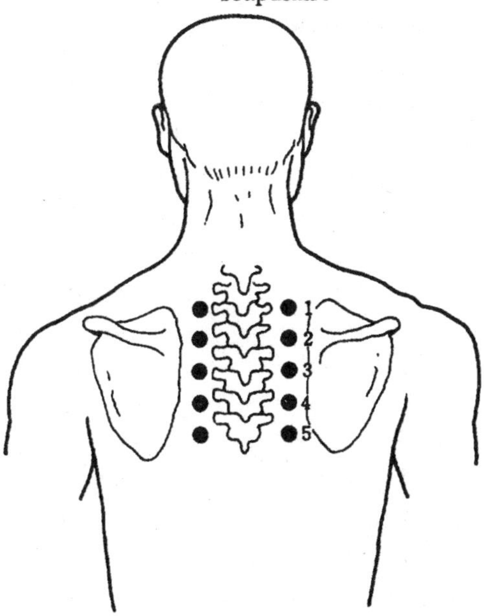

Fig. 22

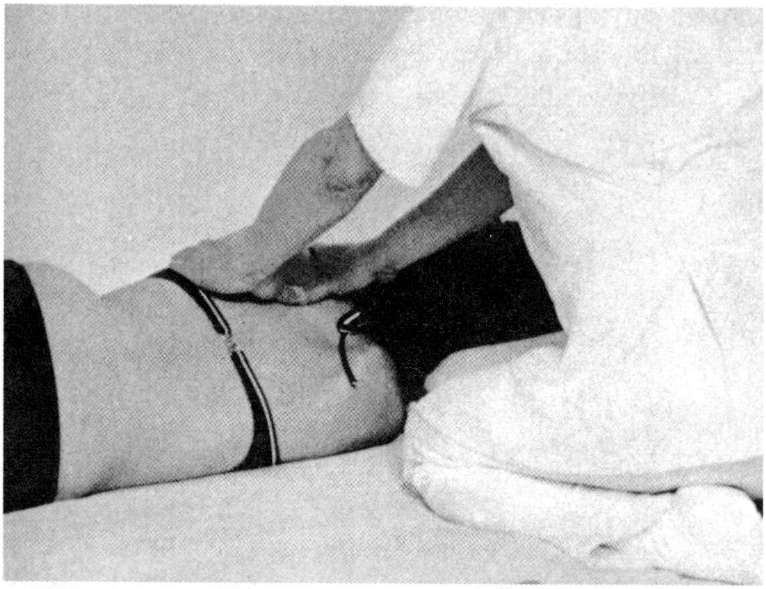

Fig. 23. Traitement de la zone inter-scapulaire

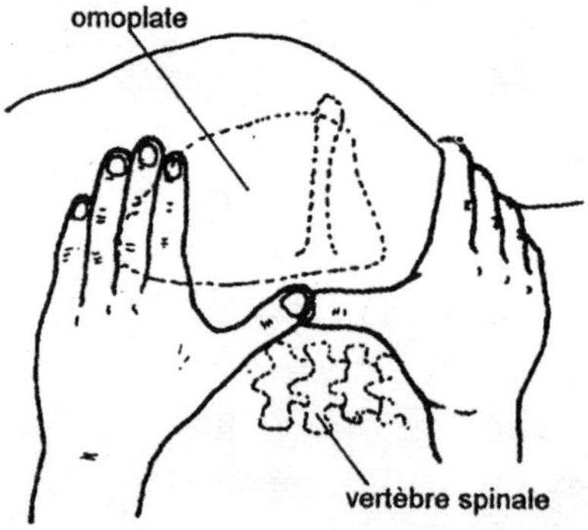

Traitement 7 : régions sous-scapulaire et lombaire

Le patient reste dans la même position. Le thérapeute se rapproche des fesses du patient et s'agenouille, le genou gauche sur le sol, le genou droit relevé. Le premier point d'application est le cinquième point. Les points descendent le long de la colonne vertébrale du premier point jusqu'au dernier, situé entre la cinquième vertèbre lombaire et l'articulation sacro-iliaque (fig. 24). Pour les neuf premiers points on applique une pression pendant trois secondes sur chacun, avec les deux pouces – le droit sous le gauche – et on répète trois fois (figs. 25 à 28). Sur le dernier point on applique une pression forte pendant cinq secondes, en trois applications.

Ensuite, le thérapeute se rapproche des fesses du patient. En plaçant sa paume sur les fesses de celui-ci il appuie sur les quatre points situés le long de la colonne vertébrale (fig. 29) avec la paume droite, trois secondes par point.

Fig. 24. Les dix points des régions sous-scapulaire et lombaire

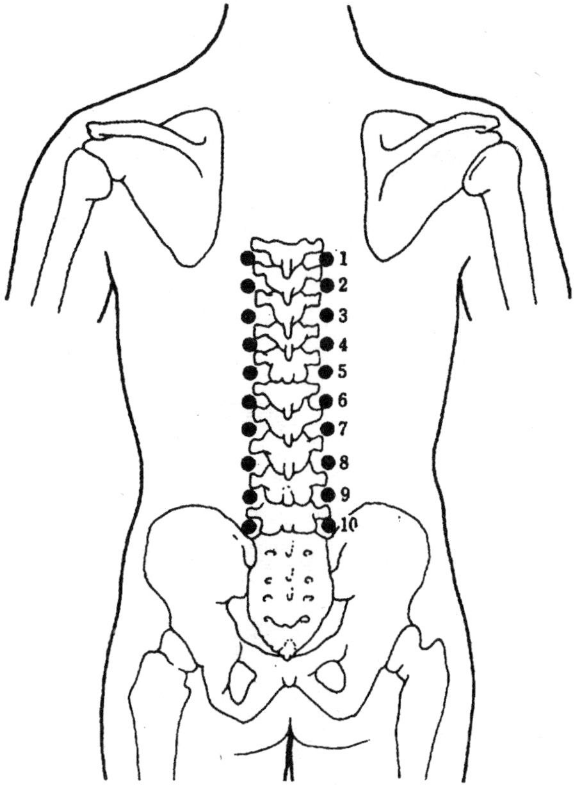

Fig. 25. Position des doigts pour la zone sous-scapulaire

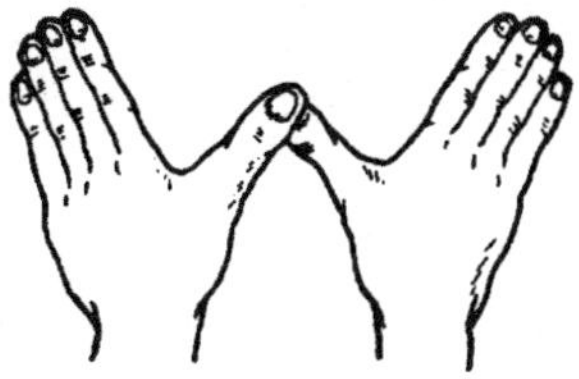

Fig. 26

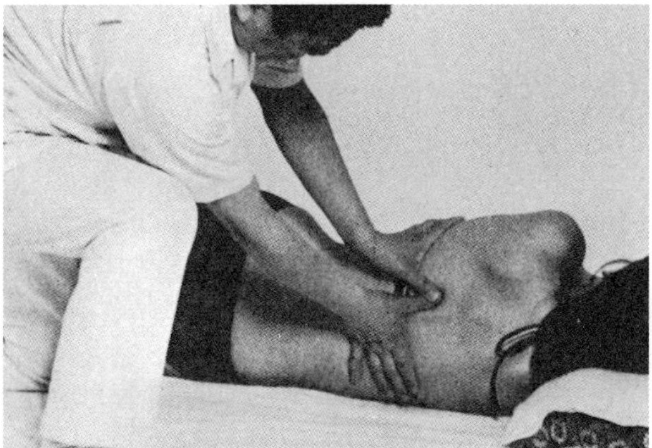

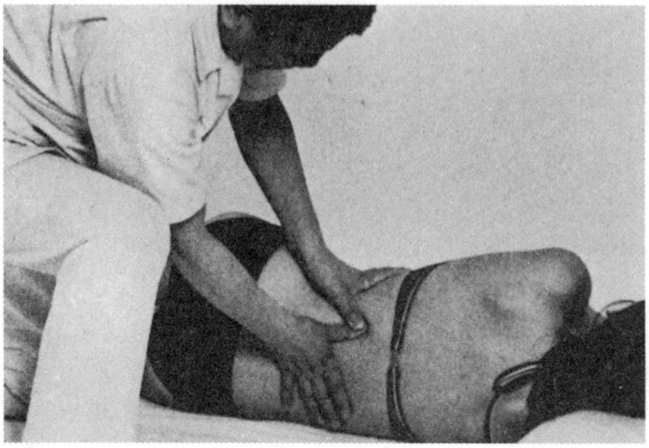

Fig. 27

Fig. 29. Les quatre points de pression avec la paume sur le côté gauche du dos

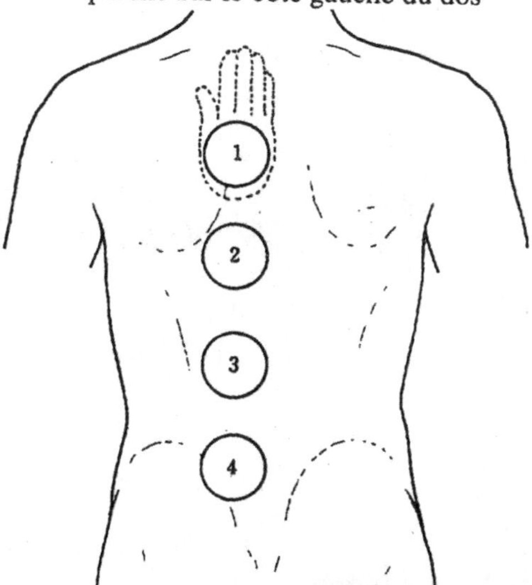

Fig. 28

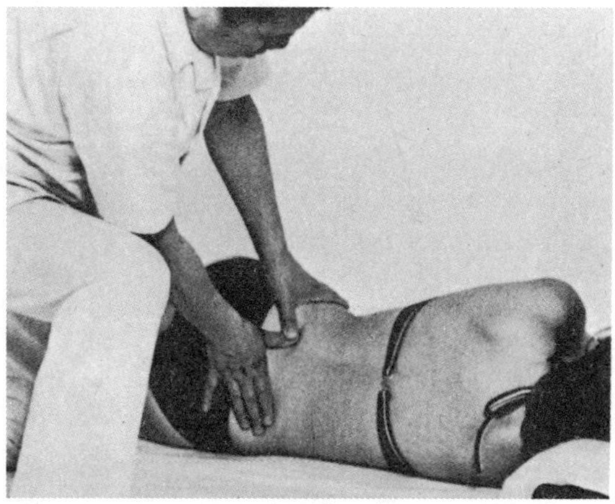

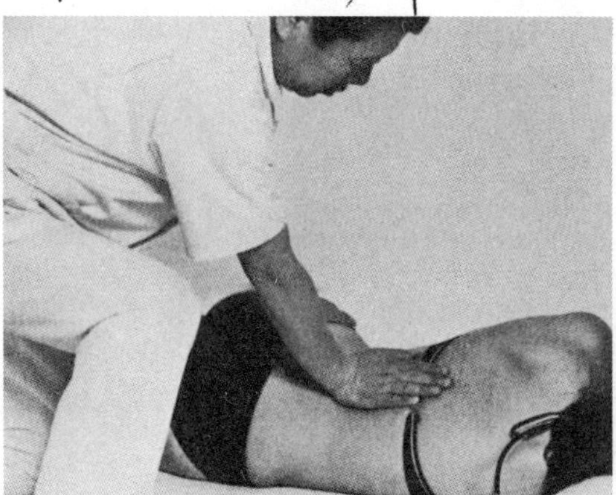

Fig. 30

Shiatsu pour le patient couché sur le ventre

Tête, épaules et dos

Traitement 1 : région occipitale

Le patient est couché sur le ventre avec la tête sur un oreiller, les bras sur les côtés, pliés aux coudes vers le haut à angle droit. Le thérapeute s'agenouille sur le côté gauche du patient, genou droit sur le sol, genou gauche relevé. Avec les pouces joints de façon à ce que les bords extérieurs se touchent, il appuie sur les trois points de la ligne médiane sur la région occipitale (fig. 31), du plus haut vers le plus bas. Il appuie trois secondes sur chaque point et répète trois fois.

Fig. 31. Points des régions occipitale, cervicale postérieure, du bulbe rachidien et supra-scapulaire

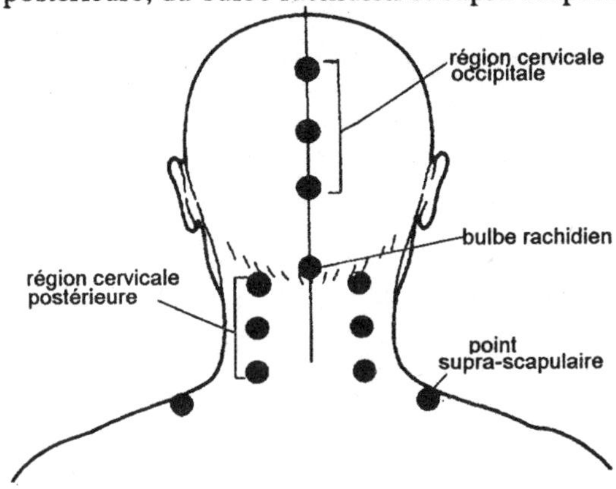

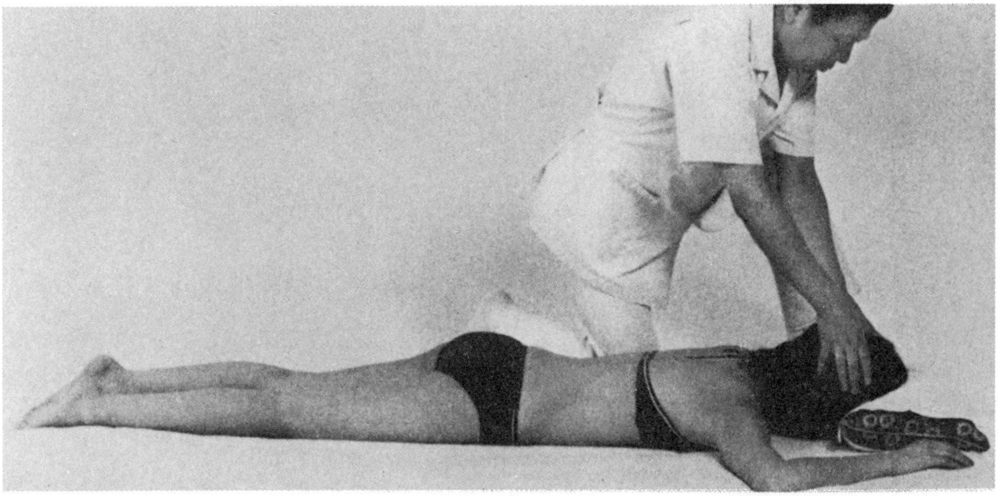

Traitement 2 : bulbe rachidien

Avec le pouce droit en dessous du gauche, restant dans la même position, le thérapeute appuie sur l'emplacement du bulbe rachidien, légè-

Fig. 33

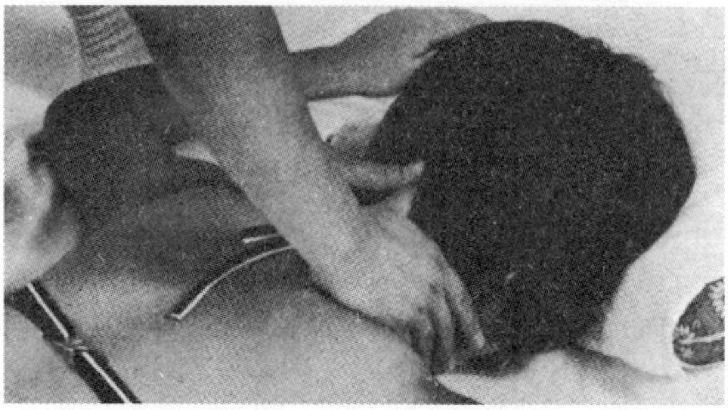

rement plus bas que le point de traitement 1, mais aligné avec la ligne médiane (fig. 31). La pression dure cinq secondes sur chaque point et est répétée trois fois (fig. 33).

Fig. 34.

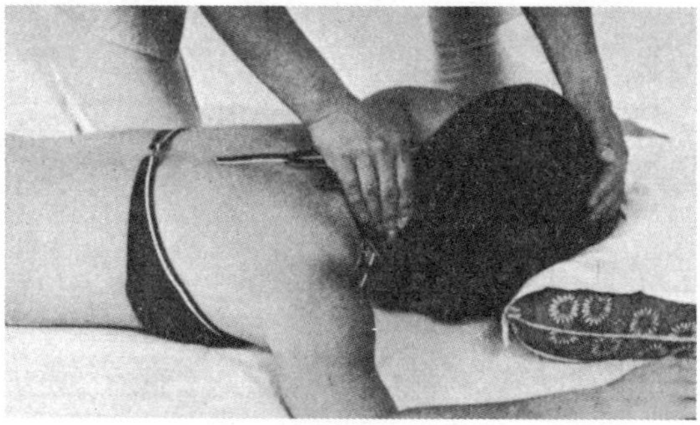

Traitement 3 : région cervicale postérieure

En restant dans la même position, le thérapeute appuie simultanément avec le pouce et les autres doigts de la main droite (fig. 34) sur les points des régions cervicales de gauche et de droite. En descendant à partir du point le plus élevé des trois, il appuie pendant trois secondes sur chaque point. La pression doit être dirigée à travers la tête vers le centre du visage. On répète trois fois. La pression exercée de deux côtés doit être égale (fig. 35).

Fig. 35. Traitement de la région cervicale postérieure

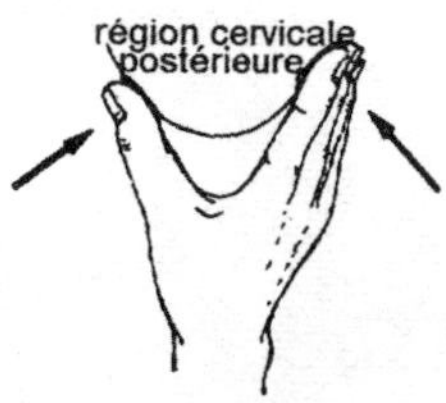

La pression exercée par le pouce et les quatre doigts doit être égale

Fig. 36. La colonne vertébrale et les organes internes avoisinants

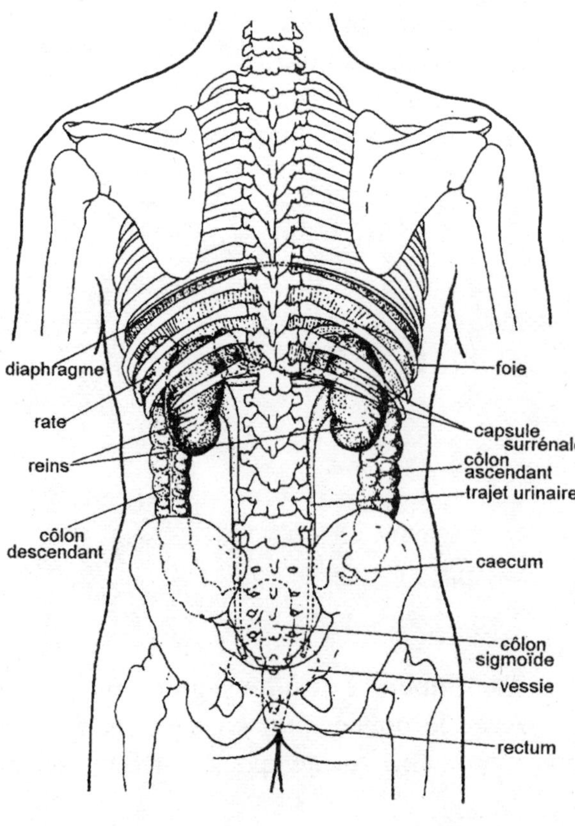

Traitement 4 : région supra-scapulaire

Le patient enlève l'oreiller et place sa tête – tournée vers la gauche – et sa poitrine à plat sur le sol. Le thérapeute s'agenouille devant le patient, au-dessus de sa tête, le corps légèrement tourné de côté. Se penchant en avant, il pose sa main droite sur le sol pour soutien. Tendant la main gauche, il appuie le point supra-scapulaire gauche du patient avec son pouce gauche (figs. 38 et 39). La pression est dirigée vers le centre du torse à hauteur de l'apophyse épineuse de la septième vertèbre thoracique, comme pour le shiatsu appliqué sur ce point en position latérale (figs. 40 et 41). Il appuie pendant cinq secondes et répète trois fois.

Fig. 37. Les muscles du dos

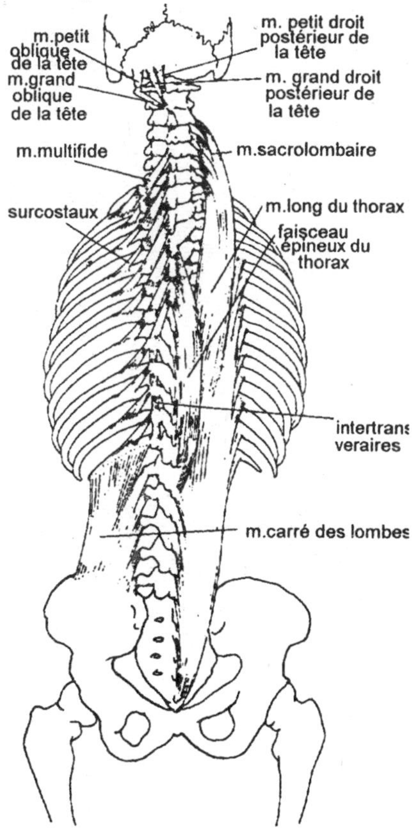

Fig. 38. Points shiatsu de la colonne vertébrale

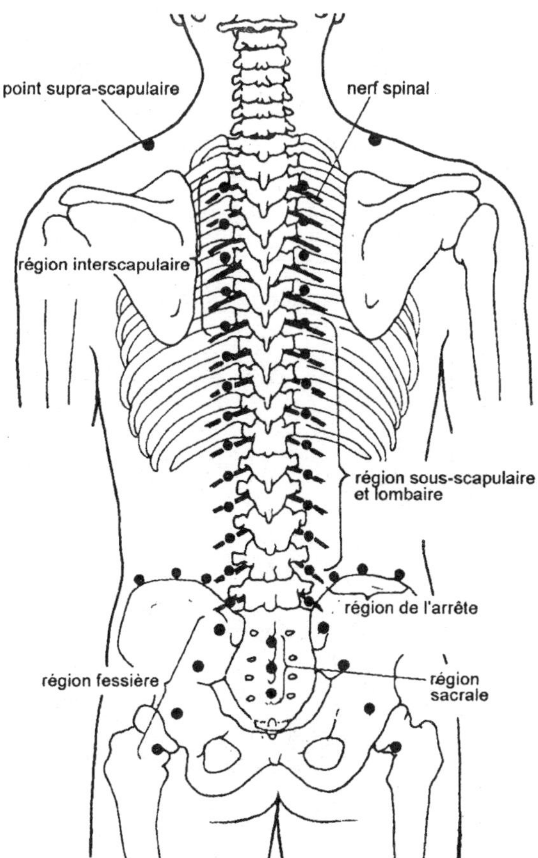

Traitement 5 : région inter-scapulaire

Le patient reste dans la même position que précédemment. Le thérapeute s'agenouille, genou

Fig. 39.

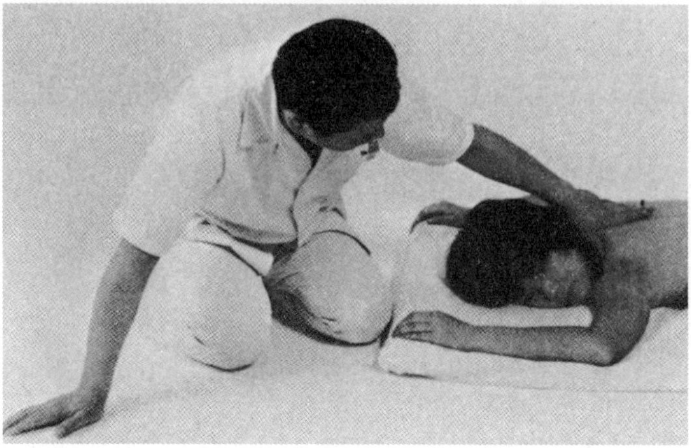

Fig. 40. Coupe transversale de la poitrine

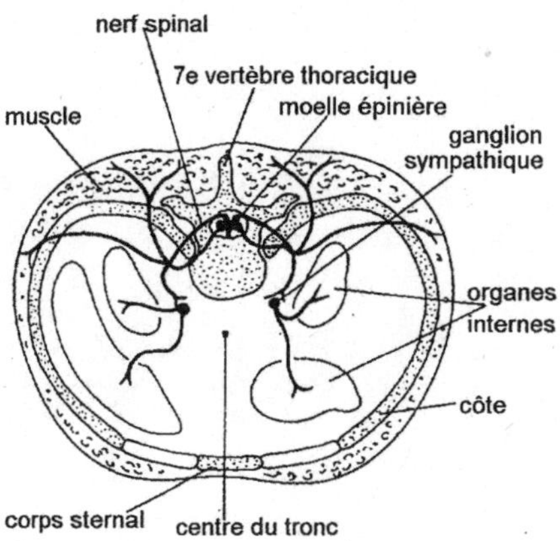

droit sur le sol, genou gauche relevé, hanches redressées, auprès du torse du patient, sur le côté gauche. A partir de cette position il tend les bras et redresse les coudes. Il appuie avec les pouces – le pouce droit en dessous du gauche – sur les cinq points de la région inter-scapulaire parallèle à la colonne vertébrale, descendant du point le plus élevé vers le plus bas (figs. 42 à 44).

Fig. 41. Direction d'application de la pression sur le point supra-scapulaire

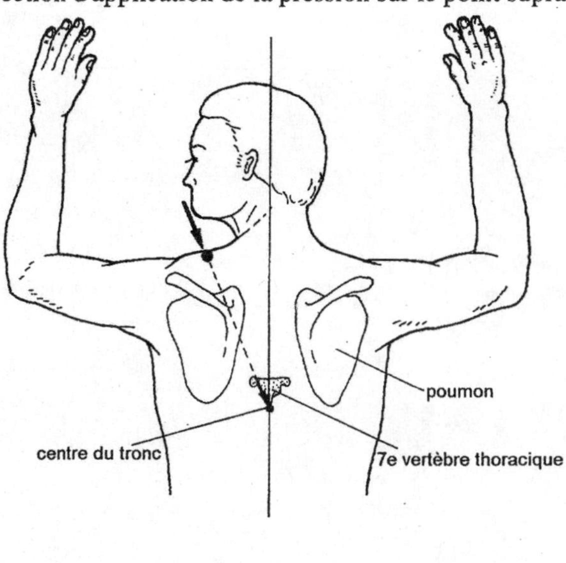

Fig. 42

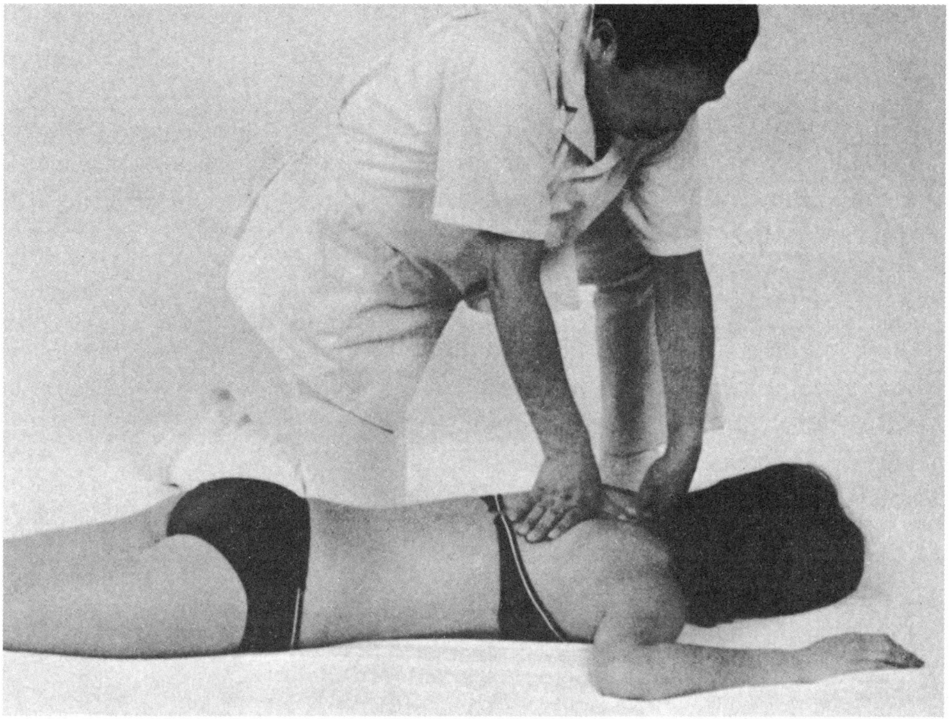

Fig. 43

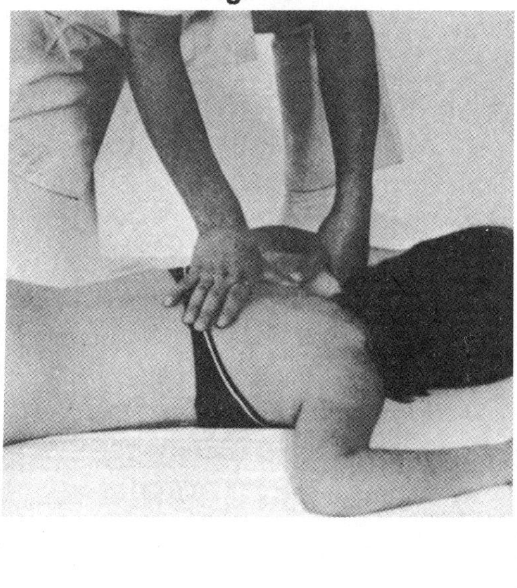

Fig. 44

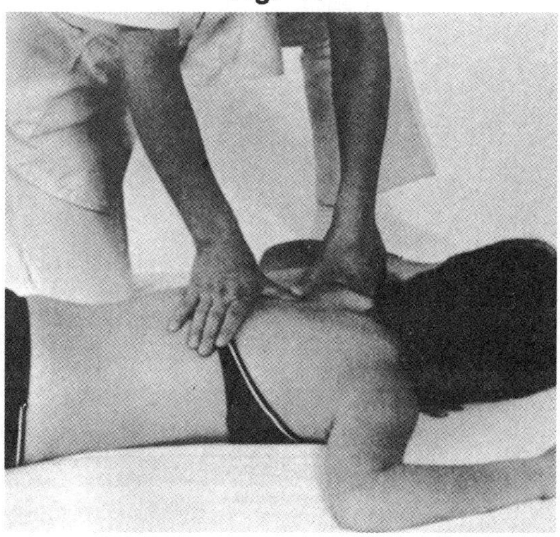

Le poids du thérapeute se transmettra naturellement à travers ses coudes redressés. Il appuie pendant trois secondes sur chaque point, en répétant trois fois. On doit faire attention de ne pas appuyer directement sur l'omoplate ou sur les vertèbres, mais sur la région comprise entre elles, parallèle à la colonne vertébrale, c'est-à-dire sur les muscles érecteurs spinaux (fig. 45).

Fig. 45. Traitement pour la région inter-scapulaire

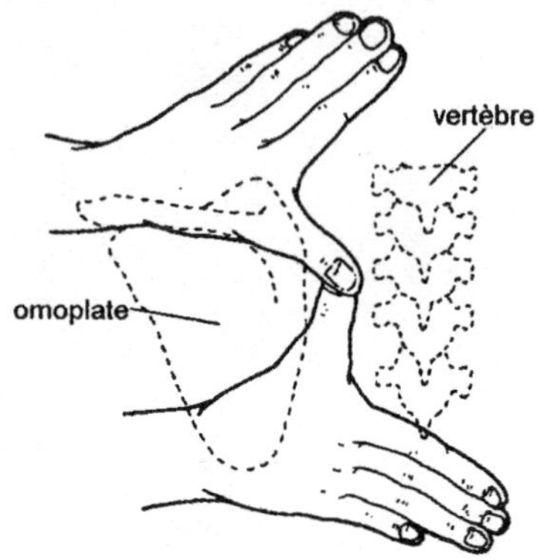

Fig. 46. Traitement pour les régions sous-scapulaire et lombaire

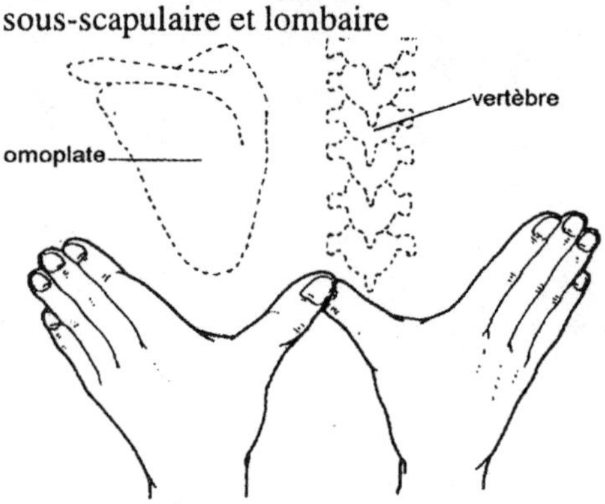

Traitement 6 : régions sous-scapulaire et lombaire

Restant dans la même position, le thérapeute s'installe près des fesses du patient. Il applique encore une pression avec les pouces (le droit en dessous du gauche), dont les extrémités sont dirigées vers le haut (fig. 46).

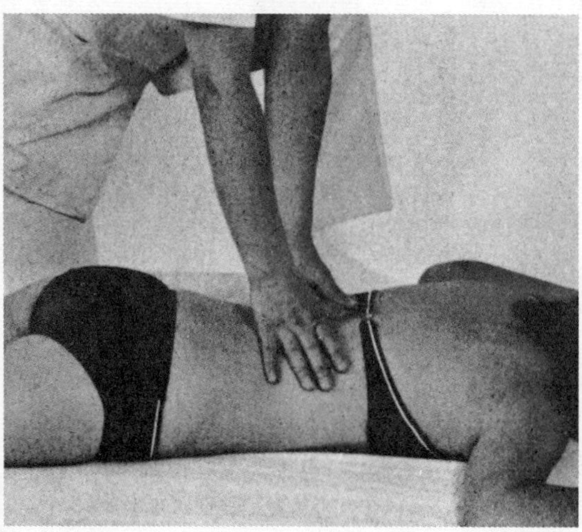

Fig. 47

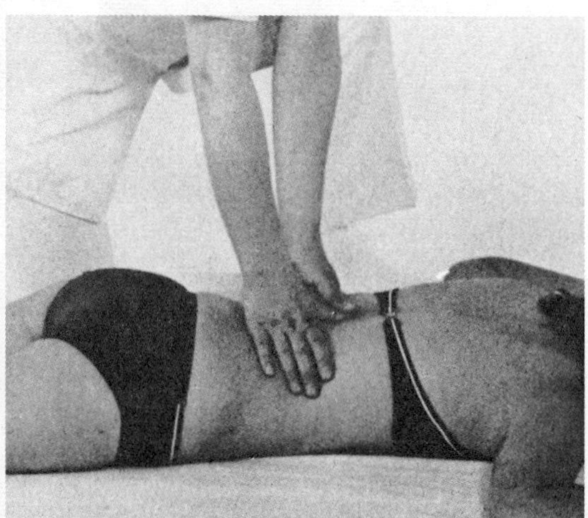

Fig. 48

Le point 5 de la région inter-scapulaire est le point 1 de la région sous-scapulaire. La pression est appliquée sur chacun des dix points à tour de rôle, à partir de ce point jusqu'au dernier, situé près de la cinquième vertèbre lombaire.

Les points sont parallèles à la colonne vertébrale (fig. 38). La pression dure trois secondes sur chaque point et est répétée trois fois (figs. 47 à 50). A la troisième répétition on applique une pression forte pendant cinq secondes sur le dixième point et on répète trois fois.

Fig. 49

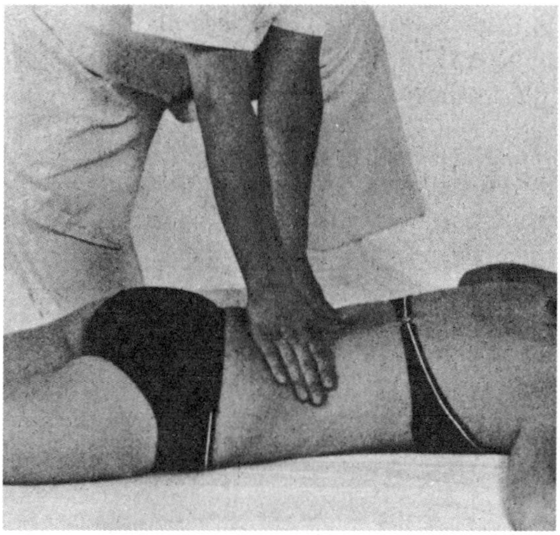

Fig. 50

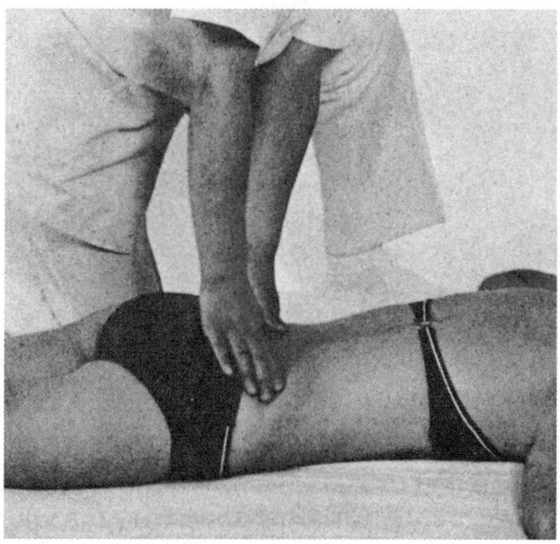

Fig. 51 Musculature des jambes

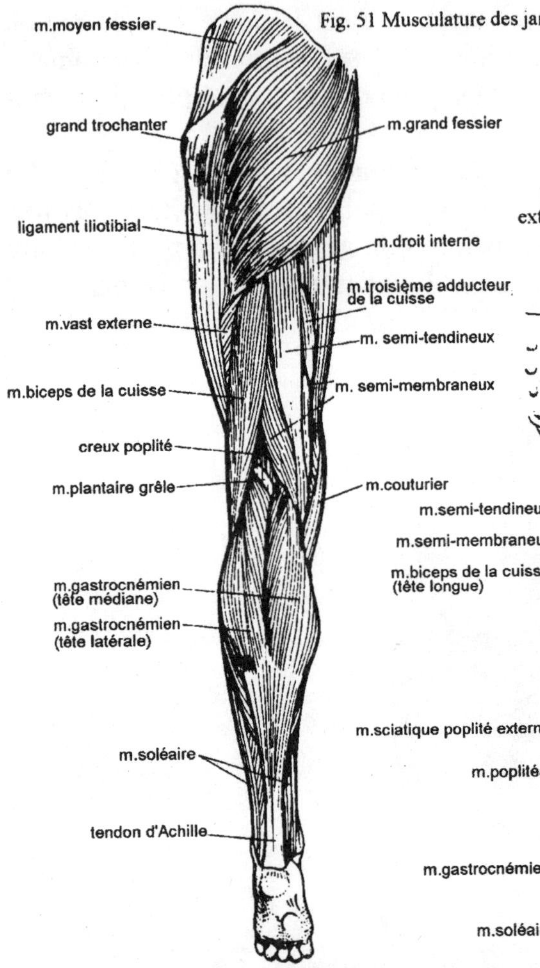

Fig. 52 Nerf sciatique, nerf sciatique poplité externe et musculature postérieure de la jambe

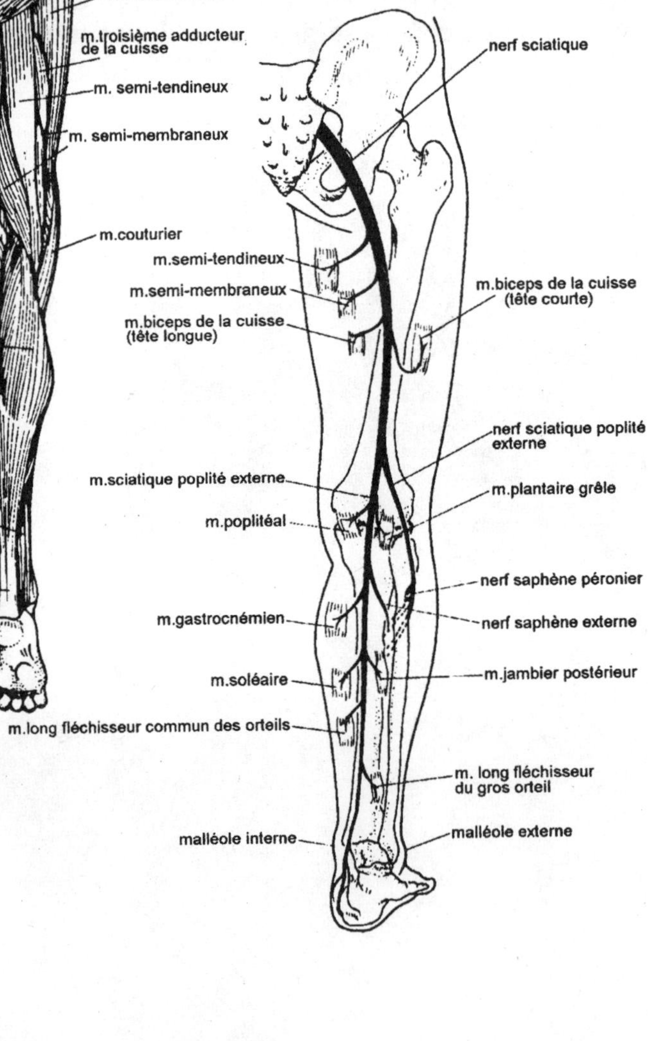

Fig. 53. Points de pression sur les fesses et la partie postérieure des jambes

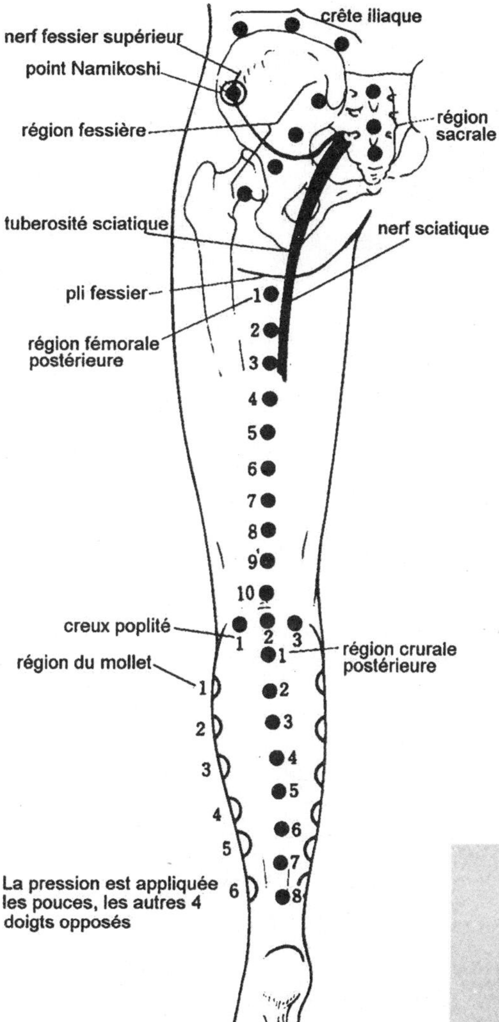

Fesses et jambes

Traitement 7 : crête iliaque

Installé vers les jambes du patient, en utilisant la pression pouce-sur-pouce, le thérapeute appuie sur les trois points qui montent le long de la crête iliaque à partir de la région sacrale (fig. 53). La pression dure trois secondes sur chaque point et le traitement est répété trois fois (figs. 54 à 56).

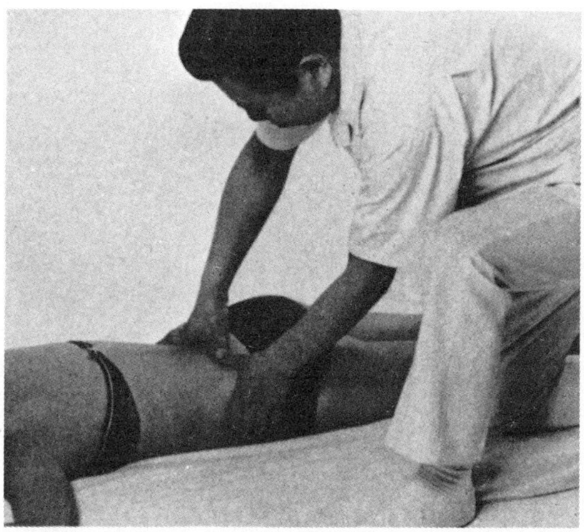

Fig. 54

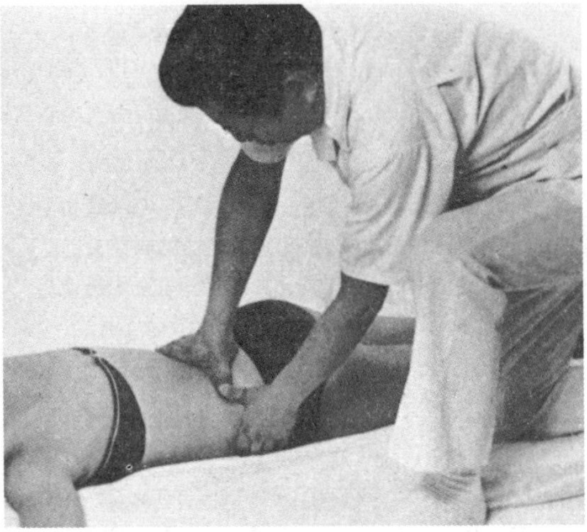

Fig. 55

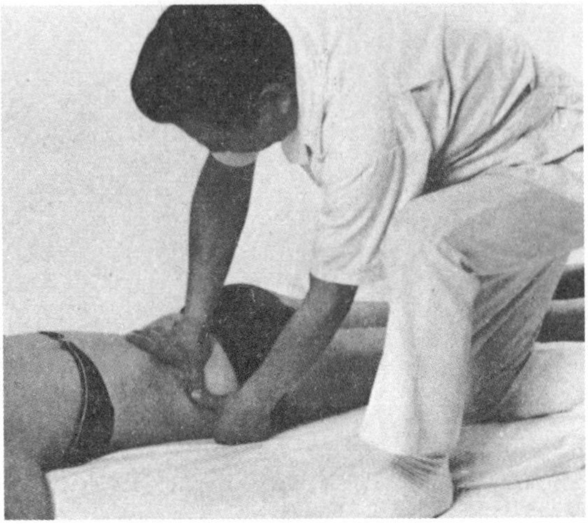

Fig. 56

Traitement 8 : région sacrale

En restant dans la même position que précédemment et en utilisant les pouces dont les bords se touchent, le thérapeute appuie trois fois pendant trois secondes sur chaque point le long de la ligne médiane de la crête sacrale (figs. 38 et 53). C'est la région d'origine des muscles érecteurs spinaux.

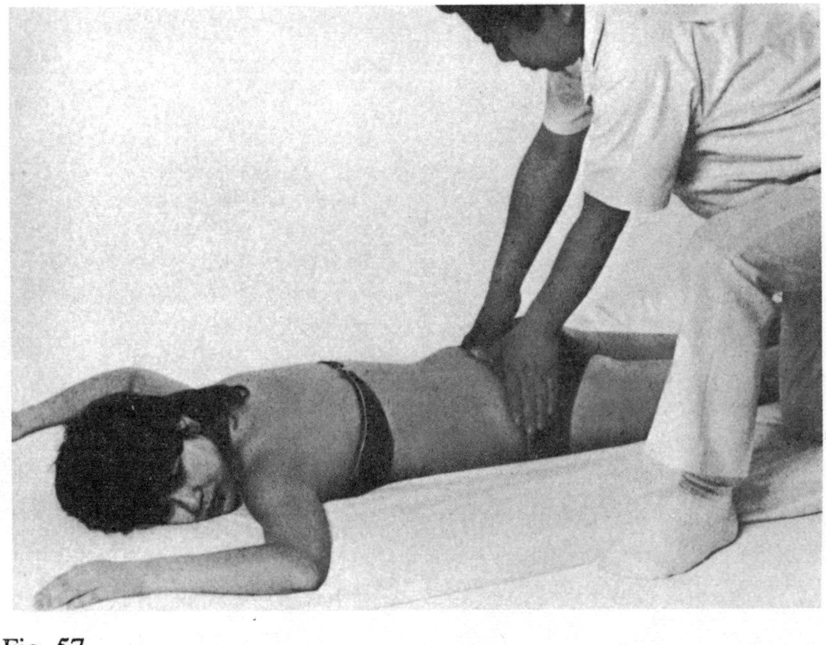

Fig. 57

Fig. 58

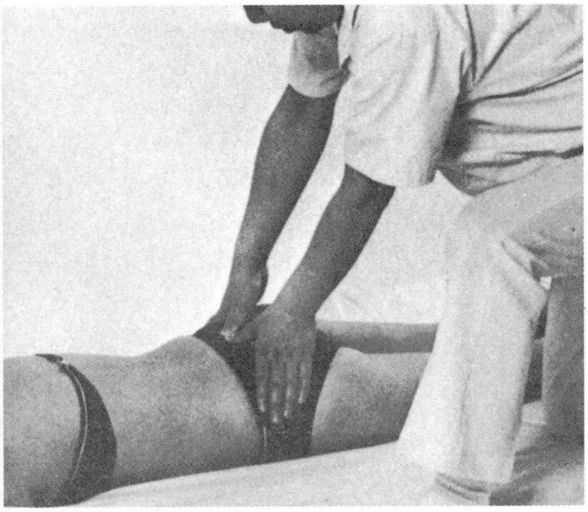

Fig. 59

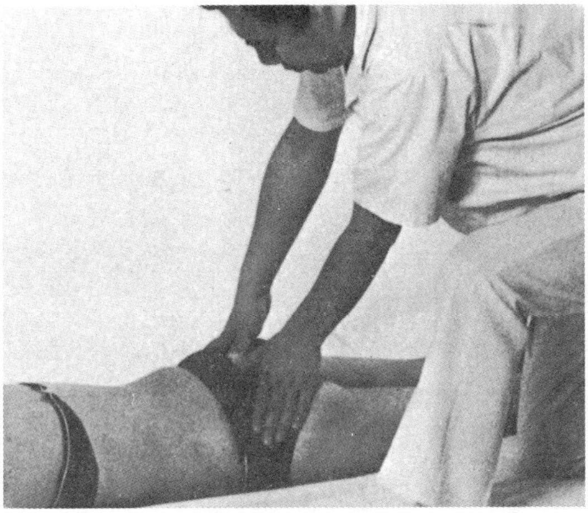

Traitement 9 : région fessière

Le thérapeute pose son pouce droit sur le premier point fessier (fig. 53), situé immédiatement à côté du premier point de la région sacrale et, son pouce gauche sur le droit, appuie pendant trois secondes. La pression est dirigée vers le grand trochanter. Ensuite le thérapeute appuie les points 2, 3 et 4 (fig. 51) situés sur une ligne descendante oblique traversant le muscle grand fessier (figs. 60 et 61).

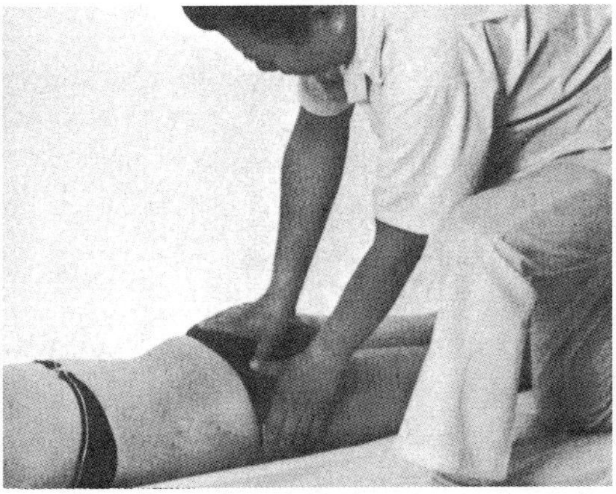

Fig. 60

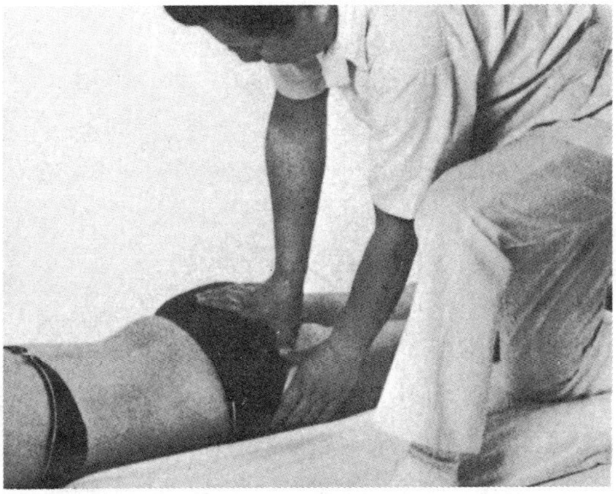

Fig. 61

Traitement 10 : le point Namikoshi

Le patient reste dans la même position que précédemment. Le thérapeute s'agenouille sur le côté gauche des fesses du patient. Le point Namikoshi est situé sur la ligne reliant l'épine iliaque antéro-supérieure et le sacrum, à environ cinq centimètres de l'épine iliaque antéro-supérieure, près de la grande échancrure sciatique (fig. 62). Avec le pouce droit en dessous, une forte pression de massage est appliquée sur ce point avec les pouces pendant cinq secondes ; on répète trois fois (fig. 63).

Fig. 62. Le point Namikoshi

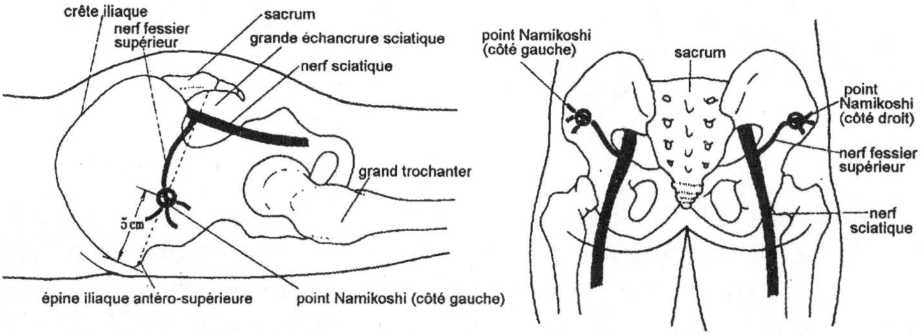

Fig. 63

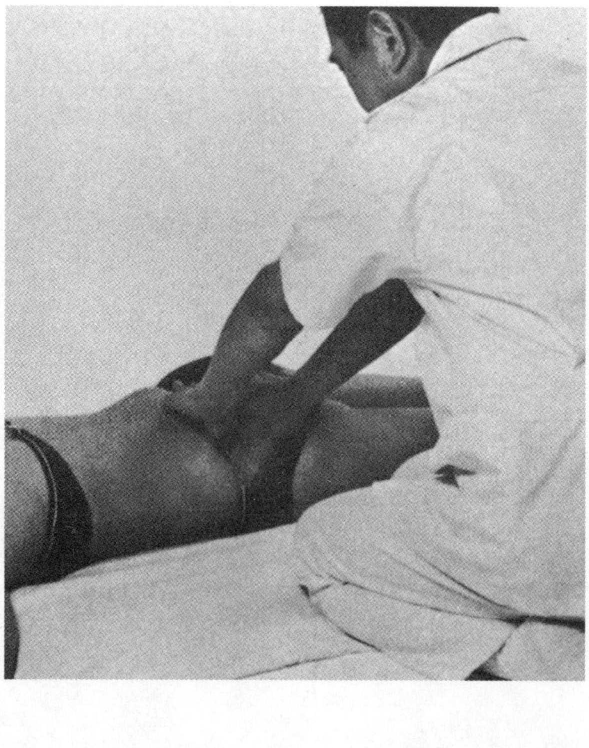

Traitement 11 : région fémorale postérieure

Tourné vers les cuisses du patient, le thérapeute s'agenouille – genou droit sur le sol, genou gauche relevé – à côté de la jambe, au niveau du creux poplité. Le premier point de pression de cette zone se trouve dans le pli fessier, directement sous l'échancrure sciatique (fig. 53). Le tronc du nerf sciatique traverse cette zone. Le thérapeute appuie fortement sur ce point trois fois avec les pouces –

pouce droit en dessous – pendant trois secondes à chaque fois. Il applique une pression trois fois sur chacun des dix points situés entre le premier point et le creux poplité.

Fig. 64

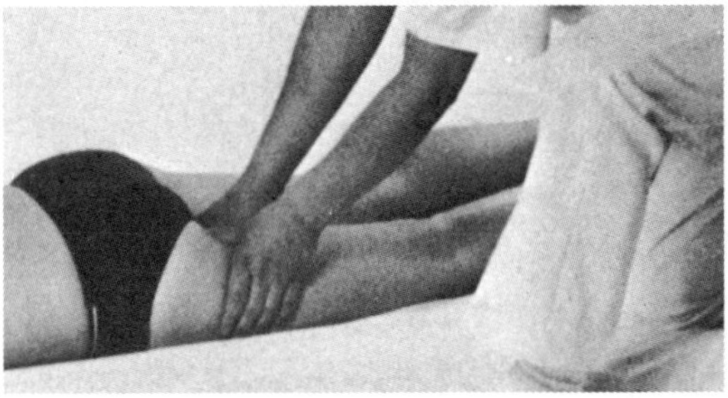

Fig. 65

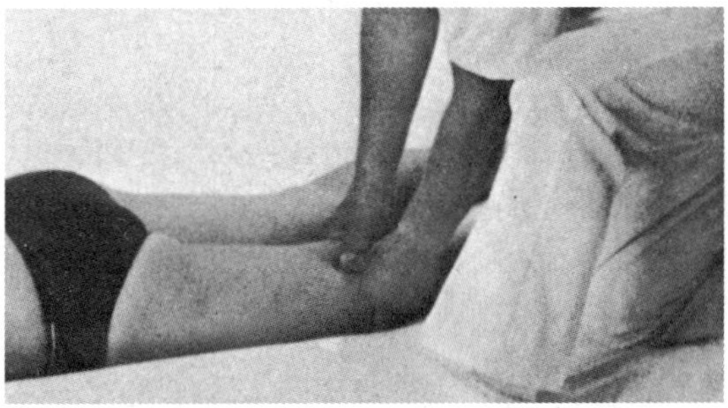

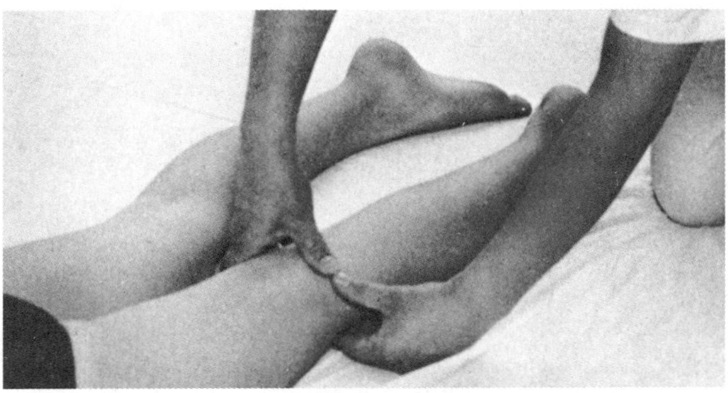

Fig. 66

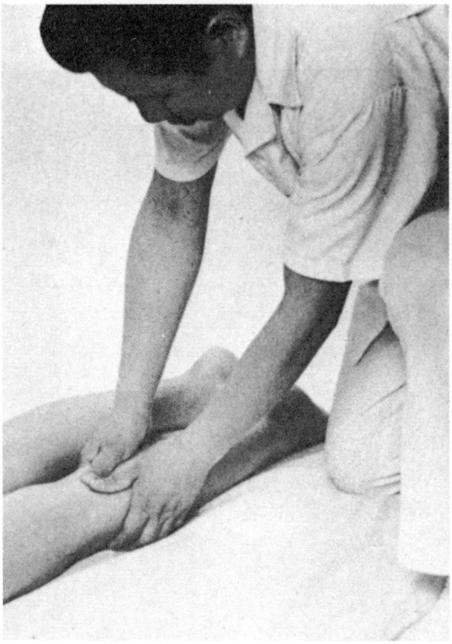

Fig. 67

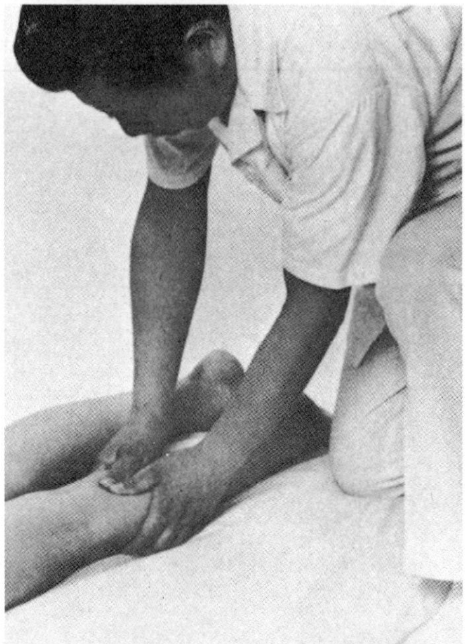

Fig.68

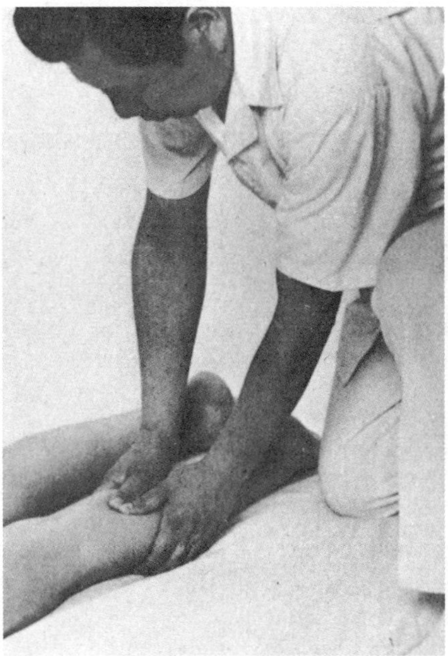

Fig. 69

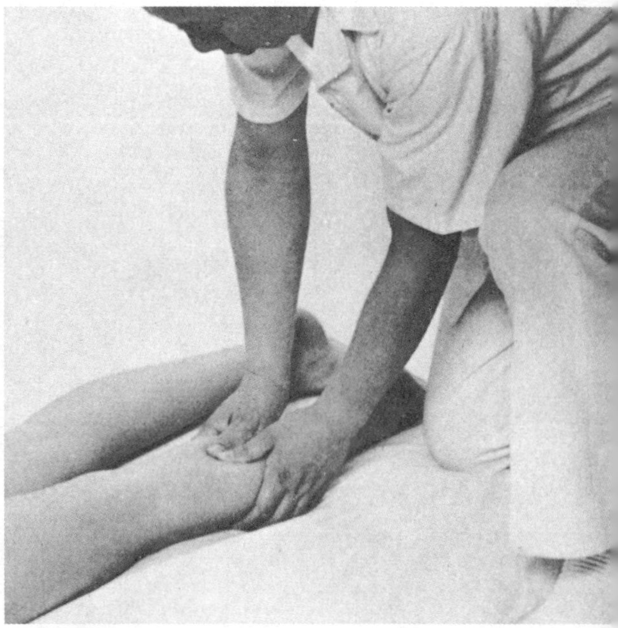

Fig.70

Traitement 12 : creux poplité

Restant dans la même position, le thérapeute descend vers les pieds du patient. Avec les pouces, dont les bords extérieurs se touchent, il applique trois secondes de pression trois fois sur chacun des trois points (fig. 53) du creux poplité, se déplaçant de l'extérieur vers l'intérieur (fig. 66).

Traitement 13 : région crurale postérieure

Dans la même position, descendant encore plus près des pieds du patient, le thérapeute applique trois secondes de pression trois fois sur les huit points (fig. 53) avec les pouces dont les bords extérieurs se touchent. L'application commence directement sous le second point du creux poplité (figs. 67 à 70). Les points sont situés le long des muscles triceps sural (sommet latéral et médian du muscle gastrocnémien et du muscle soléaire). Les applications de pression doivent être adaptées selon la personne, car la tension dans ces muscles varie d'individu à individu.

Fig. 71

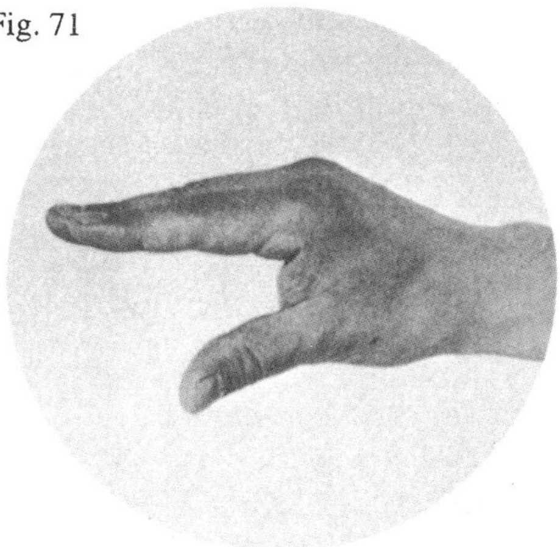

Ensuite le thérapeute se tourne vers la partie latérale du mollet du patient et s'agenouille en se tenant droit. En tenant les mains de la façon montrée sur la fig. 71, il attrape le mollet et le comprime pendant trois secondes, descendant du muscle gastrocnémien vers le tendon d'Achille. Il doit effectuer six applications pour couvrir toute la zone. On répète trois fois (figs. 72 et 73).

Fig. 72

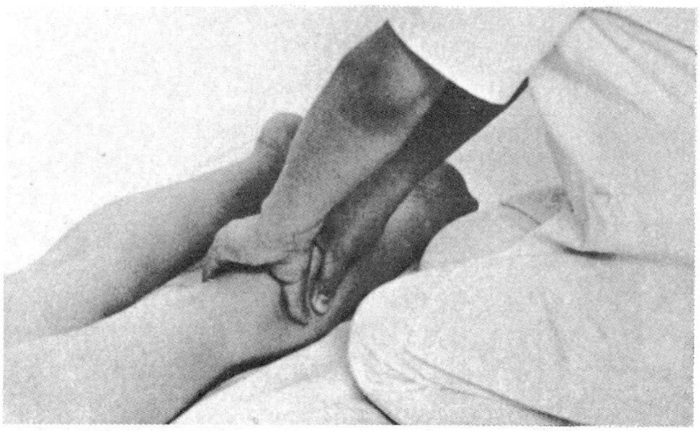

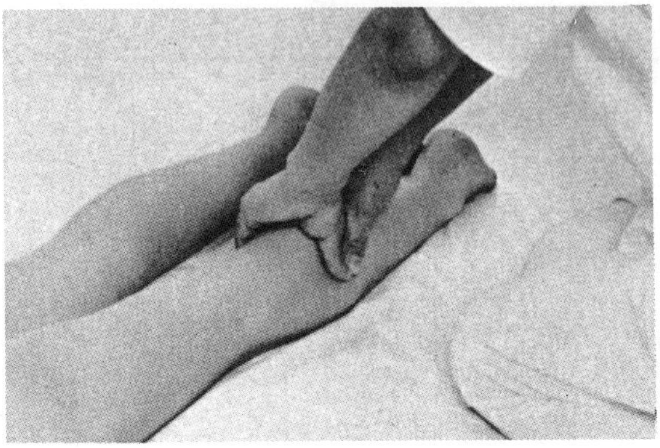

Fig. 73

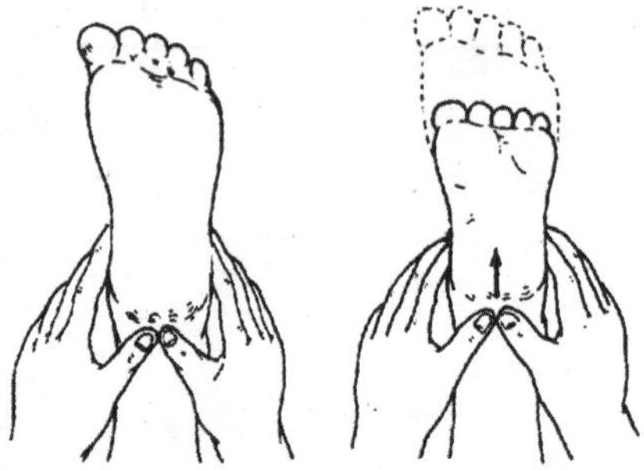

Fig. 74. Traitement de l'apophyse calcanéenne

Traitement 14 : apophyse calcanéenne (extension du tendon d'Achille)

Le thérapeute est agenouillé, tourné vers l'articulation de la cheville du patient. Posant les pouces, dont les bords se touchent, sur l'apophyse calcanéene et entourant la cheville des autres doigts pour la soutenir, le thérapeute soulève légèrement le pied du patient (figs. 74 à 76). En maintenant le pied dans cette position, le thérapeute applique une pression de massage sur les trois points de l'apophyse, du côté du tendon d'Achille. La pression dure trois secondes sur chaque point et est répétée trois fois. Ce traitement s'étend au tendon d'Achille.

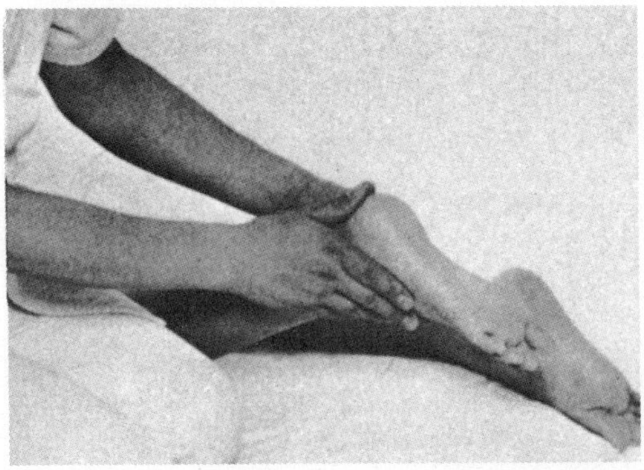

Fig. 75

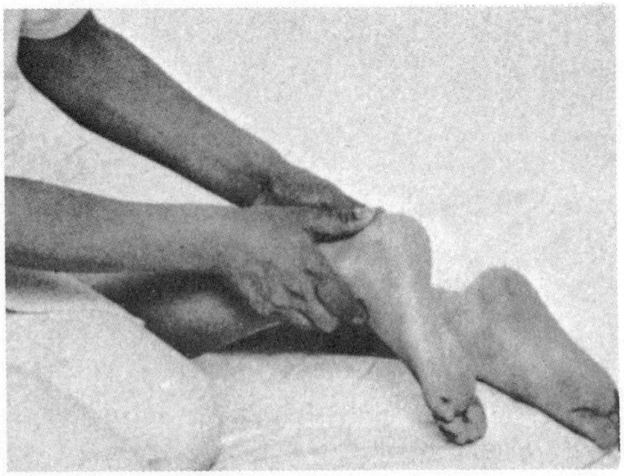

Fig. 76

Fig. 77. Points shiatsu pour la zone de l'apophyse calcanéenne

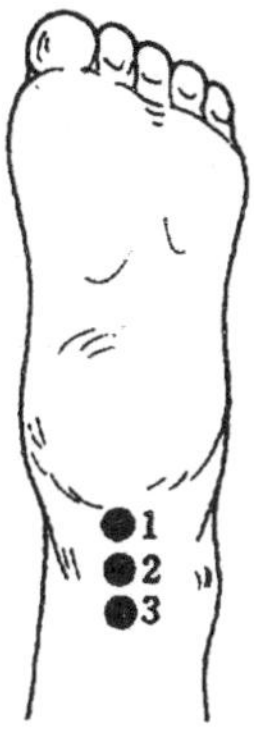

Fig. 78. Points shiatsu pour les côtés du calcanéum

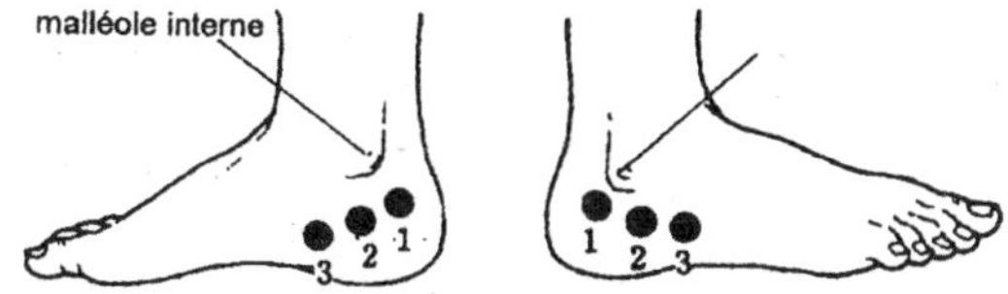

Fig. 79. Traitement des côtés du calcanéum

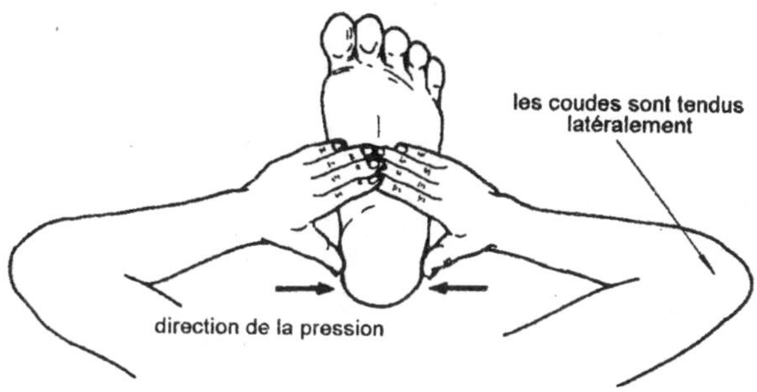

Traitement 15 : région calcanéenne interne et externe / malléole

Dans la même position mais en remettant le pied du patient sur le sol, le thérapeute pose son pouce droit sur le premier des trois points situés entre le calcanéum et le malléole externe et son pouce gauche sur le premier des trois points situés entre le malléole interne et le calcanéum.

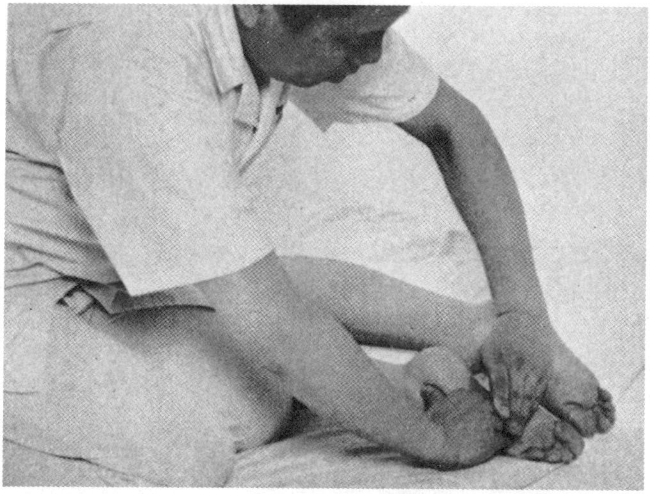

Fig. 80

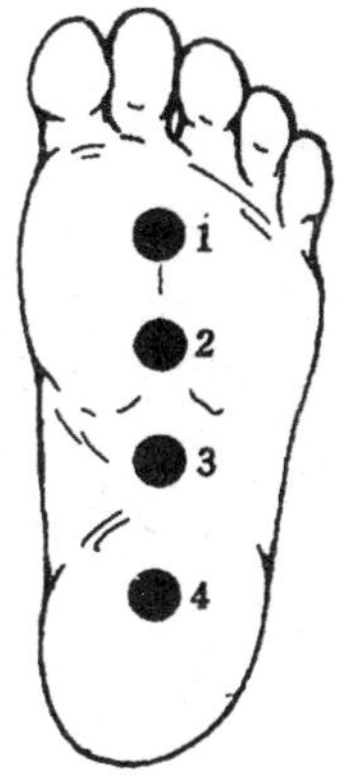

Fig. 81. Points shiatsu sur la zone plantaire

Les doigts de la main gauche chevauchent les doigts de la main droite et tous sont placés sur la plante du pied pour soutenir celui-ci. On appuie simultanément de deux côtés sur les trois points (fig. 79), suivant une ligne allant du malléole vers les orteils. Les applications durent trois secondes par point et sont répétées trois fois (fig. 80).

Fig. 82. Distribution des muscles et des nerfs sur la plante du pied

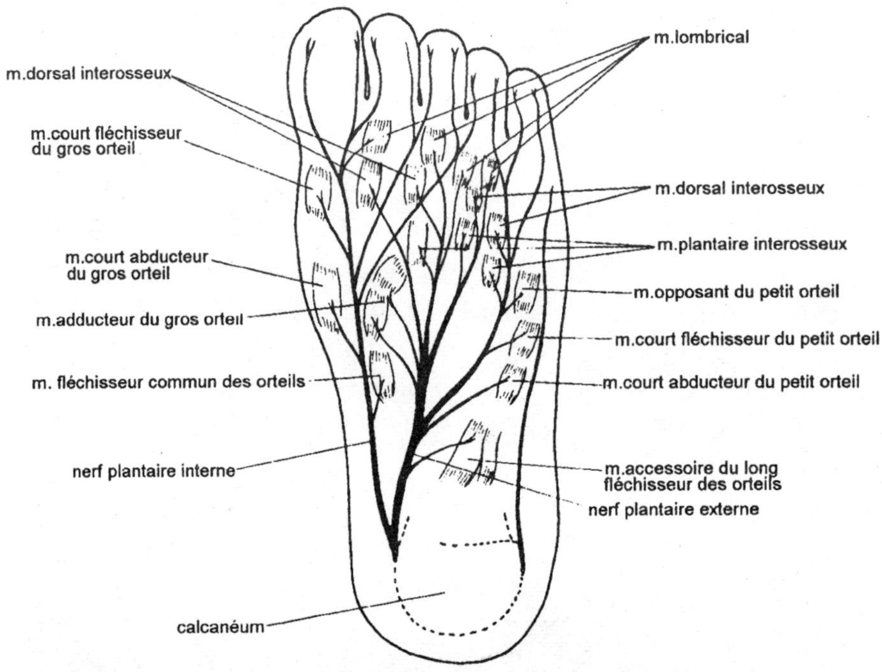

Traitement 16 : région plantaire

Restant sur la même zone, le thérapeute s'agenouille, le genou gauche sur le sol, le genou droit relevé. Les quatre points de pression (fig. 81) sont situés sur une ligne droite qui descend par le milieu de la plante du pied, partant immédiatement sous l'écartement entre les bases du second et du troisième orteil et allant jusqu'au talon. Le thérapeute appuie sur ces points avec les pouces dont les bords extérieurs se touchent, pendant trois secondes à chaque application, trois fois de suite (fig. 83). La voûte plantaire est traitée en dernier ; le pouce droit en dessous, on utilise les pouces pour appuyer ce point trois fois pendant cinq secondes à chaque fois (figs 84 et 85).

Fig. 83. Positions du pouce pour le traitement de la zone plantaire

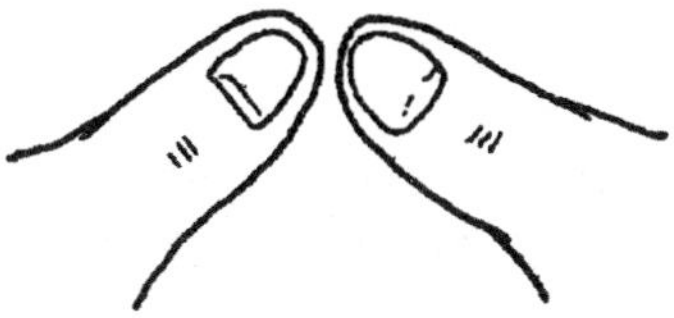

Fig. 84. Pression pouce-sur-pouce sur la zone plantaire

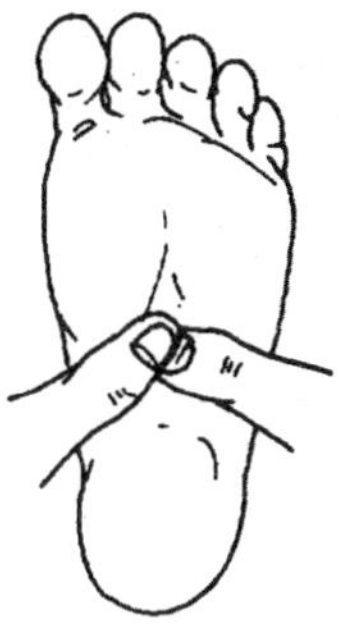

Fig. 85

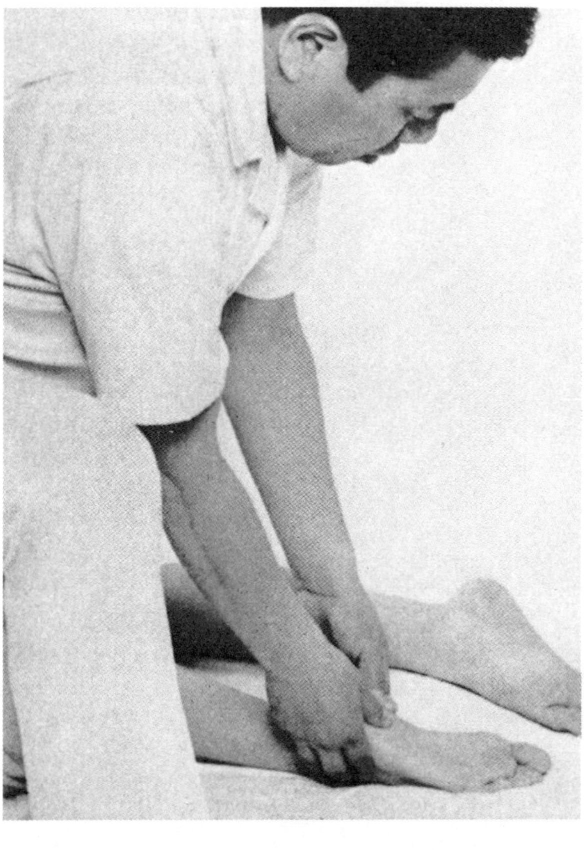

Corriger le dos

Fig. 86. Pression circulaire sur les omoplates et les fesses

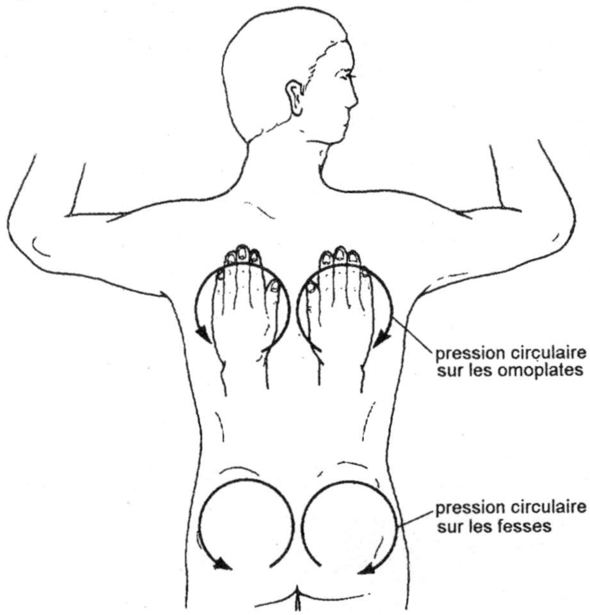

Traitement 1 : omoplates

Le thérapeute s'agenouille – genou gauche sur le sol, genou droit relevé et hanches redressées – sur le côté gauche du patient, près des omoplates. Les coudes redressés, il place sa paume droite sur l'omoplate droite du patient et sa paume gauche sur l'omoplate gauche. Il faut appuyer complètement et fermement les paumes sur la peau.

Fig. 87

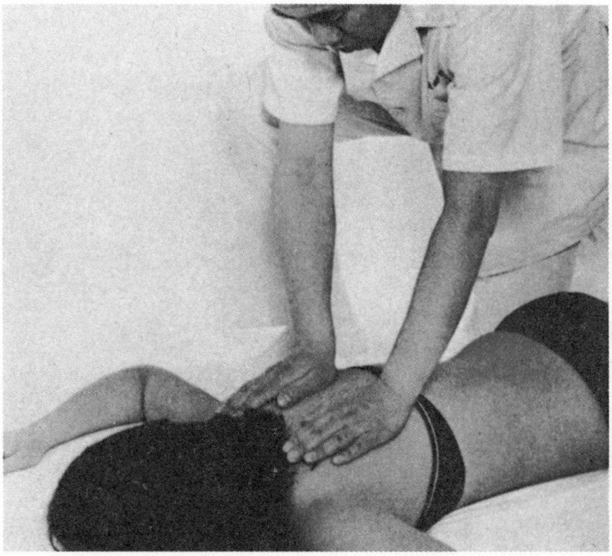

Le thérapeute exécute des mouvements circulaires vers d'extérieur, d'abord avec la paume gauche puis avec la paume droite – dans le sens des aiguilles d'une montre avec la paume droite et en sens inverse avec la paume gauche. Ces mouvements sont effectués trois fois sur chaque côté (fig. 86), puis cinq fois simultanément sur les deux omoplates (fig. 87).

Fig. 88. Traitement montant et descendant sur la région abdominale latérale

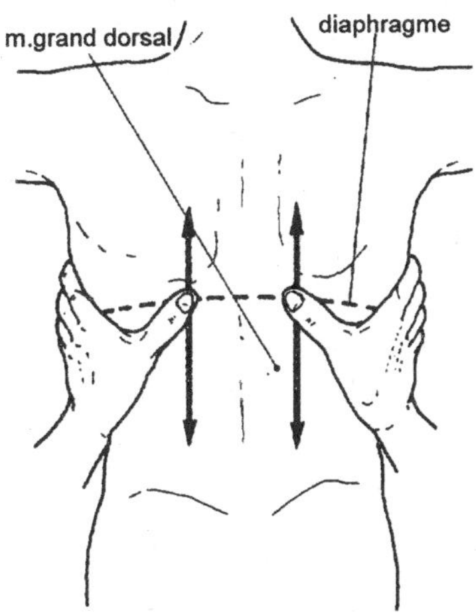

Traitement 2 : région abdominale latérale

Se déplaçant lentement en arrière, le thérapeute positionne ses mains sur les deux côtés de la région abdominale du patient, de façon à ce que quatre doigts de chaque main appuient sur le corps de celui-ci à peu près au niveau du diaphragme ; les pouces sont posés juste sous les omoplates et le diaphragme. Synchronisant ses mouvements avec sa respiration, le thérapeute pousse vers le haut, puis vers le bas, rythmiquement (fig. 88). Il répète dix fois (figs. 89 et 90).

Fig. 89

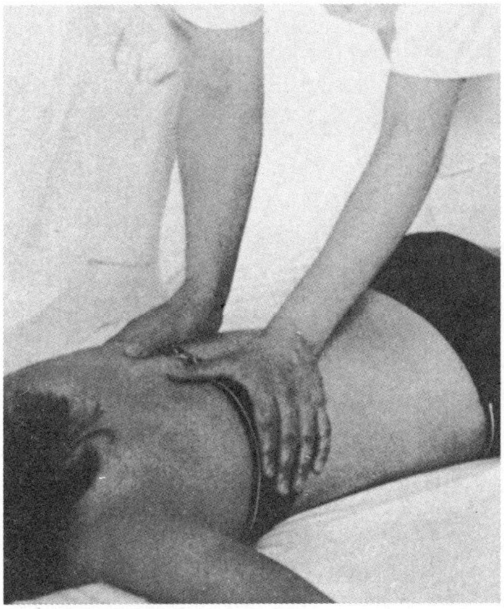

Fig.90

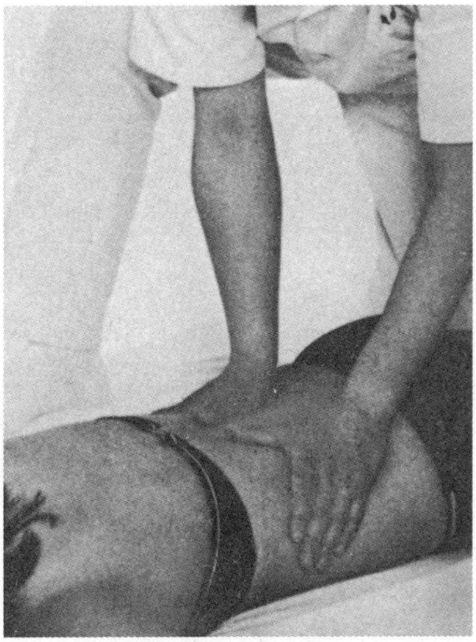

Traitement 3 : région fessière

Dans la même position, le thérapeute glisse en arrière vers l'emplacement des hanches du patient et pose sa main droite à plat sur la fesse droite et sa main gauche sur la fesse gauche. Il applique une pression circulaire dirigée vers l'extérieur, comme pour le traitement des omoplates (fig. 86) : trois fois sur la fesse gauche, trois fois sur la fesse droite et cinq fois simultanément sur les deux fesses (fig. 91).

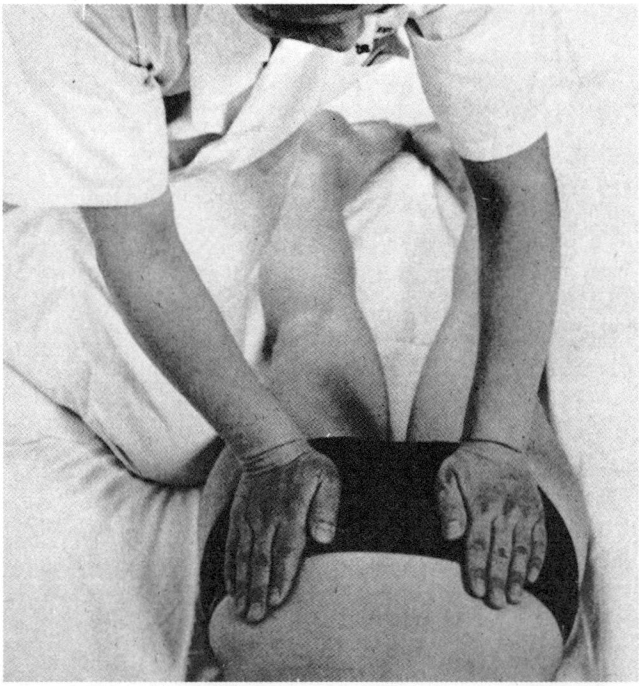

Fig. 91

Traitement 4 : colonne vertébrale (apophyse transverse)

S'agenouillant, le thérapeute se tourne vers la colonne vertébrale du patient. Puis, se redressant sur ses hanches, avec les deux paumes posées sur l'emplacement de la colonne, il pousse vers le haut puis vers le bas. Les deux paumes doivent appuyer fermement sur le corps du patient. Partageant la distance entre la vertèbre thoracique supérieure et la vertèbre lombaire en six parties égales, il appuie deux fois sur chaque point sur un rythme régulier (1, 2, 3, 4) (fig. 93). Les mains descendent progressivement la colonne pendant cette application (figs. 94 et 95).

Fig. 92. Corriger l'apophyse transverse de la colonne vertébrale

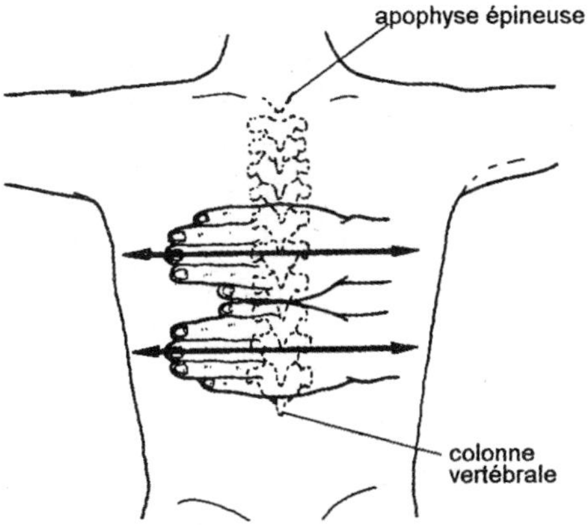

Fig. 93. Six points pour corriger l'apophyse transerve de la colonne et les apophyses épineuses

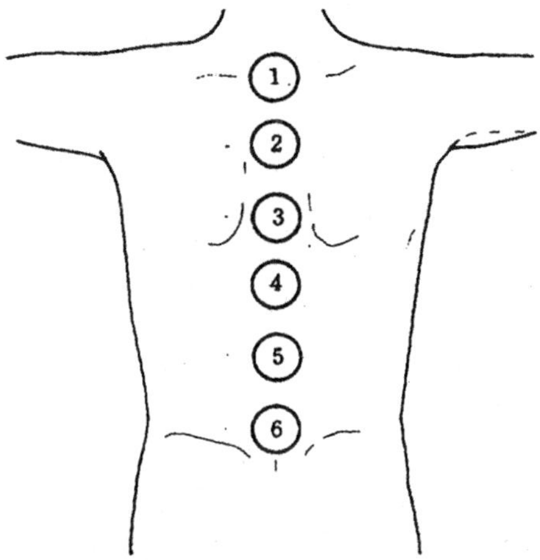

Fig. 94

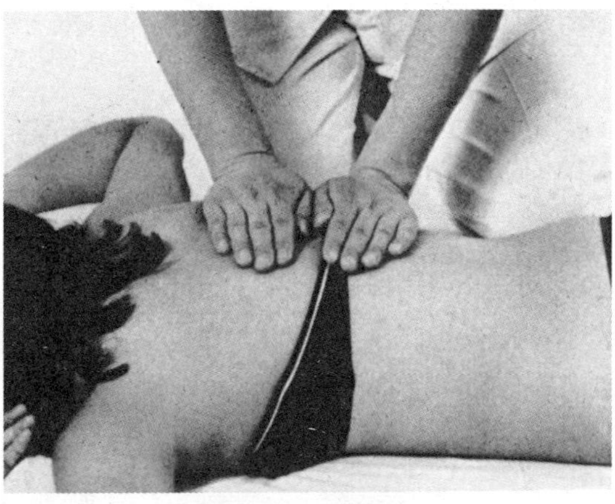

Fig. 95

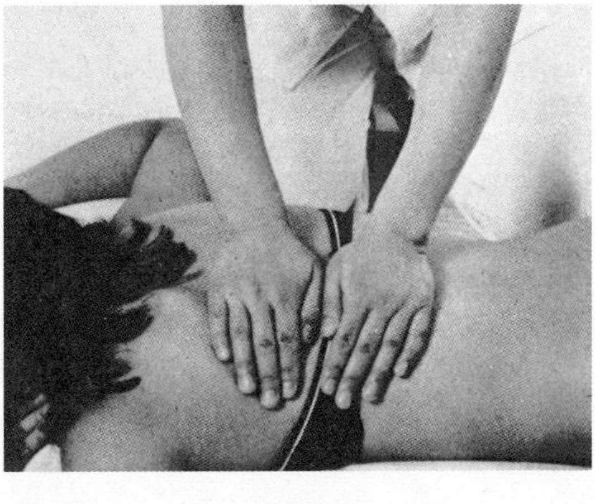

Fig. 96. Corriger les apophyses épineuses

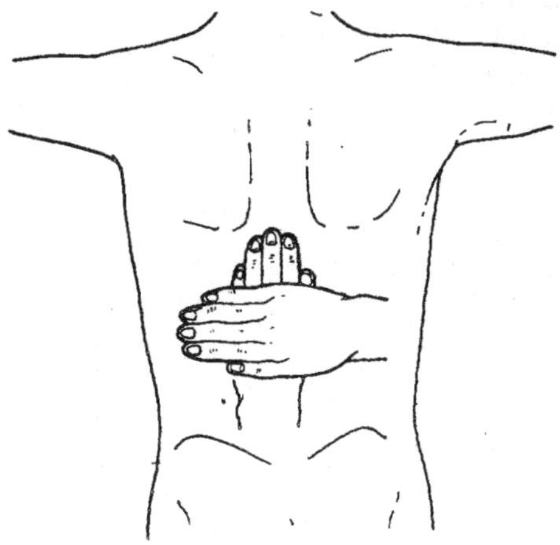

Traitement 5 : colonne vertébrale

S'agenouillant sur le genou gauche, le genou droit relevé et les hanches redressées, comme pour le traitement de l'apophyse transverse, le thérapeute traite l'apophyse épineuse sur les mêmes six points (fig. 93). Il appuie sa paume gauche sur la colonne vertébrale avec les doigts dirigés vers la tête du patient et la main droite au-dessus, perpendiculaire (fig. 96). Le médius gauche doit être parfaitement aligné avec le point situé directement sous l'épine de la septième vertèbre cervicale. En appuyant, le thérapeute demande au patient d'expirer lentement en se synchronisant avec l'application de la pression. La pression dure une seconde sur chaque point et est répétée deux fois. Les mains du thérapeute descendent progressivement au cours du traitement. La pression doit être régulière, sans interruptions brusques.

Fig. 97

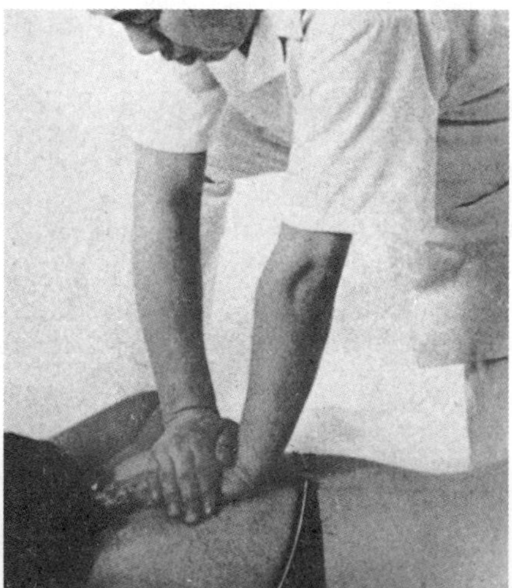

Fig. 96

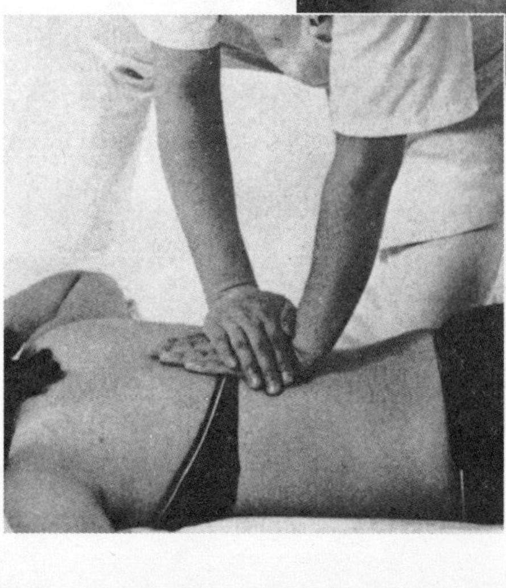

Fig. 99

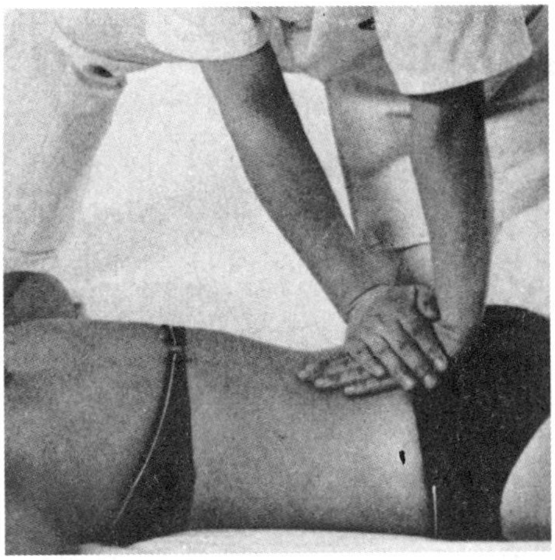

Traitement 6 : stimuler les nerfs spinaux

A la fin du traitement 5, restant dans la même position, le thérapeute fait revenir sa paume gauche sous l'apophyse épineuse de la septième vertèbre cervicale, doigts dirigés vers la tête du patient, et pose sa main droite sur la gauche. Les doigts de la main droite sont dirigés eux aussi vers la tête du patient. Le thérapeute caresse rapidement la colonne vertébrale avec les deux mains en descendant jusqu'au sacrum (figs. 100 à 102). La thérapie est répétée trois fois.

Fig. 100. Caresse descendante avec pression paume-sur-paume

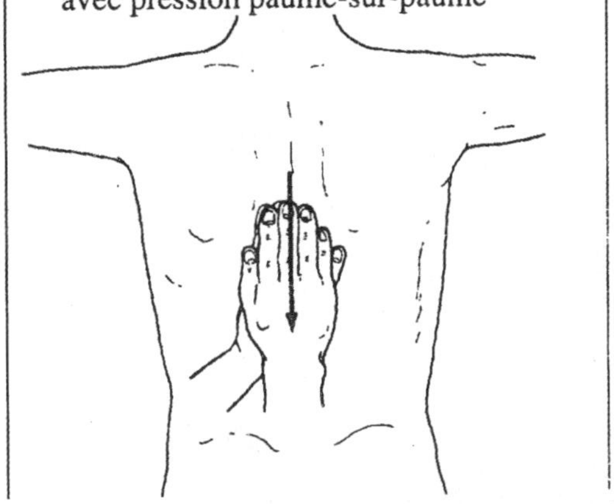

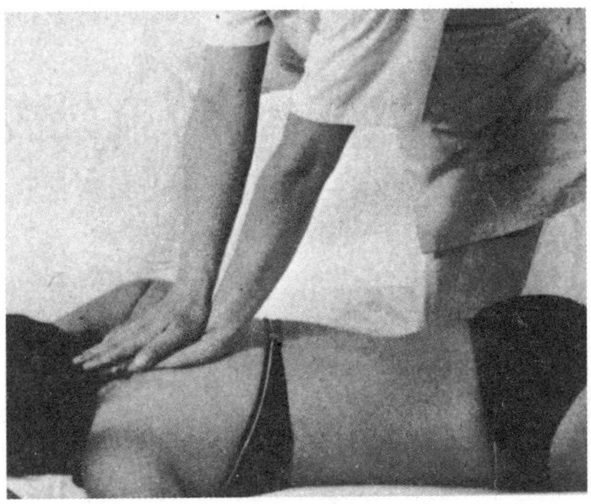

Fig. 101

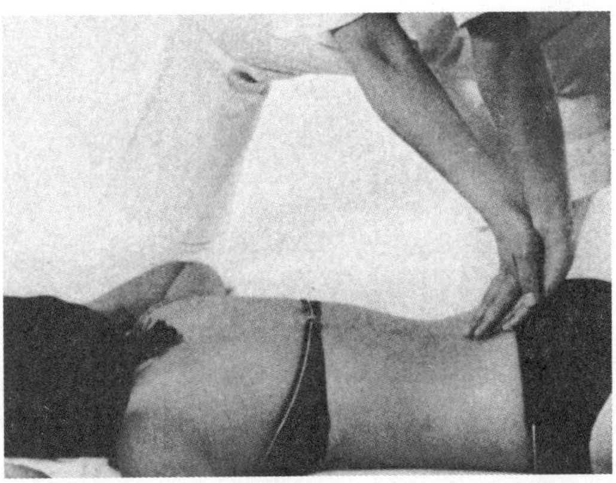

Fig. 102

Shiatsu pour le patient couché sur le dos

Jambes

Traitement 1 : région fémorale antérieure

Le patient est couché sur le dos avec la tête sur un oreiller, les jambes tendues et les bras sur les côtés. Le thérapeute, s'agenouillant sur le genou gauche, le genou droit et les hanches redressés, s'installe à gauche du patient, tourné vers ses cuisses. Il appuie légèrement son pouce droit au centre de l'aine du patient – point situé entre l'épine iliaque antéro-supérieure et l'os pubien (fig. 103). Le bout du pouce est dirigé légèrement vers l'extérieur et obliquement vers la droite. La paume gauche soutient légèrement la partie inférieure de la région fémorale antérieure, juste au-dessus du genou (fig. 106). On applique une pression verticale sur le point de l'aine pendant cinq secondes avec la paume droite. On répète trois fois. Ensuite le thérapeute appuie avec les pouces – le droit sous le gauche –, sur les dix points (fig. 103), à partir de sous l'épine iliaque antéro-supérieure jusqu'à l'endroit situé juste au-dessus de l'articulation du genou. Les applications de pression durent trois secondes sur chaque point et le traitement est répété trois fois (figs. 107 et 108).

Fig. 103. Points shiatsu sur la partie antérieure de la jambe

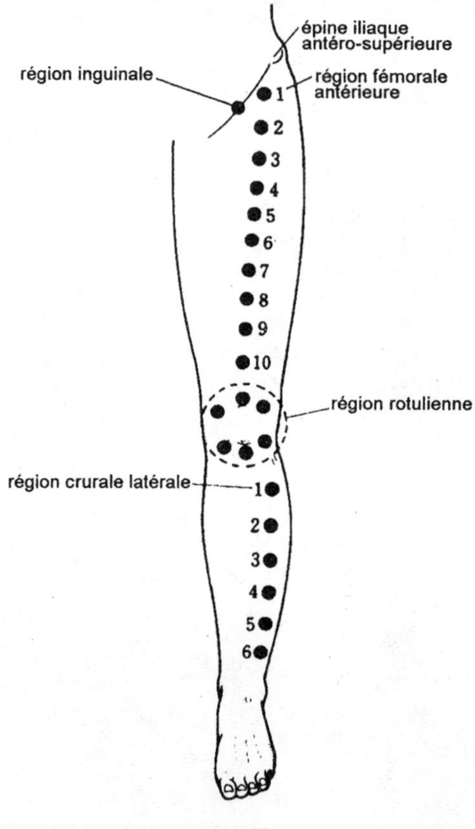

Fig. 104 Les muscles de la jambe (vue antérieure)

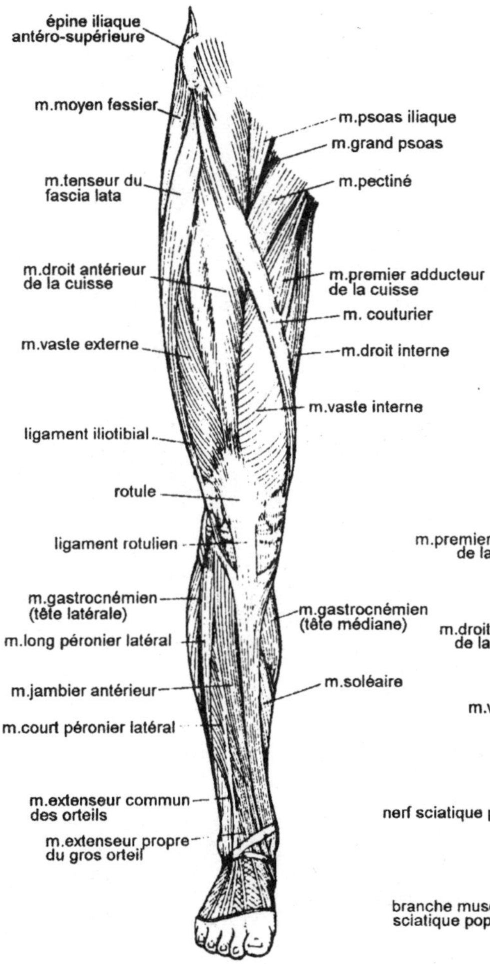

Fig. 105 Nerf crural, nerf sciatique poplité externe et muscles de la jambe (vue antérieure)

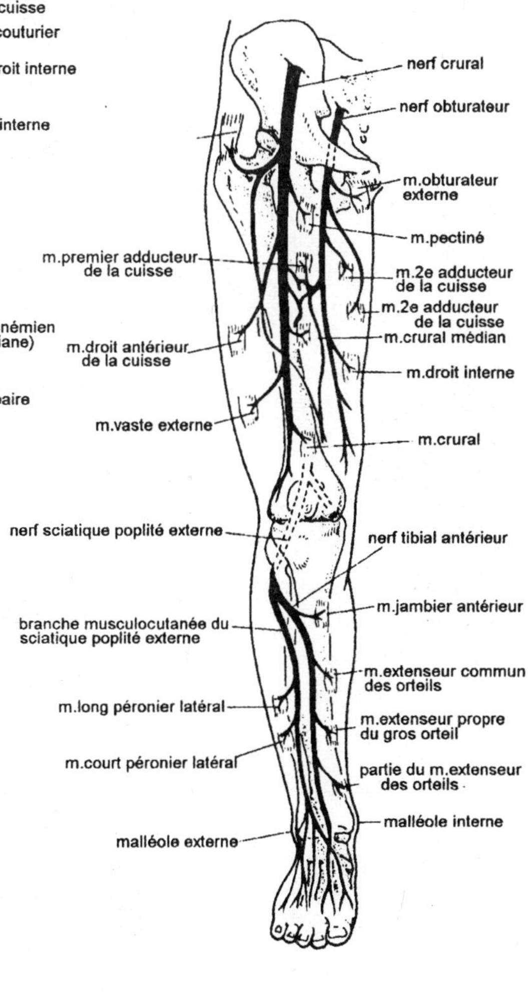

Fig. 106

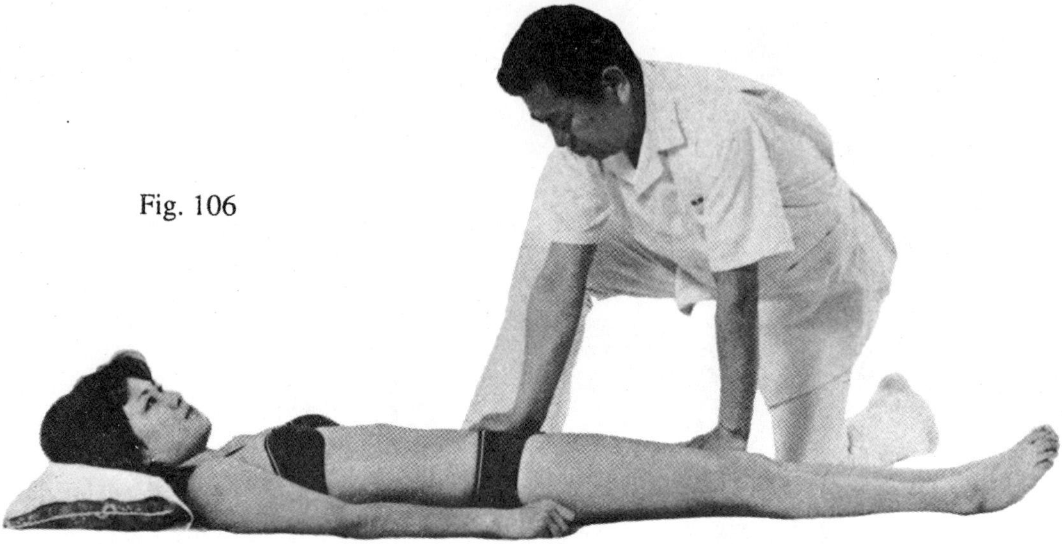

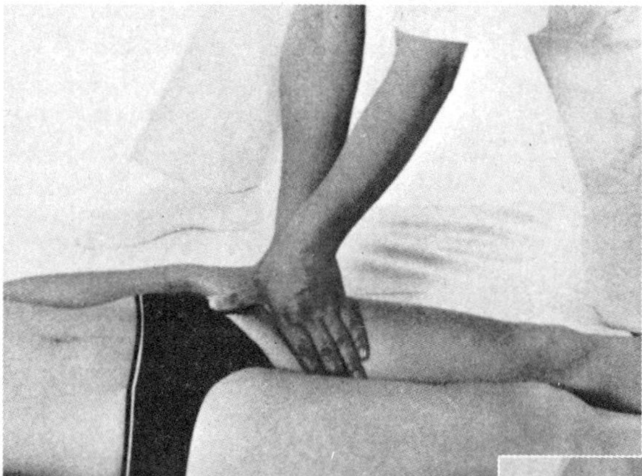

Fig. 107

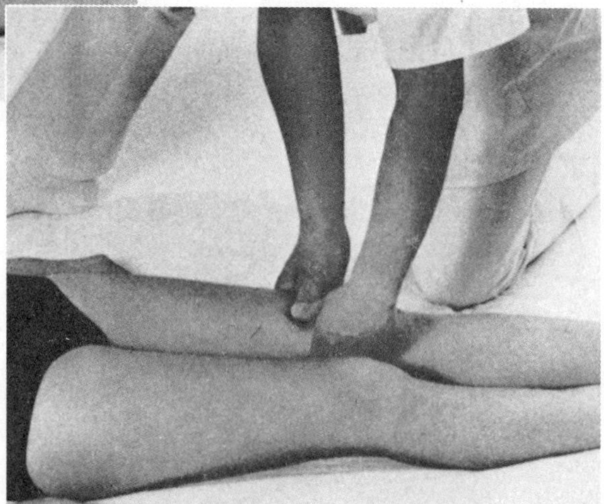

Fig. 108

Fig. 109. Muscles de la région médiane fémorale

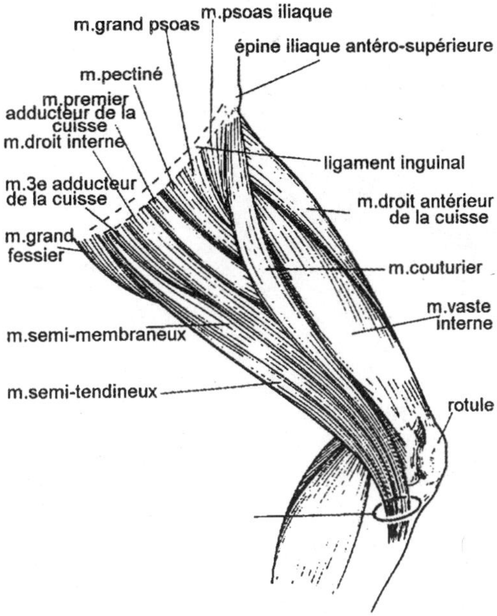

Traitement 2 : région fémorale médiane

Le thérapeute reste dans la même position, le patient tourne son genou droit vers l'extérieur et ramène le talon gauche au niveau du tendon d'Achille de la jambe gauche (fig. 110). Le thérapeute appuie des deux pouces, le droit sous le gauche, sur chacun de ces points (fig. 111) à partir d'en dessous de l'os pubien jusqu'à un point situé au-dessus de l'articulation du genou, sur la partie centrale de la zone fémorale médiane. Les applications durent trois secondes sur chaque point et la thérapie est répétée trois fois (figs. 112 à 114).

Fig. 110. Position de la jambe du patient pour la thérapie de la zone fémorale médiane

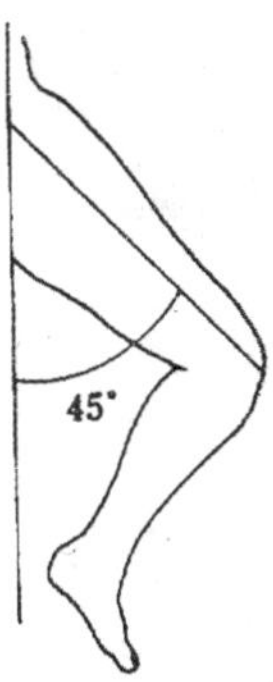

Fig. 111. Points shiatsu de la zone fémorale médiane

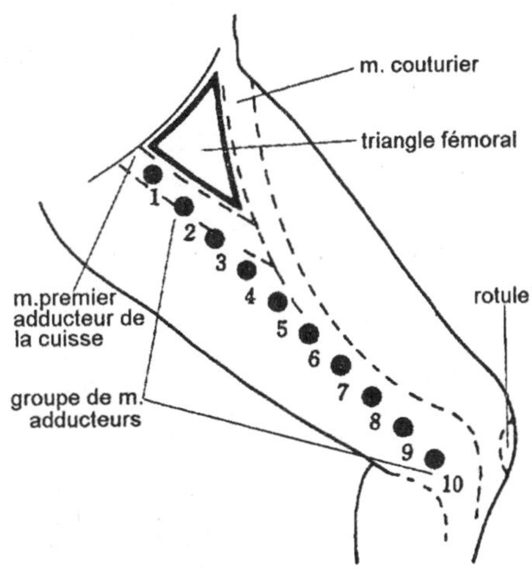

Fig. 112

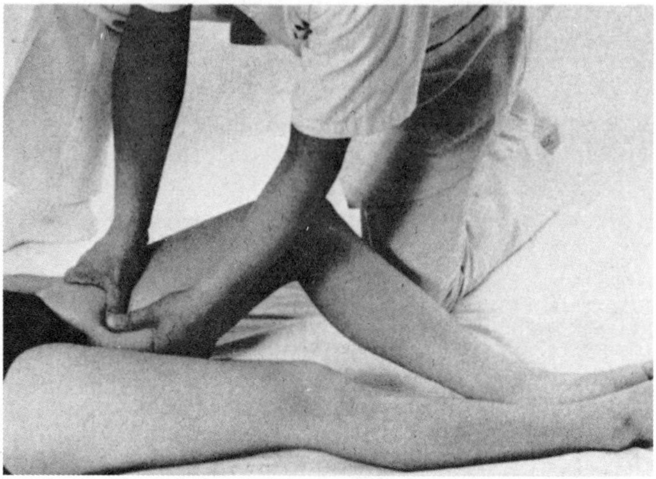

Fig. 113

Fig. 113

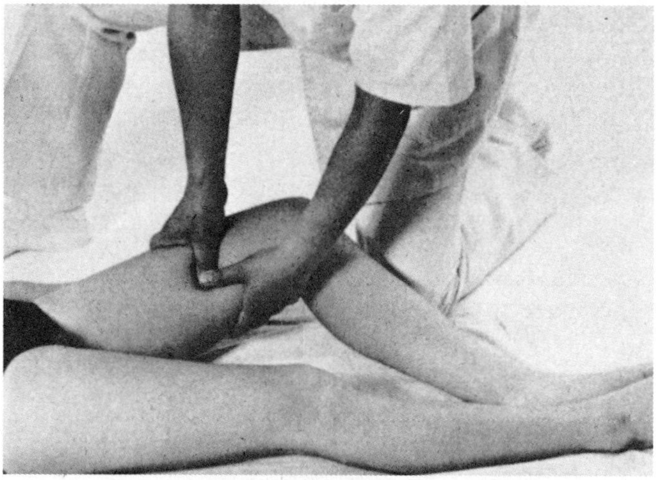

Fig. 114

Fig. 114

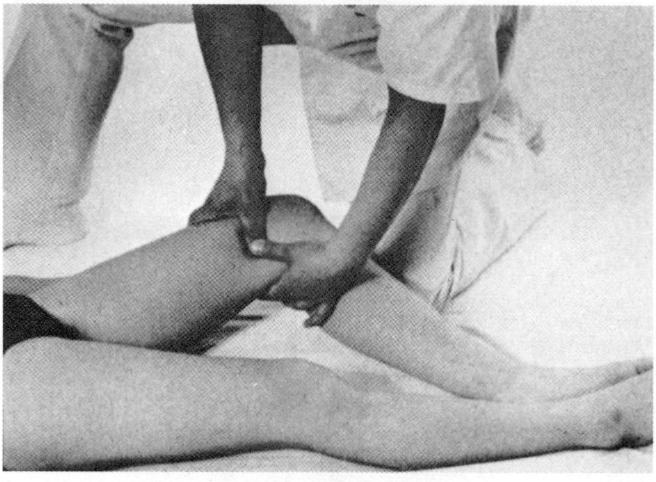

Fig. 115. Muscles de la jambe (vue latérale)

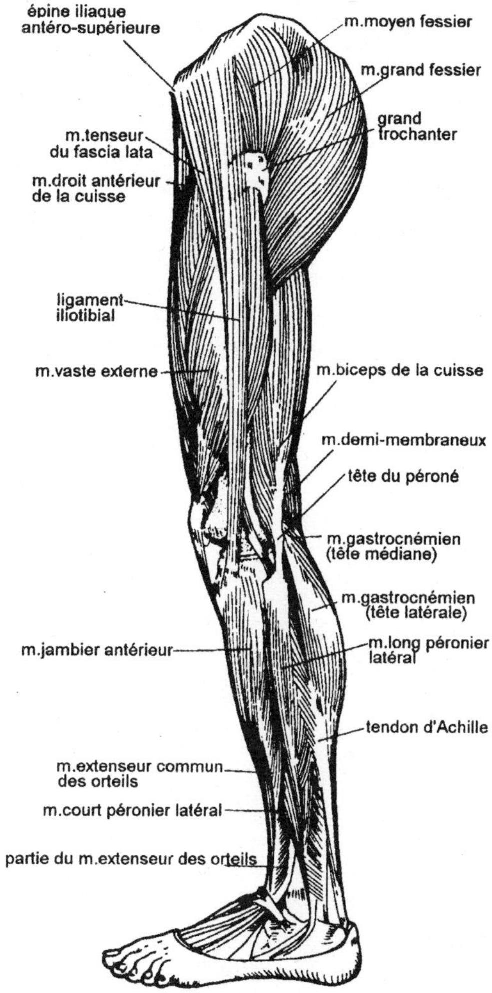

Fig. 116. Points shiatsu de la région fémorale latérale

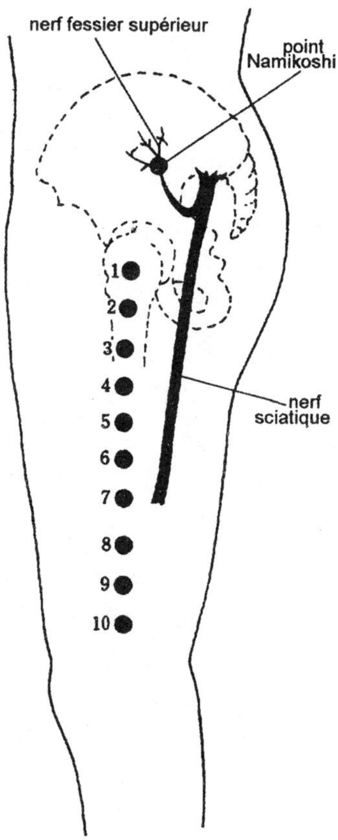

Traitement 3 : région fémorale latérale

Le patient est couché, les jambes tendues. Le thérapeute s'agenouille à côté des cuisses du patient. Il appuie avec ses pouces, dont les bords se touchent à peine, – trois secondes sur chaque point – sur les dix points situés le long du centre de la région fémorale latérale, de l'endroit situé juste en dessous du grand trochanter jusqu'à un point situé juste au-dessus de l'articulation du genou. La thérapie est répétée trois fois (figs. 117 et 118).

Fig. 117

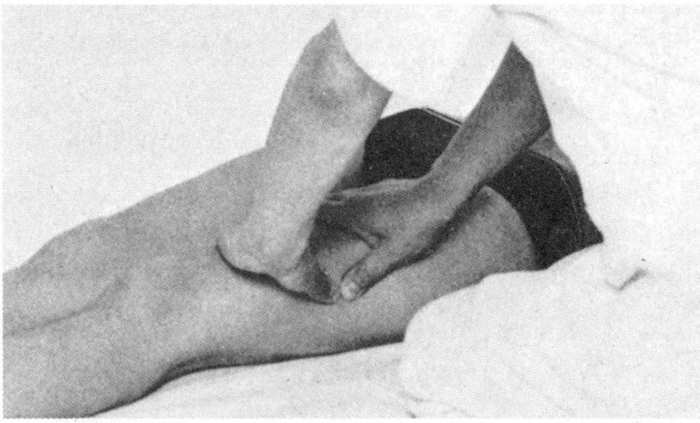

Fig. 118

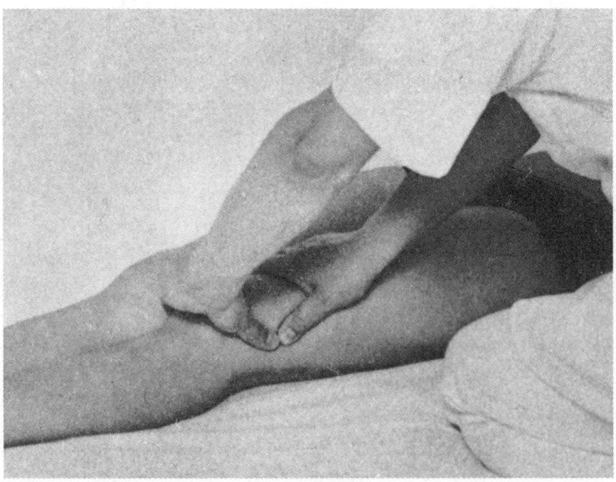

Fig. 119

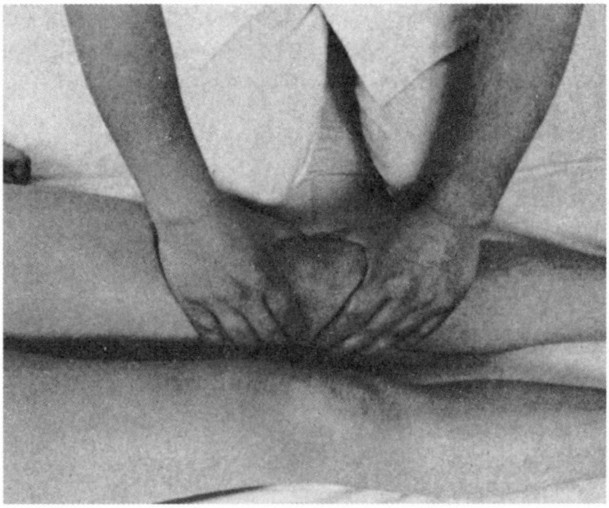

Traitement 4 : région rotulienne

Restant dans la même position mais se tournant vers le genou du patient, le thérapeute place ses pouces et ses doigts de façon à former un cadre autour de la rotule (fig. 119). Les pouces sont posés sur le côté extérieur de la jambe et les autres doigts sur le côté intérieur.

Fig. 120. Points shiatsu de la région rotulienne

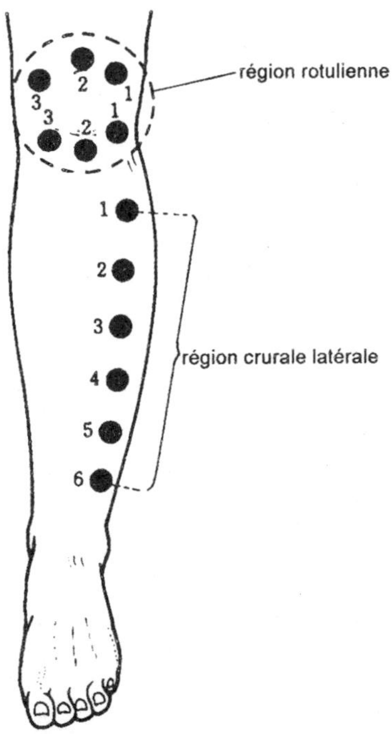

Fig. 121

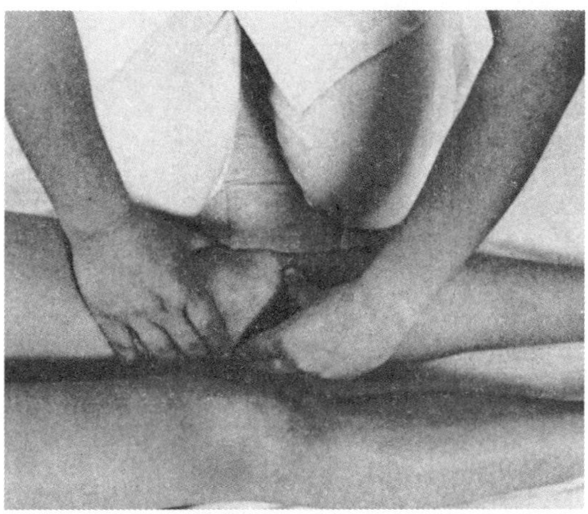

Il appuie d'abord avec le pouce gauche pendant deux secondes sur chaque point, allant du côté extérieur du genou au-dessous de l'articulation et vers l'intérieur (fig. 120). Ensuite il fait de même avec son pouce droit sur les trois points situés sur la zone comprise entre le côté extérieur de la jambe jusqu'à l'intérieur et au-dessus du genou (fig. 120). Cette thérapie est répétée trois fois, en passant alternativement du pouce gauche au pouce droit.

Fig. 122.

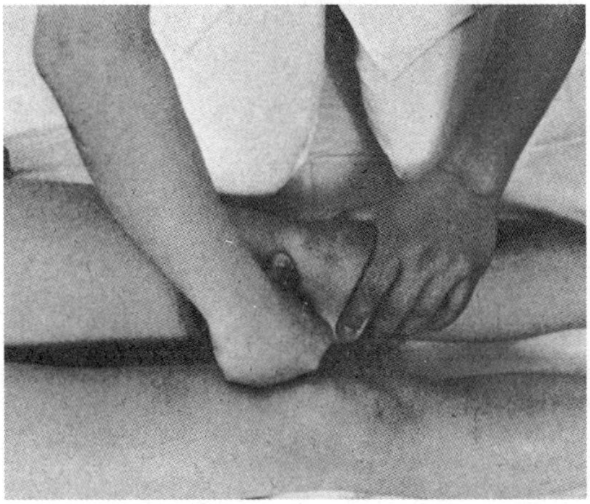

Traitement 5 : région crurale latérale

Toujours agenouillé, le thérapeute se déplace vers la région crurale latérale du patient. Le premier point de cette région se situe à environ trois centimètres obliquement sous la tubérosité antérieure du tibia et sous le condyle latéral du tibia (fig. 123). A cet endroit le nerf sciatique poplité externe sort du creux poplité et se ramifie pour devenir le nerf tibial antérieur et une branche musculocutanée du nerf sciatique poplité externe. La pression avec les pouces produit une douleur aiguë en poussant le nerf tibial antérieur contre le tibia. Avec les pouces superposés, le droit sur le gauche, et les doigts entourant le côté intérieur de la jambe pour soutien, le thérapeute appuie sur les six points descendant de cette position par le centre de la région crurale latérale vers le malléole externe (fig. 123). Chaque application dure trois secondes et la thérapie est répétée trois fois (fig. 125).

Fig. 123. Points shiatsu de la région crurale latérale

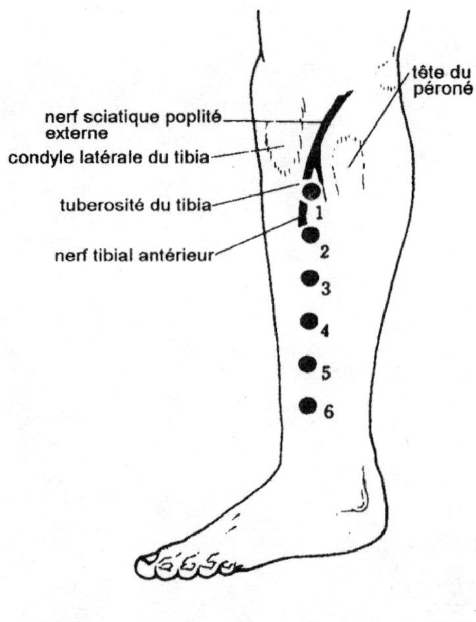

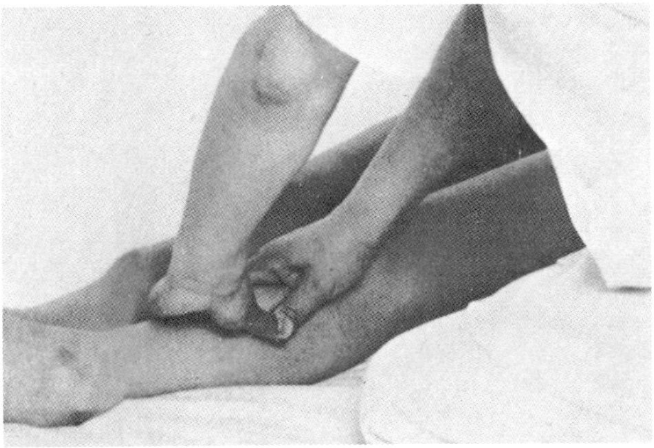

Fig. 124

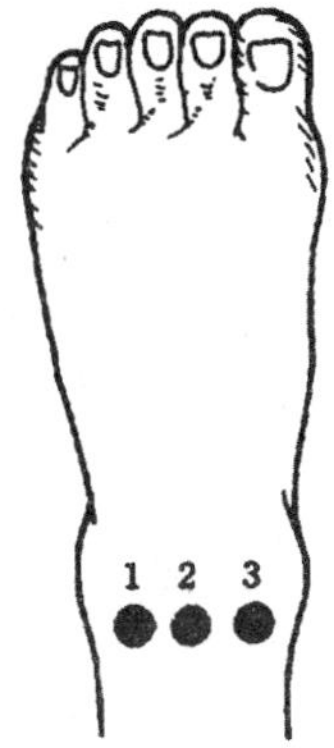

Fig. 126. Points shiatsu de la région tarsienne

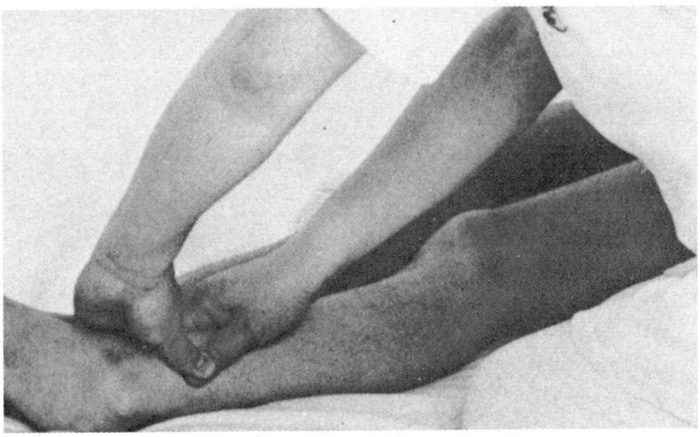

Fig. 125

Traitement 6 : région tarsienne

Le thérapeute s'agenouille devant de cou-de-pied de la jambe gauche du patient. En prenant les orteils dans la main gauche pour les soutenir légèrement, il appuie avec le pouce droit sur les trois points situés entre le malléole interne et celui externe (fig. 126) pendant trois secondes sur chaque point ; la thérapie est répétée trois fois (figs. 127 à 129).

Fig. 127

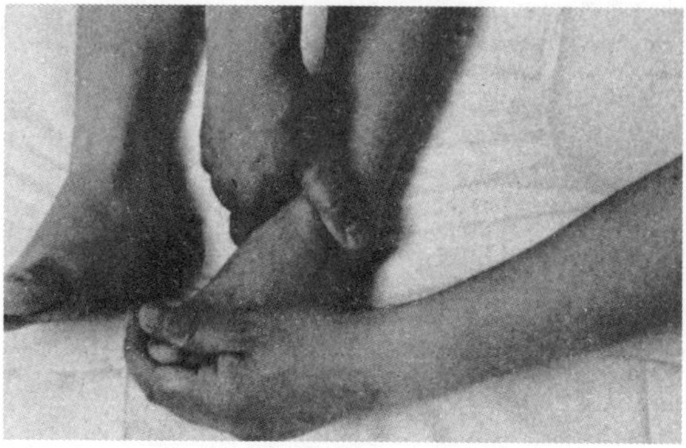

Fig. 128

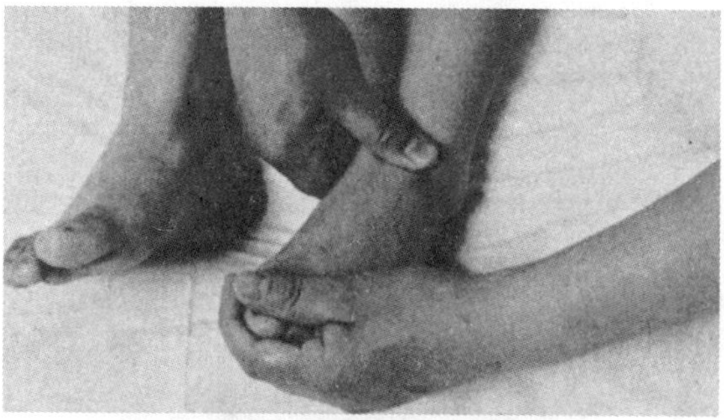

Fig. 129

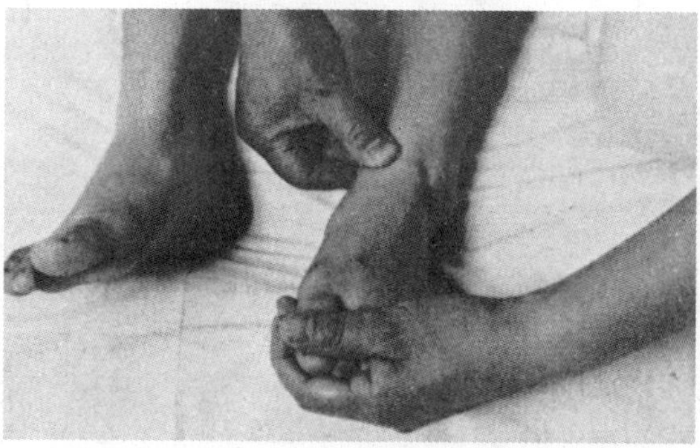

Traitement 7 : région dorsale

En maintenant toujours les orteils du patient dans sa main gauche, le thérapeute travaille sur le cou-de-pied, dont les points de pression sont situés sur quatre rangées parallèles formées de quatre points chacune, commençant aux orteils et avançant vers l'articulation de la cheville (fig. 131). Il appuie pendant trois secondes sur chacun des quatre points de la rangée, en commençant au point 1 situé entre le gros orteil et le second orteil. Se déplaçant vers la base de la seconde rangée, le thérapeute continue de la même façon, jusqu'à ce qu'il ait traité tous les seize points (fig. 132 et 133).

Traitement 8 : région digitale

S'agenouillant tourné vers les chevilles du patient, le thérapeute entoure la cheville avec sa main droite et appuie sur l'orteil avec le pouce et l'index de sa main gauche. Les points (trois sur chaque orteil) vont de la première à la seconde phalange. En commençant par le gros orteil, le thérapeute appuie le bout de chaque orteil avec son pouce et le dessous avec l'index, deux secondes par point, jusqu'à ce que tous les quinze points aient été traités (figs. 134 à 136). Après avoir appuyé sur le troisième point de chaque orteil, le thérapeute tire rapidement sur l'orteil.

Fig. 130. Muscles et les points shiatsu des régions tarsienne, dorsale et digitale

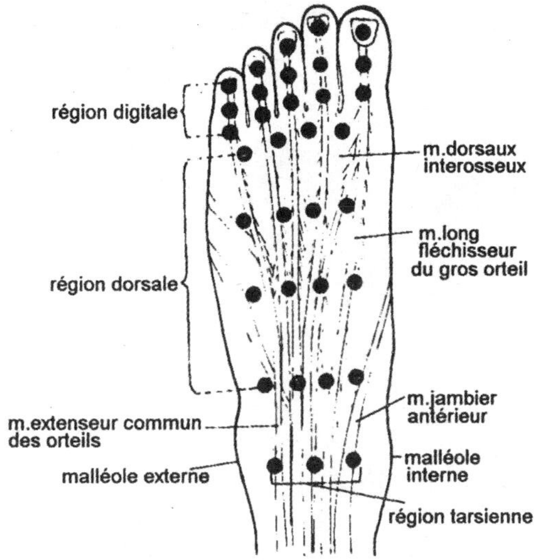

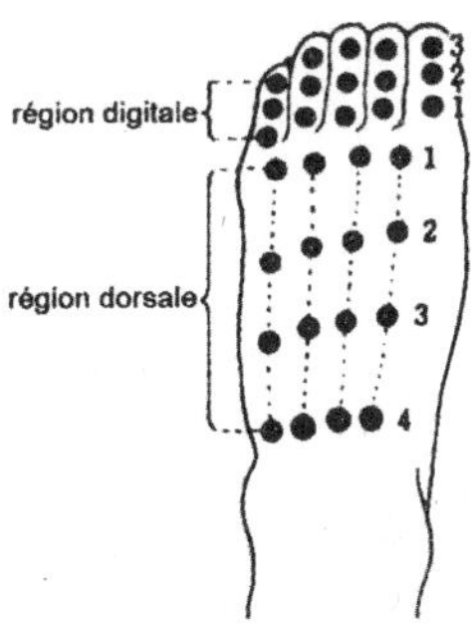

Fig. 131. Points shiatsu des zones dorsale et digitale

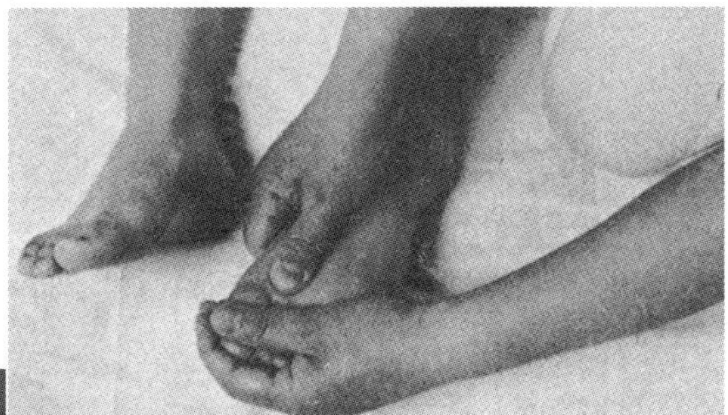

Fig. 132

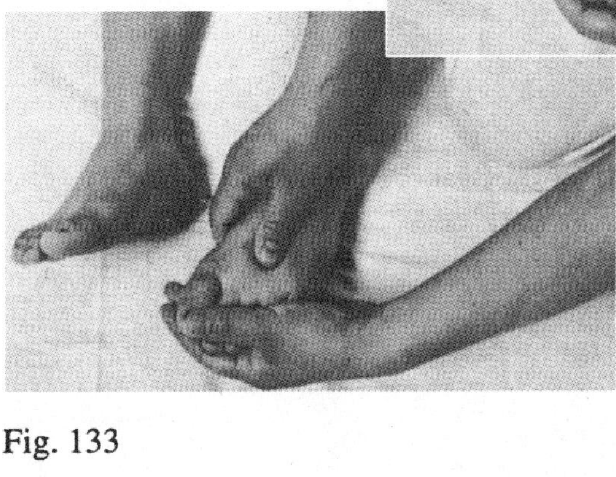

Fig. 133

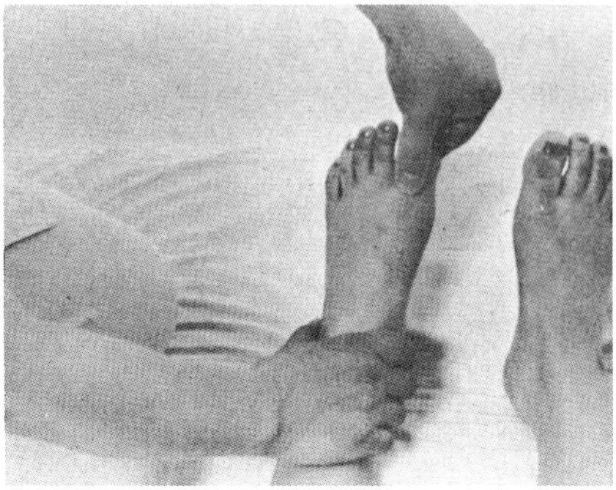

Fig. 134

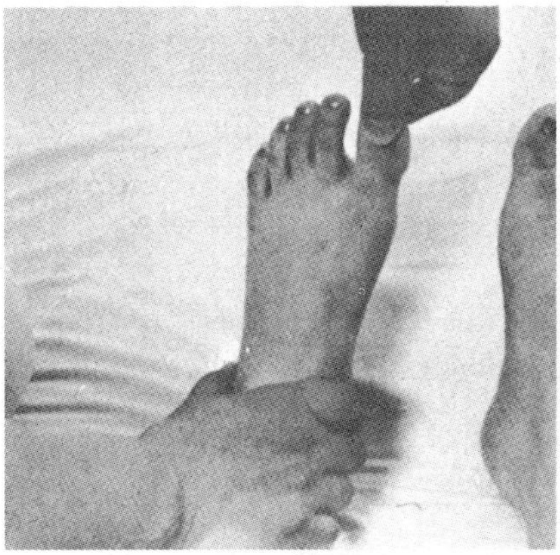

Fig. 135

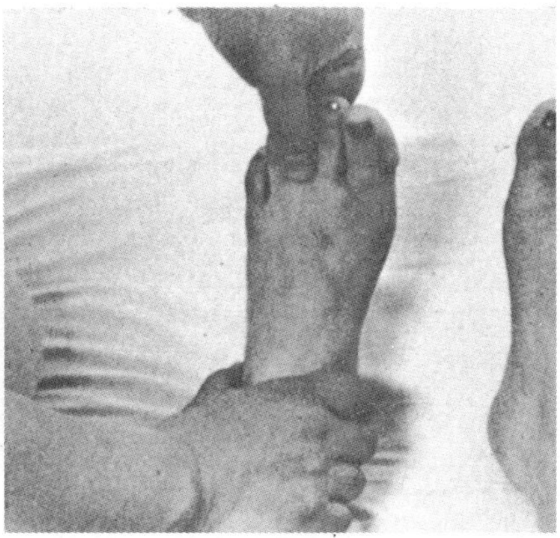

Fig. 136

Traitement 9 : exercice avec les orteils joints

Maintenant la cheville du patient avec sa main droite et entourant les orteils avec sa main gauche, le thérapeute effectue une flexion dorsale et une flexion plantaire des orteils (figs. 137 à 140). L'exercice doit être rapide et rythmique.

Fig. 137. Exercice de la cheville

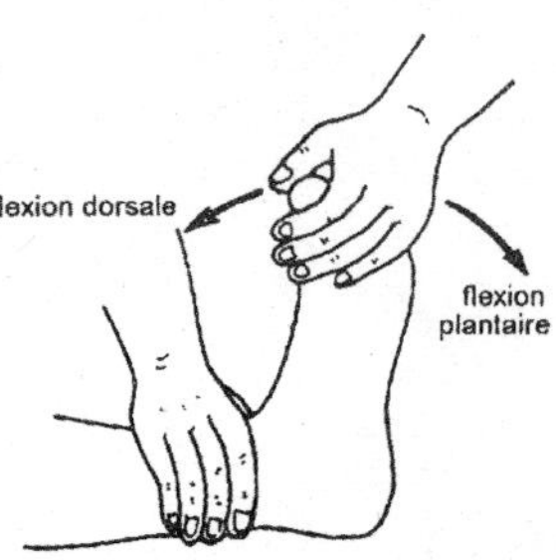

Fig. 138

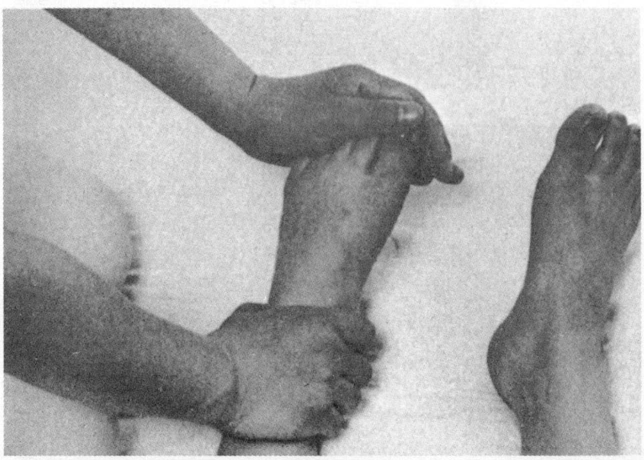

Fig. 139

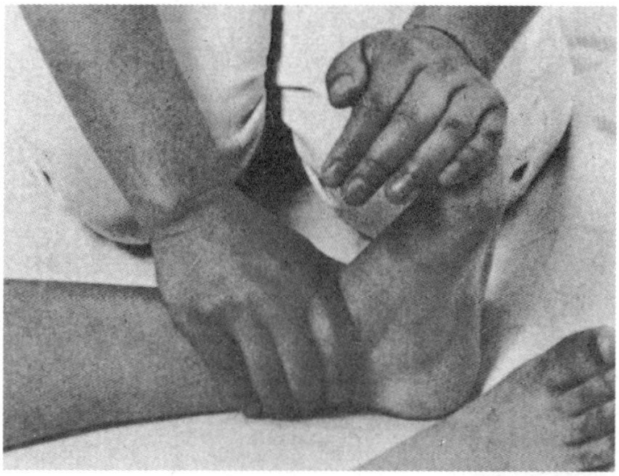

Fig. 141. Extension plantaire

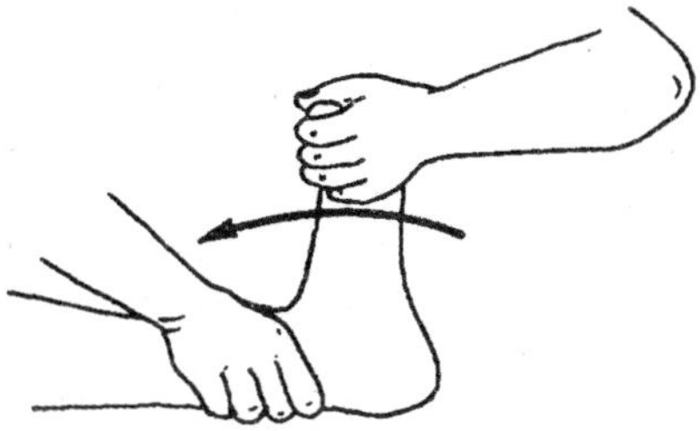

Fig. 140

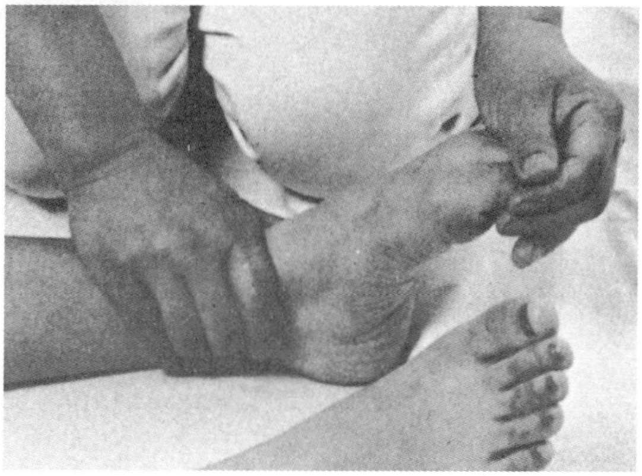

Traitement 10 : extension plantaire

En plaçant sa main gauche sur la partie charnue de la plante du pied et tendant son coude gauche sur le côté, le thérapeute plie le pied dans la direction du cou-de-pied (figs. 141 et 142). Une seule fois suffit.

Traitement 11 : extension de la jambe

Agenouillé et tourné vers les pieds du patient, avec son genou gauche placé sur le pied droit du patient pour le maintenir, le thérapeute utilise ses mains pour attraper l'articulation de la cheville au-dessus du talon et soulever la jambe à environ 20 centimètres du sol.

Fig. 142

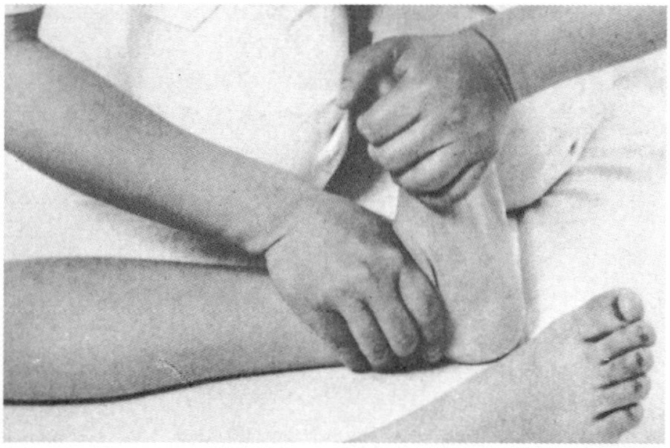

Fig. 143. Extension de la jambe

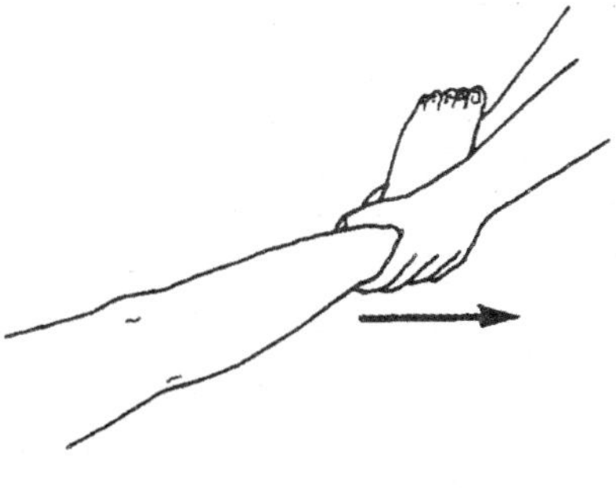

Puis, penchant lentement son corps en arrière, le thérapeute tire sur la jambe pendant environ cinq secondes (figs. 143 à 145). Ensuite il relâche lentement et en faisant revenir son corps à sa position initiale, remet la jambe du patient sur le sol.

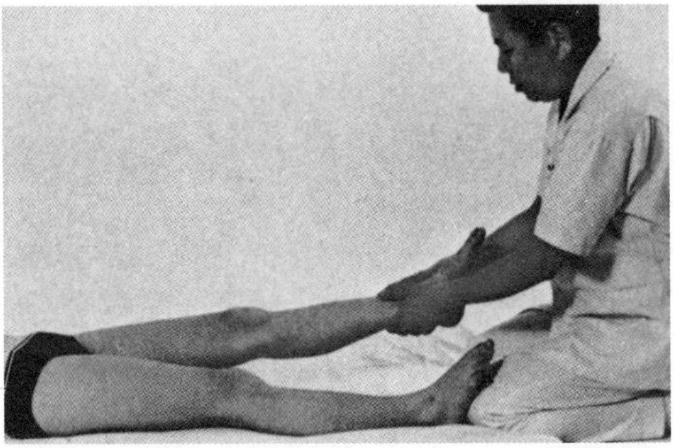

Fig. 144

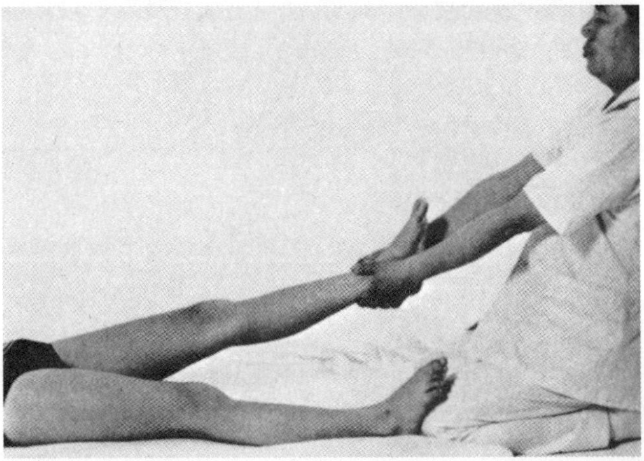

Fig. 145

Bras

Traitement 1 : région axillaire

Le patient tend le bras gauche sur le côté et tourne la paume vers le haut. Le thérapeute s'agenouille tourné vers le bras gauche du patient près de la région axillaire. Il cherche l'artère radiale qui passe à travers le poignet vers le pouce, entre l'apophyse styloïde du radius et le muscle long fléchisseur du pouce ou entre le muscle grand palmaire et le muscle long supinateur (fig. 146).

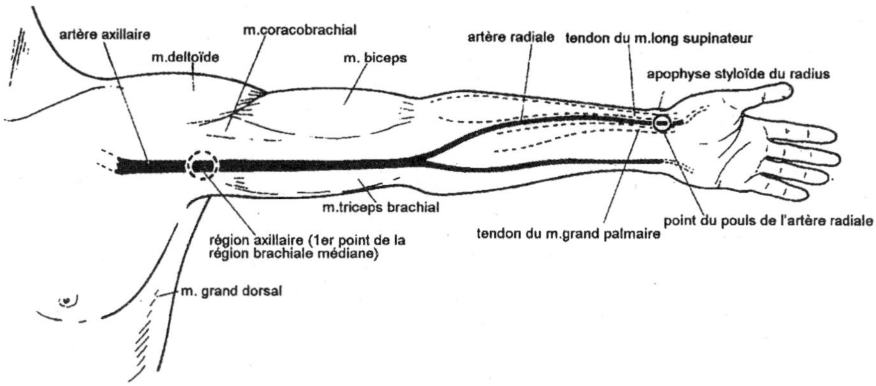

Le thérapeute place l'index, le médius et l'annulaire de sa main droite sur cette zone (figs. 150 et 151). Quand il a trouvé le pouls, en laissant sa main droite au même endroit, il appuie vers le haut (vers la région supra--scapulaire) sur la région axillaire du patient, avec son pouce gauche (figs. 152 et 153). Il applique ainsi une pression sur l'artère axillaire qui traverse la région axillaire, et arrête temporairement le pouls de l'artère radiale. Quand il est certain que cet arrêt est obtenu, le thérapeute enlève sa main droite du bras du patient et remplace son pouce gauche (sur la région axillaire du patient) par son pouce droit. En posant son pouce gauche sur le droit, il appuie fermement vers la région supra-scapulaire. Ensuite, diminuant légèrement la pression, il continue, comme s'il tirait dans la direction du coude. L'application dure cinq secondes sur ce point et le traitement est répété trois fois.

Fig. 150. Trouver l'artère radiale

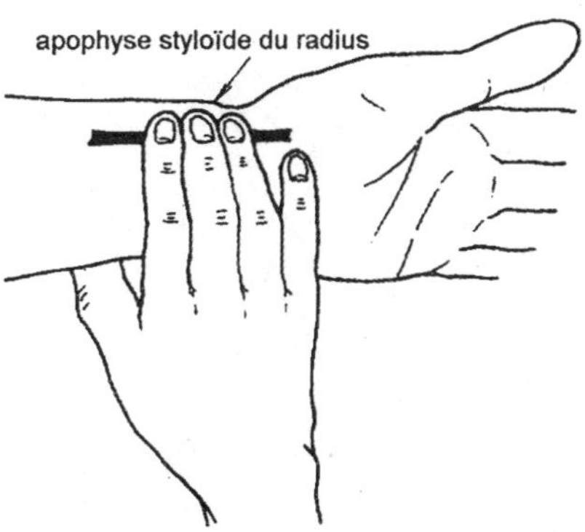

Le pouls doit être trouvé avec trois doigts.

Fig. 152. Trouver l'artère axillaire

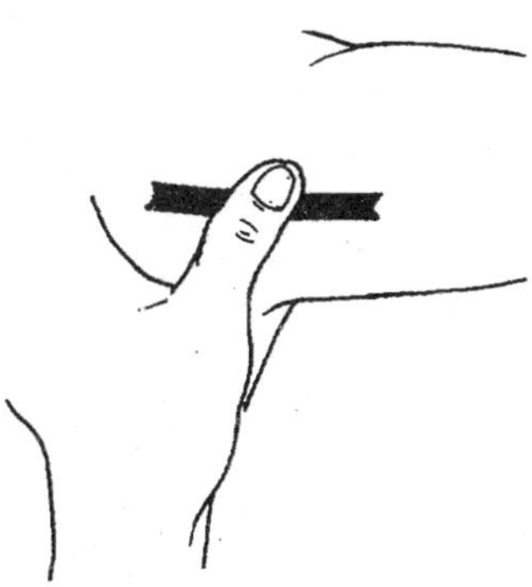

Appuyer avec le pouce gauche sur l'artère axillaire à l'aisselle arrête le pouls de l'artère radiale

Fig. 147 Le nerf radial et les muscles du bras (vue postérieure)

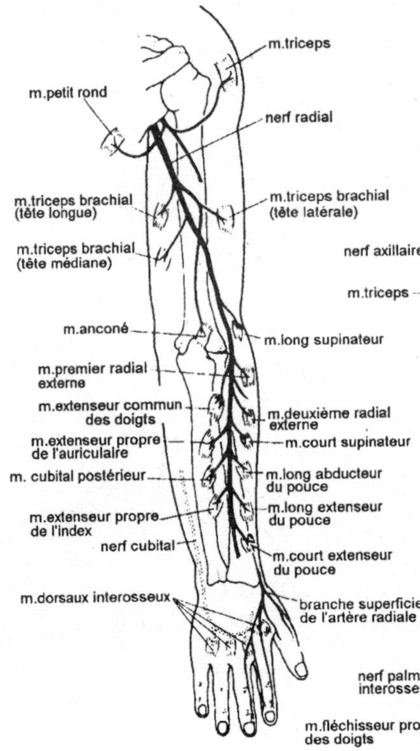

Fig. 148 Le nerf médian et les muscles du bras (vue antérieure)

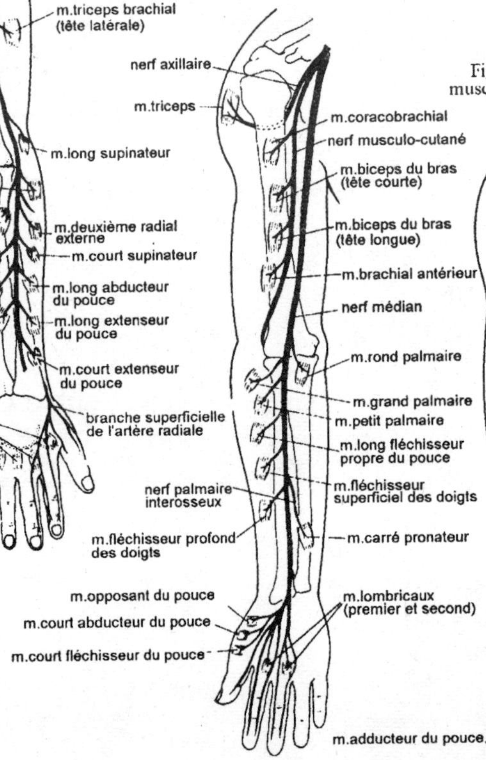

Fig. 149 Le nerf cubital et les muscles du bras (vue antérieure)

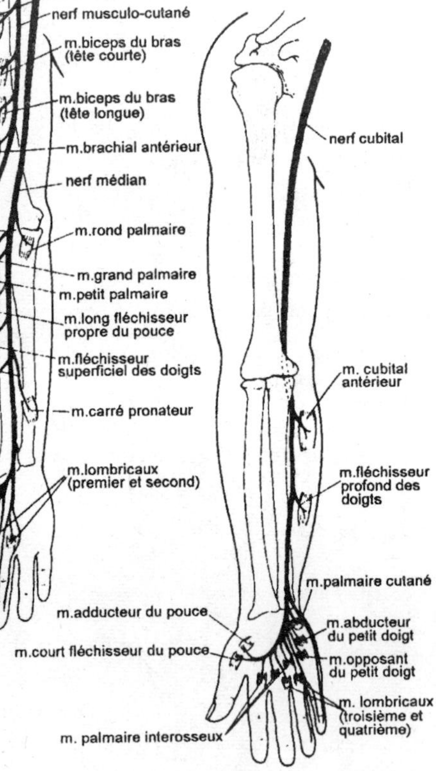

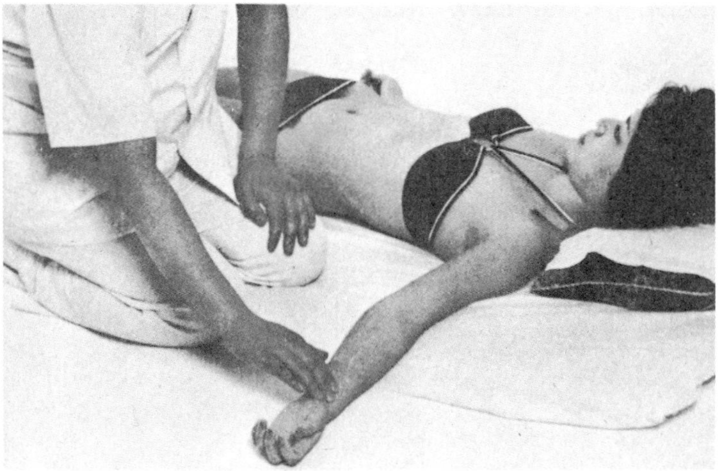

Fig. 151

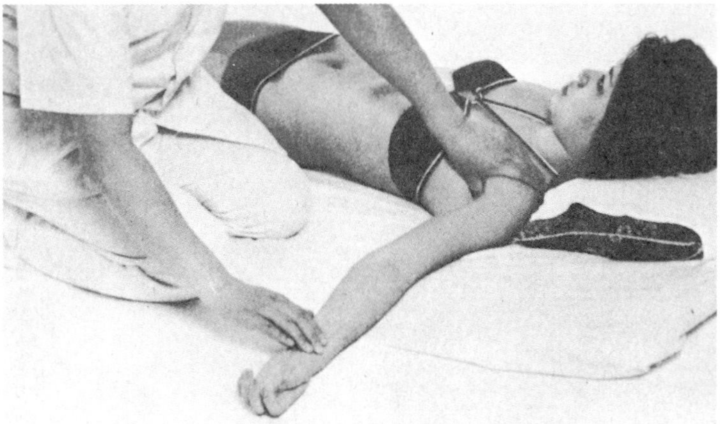

Fig. 153

Traitement 2 : région brachiale médiane

Le thérapeute considère ce point de la région axillaire comme étant le point 1 et, le pouce gauche sur le droit, appuie pendant trois secondes sur chacun des six points (fig. 155) allant vers la fossette coronoïdienne. Les applications de pression doivent être effectuées comme si on tirait légèrement en direction du coude (fig. 156).

Fig. 155. Points shiatsu de la région médiane brachiale

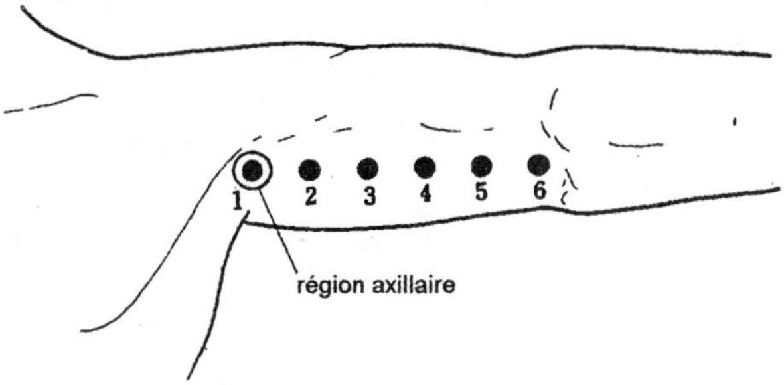

Traitement 3 : pli du coude

En déplaçant le bras du patient – qui jusqu'à maintenant a été tendu le long du corps – pour qu'il forme un angle de 45° avec le corps, le thérapeute s'agenouille les hanches redressées, de façon à ce que la main du patient soit entre eux.

Fig. 154

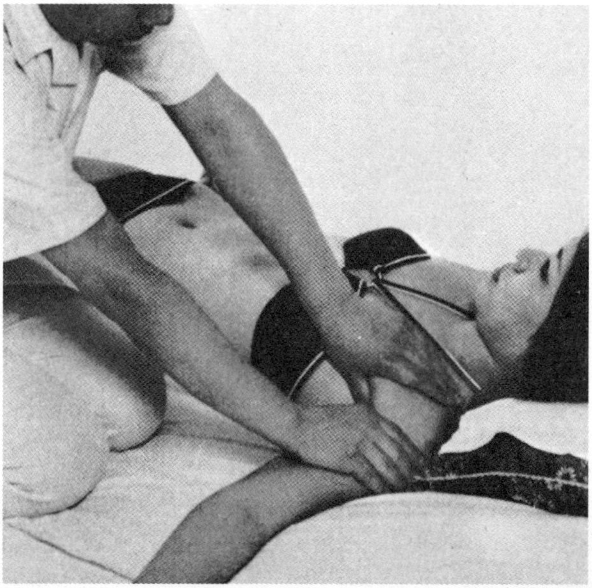

Fig. 157. Points shiatsu et muscles de la région brachiale médiane

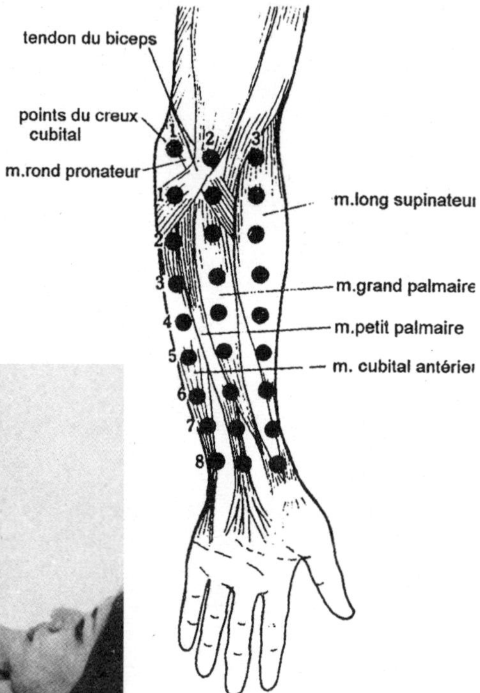

Fig. 156

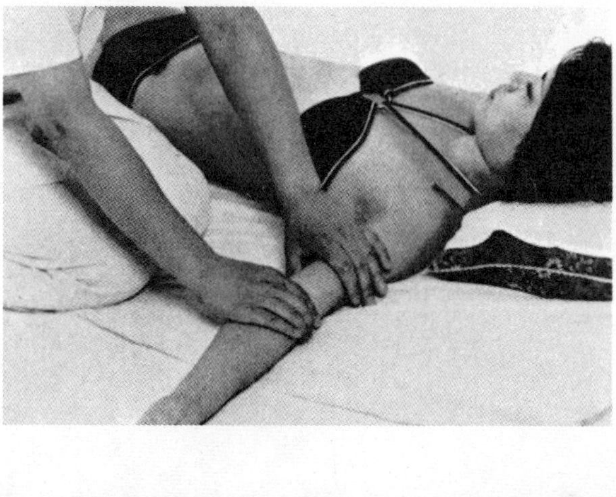

Fig. 159. Application de pression sur le pli du coude

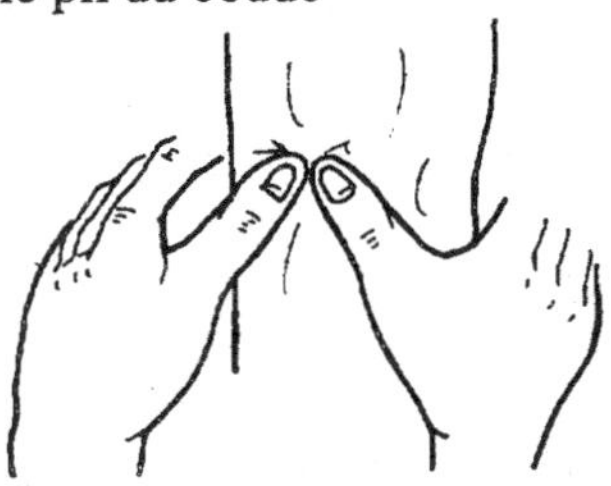

Les pouces ne sont pas superposés, leurs bords extérieurs s'effleurent à peine.

Avec les bords extérieurs des pouces s'effleurant à peine, le thérapeute appuie pendant trois secondes sur chacun des trois points (fig. 157) allant du côté intérieur (auriculaire) jusqu'au côté extérieur (pouce) du pli du coude du patient (figs. 158 à 161).

Fig. 158

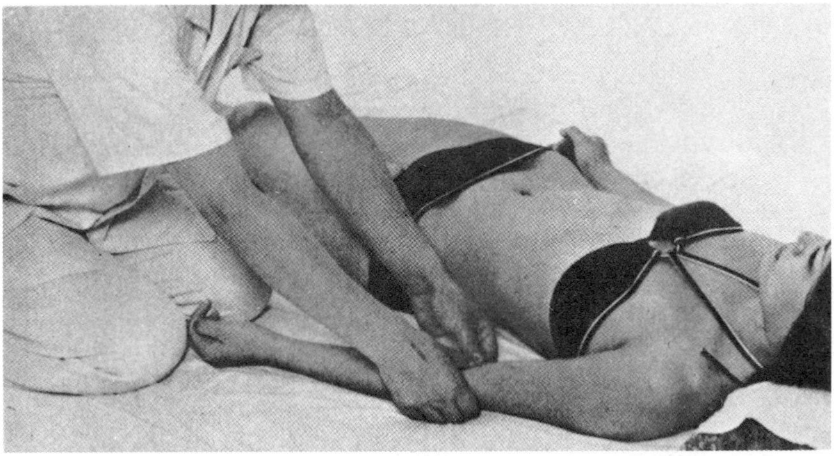

Fig. 160

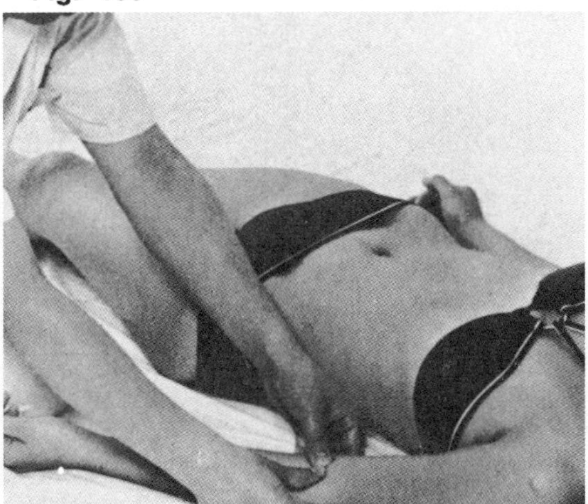

Fig. 161

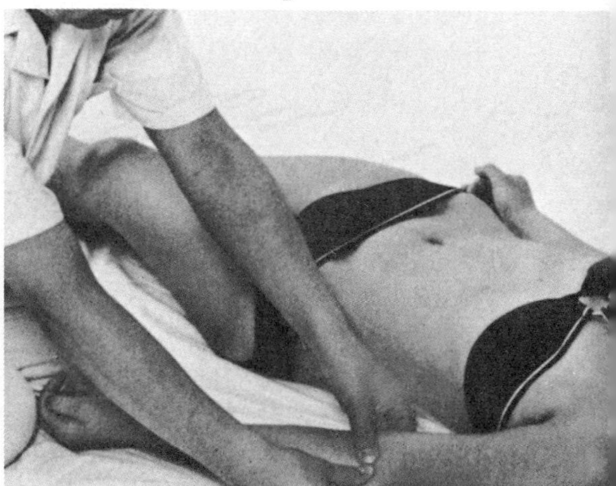

Fig. 162

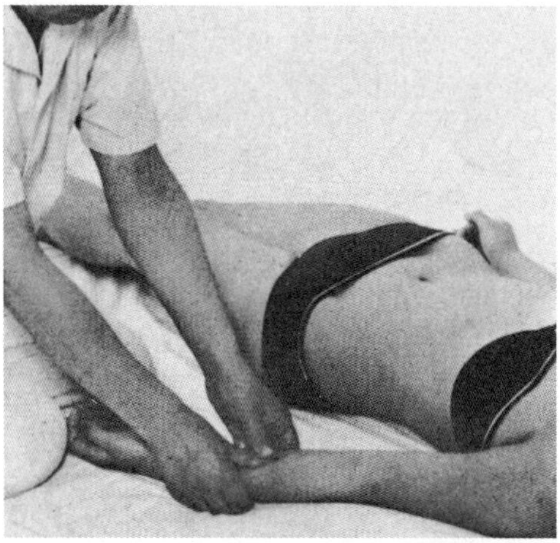

Traitement 4 : région médiane de l'avant-bras

Le thérapeute reste dans la même position que précédemment.

Les points shiatsu sont situés sur trois rangées parallèles de huit points chacune, les premiers points de chaque rangée étant les trois points horizontaux situés juste sous les trois points du pli du coude (fig. 157). Avec un pouce sur l'autre le thérapeute appuie pendant trois secondes sur chaque point (fig. 162), en effectuant une légère traction en direction du poignet.

Traitement 5 : sillon delto-pectoral

Le patient reste dans la même position, un bras tendu formant un angle de 45° avec le corps, la paume tournée vers le bas. Le thérapeute s'agenouille les hanches redressées devant l'acromion du patient. Plaçant son pouce droit sur le premier point du sillon delto-pectoral près de la clavicule (fig. 163), il entoure de ses autres doigts l'épaule du patient. Il place ensuite son pouce gauche sur le droit et les autres doigts de la main gauche sur la région axillaire du patient. Les autres points de ce sillon sont alignés sur une diagonale descendant à partir du premier point près de la clavicule, jusqu'au troisième point dans la région axillaire (fig. 163). La pression est appliquée sur chaque point pendant trois secondes et la thérapie est répétée trois fois (figs. 164 et 165).

Fig. 163. Points shiatsu du sillon delto-pectoral

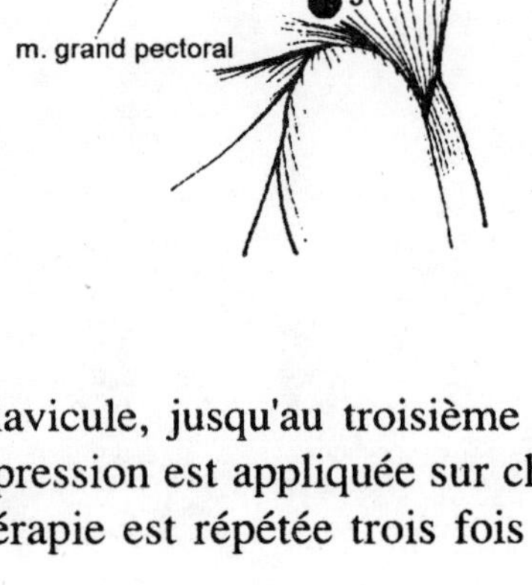

Fig. 164. Application de pression sur le sillon delto-pectoral

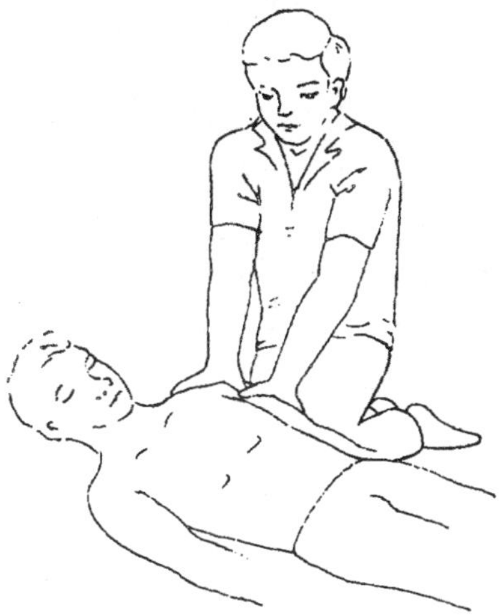

Le thérapeure s'agenouille, les hanches redressées

Traitement 6 : région brachiale latérale

Le thérapeute s'agenouille devant la partie supérieure du bras du patient. Avec les bords extérieurs de ses pouces s'effleurant, il appuie avec les deux pouces sur les six points de la région brachiale latérale (fig. 166) allant du muscle deltoïde vers le triceps brachial et l'olécrane. La pression est appliquée pendant trois secondes sur chaque point et la thérapie est répétée trois fois (figs. 167 et 168).

Fig. 154

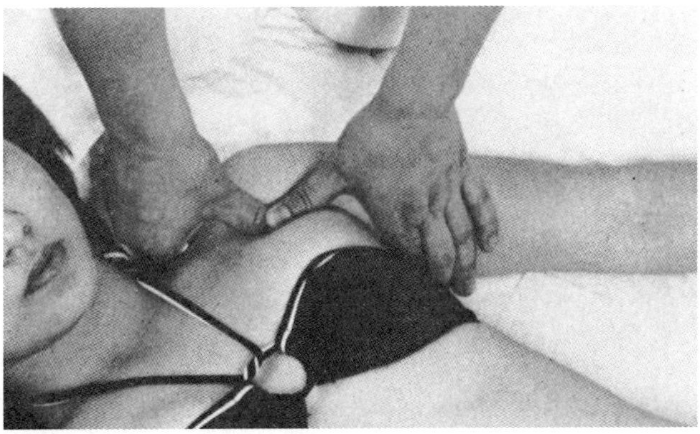

Traitement 7 : région latérale de l'avant-bras

Le thérapeute se déplace vers le côté palmaire du bras du patient, soulève la main de celui-ci et place la paume sur son genou gauche. Il s'agenouille en redressant les hanches. Le premier des huit points de la région latérale de l'avant-bras est situé sur le muscle extenseur commun des doigts (fig. 169). Plier le médius en arrière déplace ce muscle de façon immédiatement visible. Une forte pression sur ce point provoque une douleur aiguë, puisqu'il presse le nerf radial contre le radius.

Fig. 166. Points shiatsu de la région brachiale latérale

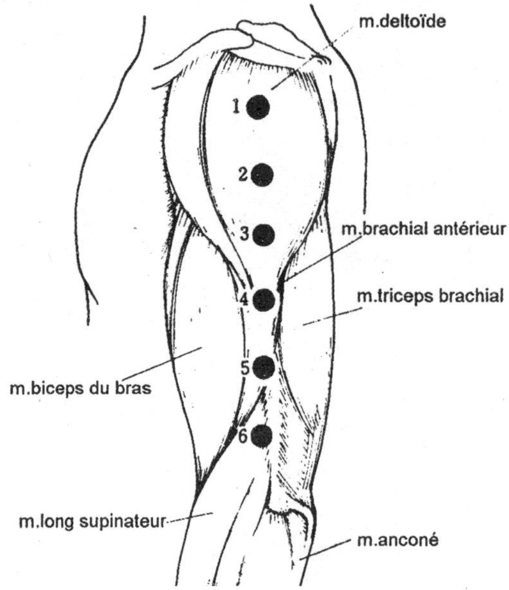

Fig. 167

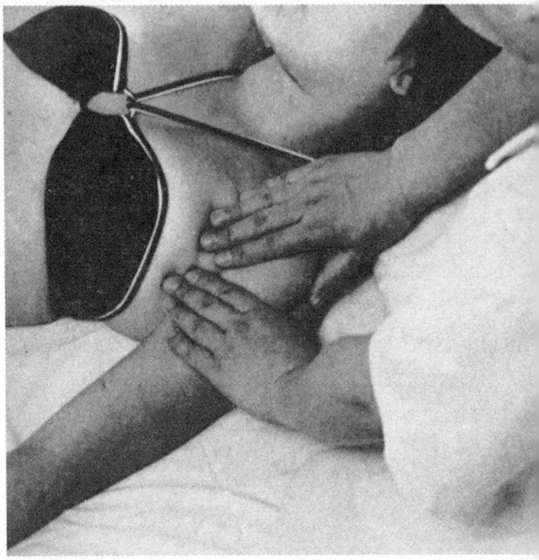

Fig. 169. Points shiatsu de la région latérale de l'avant-bras

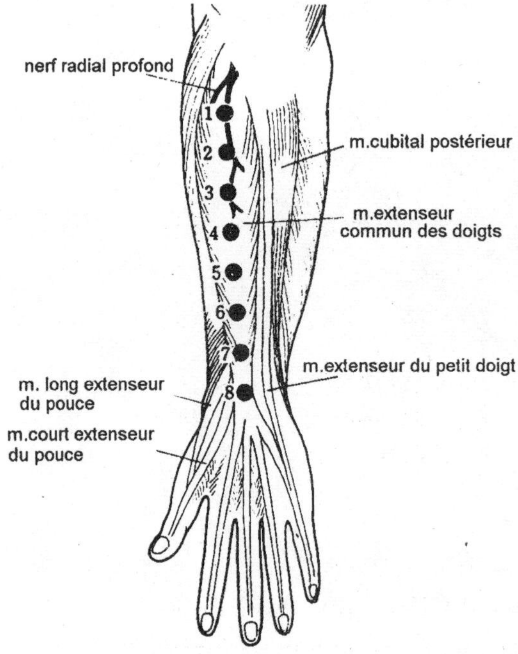

Fig. 168

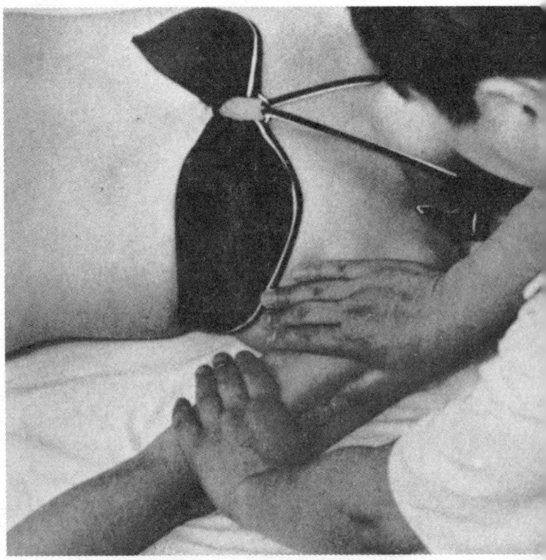

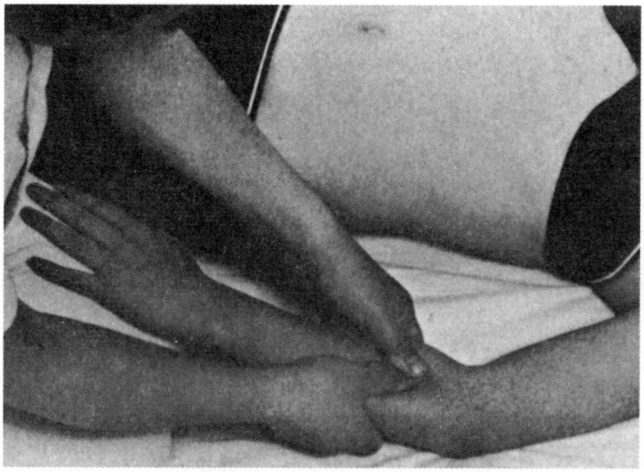

Avec le pouce droit en dessous, le thérapeute utilise ses deux pouces pour appuyer sur le premier point, puis sur les autres points descendant vers le poignet. Chaque application dure cinq secondes et la thérapie est répétée trois fois (figs. 170 et 171).

Fig. 171

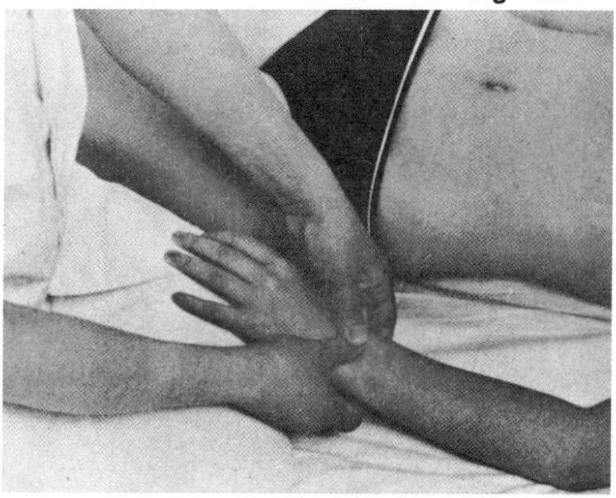

Traitement 8 : région dorsale de la main

Sans la même position et prenant la main gauche du patient dans sa main droite, le thérapeute appuie avec son pouce gauche sur les rangées de trois points situées entre les deuxièmes phalanges du pouce, de l'index et du médius (fig. 172). La pression dure trois secondes sur chaque point. Les autres doigts de la main gauche du thérapeute entourent la main du patient (fig. 173). Le thérapeute prend la main du patient dans sa main gauche et, avec son pouce droit, appuie sur les deux séries de trois points situées entre les phalanges du

Fig. 172. Points shiatsu de la région dorsale

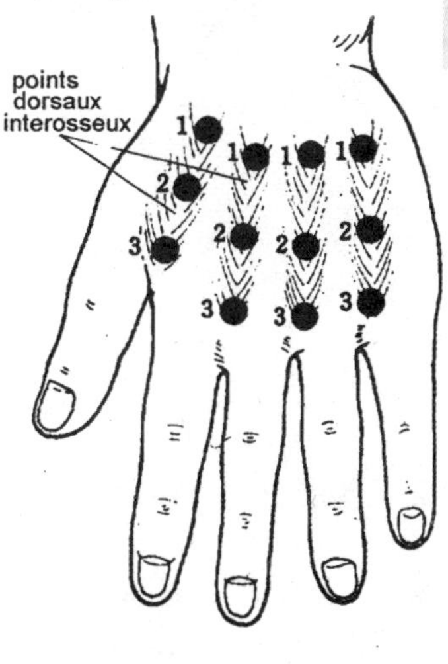

médius, de l'annulaire et de l'auriculaire. La pression dure trois secondes sur chaque point (fig. 174).

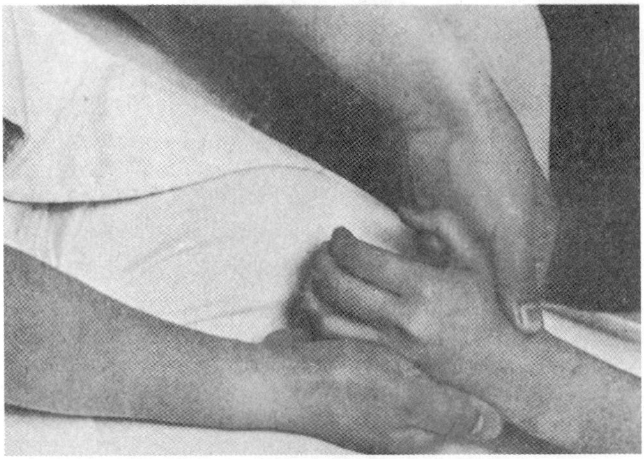

Fig. 173

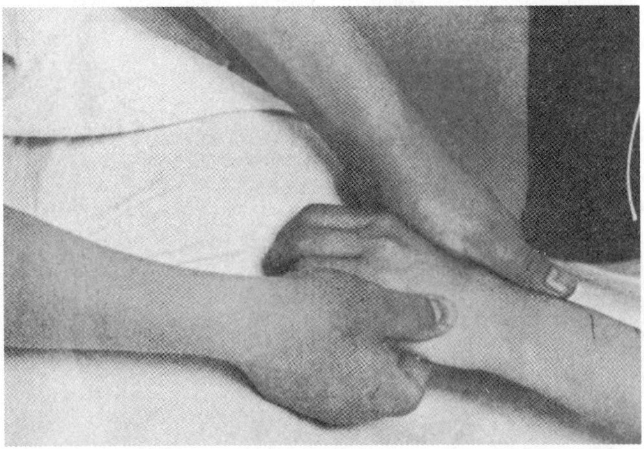

Fig. 174

Traitement 9 : région digitale dorsale

Retournant la main du patient dans sa main droite, le thérapeute appuie avec son pouce et son index gauches sur le pouce, l'index et le médius du patient, en commençant par les points situés à la base des doigts. Il descend les trois points vers l'extrémité du pouce et les quatre points vers les extrémités des deux autres doigts, puis il appuie sur les points situés sur les côtés latéraux des doigts (fig. 175).

Les doigts du patient sont maintenus entre le pouce et l'index du thérapeute et la pression dure deux secondes par point.

Fig. 175. Points shiatsu des doigts

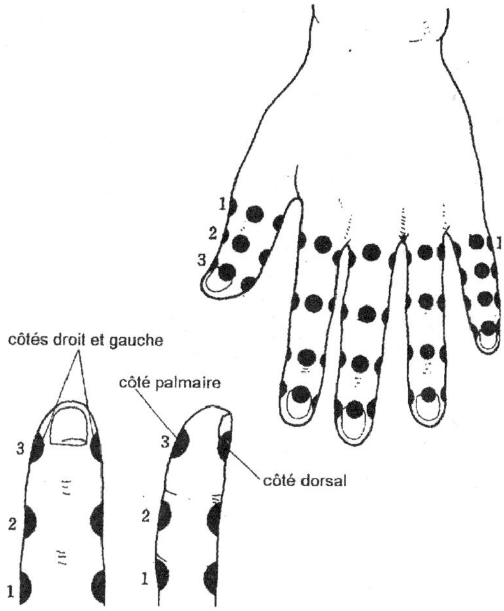

Le thérapeute tire chaque doigt à la fin de l'application de la pression sur le dernier point (figs. 176 à 178). Quand le médius a été traité, le thérapeute passe la main du patient dans sa main droite et traite les autres doigts avec son pouce et son index gauches.

Traitement 10 : paume

Restant dans la même position, le thérapeute tourne la paume du patient vers le haut.

Joignant les bords extérieurs des pouces, il entoure de ses autres doigts la main du patient. Les points d'application de la pression (fig. 180) sont situés sur le poignet, au centre de la paume et à la base du médius. Avec les deux pouces – les bords extérieurs s'effleurant à peine – le thérapeute applique une pression pendant trois secondes sur chaque point et répète cette thérapie trois fois (figs. 181 à 183). Puis il applique une forte pression avec les deux pouces pendant cinq secondes sur le second point – au centre de la paume – le pouce gauche sur

Fig. 176

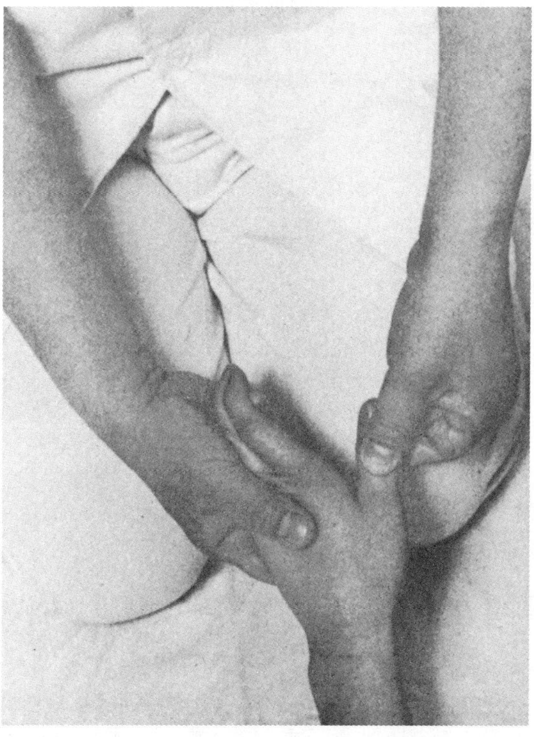

Fig. 177

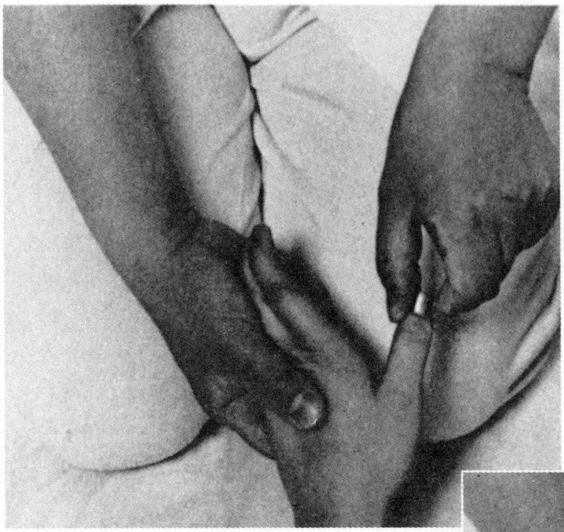

le droit. Le traitement est répété trois fois (fig. 184). Penchant son torse en arrière, le thérapeute tire sur le bras du patient (figs. 185 et 186).

Fig. 178

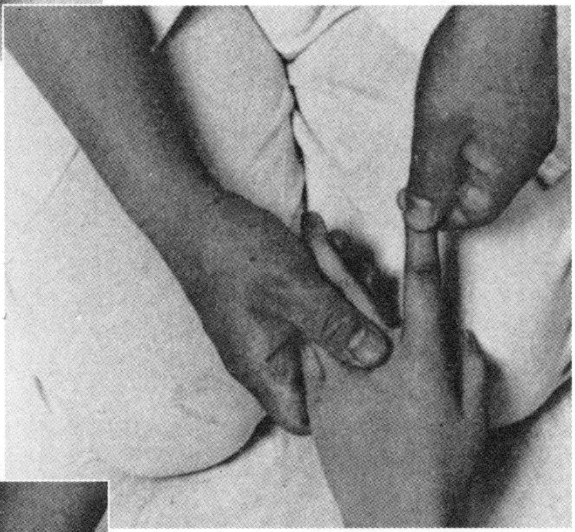

Fig. 179

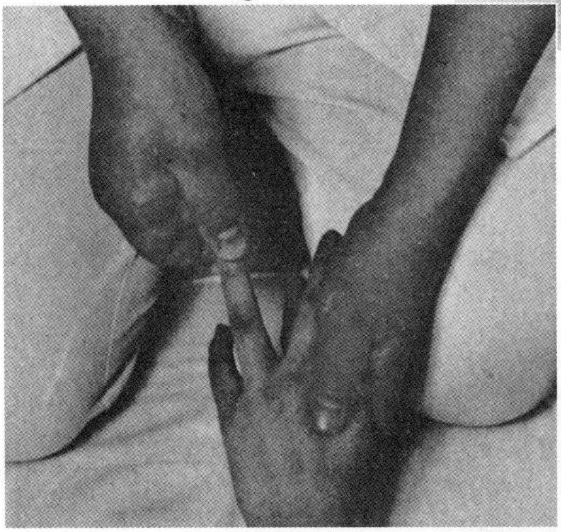

Fig. 180. Points shiatsu de la paume

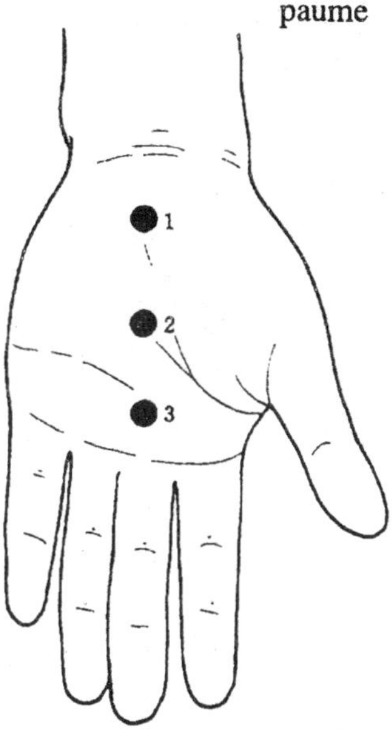

Fig. 181

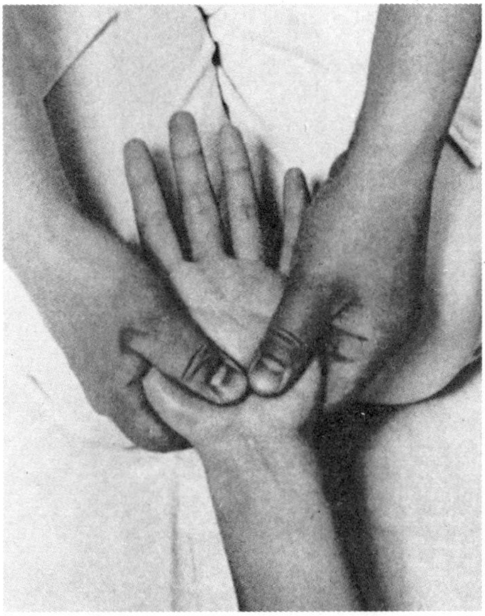

Fig. 182

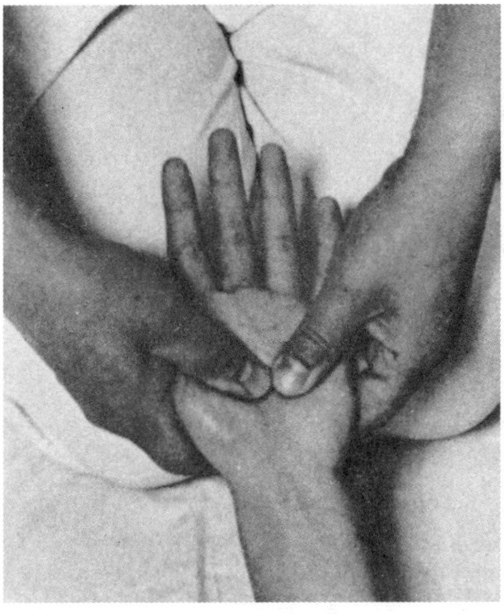

Fig. 183

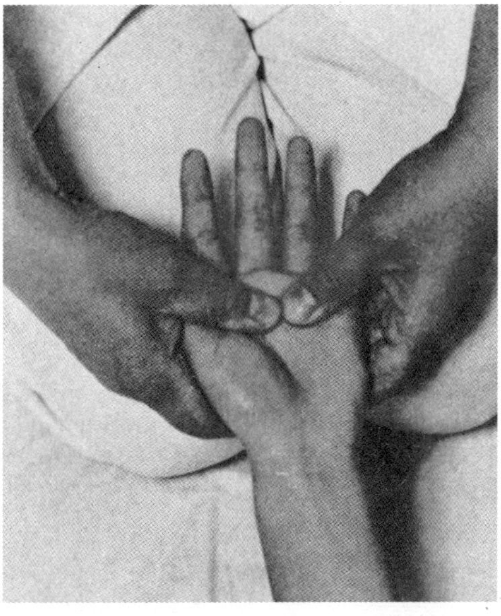

Fig. 184

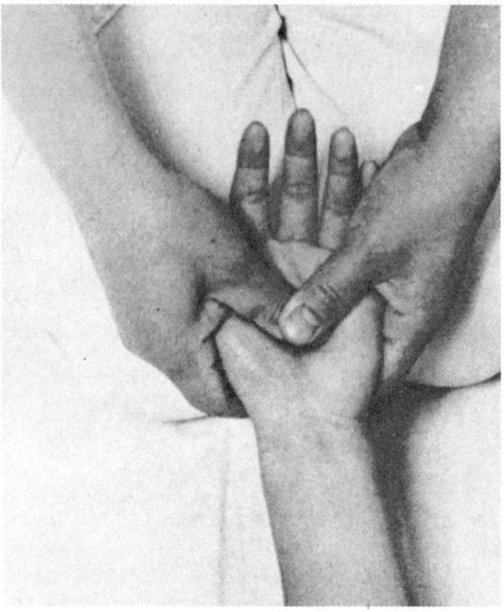

Fig. 185. Traction du bras

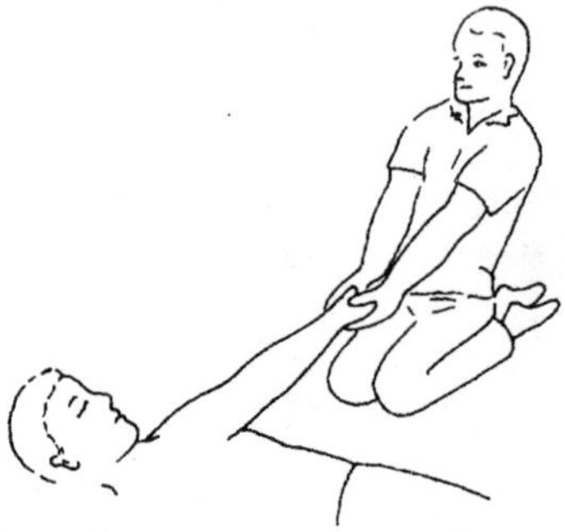

Avec les pouces superposés, appuyant toujours sur le pouce du patient, le thérapeute incline son torse en arrière pour étirer le bras de celui-ci.

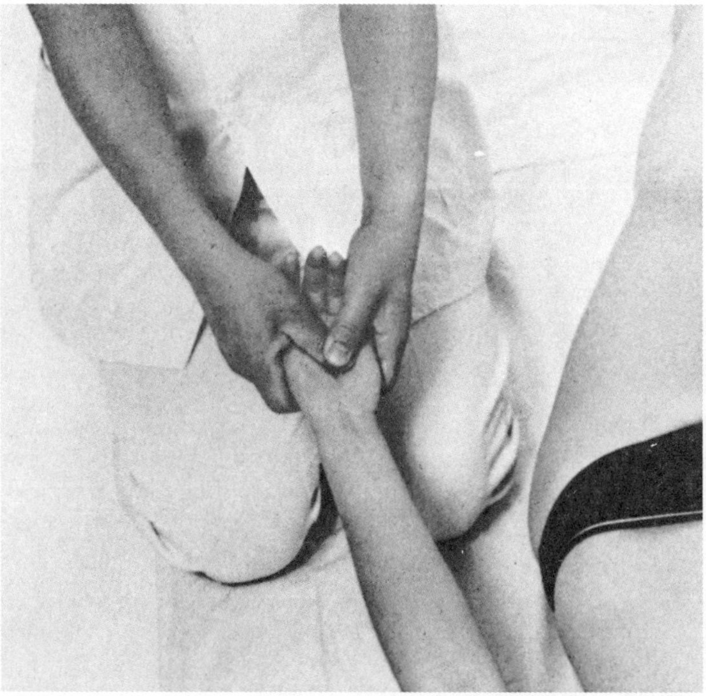

Fig. 186

Traitement 11 : extension du bras

Tenant toujours la main du patient à la fin du traitement précédent, le thérapeute se lève et s'installe derrière la tête du patient, au-dessus de son épaule gauche (figs. 187 et 188). Attrapant le bras au poignet et le maintenant droit, le thérapeute l'abaisse jusqu'à ce qu'il forme un angle de 45° avec le sol. En tenant le poignet du patient dans sa main droite, le thérapeute caresse la partie supérieure du bras avec sa main gauche, à partir de l'aisselle, trois fois (figs. 189 et 190). Attrapant de nouveau le poignet avec ses mains, le thérapeute abaisse lentement le bras toujours tendu du patient jusqu'au sol. Le bras doit former un angle de 180° avec le sol et être tendu près de l'oreille à la fin de sa course (fig. 191). En le détendant, le thérapeute soulève lentement le bras du patient en position verticale, puis le tire légèrement une fois. Ensuite, en le relâchant de nouveau, le thérapeute laisse tomber le bras légèrement en avant (figs. 192 à 195).

Ceci termine la thérapie sur la jambe gauche et sur le bras gauche du patient couché sur le dos. La même thérapie est répétée sur la jambe droite et sur le bras droit.

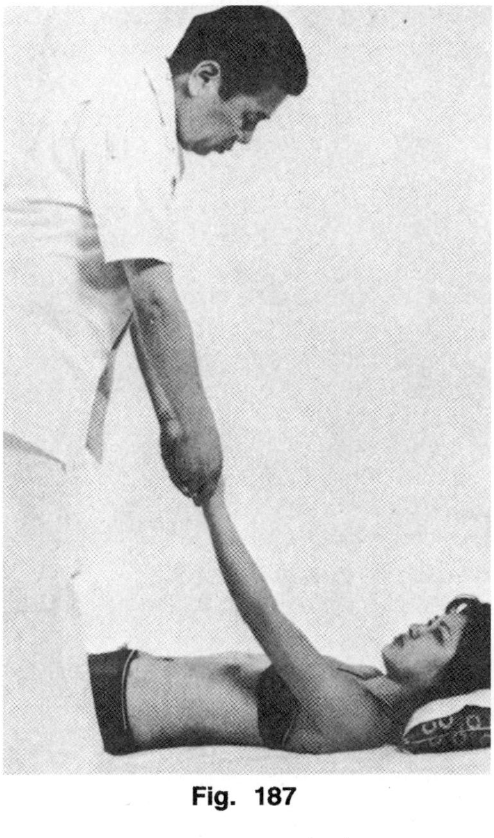

Fig. 187

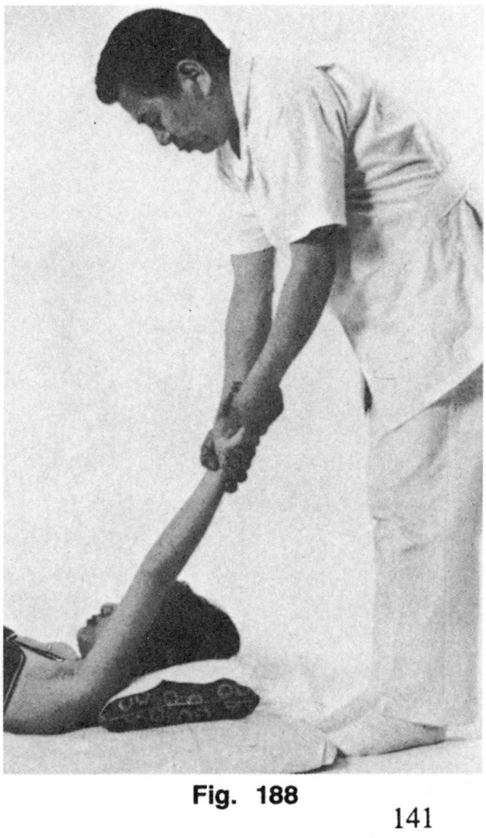

Fig. 188

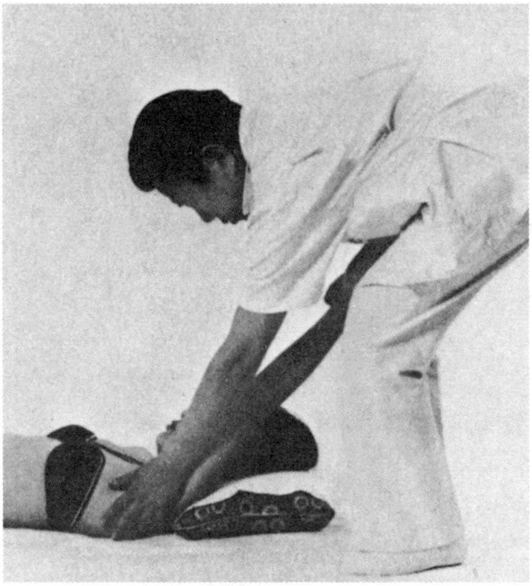

Fig. 189

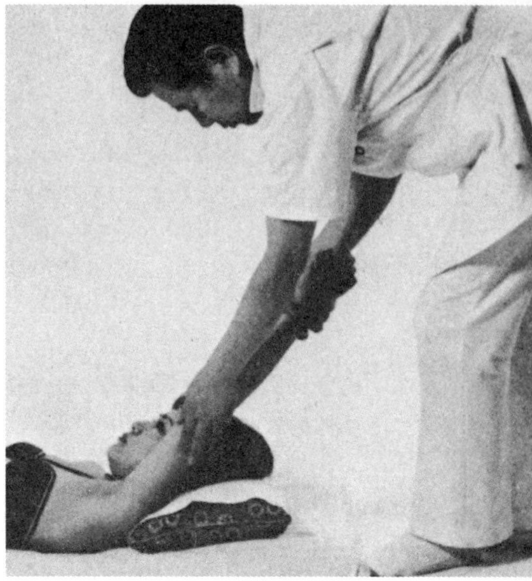

Fig. 190

Fig. 192

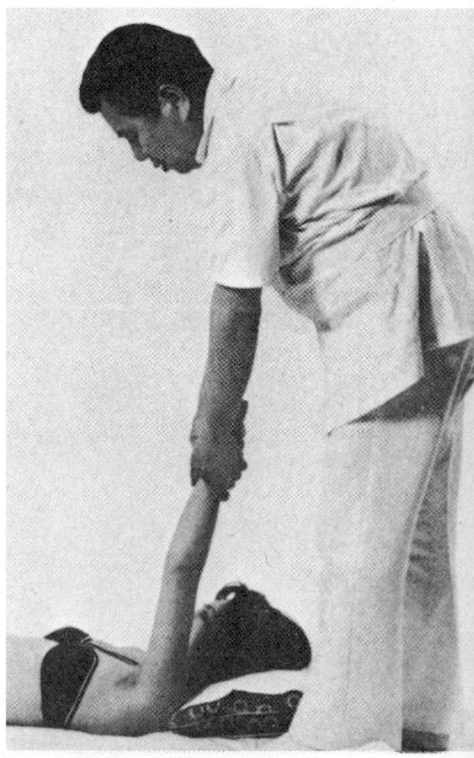

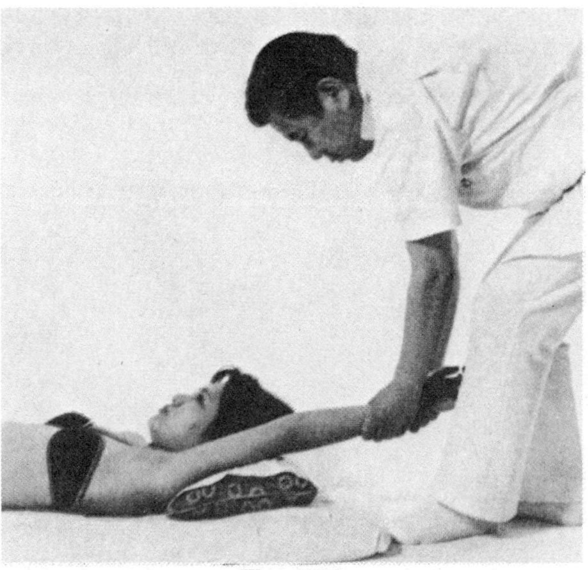

Fig. 191

Fig. 193

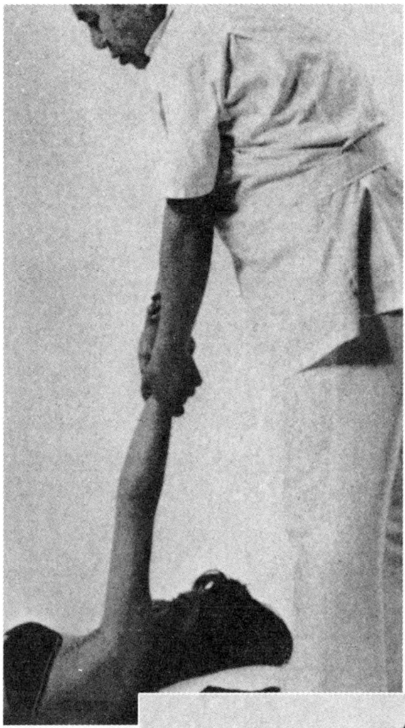

Fig. 194

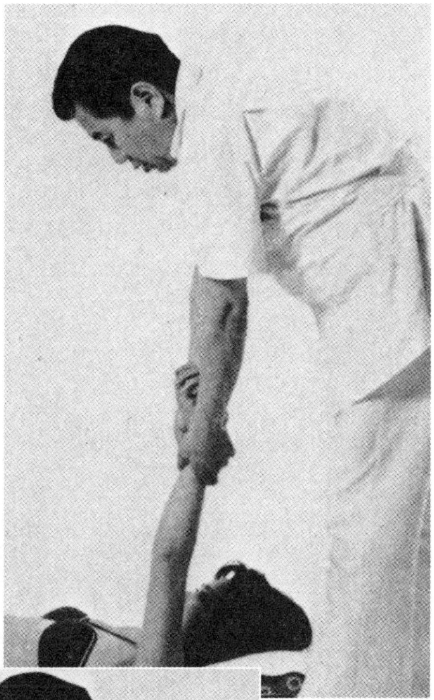

Fig. 195

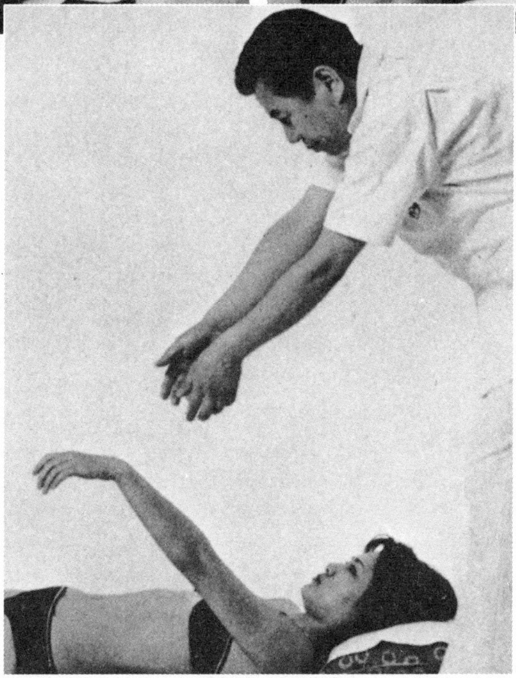

Tête

Traitement 1 : ligne médiane

Le thérapeute s'installe près du sommet de la tête du patient et s'agenouille. Il vaut mieux placer une serviette mince sous la tête du patient. Le thérapeute appuie avec les pouces – le droit sous le gauche – pendant trois secondes sur chacun des six points (fig. 196) allant de la naissance des cheveux jusqu'au sommet de la tête sur la ligne médiane. Cette thérapie est répétée trois fois (figs. 198 à 200).

Fig. 196. Muscles de la tête

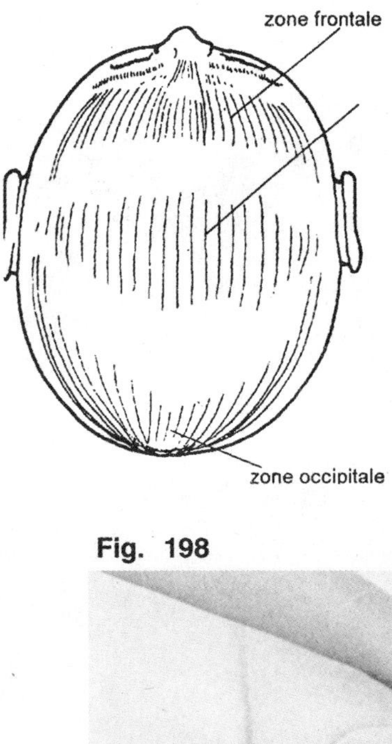

Fig. 197. Les six points de la ligne médiane

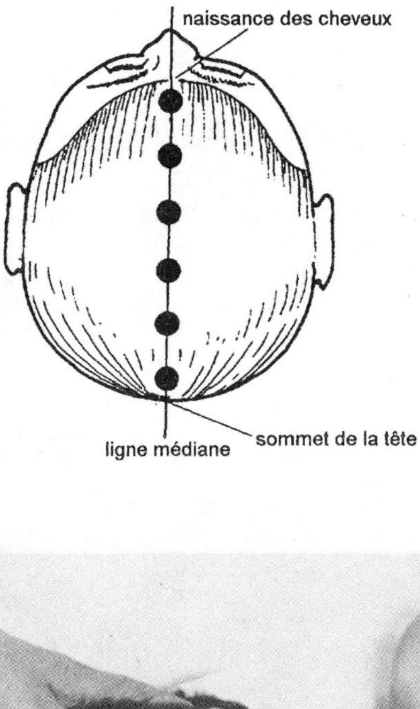

Fig. 198

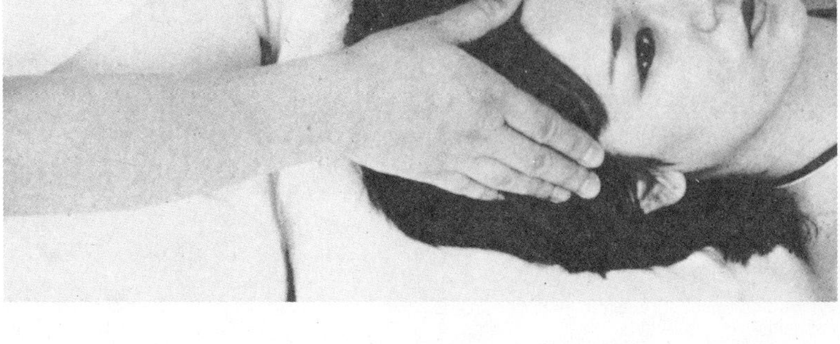

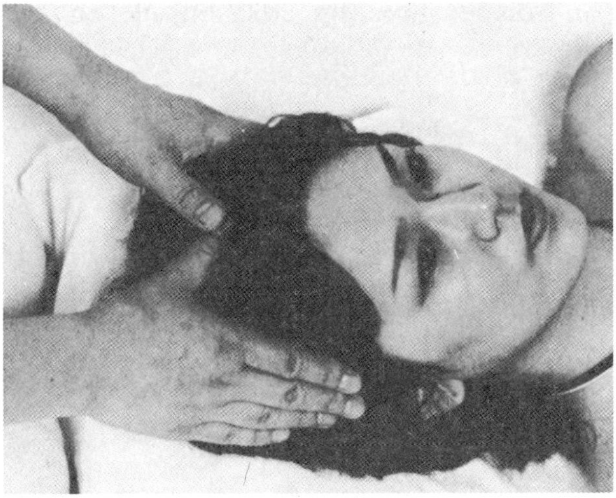

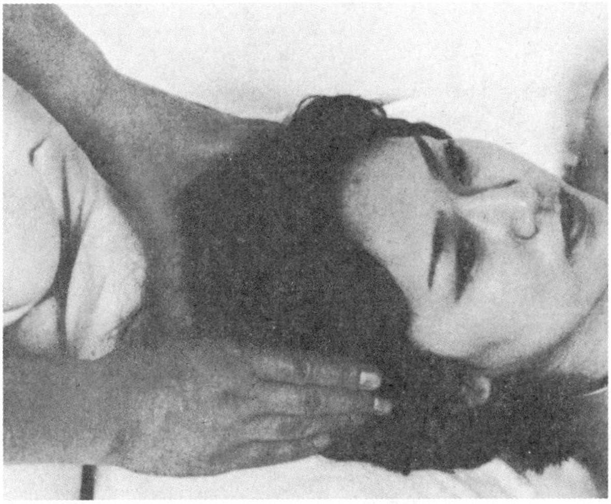

Fig. 201. Points shiatsu de la région temporale

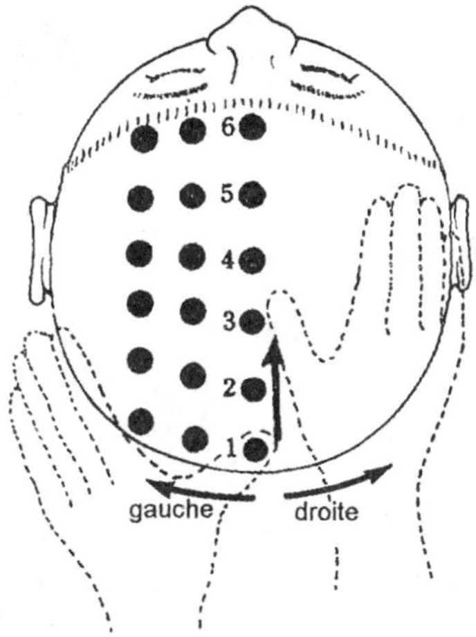

Traitement 2 : région temporale

Le thérapeute pose légèrement sa paume droite sur la région temporale droite du patient. Les points shiatsu (fig. 201) pour la région temporale gauche sont disposés sur six rangées allant vers la gauche à partir des six points de la ligne médiane. Le premier point de traitement de la région temporale est le dernier point de la ligne médiane. En utilisant le pouce gauche, le thérapeute appuie sur chaque point de chaque rangée pendant trois secondes (fig. 202). Ensuite, en plaçant sa paume gauche sur la région temporale gauche, le thérapeute effectue le même traitement sur les six rangées correspondantes de la région temporale droite.

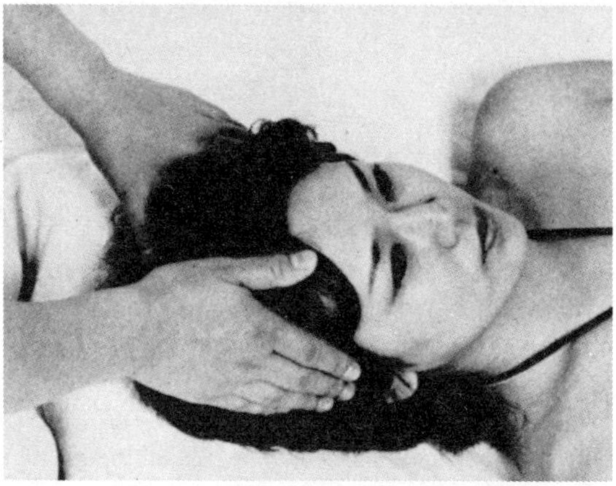

Fig. 202

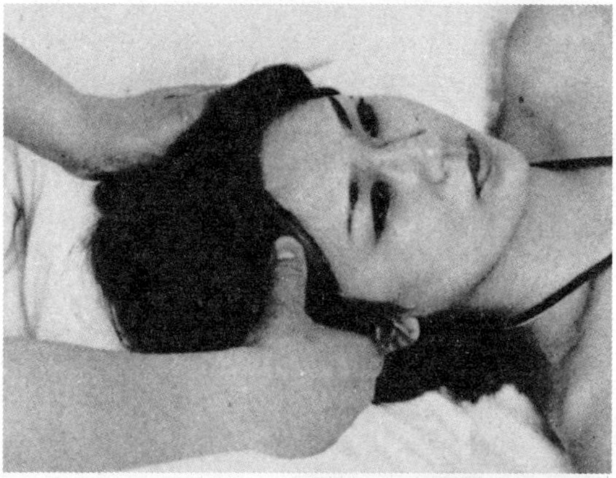

Fig. 203

Fig. 204

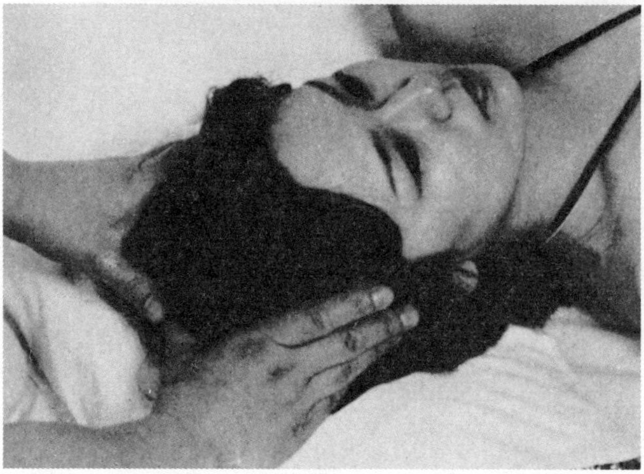

Fig. 205

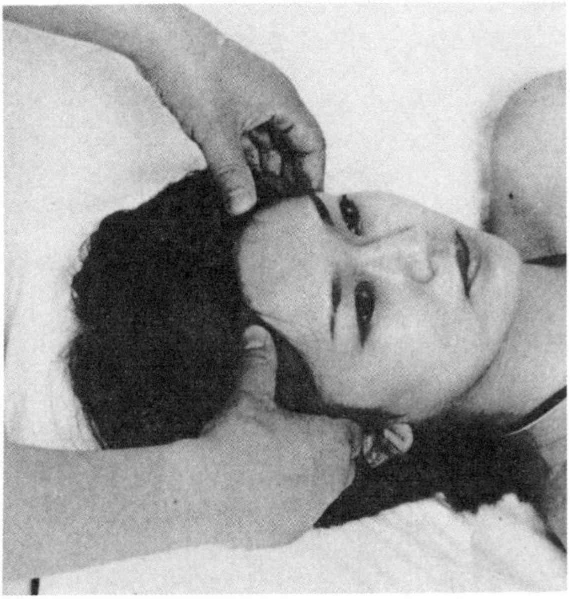

Traitement 3 : ligne médiane et région temporale

Le thérapeute appuie d'abord avec les pouces superposés – le droit en dessous – une seule fois sur chacun des points de la ligne médiane, en commençant à la naissance des cheveux sur le front et montant vers le sommet de la tête. Ensuite, avec les pouces dont les bords extérieurs se joignent, commençant au dernier point du sommet de la tête sur la ligne médiane, il appuie simultanément sur chaque point des rangées temporales de droite et de gauche. Descendant vers la naissance des cheveux il continue jusqu'à ce qu'il ait traité tous les points, deux secondes chacun. Puis, avec les pouces superposés, le thérapeute revient au premier point de la ligne médiane, à la naissance des cheveux, et traite chaque point, terminant par une pression de cinq secondes sur le point final au sommet de la tête, sur la ligne médiane.

Fig. 206. Points shiatsu des régions frontale et nasale

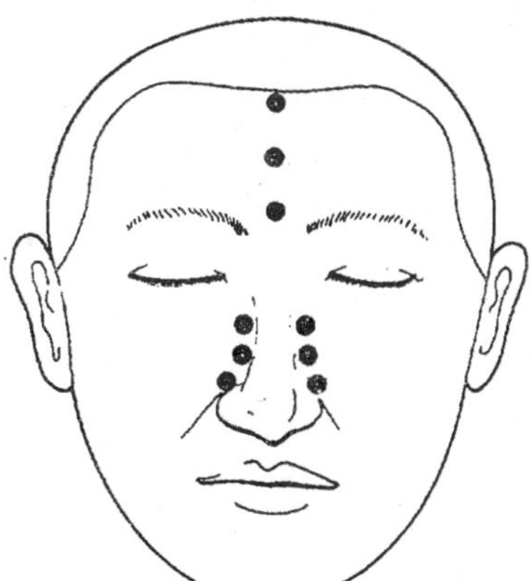

Visage

Traitement 1 : zones frontale et nasale

Restant dans la même position mais redressant les hanches, le thérapeute appuie avec les pouces – le droit en dessous – pendant trois secondes sur chacun des trois points du front (fig. 206) le long de la ligne médiane, montant de la glabelle, située entre les sourcils, à la naissance des cheveux.

Fig. 207 Muscles d'expression du visage

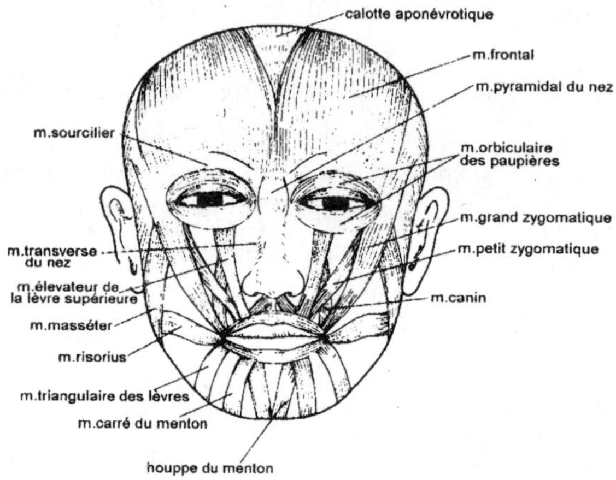

Fig. 208 Les muscles produisant les expressions faciales et la distribution faciale des nerfs

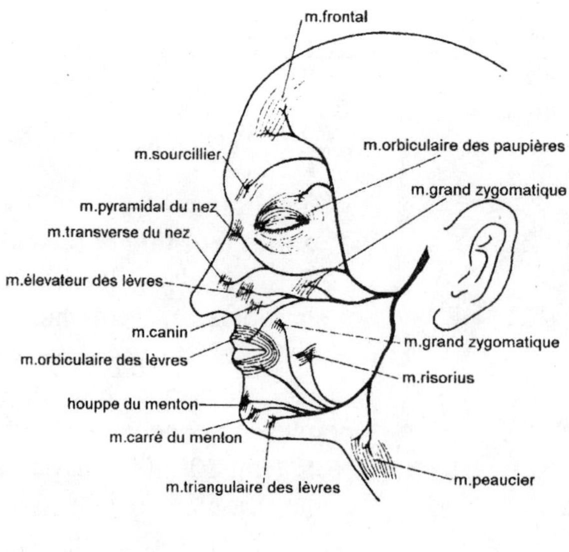

Fig. 209

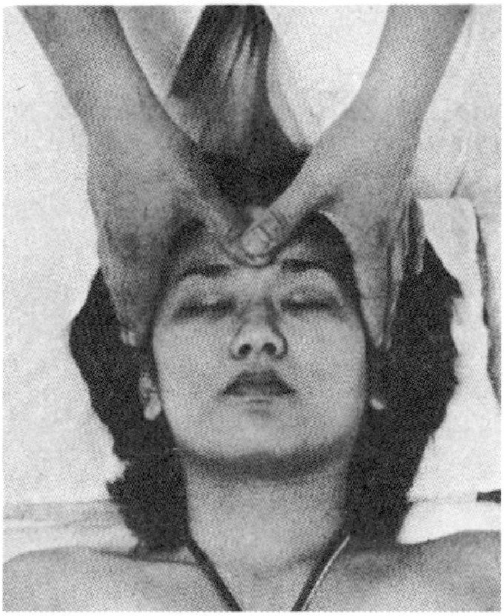

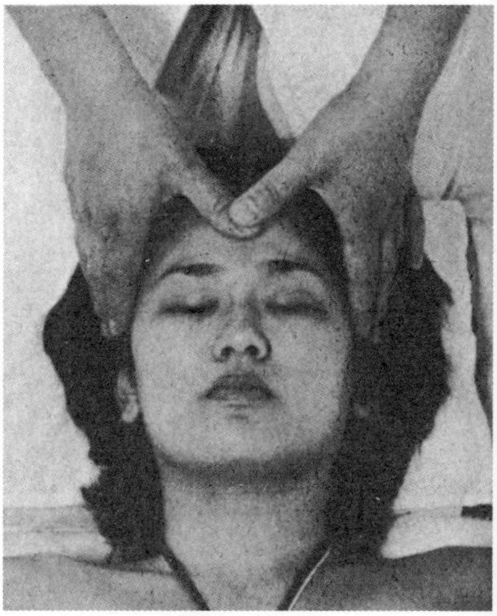

Fig. 210▲

Fig. 211▶

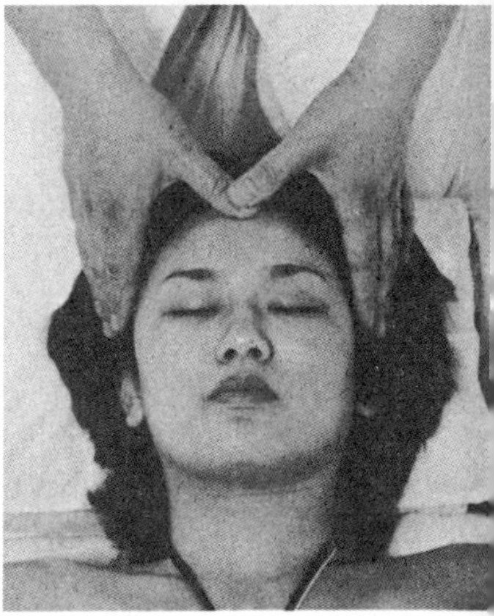

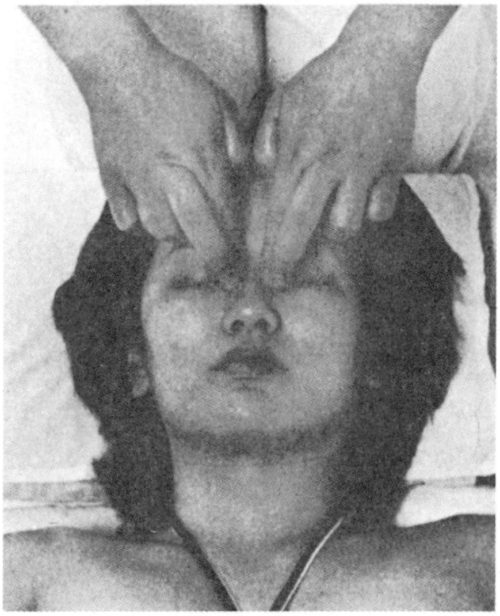

Fig. 212

Fig. 213

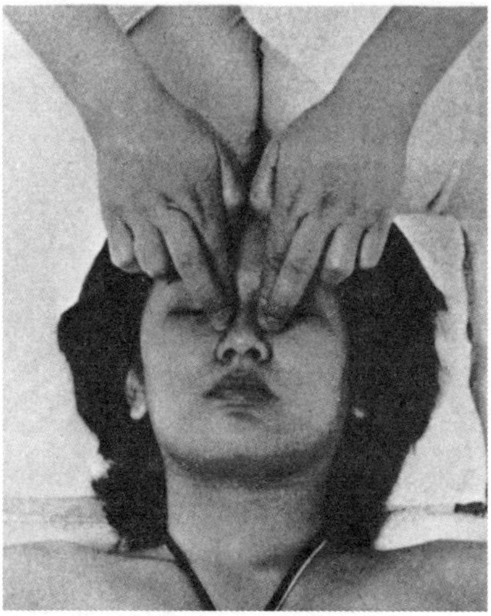

Fig. 214

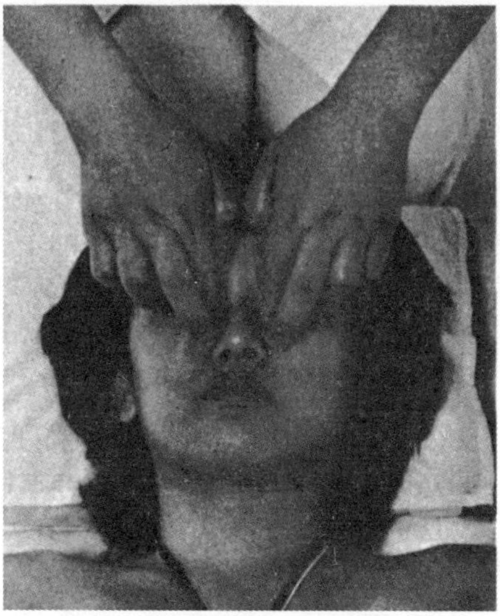

La thérapie est répétée trois fois (figs. 209 à 211). Abaissant ses hanches, il appuie simultanément avec l'index et le médius superposés de chaque main – index sur le dessus – sur chacun des points situés sur les rangées descendant de la racine du nez vers les narines. Chaque pression dure trois secondes. Une application sur chaque point est suffisante (figs. 212 à 214). Pendant ce traitement le thérapeute doit faire attention, quand il appuie sur les parois des narines, à ne pas fermer le passage nasal.

Fig. 215

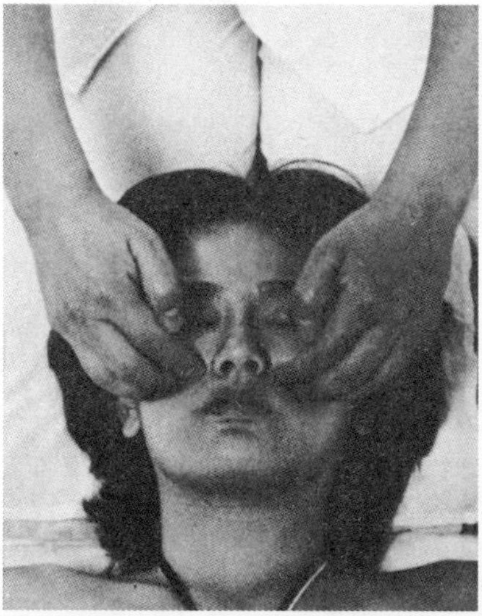

Fig. 216

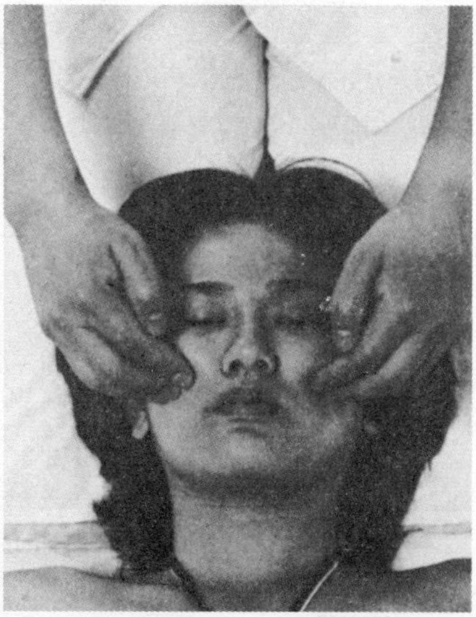

Traitement 2 : zones zygomatique, orbitaire et temporale

Dans la même position, le thérapeute appuie simultanément avec l'index, le médius et l'annulaire de chaque main sur les deux rangées de trois points allant vers le côté du visage à partir du nez, le long de la crête inférieure de l'os zygomatique (fig. 218), simultanément pendant trois secondes par point. La thérapie est effectuée une seule fois. Le thérapeute appuie avec une légère traction vers lui (fig. 215 à 217).

Fig. 219

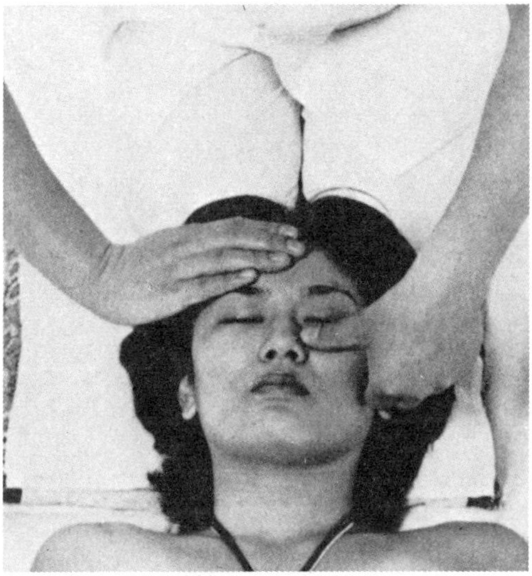

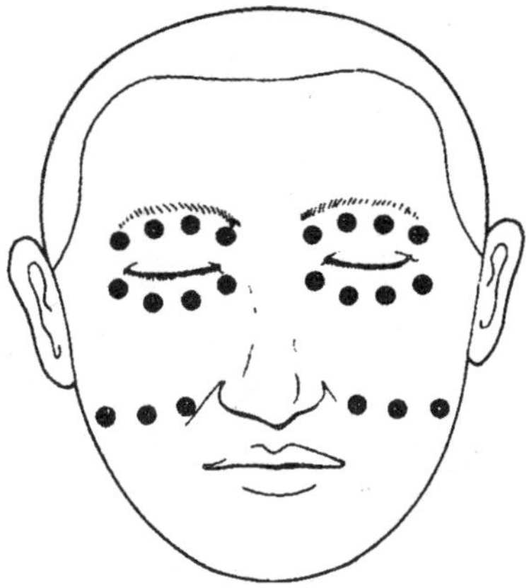

Fig. 218. Points shiatsu des régions zygomatique et orbitaire

Fig. 217

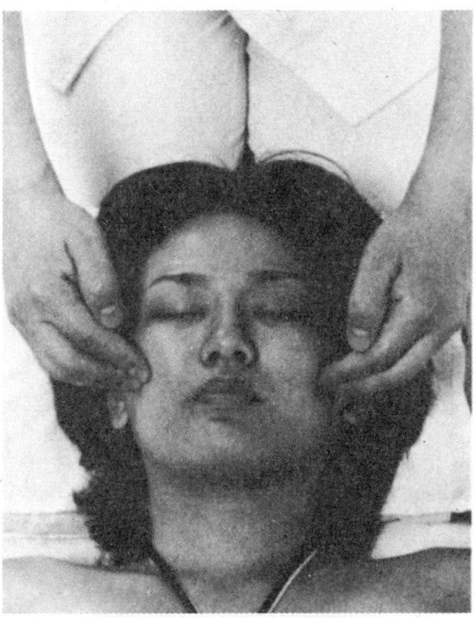

Pour traiter la zone orbitaire et les tempes, le thérapeute repose légèrement sa paume droite sur le côté droit du front du patient, les doigts dirigés vers l'intérieur. Puis, avec le pouce gauche il appuie chacun des quatre points (figs. 219 à 222) de la région infra-orbitaire, à partir du coin intérieur de l'œil vers le coin extérieur – trois secondes sur chaque point. La thérapie est effectuée une seule fois. Ensuite le thérapeute appuie sur chacun des quatre points allant du coin extérieur de l'œil droit, à travers la tempe droite, vers l'oreille (fig.

225) – trois secondes sur chaque point. La thérapie est effectuée une seule fois. Quand le traitement est terminé sur la zone orbitaire et sur la tempe gauche, on inverse les mains et on effectue la thérapie de la même façon du côté droit.

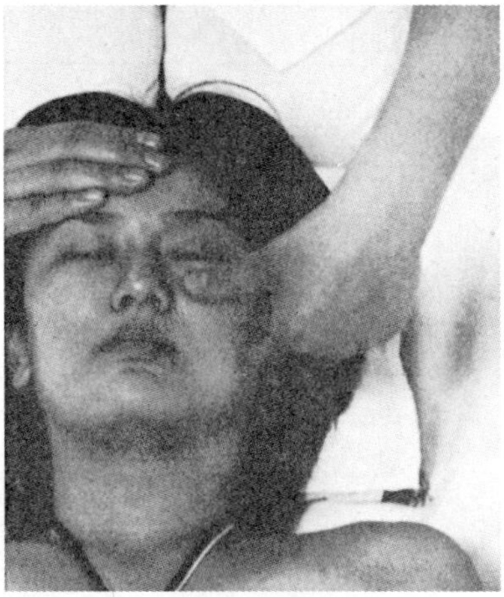

Fig. 220

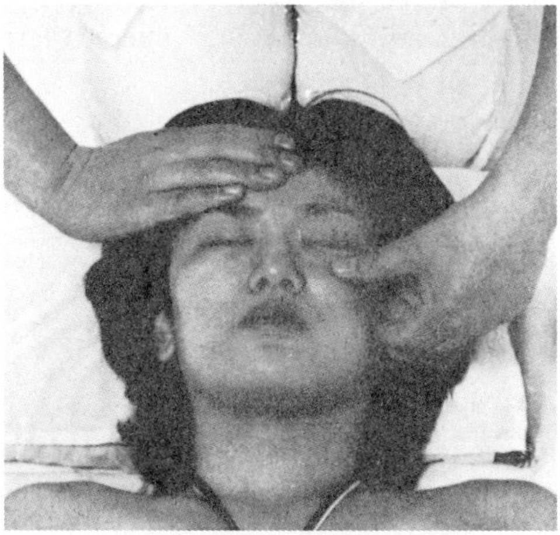

Fig. 221

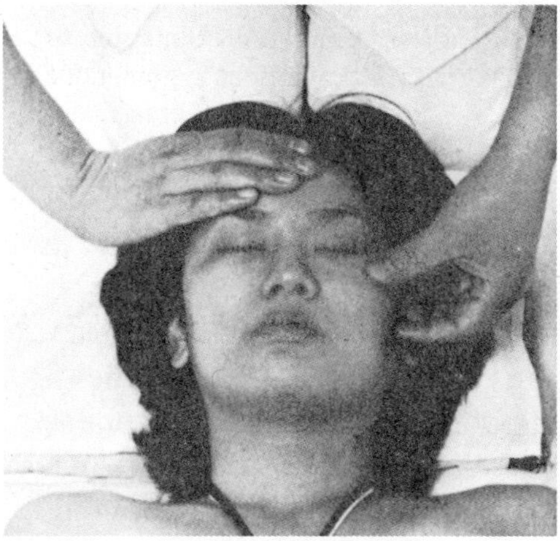

Fig. 222

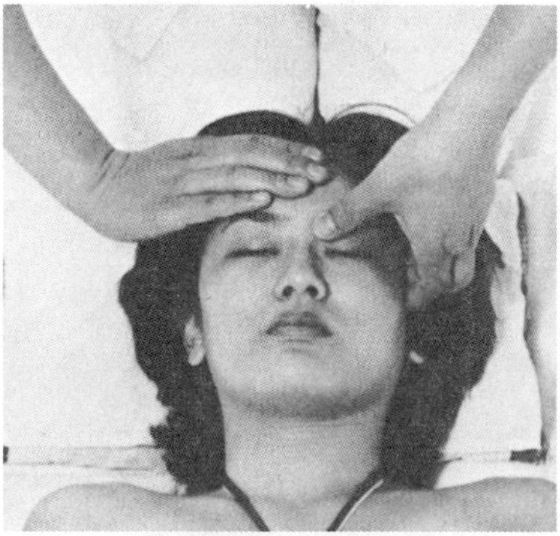

Fig. 223

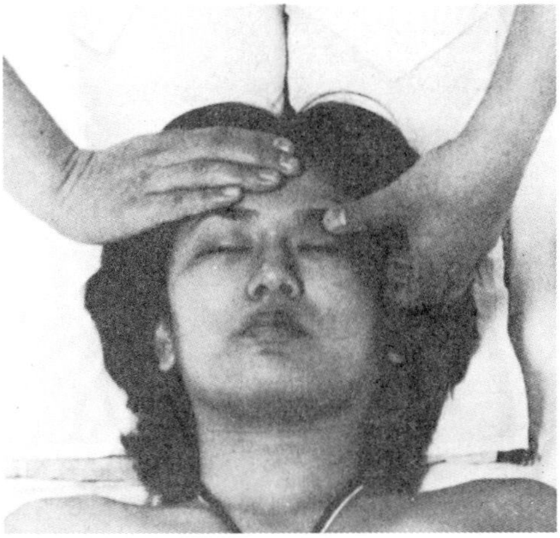

Fig. 224

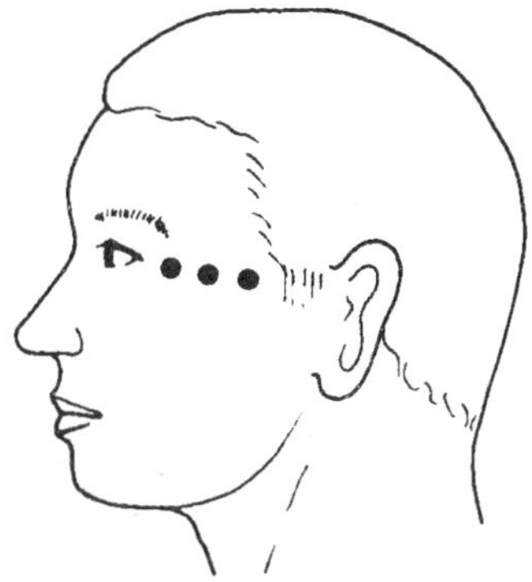

Fig. 225. Points shiatsu sur les tempes

Fig. 226

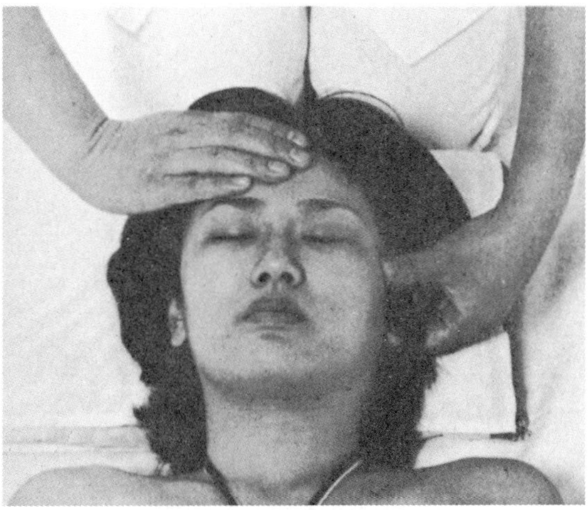

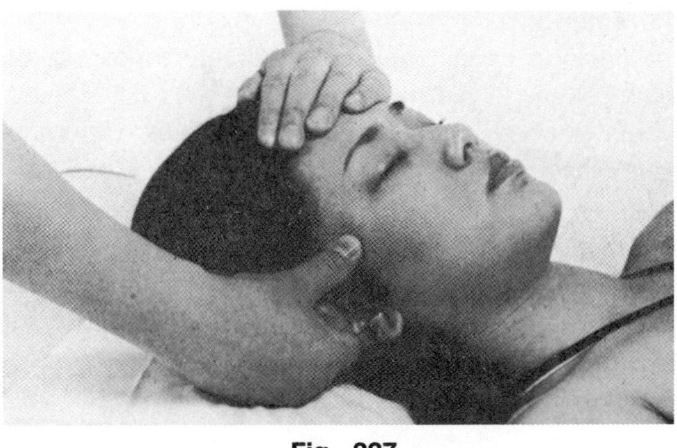

Fig. 227

Traitement 3 : pression de la paume sur les yeux

Le thérapeute place doucement ses paumes – les doigts joints par leurs extrémités – sur les yeux du patient et appuie pendant dix secondes (fig. 228). Avant d'effectuer ce traitement, le thérapeute doit couvrir les yeux du patient avec une serviette propre.

Fig. 228

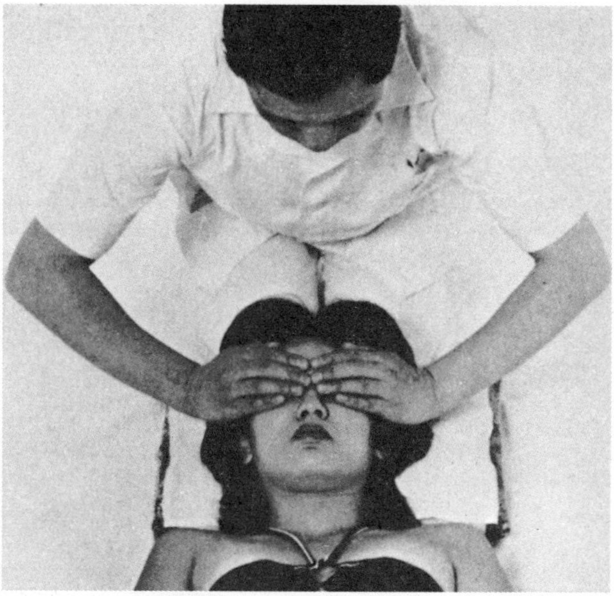

Poitrine

Traitement 1 : région inter-costale

Restant dans la position précédente, le thérapeute repose sa main droite – pouce écarté – sur la poitrine du patient, près de l'épaule. Il traite avec le pouce gauche les muscles inter-costaux (internes et externes). Les points de traitement sont situés entre les côtes sur six rangées commençant au sternum et allant vers les parties latérales du corps (fig. 229). Le thérapeute appuie avec le pouce gauche sur chaque point pendant deux secondes. La thérapie est effectuée une seule fois (figs. 230 à 232). Ensuite, plaçant sa main gauche sur la partie supérieure de la poitrine du patient et utilisant le pouce droit, le thérapeute effectue le même traitement sur les muscles inter-costaux de droite.

Fig. 229. Points shiatsu de la région pectorale

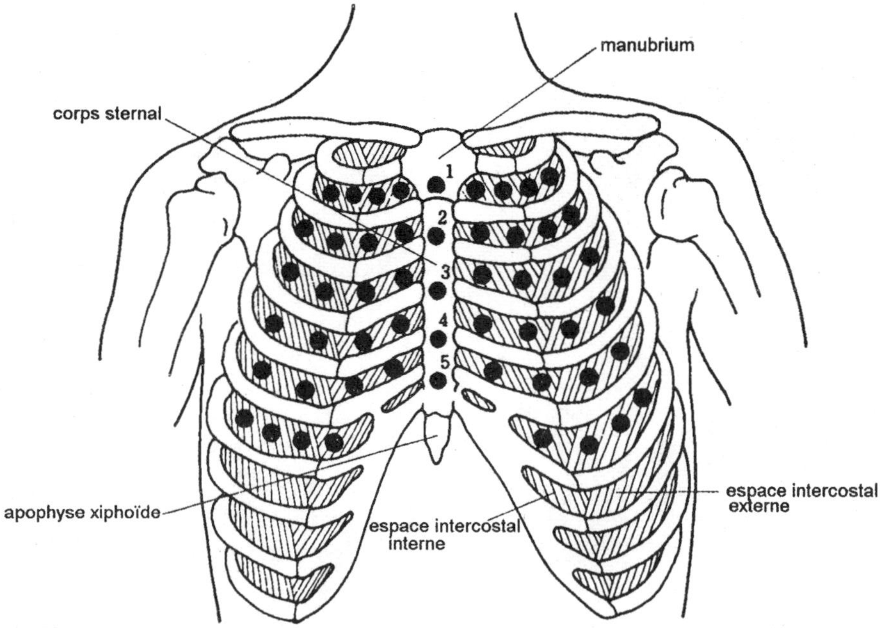

Traitement 2 : Pression circulaire de la paume sur les régions sternale et pectorale

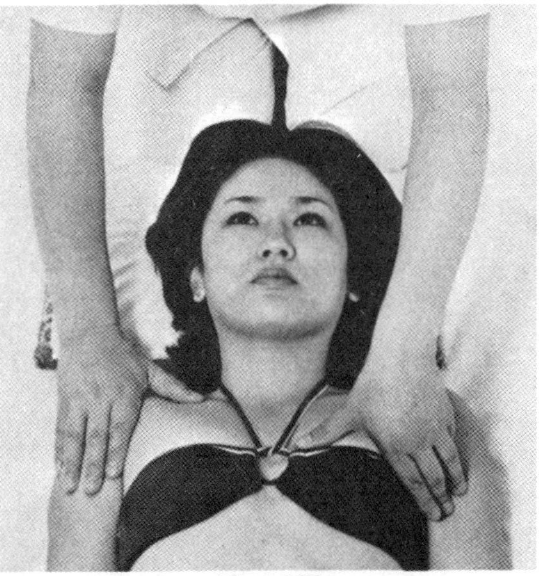

Fig. 230

Dans la même position, en utilisant les pouces dont les extrémités sont jointes, le thérapeute appuie pendant trois secondes sur chacun des cinq points allant d'en dessous du manubrium sternal vers l'appendice xiphoïde (fig. 229). Le traitement est répété trois fois (figs. 233 et 234). La pression ne doit être ni forte ni brusque et on ne doit pas l'appliquer directement sur l'appendice xiphoïde.

Fig. 233. Traitement du

corps sternal

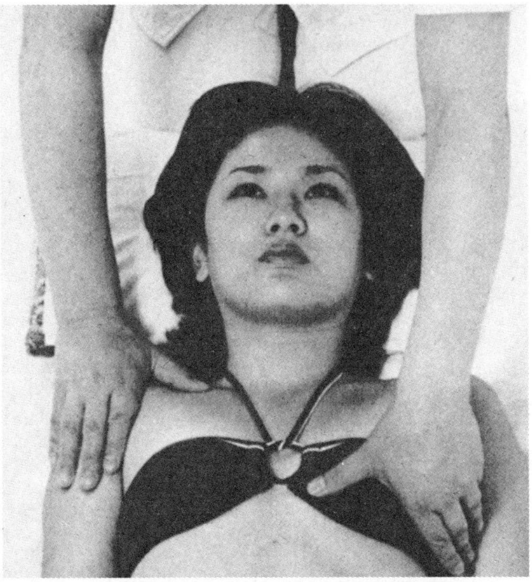
Fig. 231

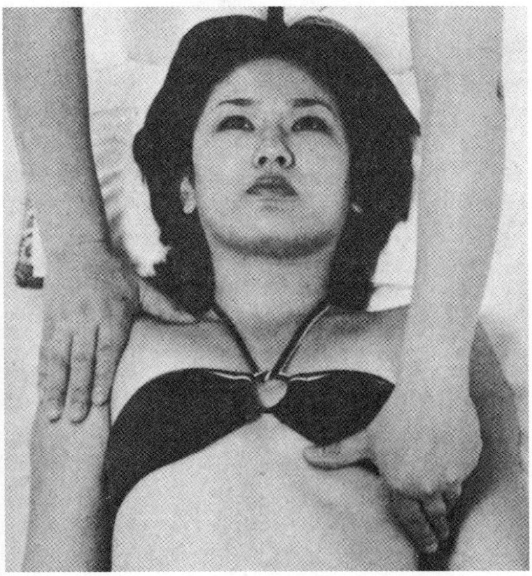
Fig. 232

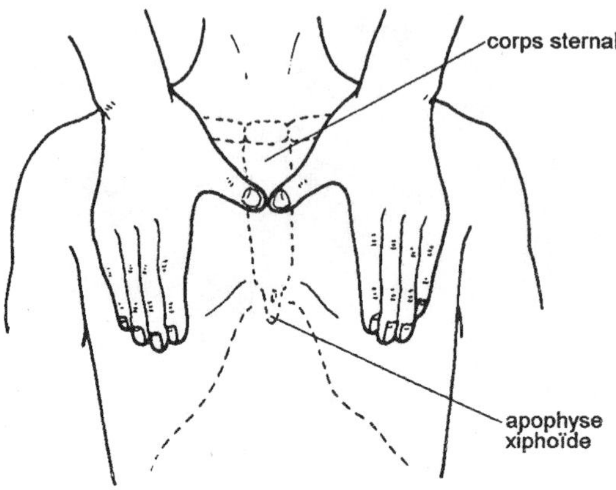

Ensuite, le thérapeute applique une pression circulaire avec ses deux paumes simultanément (dix fois) sur la région pectorale (poitrine) du patient, vers l'extérieur (fig. 235). Finalement, ramenant ses paumes vers la zone pectorale supérieure et les appuyant bien contre le corps du patient, le thérapeute caresse vers le bas en traversant la zone pectorale et demande au patient d'expirer pendant ce mouvement (figs. 236 à 238). Cette thérapie est effectuée deux fois, ensuite les paumes reviennent sur la partie pectorale supérieure du corps du patient.

Fig. 234

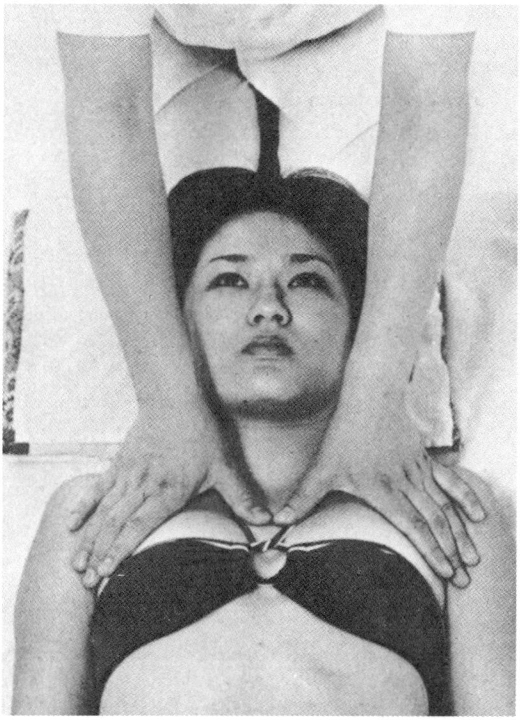

Fig. 235. Pression circulaire
sur la région pectorale

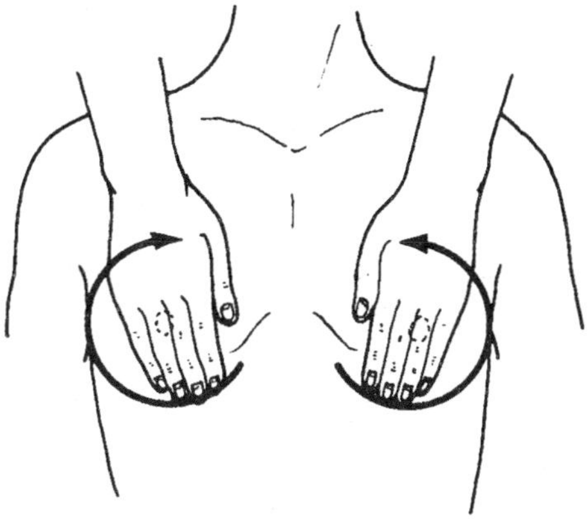

Le thérapeute applique
une pression circulaire
suivant le sens des flèches

Fig. 237

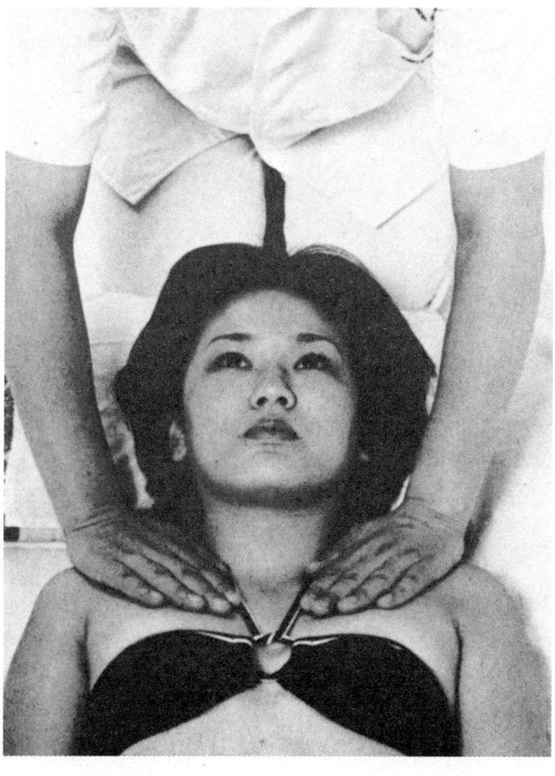

Fig. 236. Pression descendante
sur la région pectorale

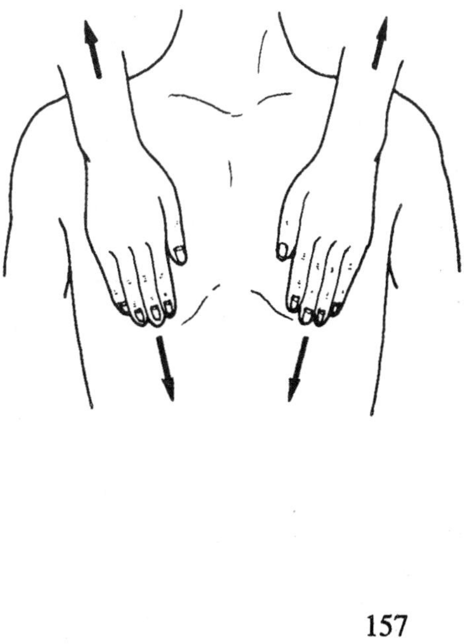

Fig. 238

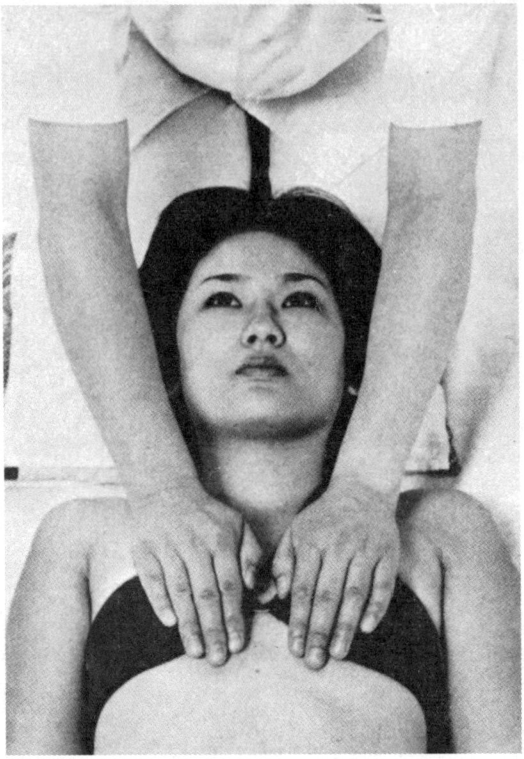

Abdomen

Fig. 239. Anatomie de la région abdominale

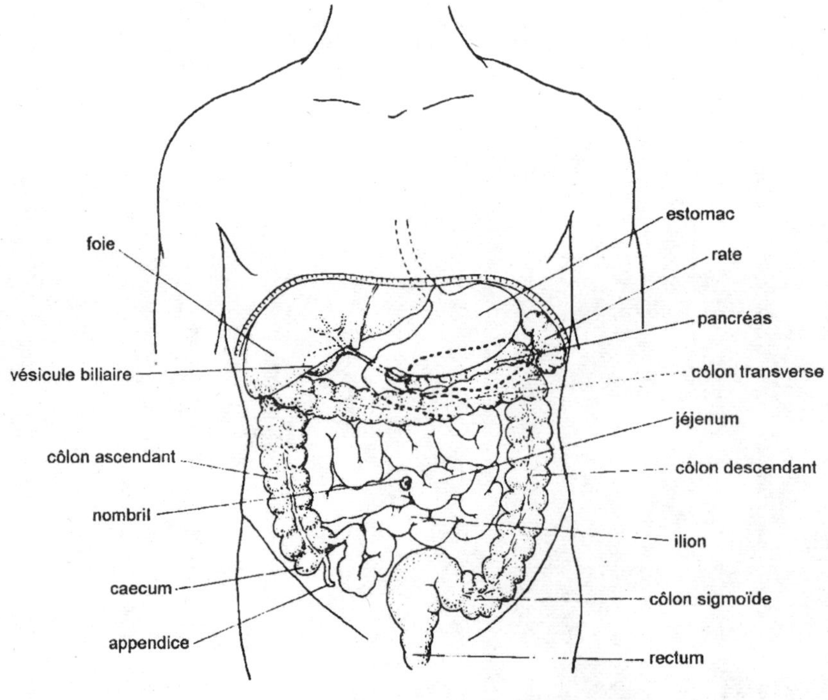

Fig. 240. Les muscles de la région abdominale

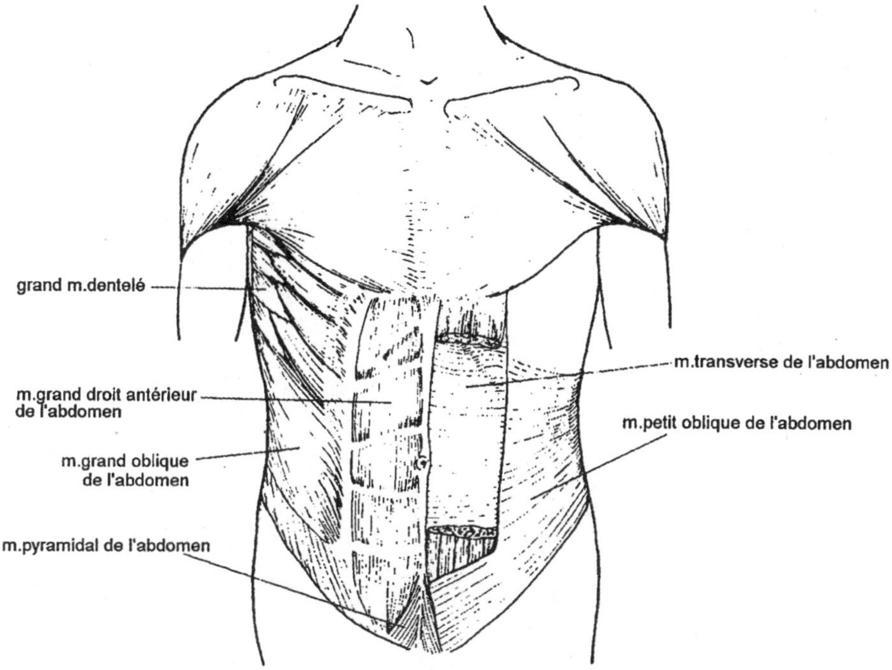

Traitement 1 : séries de pressions avec la paume

Fig. 241. Points pour les séries de pression avec la paume

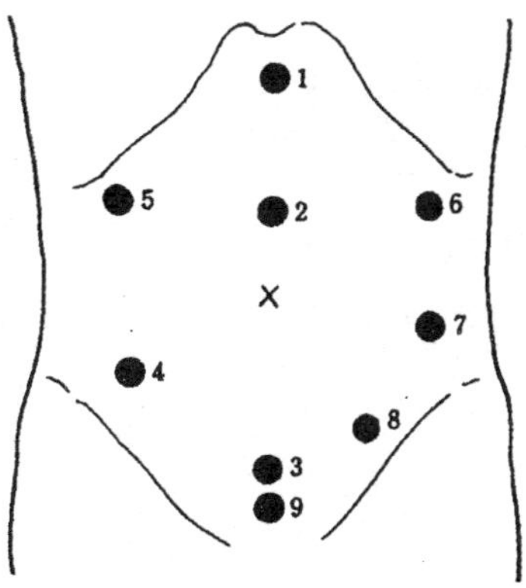

Le thérapeute s'agenouille tourné vers la région abdominale latérale droite du patient. Etendu sur le dos le patient soit place ses mains sur la poitrine, soit tend le bras droit perpendiculairement au corps et le bras gauche le long du corps. Sa paume gauche à plat sur son genou gauche, le thérapeute cherche et appuie avec sa paume droite le points suivants dans l'ordre : 1. Partie supérieure de l'estomac ou creux épigastrique, 2. intestin grêle, 3. vessie, 4. caecum, 5. foie, 6. rate, 7. côlon descendant, 8. côlon sigmoïde, 9.

rectum (figs 239 à 241). Chaque application dure trois secondes et le traitement est répété trois fois (figs 242 à 250).

Fig. 242

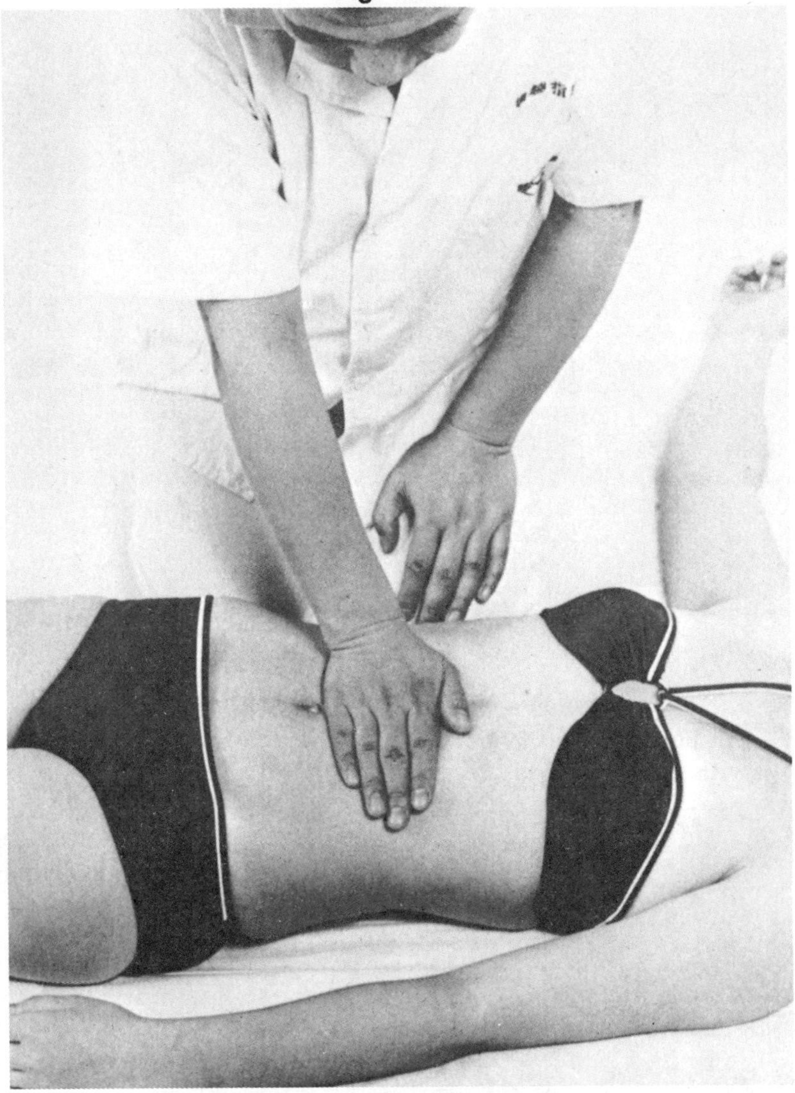

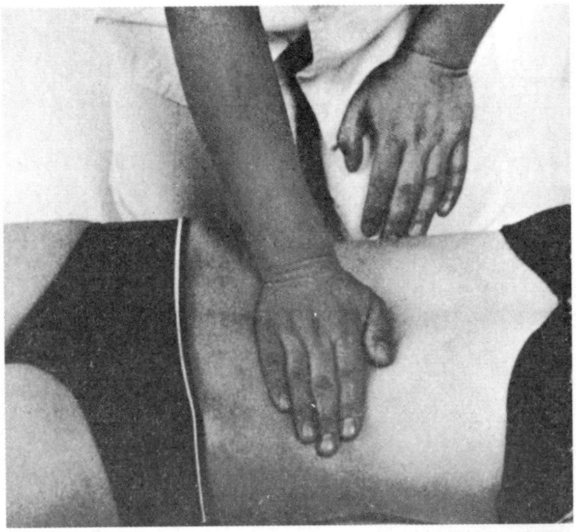

Fig. 243

Fig. 244

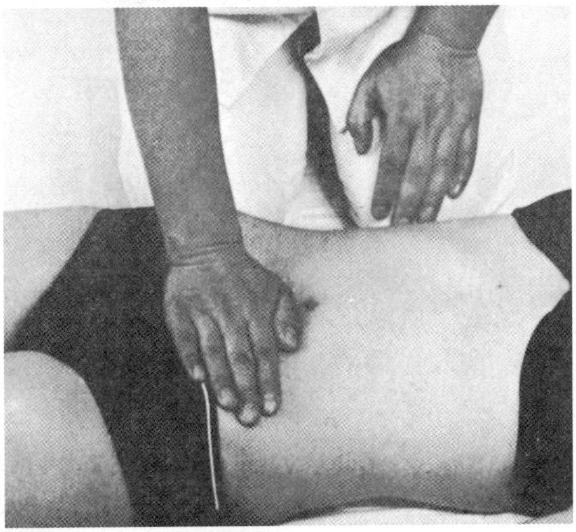

Fig. 245

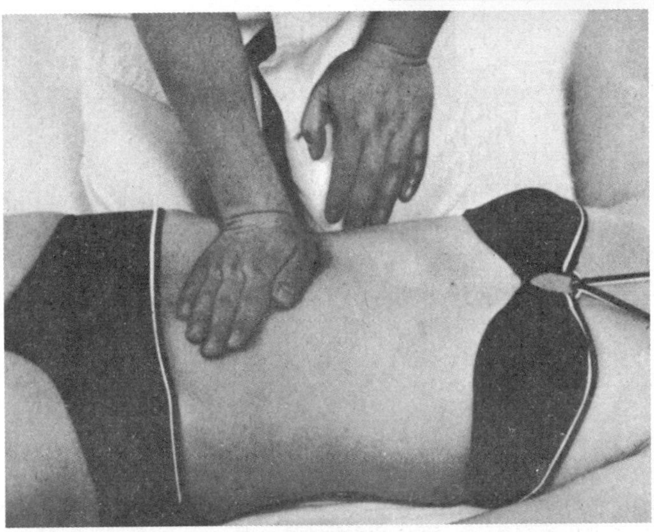

Fig. 246

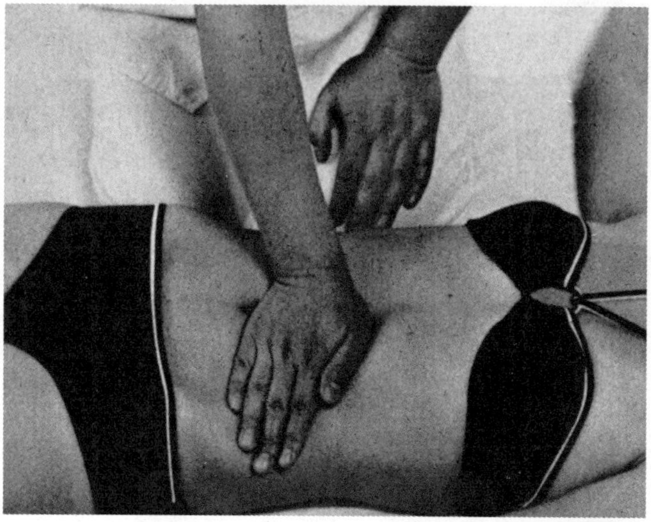

Fig. 247

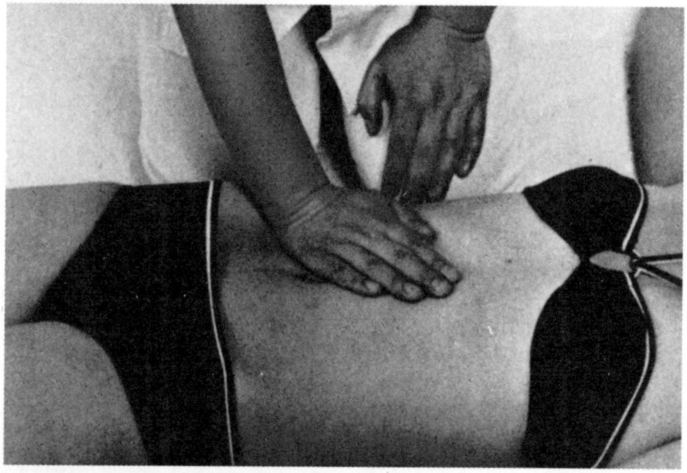

Fig. 248

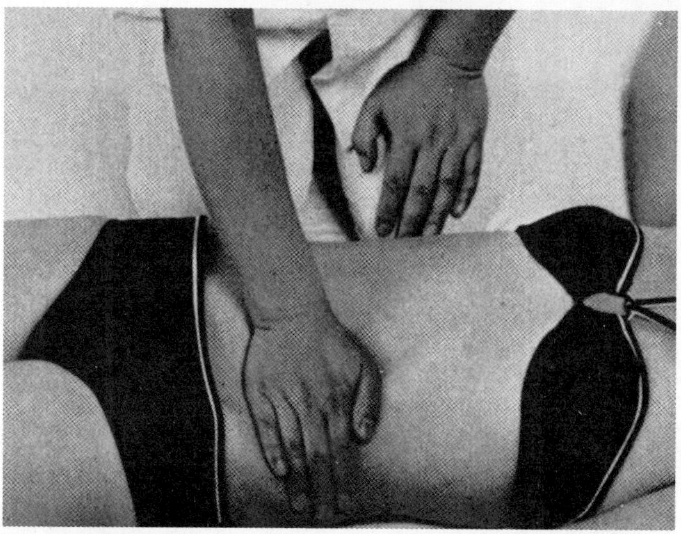

Fig. 249

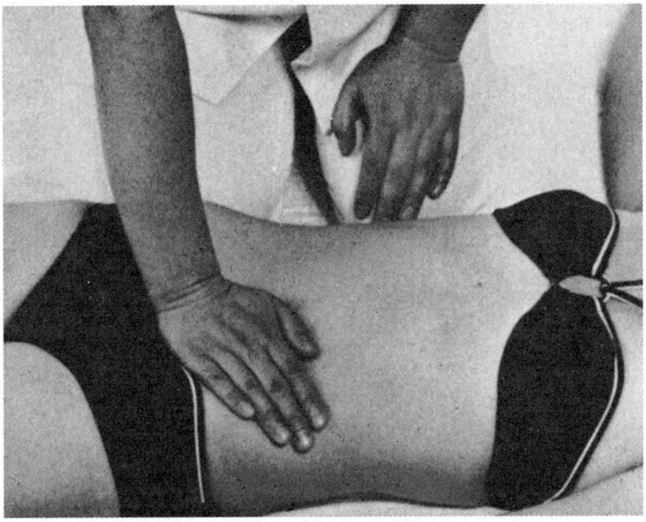

Fig. 250

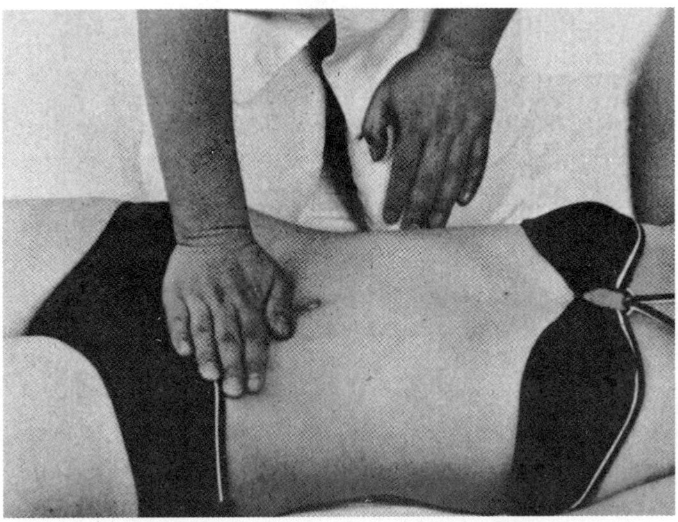

Traitement 2 : vingt points sur l'abdomen

Fig. 251. Les vingt points de l'abdomen

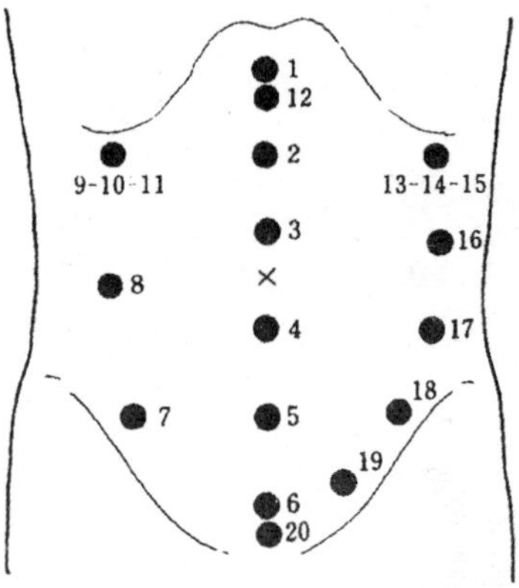

Le thérapeute s'agenouille sur le genou droit près de la fesse droite du patient. Son genou gauche et ses hanches sont redressés. Les vingt points abdominaux (fig. 251) sont répartis ainsi : 1, 2 et 3: du creux épigastrique jusqu'au-dessus du nombril ; 4, 5 et 6 : sous le nombril jusqu'à la vessie ; 7 : à l'emplacement du caecum ; 8 : à l'emplacement du côlon ascendant ; 9, 10 et 11 : à l'emplacement du foie ; 12 : à l'emplacement de l'estomac ; 13, 14 et 15 à l'emplacement de la vésicule biliaire ; 16, 17 et 18 à l'emplacement du côlon descendant ; 19 : à l'emplacement du côlon sigmoïde et 20 : à l'emplacement du rectum. Les bords extérieurs des pouces sont joints et les autres doigts sont écartés pour former un W avec les pouces. La pression est synchronisée avec la respiration du patient. Chaque pression dure trois secondes et les vingt points sont traités trois fois (figs 252 à 268).

Fig. 253

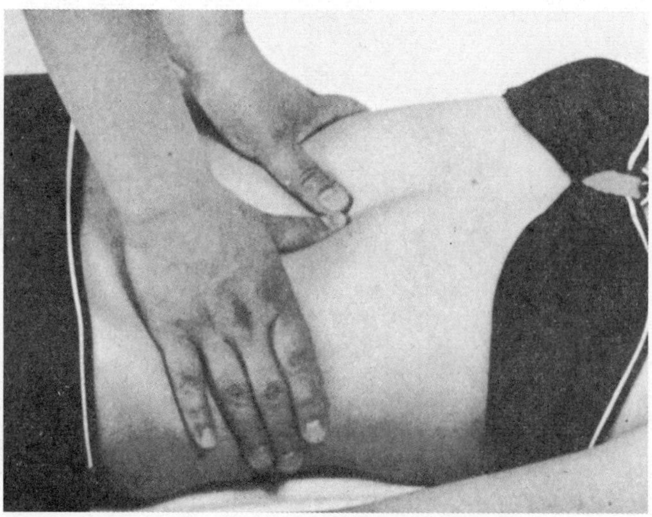

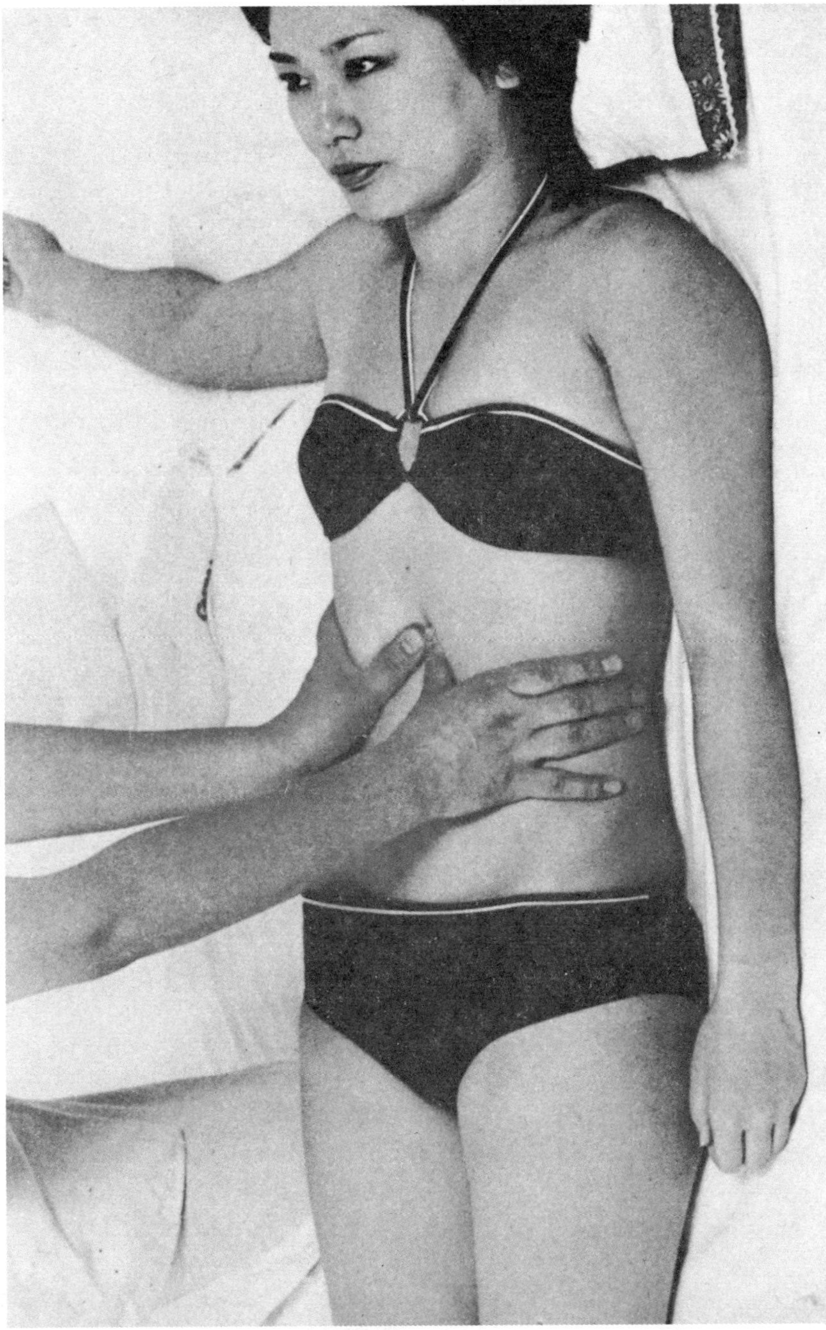

Fig. 252

Fig. 254

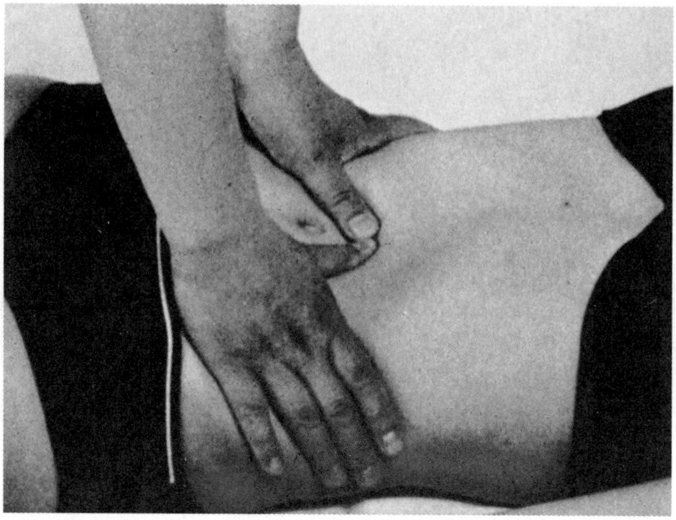

Fig. 255

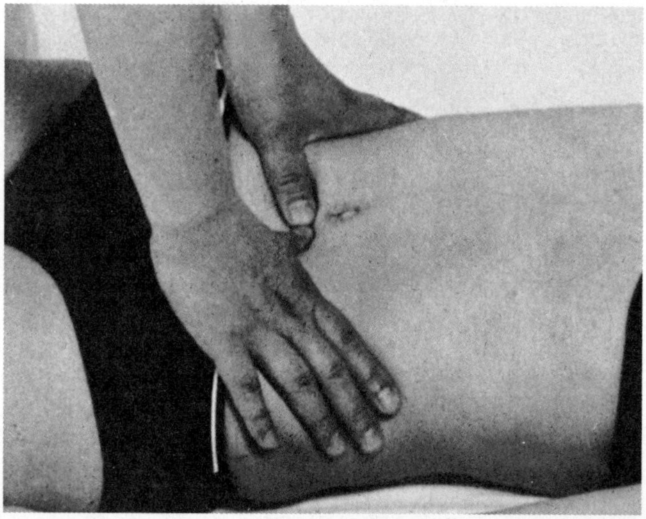

Fig. 256

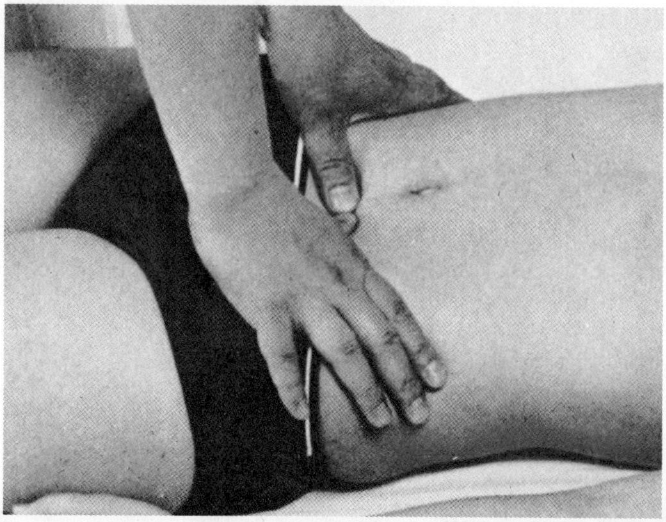

Fig. 257

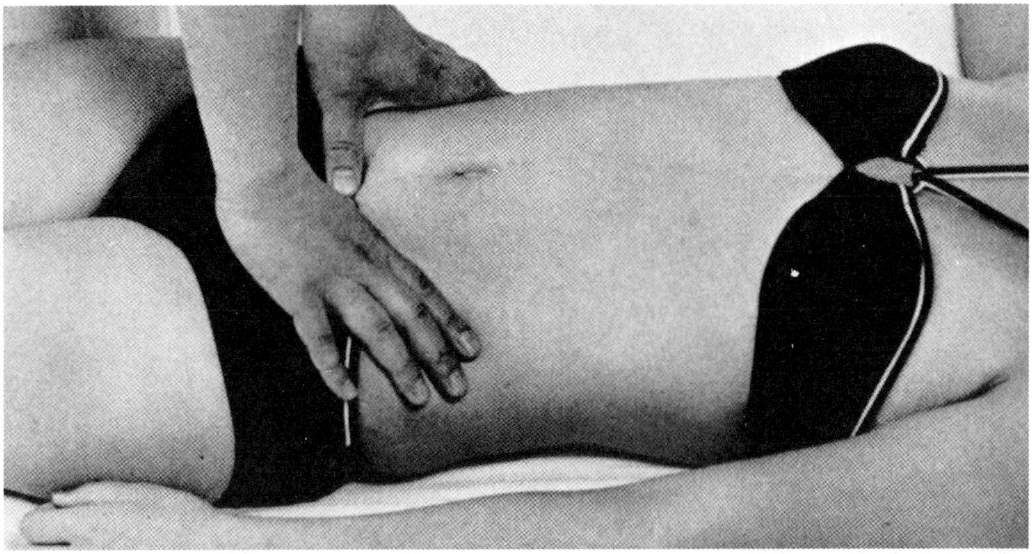

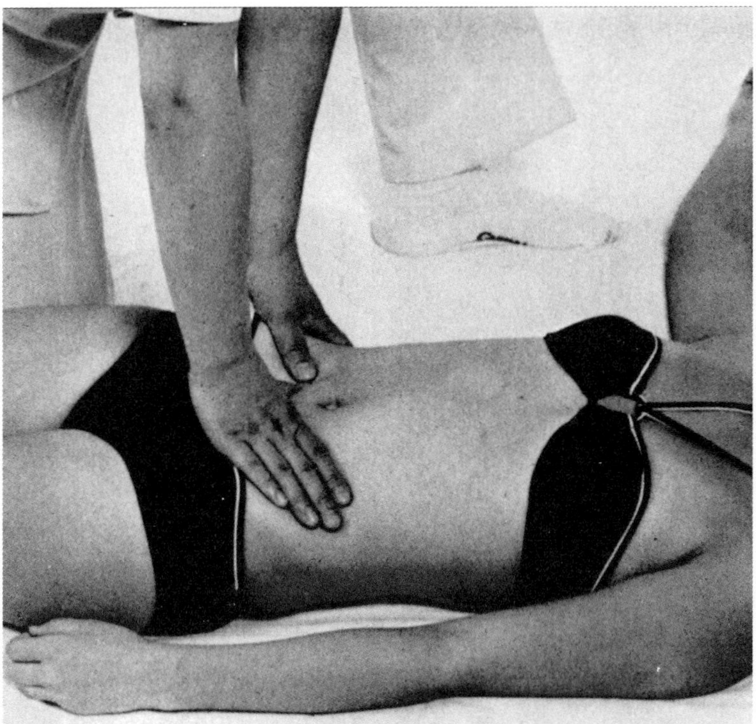

Fig. 258

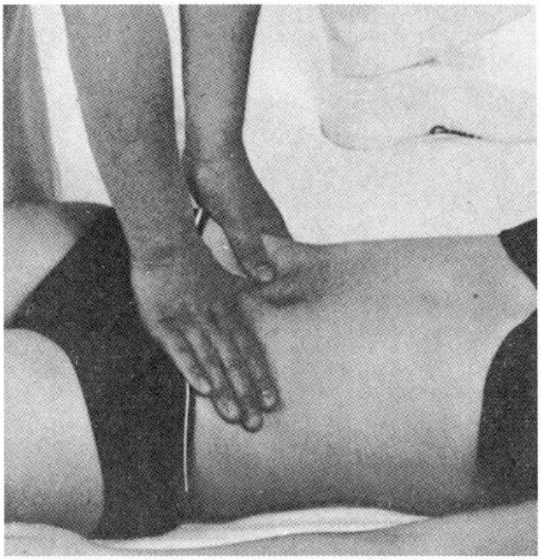

Fig. 259

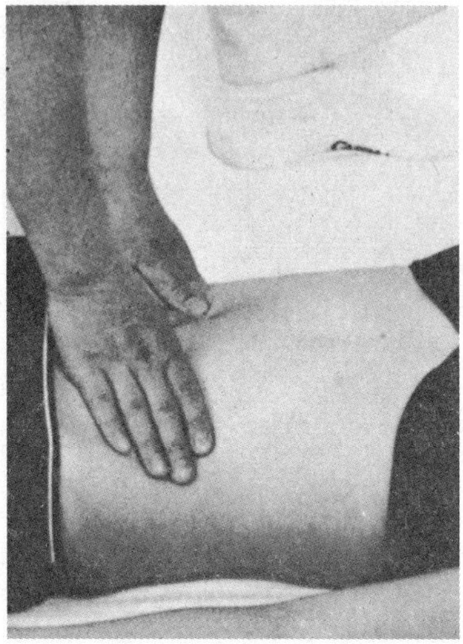

Fig. 260

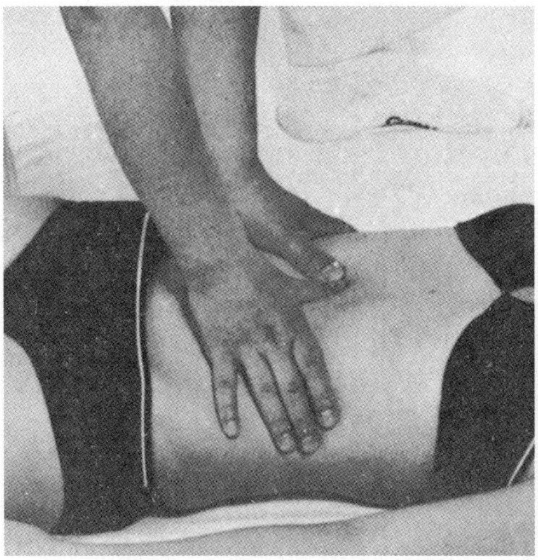

Fig. 261

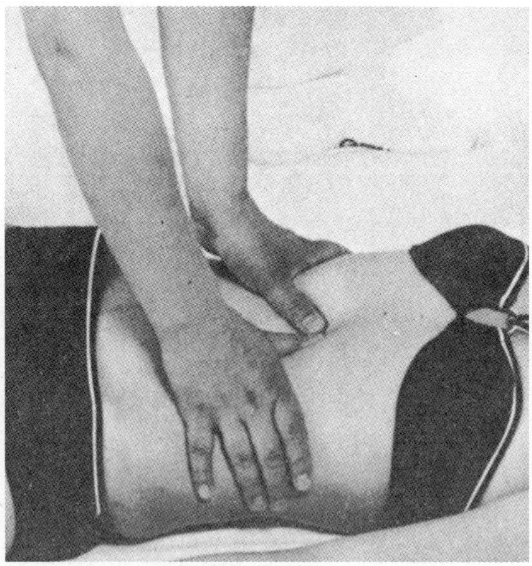

Fig. 262

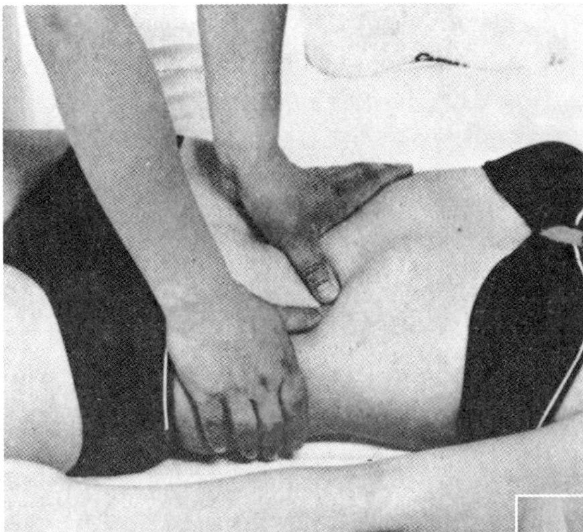

Fig. 263

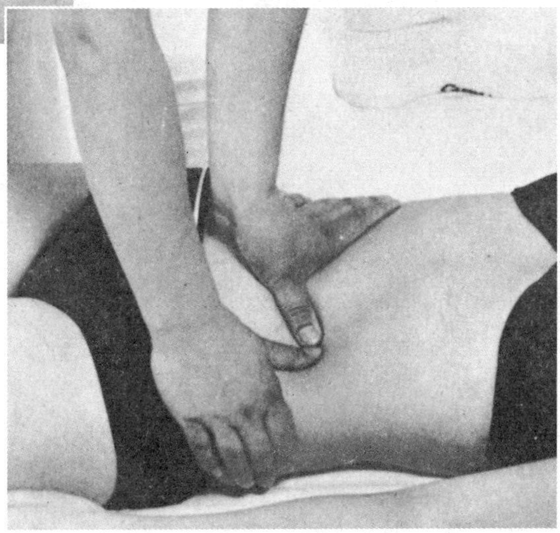

Fig. 264

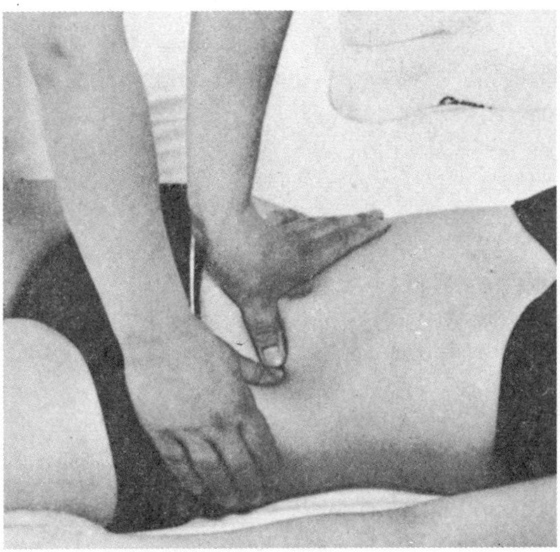

Fig. 265

Fig. 266

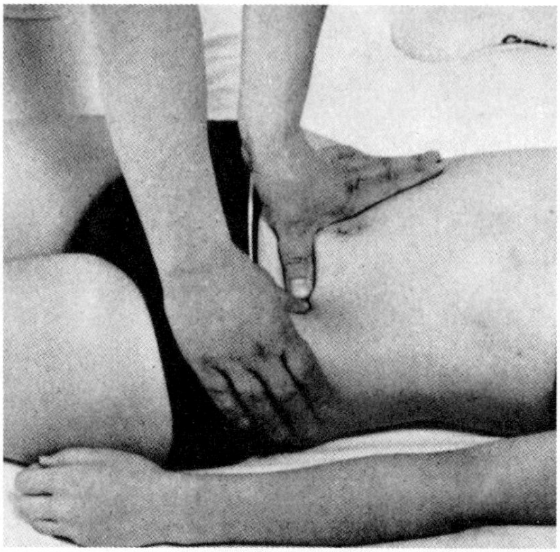

Fig. 267

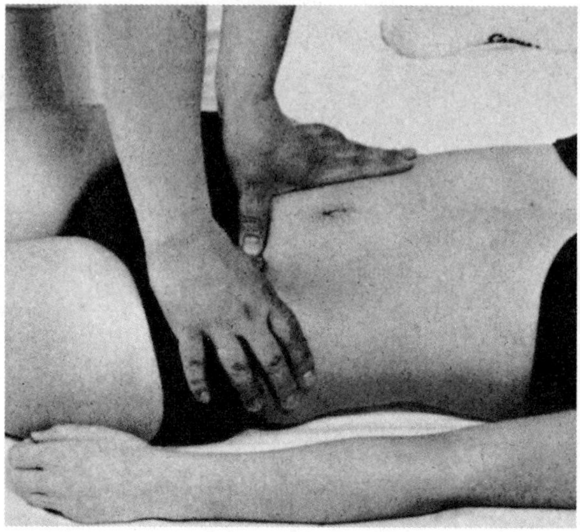

Fig. 268

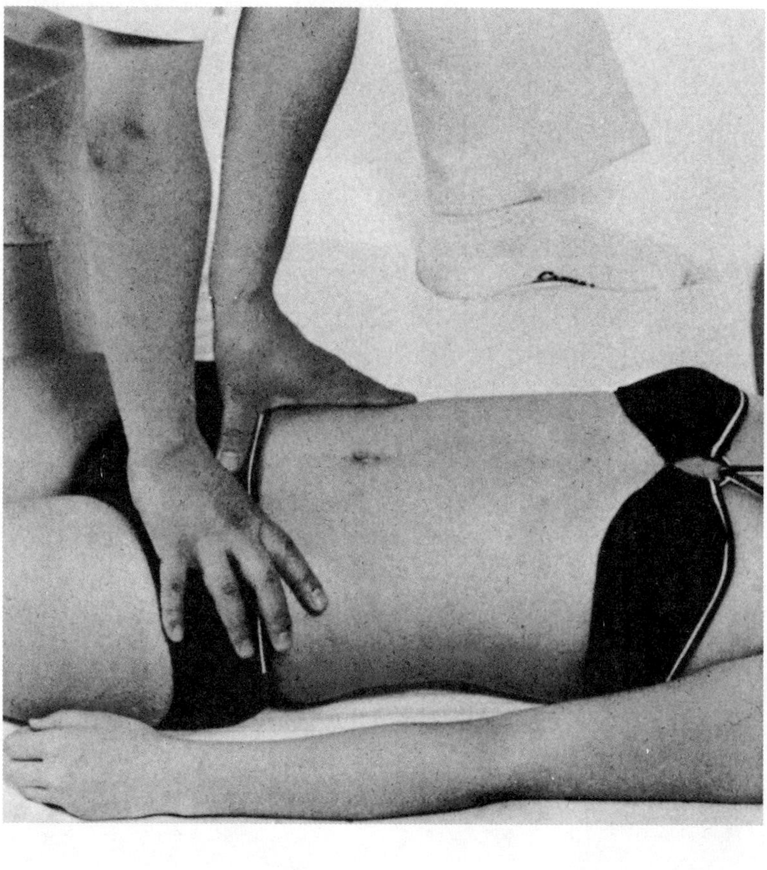

Traitement 3 : région de l'intestin grêle

Dans la même position, le thérapeute appuie avec les bords des deux pouces joints sur chacun des huit points de l'intestin grêle, trois seconde par point (fig. 269).

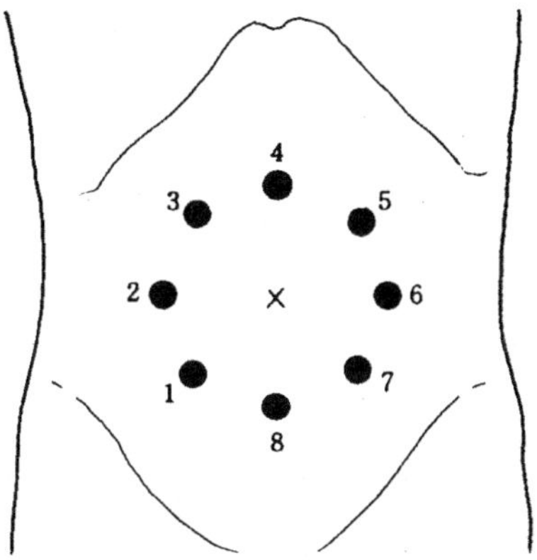

Fig. 269. Points shiatsu de l'intestin grêle

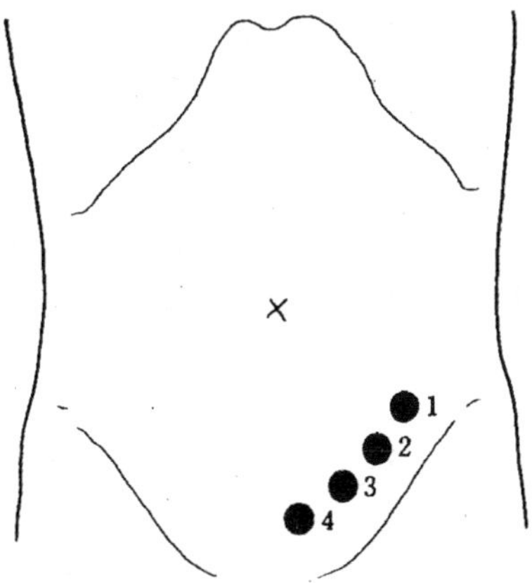

Fig. 270. Points shiatsu du côlon sigmoïde

Fig. 271

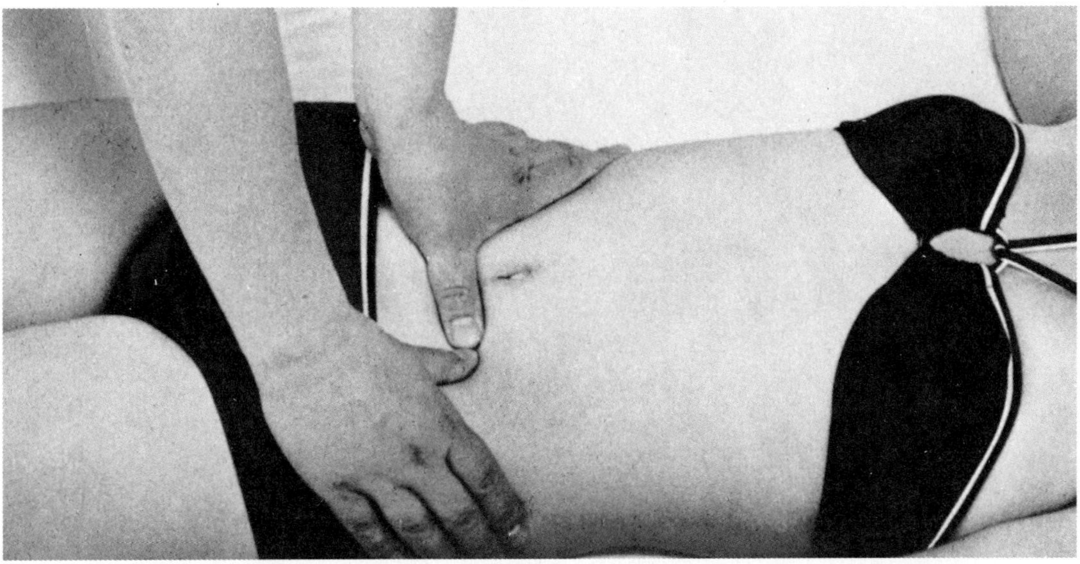

Les pressions commencent à un endroit situé obliquement sur la droite (du patient) et au-dessus du nombril et sont appliquées circulairement, dans le sens des aiguilles d'une montre. Le traitement est répété trois fois.

Traitement 4 : région du côlon sigmoïde

Dans la même positon que précédemment, le thérapeute repose légèrement sa paume gauche sur l'épine iliaque antéro-supérieure du patient. Il appuie pendant trois secondes sur chacun des quatre points du côlon sigmoïde avec la partie charnue du pouce droit, se déplaçant par petites étapes à partir du point 1 (fig. 270). Le traitement est répété trois fois (fig. 271).

Traitement 5 : pression ondulante avec la paume

Agenouillé devant l'abdomen du patient, le thérapeute place ses paumes sur sa région abdominale latérale gauche, les doigts dirigés en avant et la main centrée sur le nombril. Simultanément, avec les autres doigts des deux mains, il tire la zone du côlon sigmoïde et pousse la zone du côlon ascendant avec les carpes (figs. 272 à 275). Il répète cette traction et cette poussée ondulatoires cinq fois.

Fig. 272. Pression ondulatoire et pression circulaire avec la paume

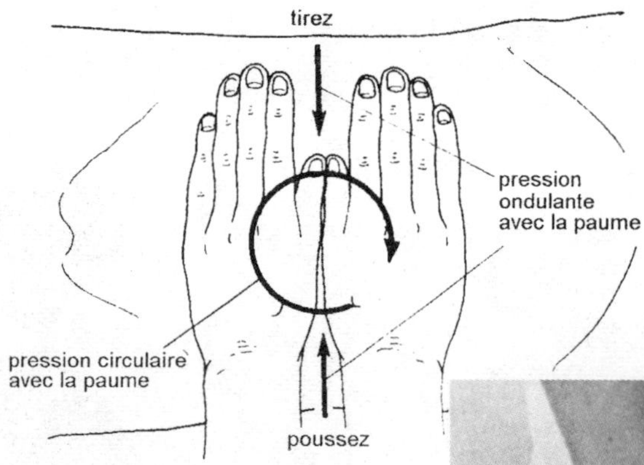

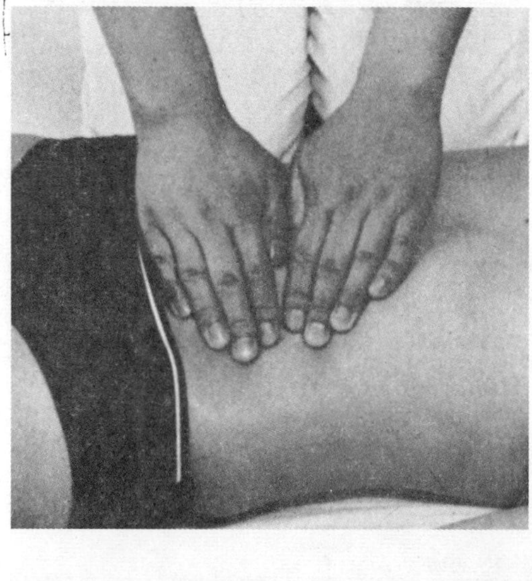

Fig. 273

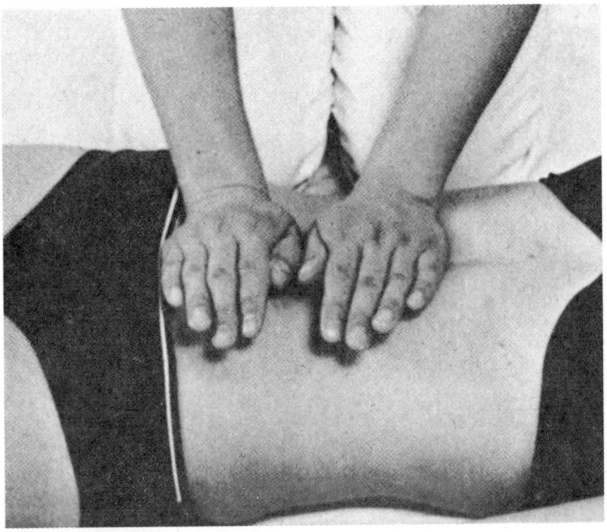

Fig. 274▲

Fig. 275 ▶

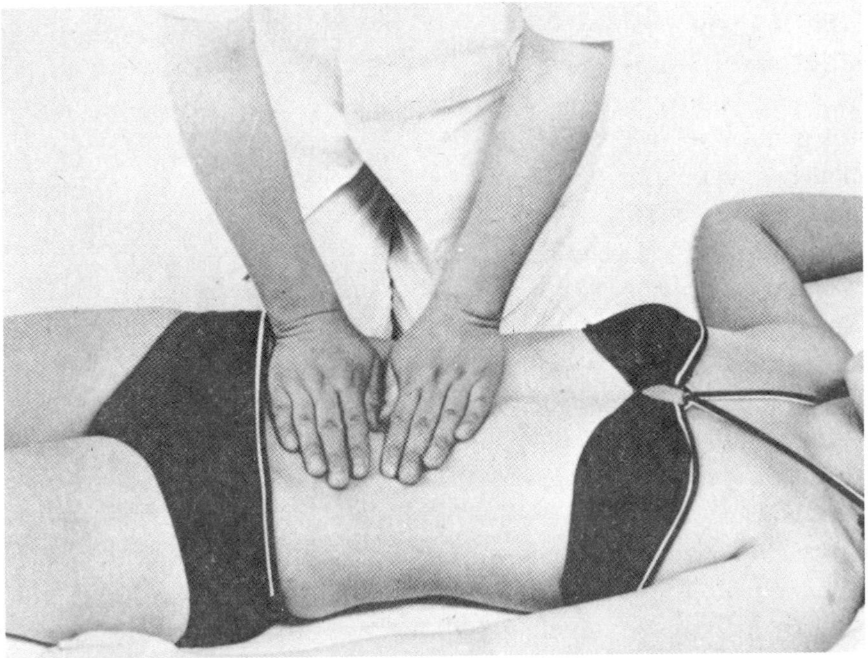

Fig. 276. Pression vibratoire avec la paume

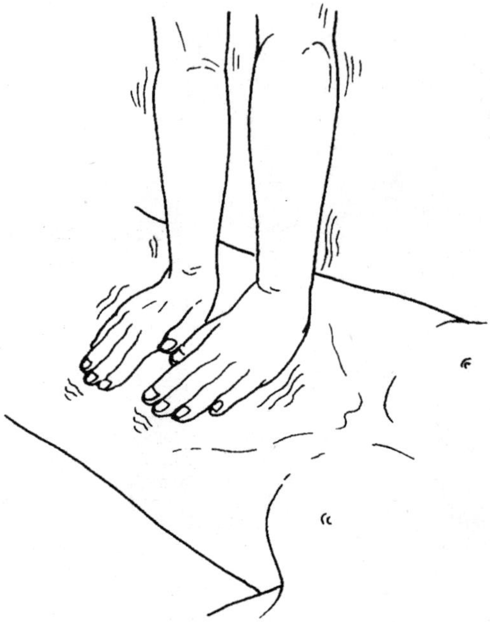

Traitement 6 : pression circulaire et pression vibratoire avec la paume

Se redressant sur ses hanches tout en restant par ailleurs dans la même position que précédemment, le thérapeute place ses paumes sur le centre de l'abdomen du patient. Appuyant fermement ses mains sur le corps du patient de façon à exercer une action aspirante légère, pénétrante, le thérapeute effectue des mouvements circulaires dans le sens des aiguilles d'une montre dix fois (fig. 272), puis applique dix secondes de pression vibratoire avec les deux paumes (fig. 276).

Fig. 277. Pression avec la paume sur l'épine iliaque antéro-supérieure

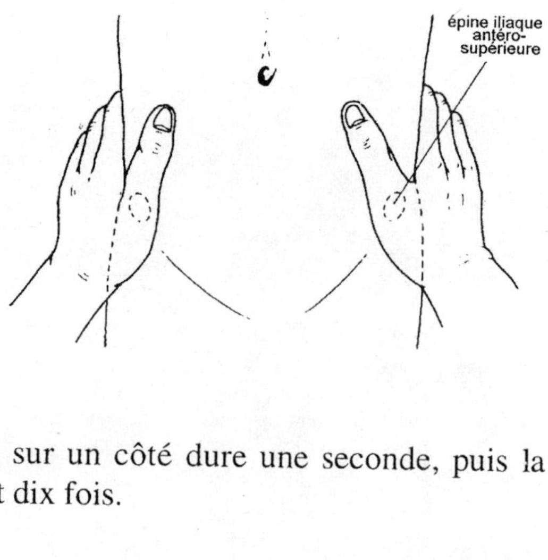

Traitement 7 : épine iliaque antéro-supérieure

Le genou droit sur le sol et le gauche relevé, le thérapeute s'agenouille sur le côté droit du patient, au niveau des cuisses de celui-ci, et se redresse sur ses hanches. Il applique une pression verticale alternativement avec la paume gauche puis avec la droite, en maintenant les pouces sur les épines iliaques antéro-supérieures droite et gauche (figs 277 à 279). L'application sur un côté dure une seconde, puis la série est répétée rythmiquement dix fois.

Fig. 278

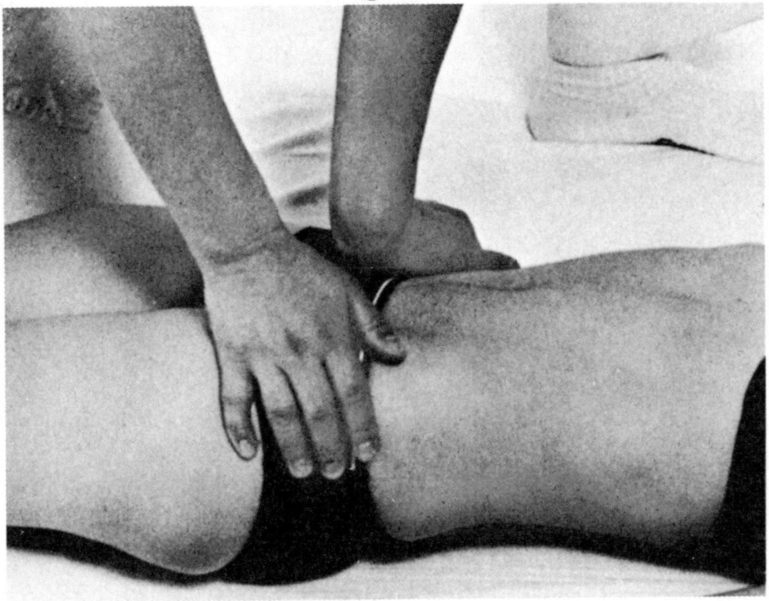

Fig. 279

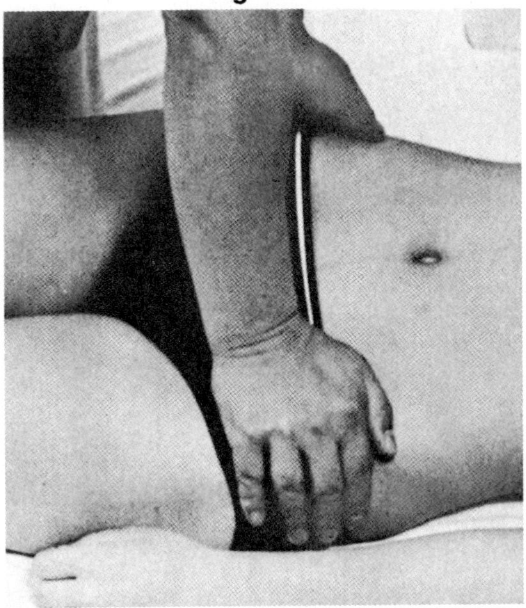

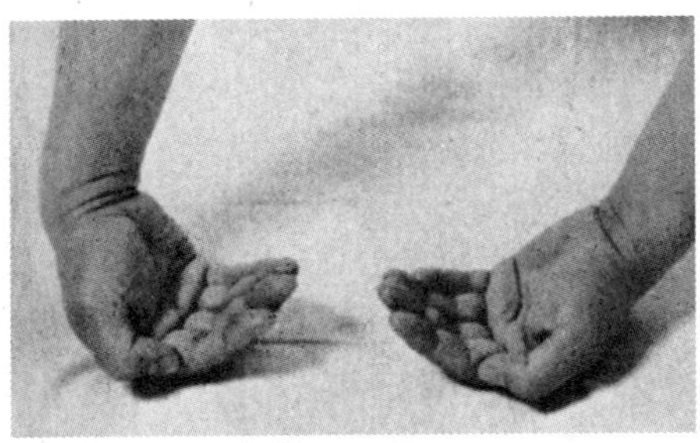

Fig. 280

Traitement 8 : pétrissage de la région abdominale vers le haut

Restant dans la même position et joignant les doigts, paumes dirigées vers le haut (fig. 280), le thérapeute glisse ses mains sous le corps du patient jusqu'à ce que les bouts de ses doigts atteignent les points situés directement sous le nombril et sur les côtés de la troisième vertèbre lombaire.

Fig. 281 ▶

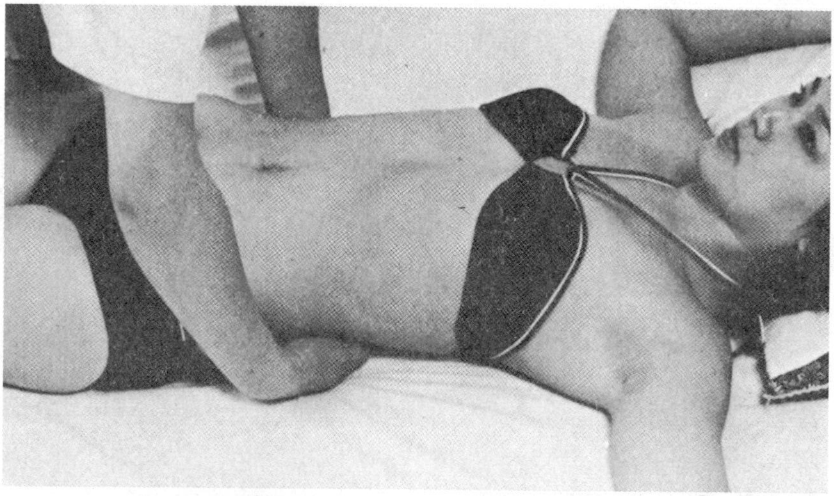

Fig. 282

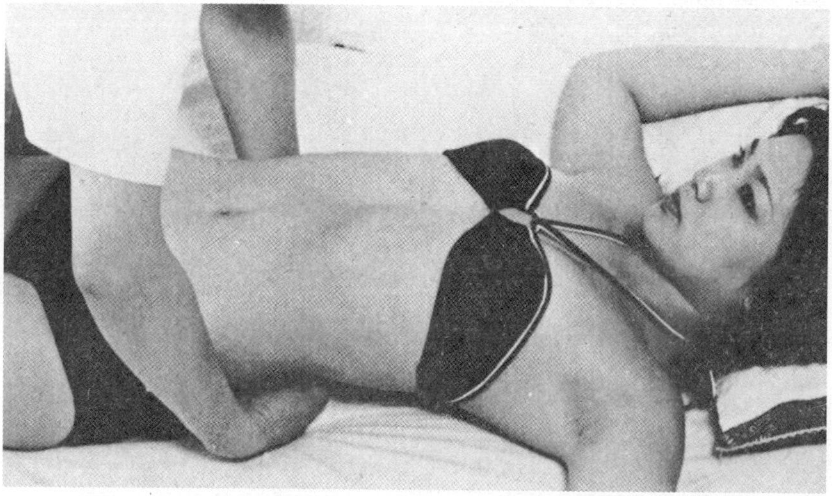

Ensuite, utilisant la partie charnue des doigts, le thérapeute effectue un mouvement de pétrissage vertical (figs 281 et 282). Pendant ce traitement les dos des mains restent sur le sol et ne bougent pas. Les quatre doigts doivent utiliser le principe du levier. La thérapie est répétée trois fois. Pour ne pas inter-férer avec le travail du thérapeute le patient doit garder les bras tournés vers le haut, pliés au coude.

Traitement 9 : région abdominale latérale

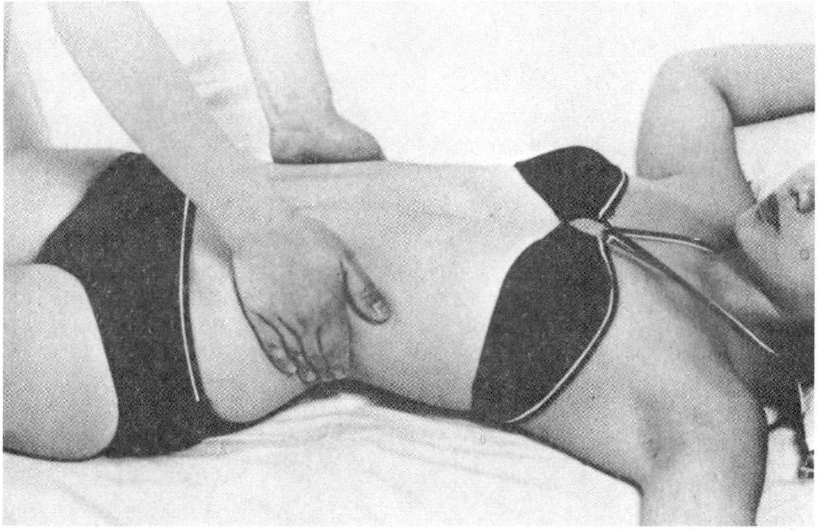

Fig. 283

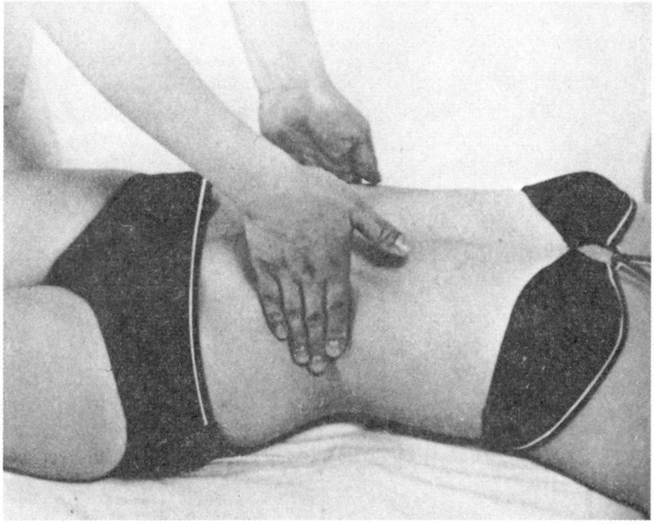

Fig. 284

Dans la même position, le thérapeute place ses paumes sur les zones abdominales latérales du patient. Les quatre doigts de chaque main sont joints et dirigés vers le bas. Le thérapeute tire simultanément ses mains vers le haut en appuyant sur les deux régions abdominales latérales (figs 283 à 285). La thérapie est répétée trois fois rapidement. Quand le thérapeute lève ses paumes de l'abdomen du patient, elles doivent se faire face.

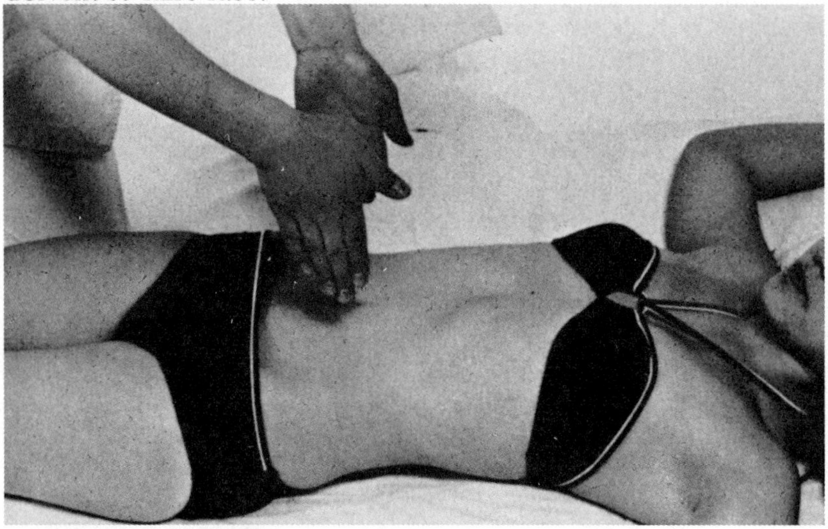

Fig. 285

Traitement 10 : pression avec la paume et pression vibratoire sur la zone abdominale

Dans la même positon, le thérapeute caresse l'abdomen du patient, du creux épigastrique vers le bas, rapidement et régulièrement, dix fois, alternant d'abord la paume gauche puis la droite (figs 286 à 288). Ensuite il place sa paume droite – doigts dirigés vers le creux épigastrique – sur le nombril du patient,

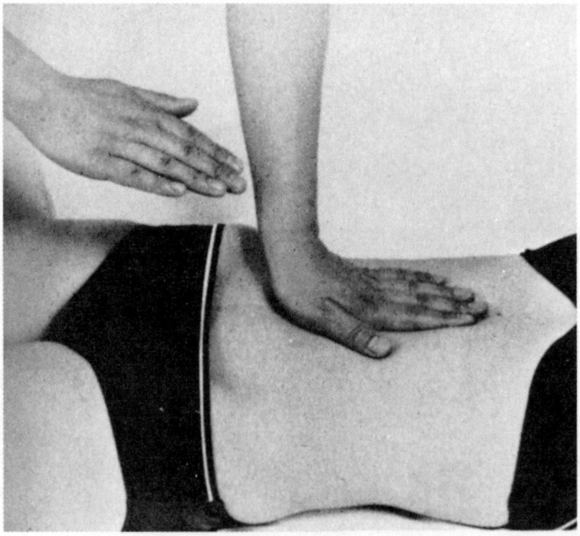

Fig. 286

Fig. 287

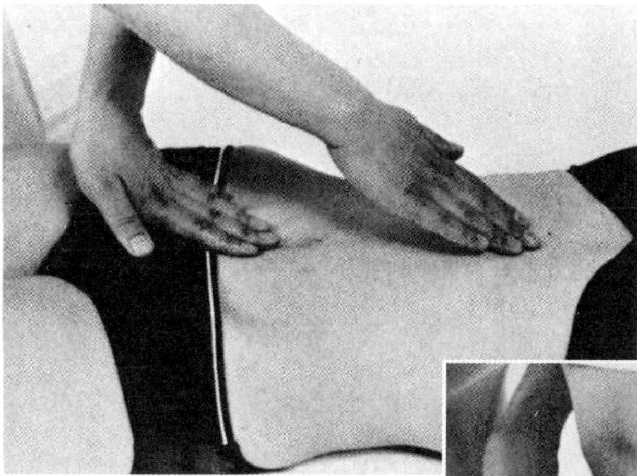

pose sa paume gauche perpendiculairement sur sa paume droite (formant un angle droit) et applique dix secondes de pression vibratoire (fig. 289).

Fig. 288

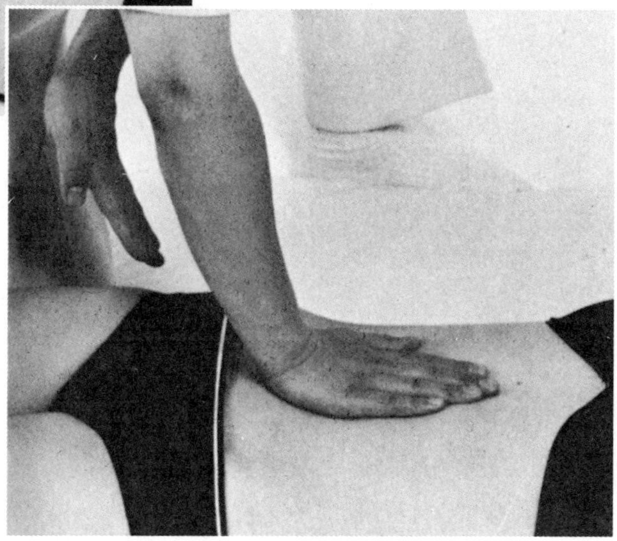

Fig. 289

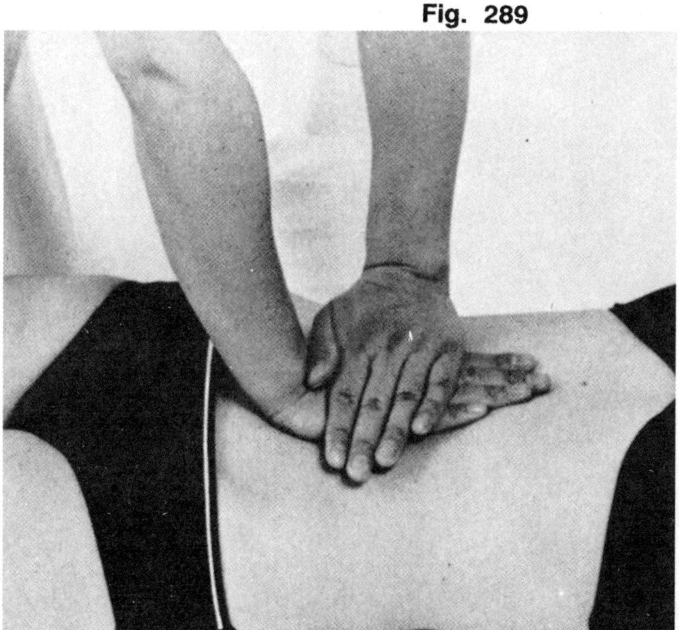

Traitement global du corps en utilisant une table de traitement

La table de traitement shiatsu doit être réglée à hauteur du sommet des genoux du thérapeute, doit être large de 60 à 70 centimètres et longue de 180 à 190 centimètres. Elle doit être dure et sans ressorts, car le patient ne doit pas rebondir.

Les avantages d'une table de traitement

1. Le thérapeute peut appliquer plus facilement la pression et peut se déplacer plus rapidement autour du corps du patient.

2. Les patients souffrant de paralysie, hernies, disques inter-vertébraux déplacés ou maladies articulaires peuvent assumer plus facilement des positions spécifiques de traitement.

3. Il est difficile de traiter les personnes dont les jambes qui ont des problèmes, comme nous allons le voir plus loin dans ce livre. L'utilisation d'une table de traitement permet à de tels patients de s'asseoir dans des positions autorisant un traitement efficace.

Shiatsu pour le patient couché sur le côté

Fig. 1. Région cervicale antérieure

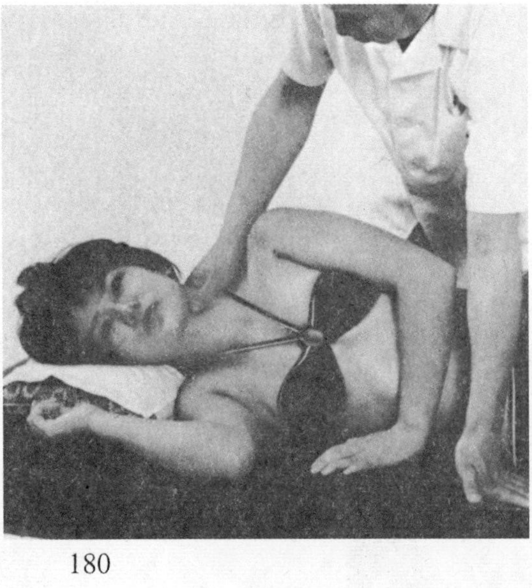

Fig. 2. Région cervicale latérale

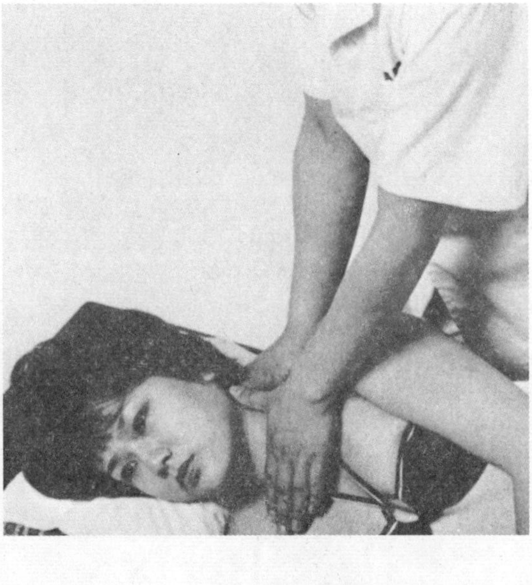

Fig. 3. Bulbe rachidien

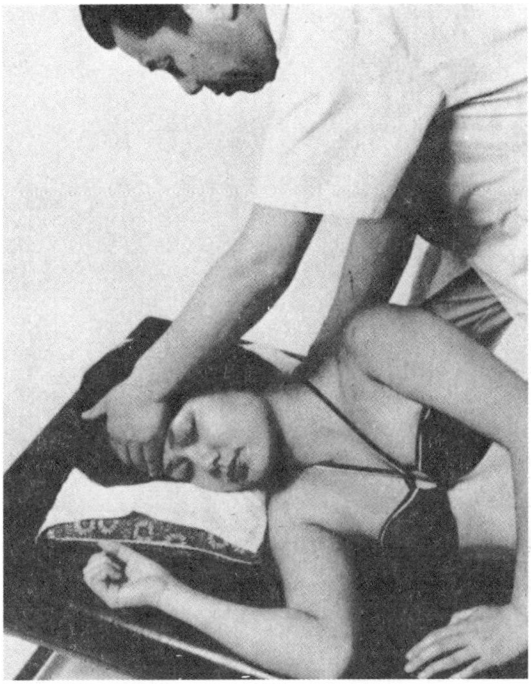

Fig. 4.Région cervicale postérieure

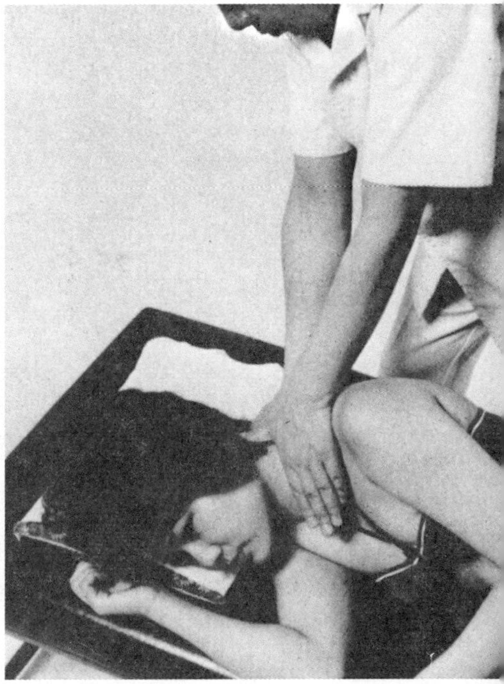

Fig. 5. Région supra-scapulaire

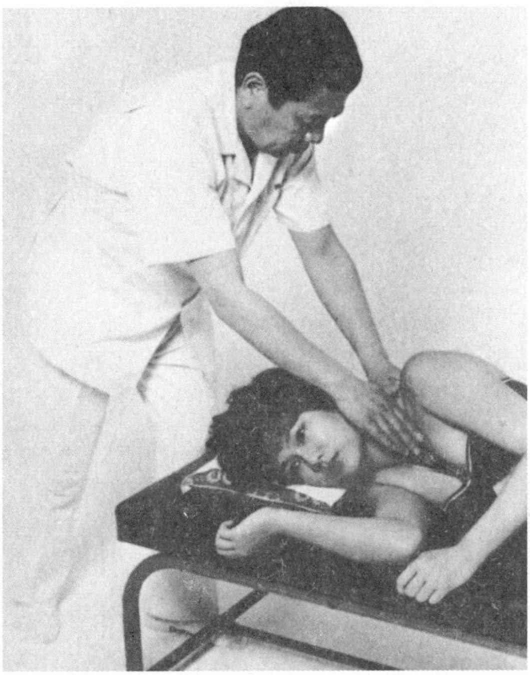

Fig. 6. Région inter-scapulaire

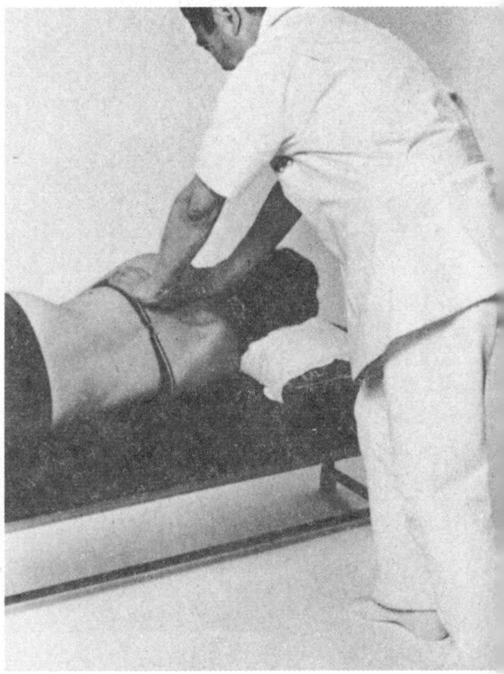

Fig. 7. Régions sous-scapulaire et lombaire

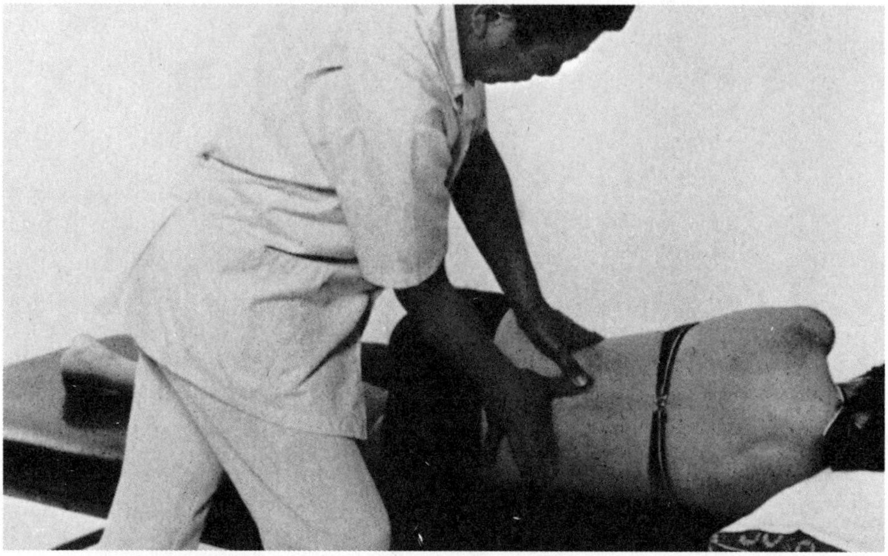

Shiatsu pour le patient couché sur le ventre

Fig. 8. Région occipitale

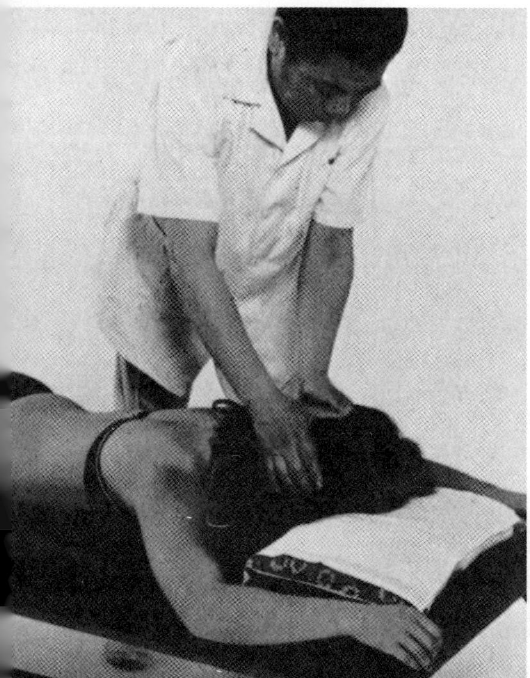

Fig. 9. Bulbe rachidien

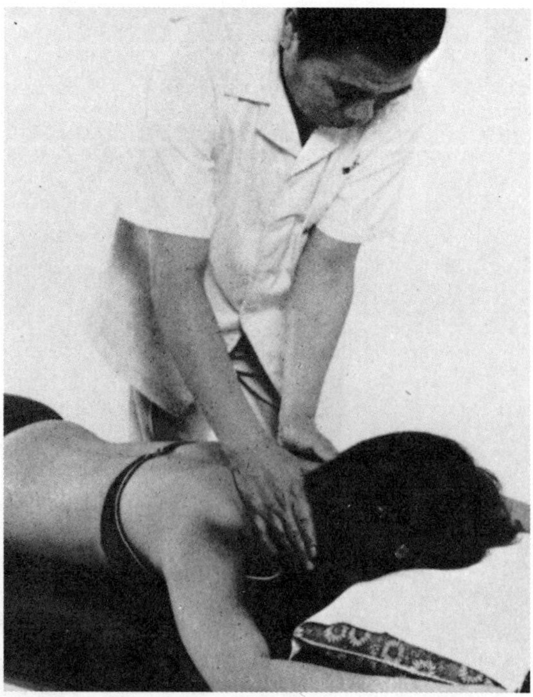

Fig. 10. Région cervicale postérieure

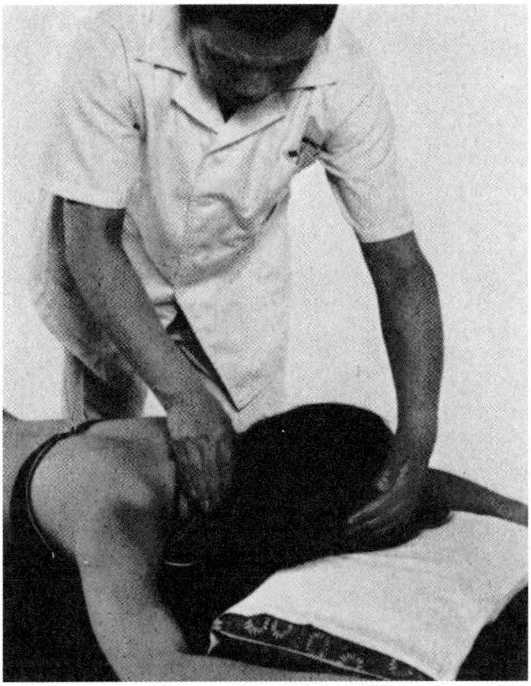

Fig. 11. Région supra-scapulaire

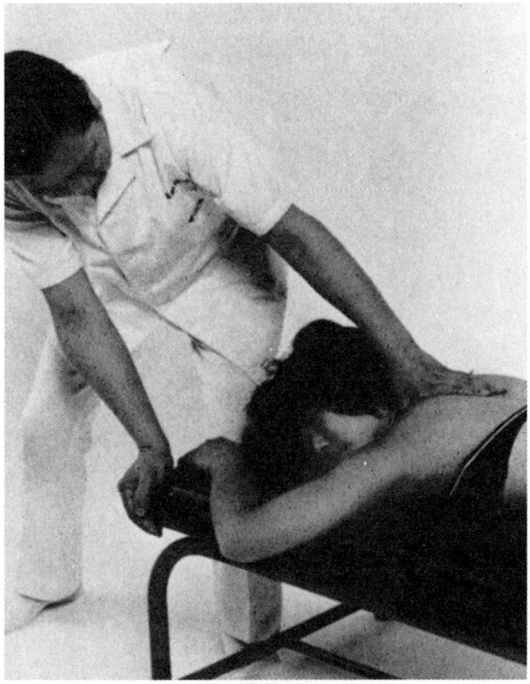

Fig. 12. Région inter-scapulaire

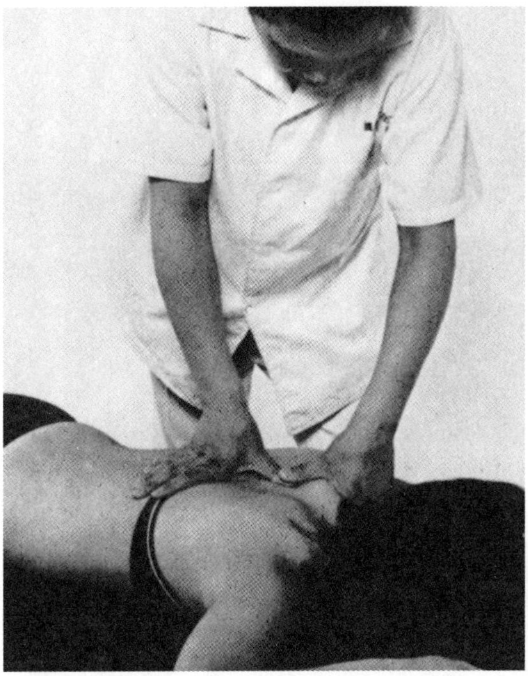

Fig. 13. Région lombaire

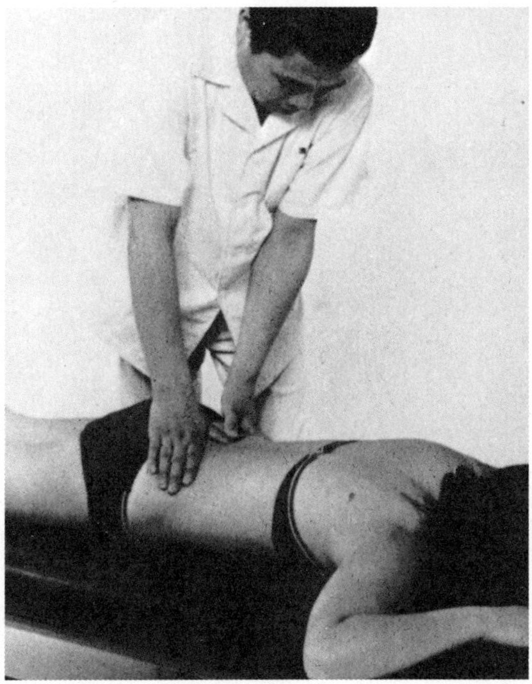

Fig. 14. Point Namikoshi

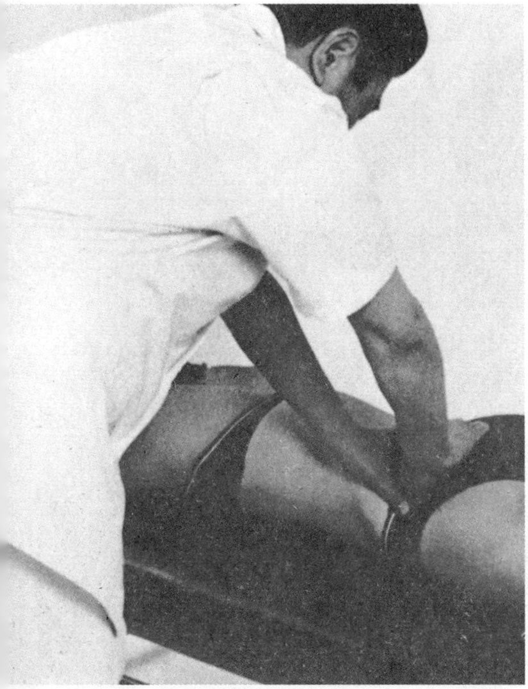

Fig. 15. Région fémorale postérieure

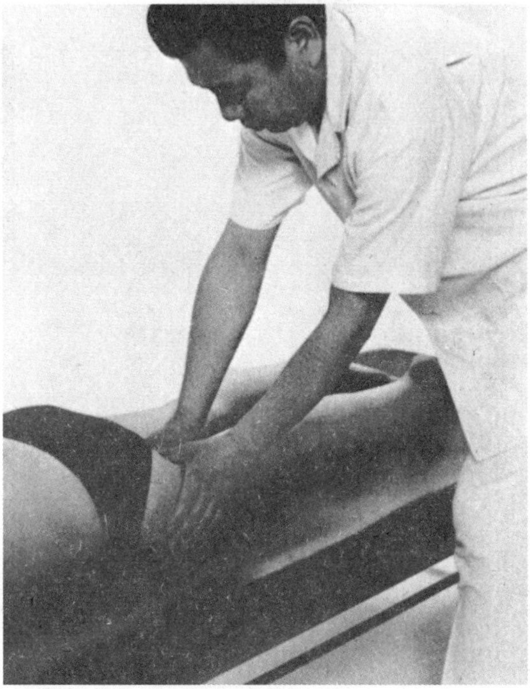

Fig. 16. Région crurale postérieure

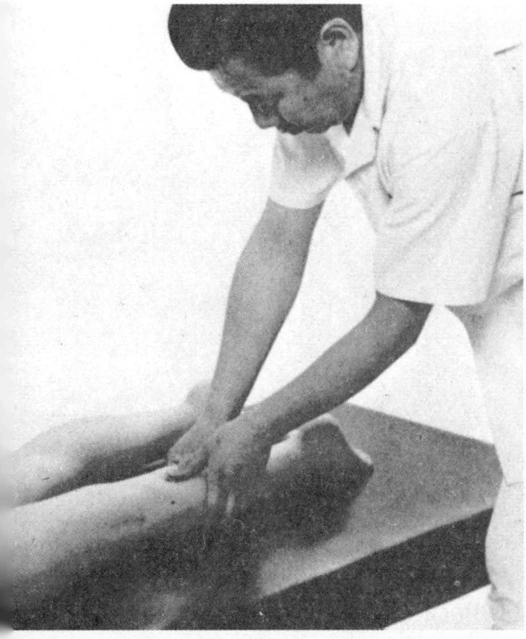

Fig. 17. Les 2 côtés de la région crurale postérieure

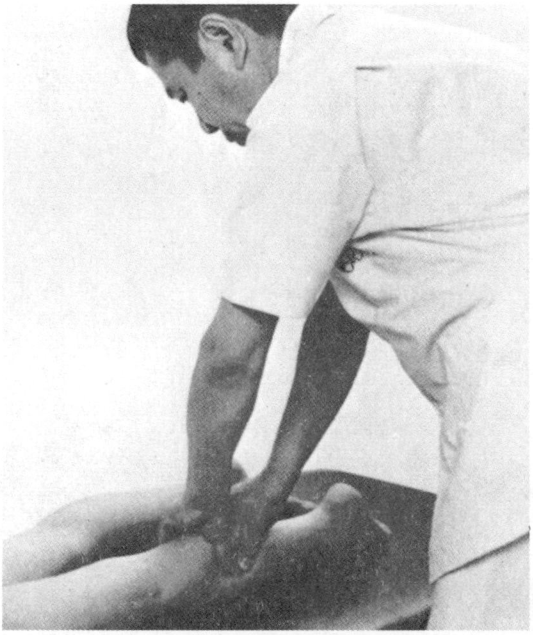

Fig. 18. Région calcanéenne

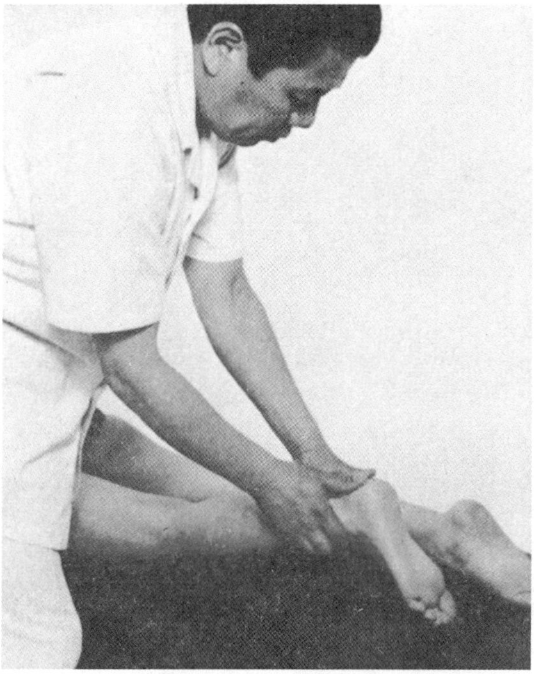

Fig. 19. Région calcanéenne latérale et médiane

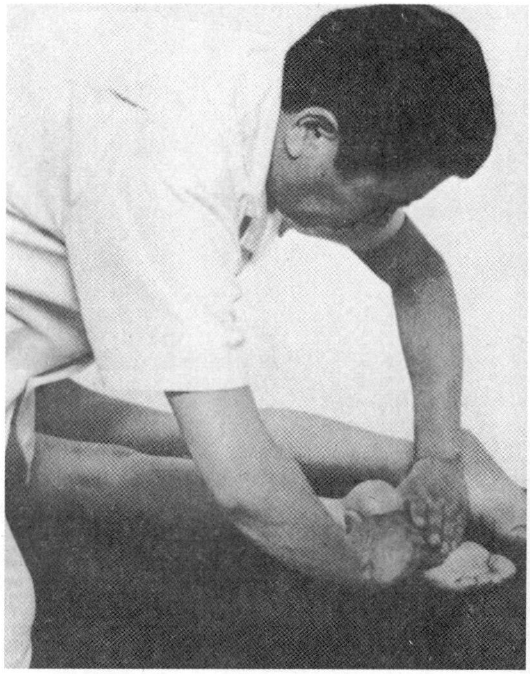

Fig. 20. Région plantaire

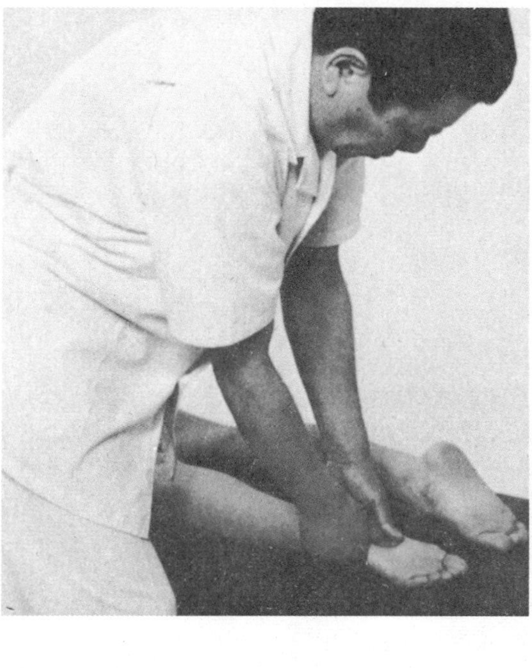

Fig. 21. Région de la colonne vertébrale

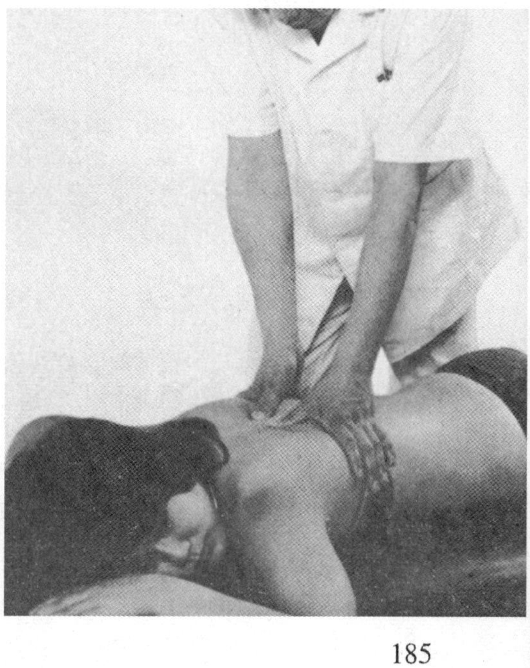

Fig. 22. Préssion circulaire
sur les omoplates

Fig. 23. Corriger l'apophyse
transverse

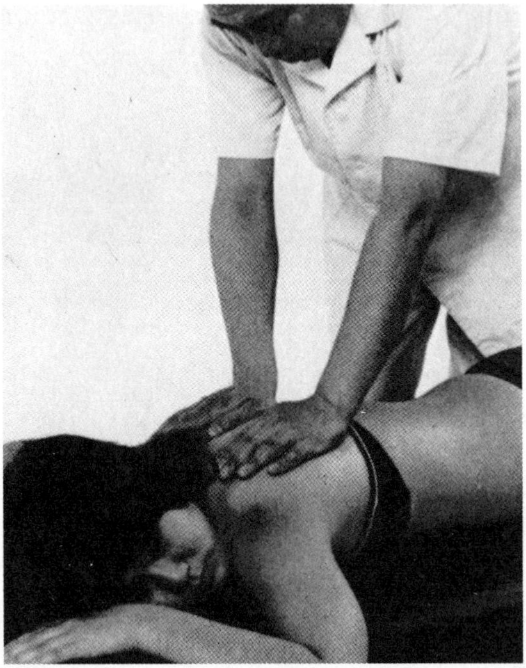

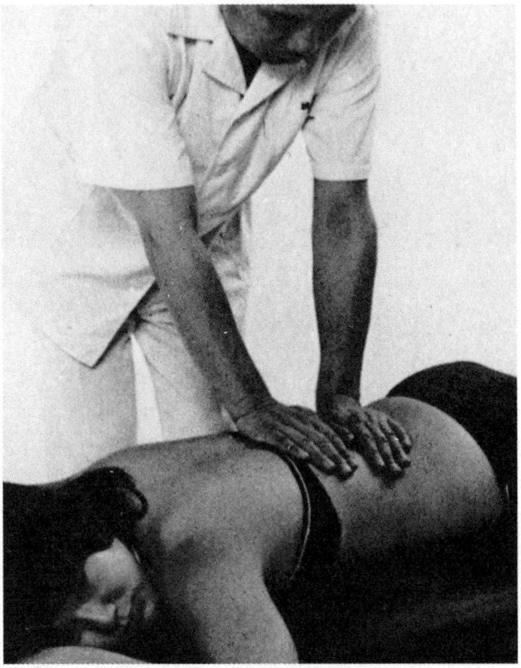

Fig. 24. Corriger l'apophyse épineuse

Fig. 25. Caresse descendante
avec une pression paume-sur-paume

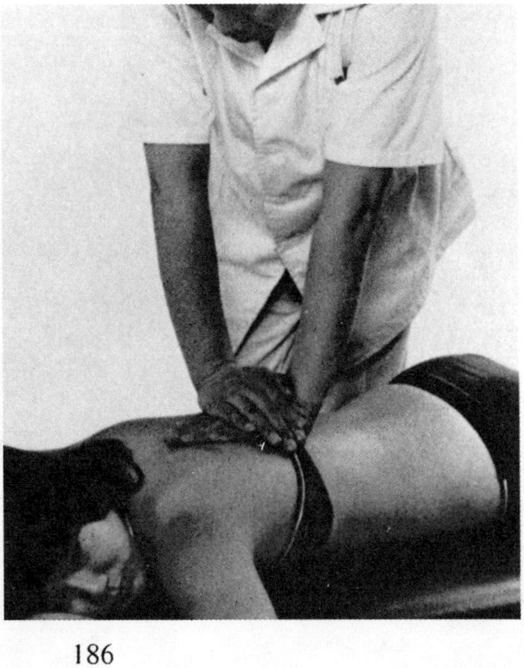

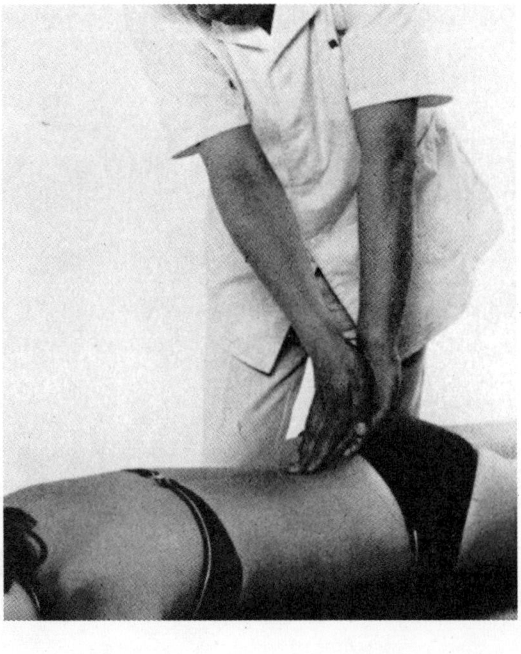

Shiatsu pour le patient couché sur le dos

Fig. 26. Région inguinale

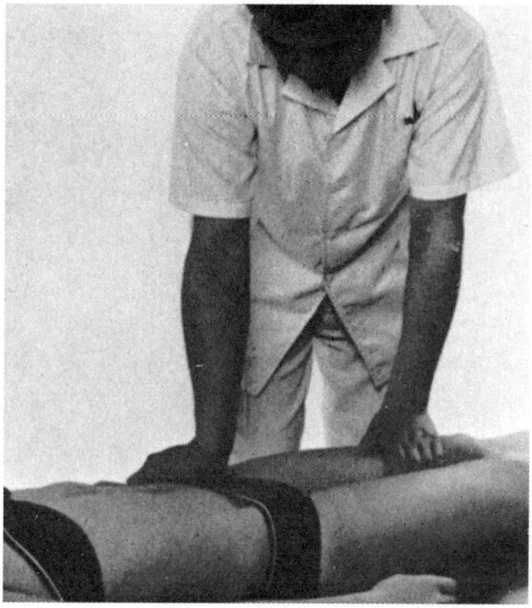

Fig. 27. Région fémorale antérieure

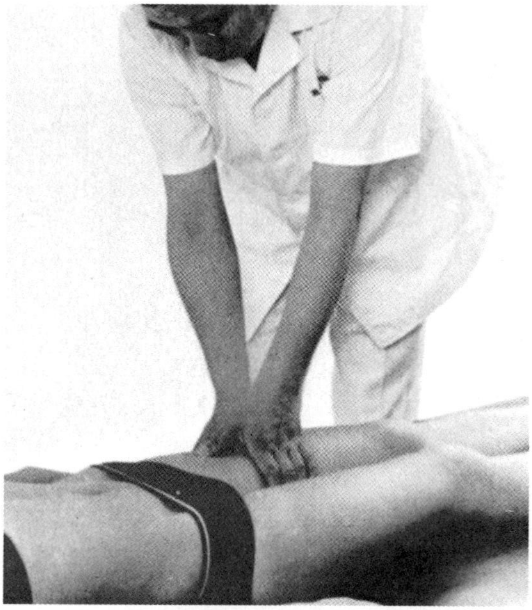

Fig. 28. Région fémorale médiane

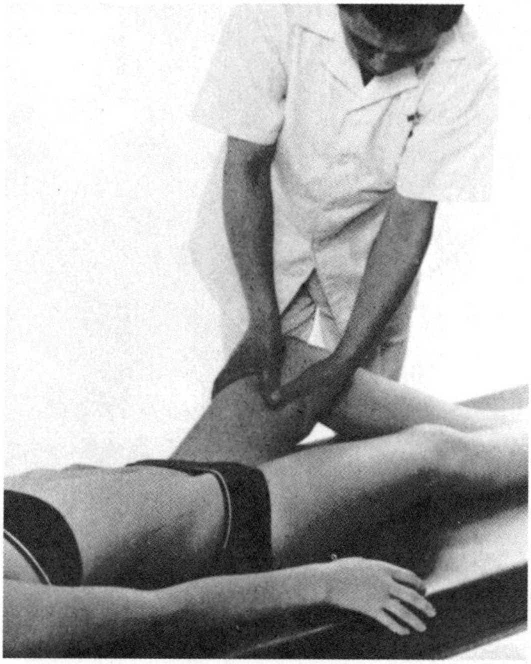

Fig. 29. Région fémorale latérale

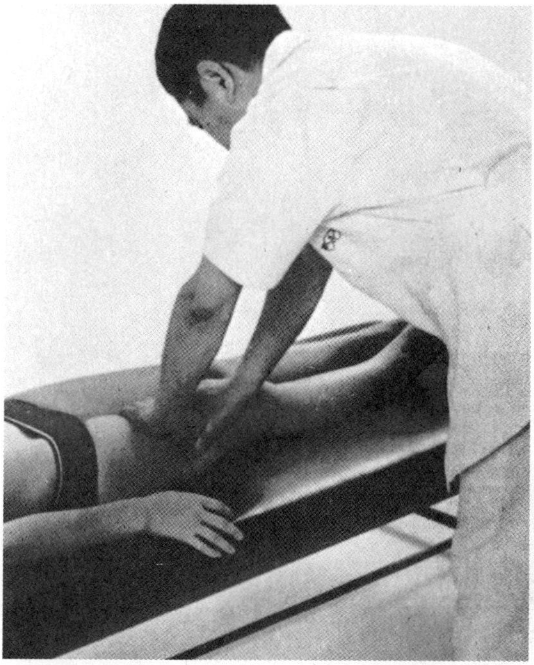

Fig. 30. Région rotulienne

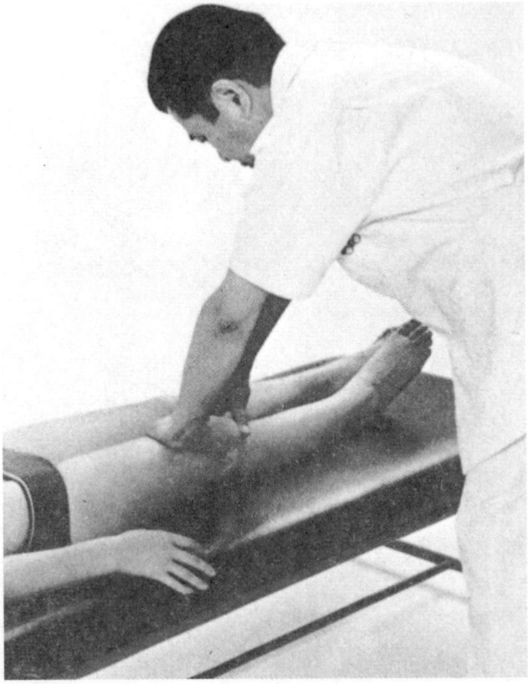

Fig. 31. Région crurale latérale

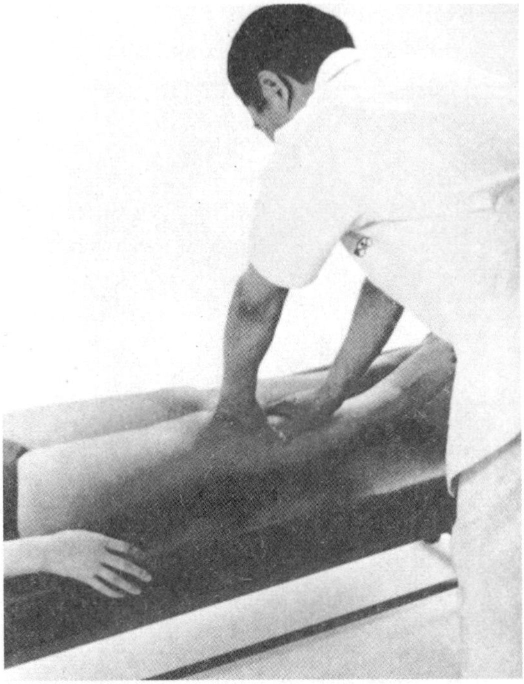

Fig. 32. Région tarsienne

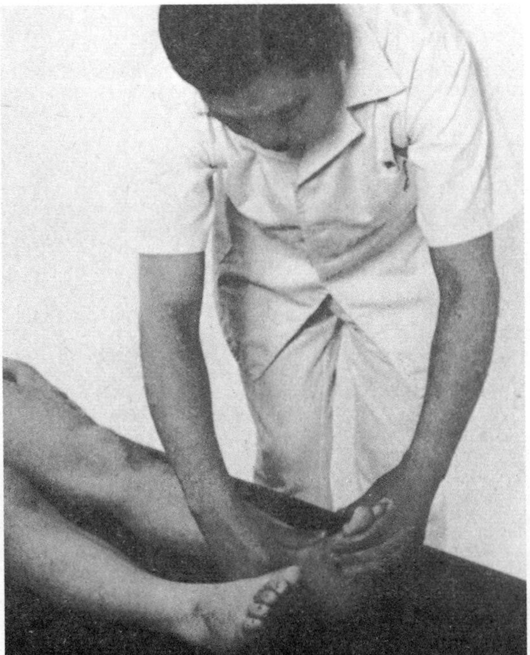

Fig. 33. Région dorsale

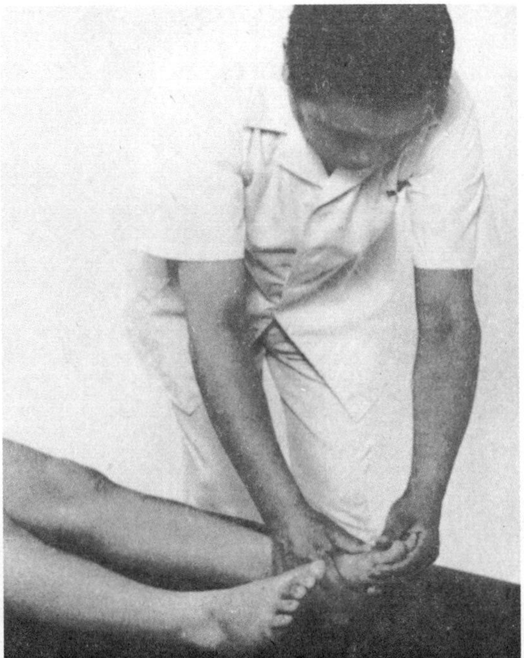

Fig. 34. Région digitale

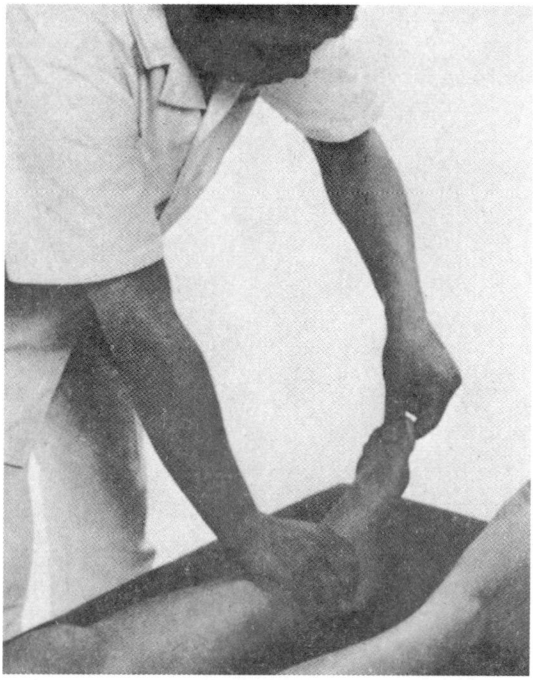

Fig. 35. Flexion plantaire dorsale

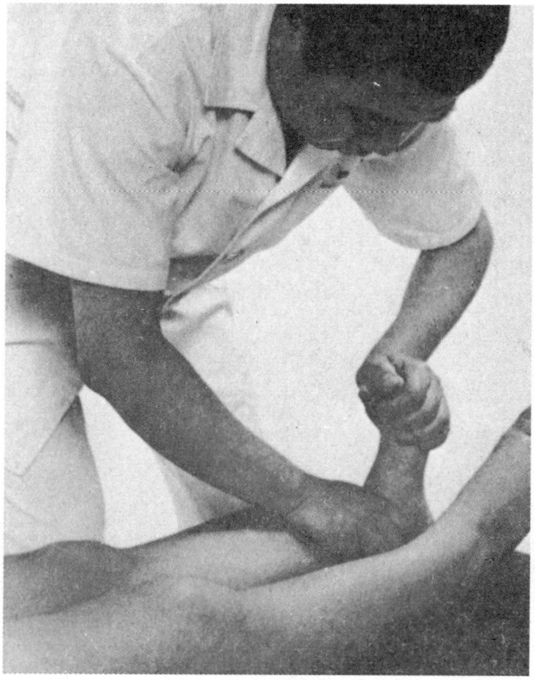

Fig. 36. Traction de la jambe

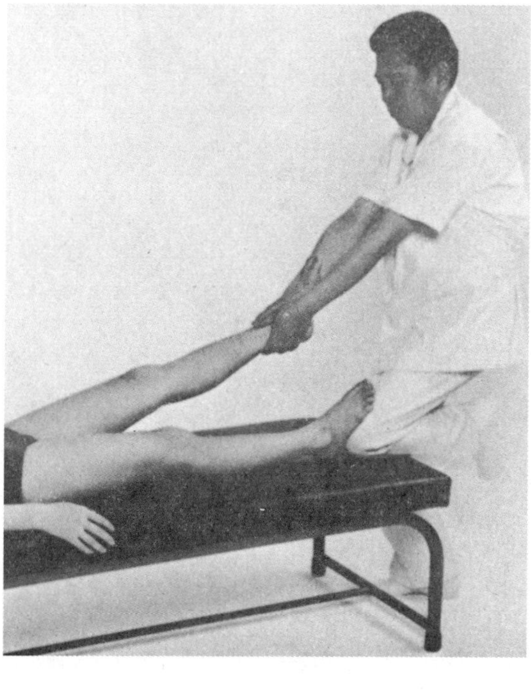

Fig. 37. Région axillaire

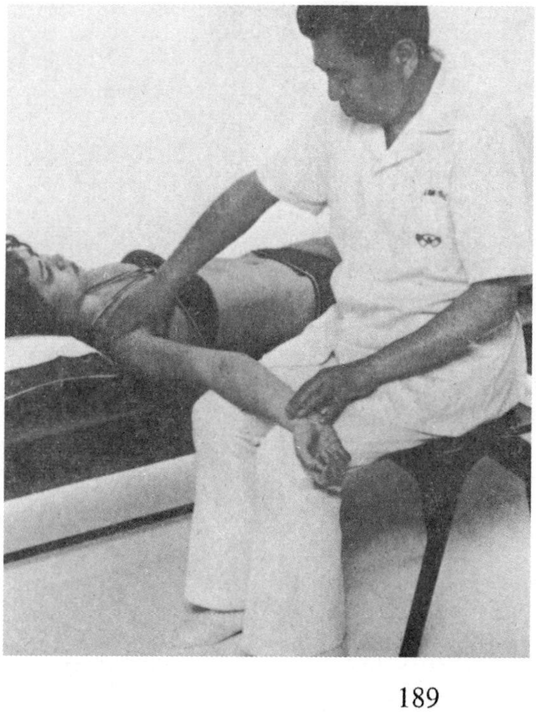

Fig. 38. Région brachaile médiane

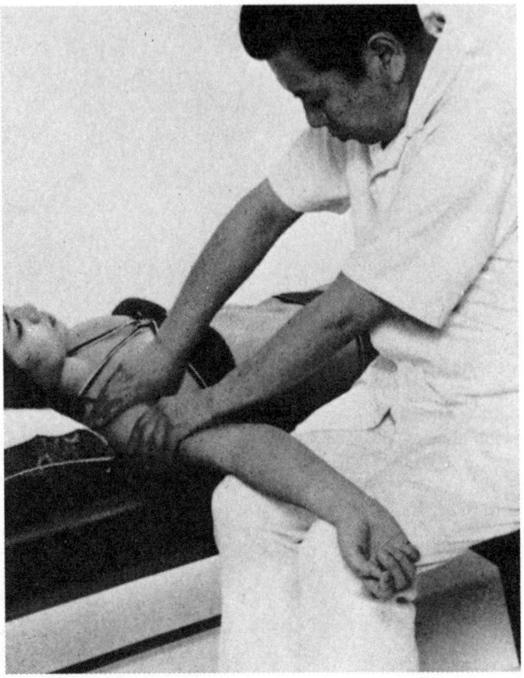

Fig. 39. Pli du coude

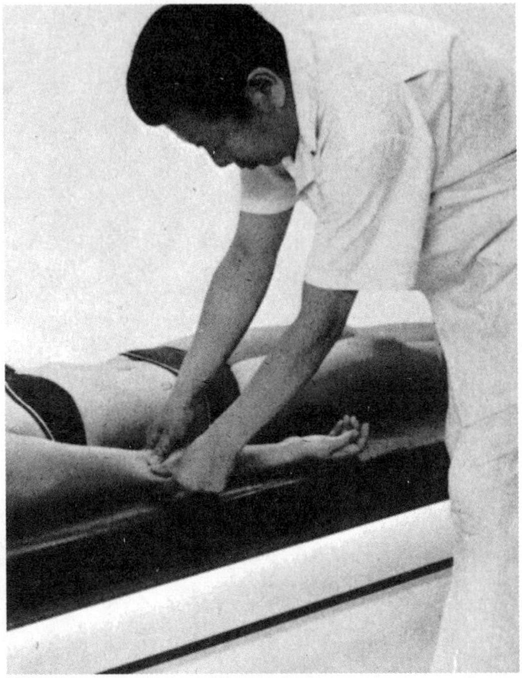

Fig. 40. Région médiane de l'avant-bras

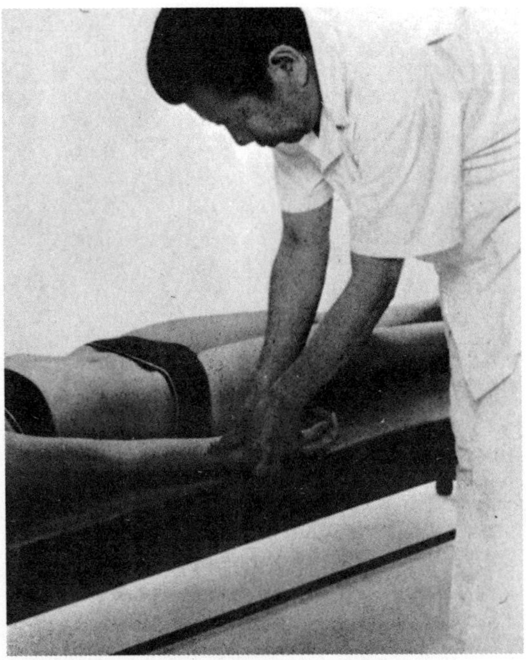

Fig. 41. Traction du bras (1)

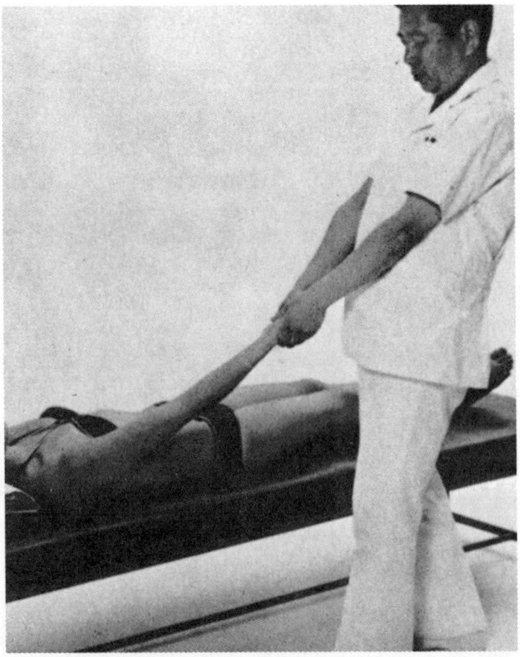

Fig. 42. Traction du bras (2)

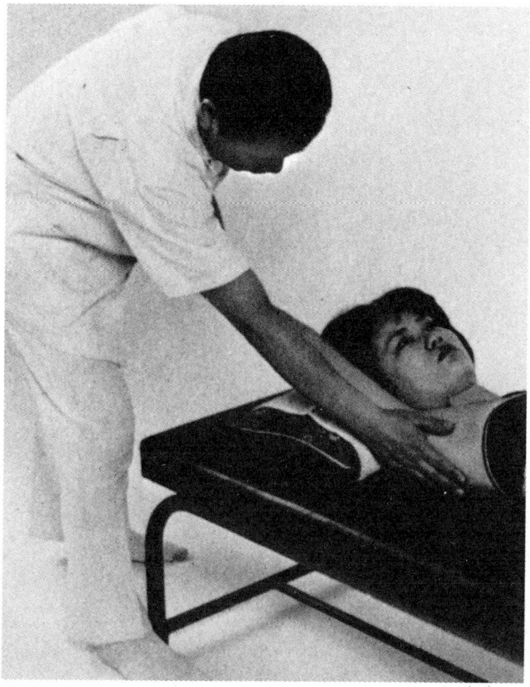

Fig. 43. Traction du bras (3)

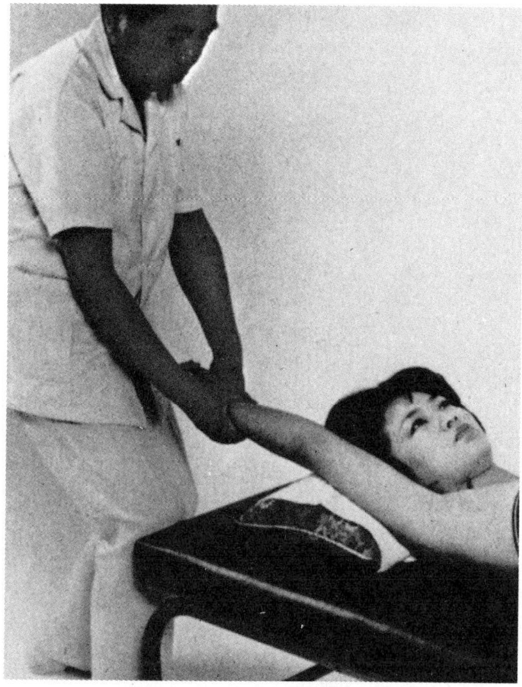

Fig. 44. Traction du bras (4)

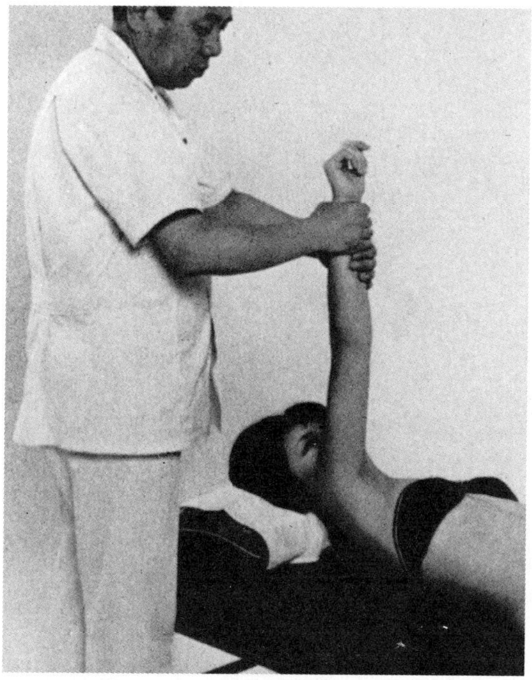

Fig. 45. Traction du bras (5)

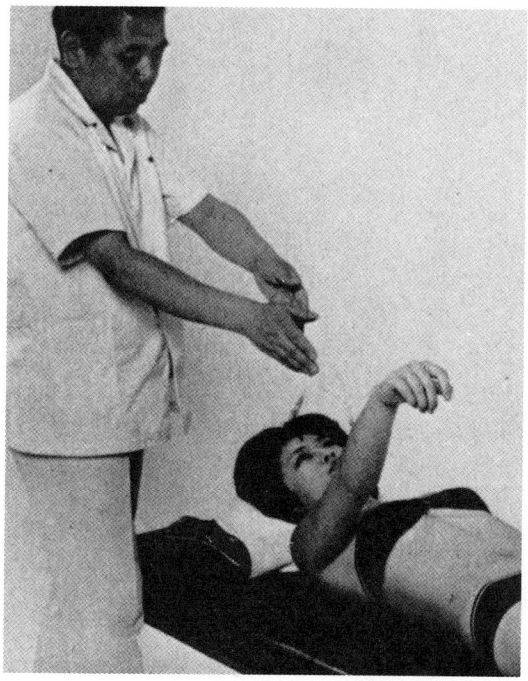

Fig. 46. Ligne médiane de la tête

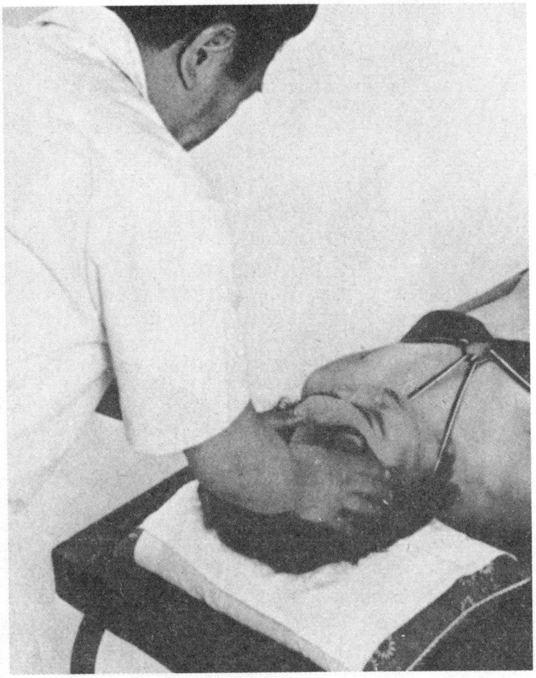

Fig. 47. Région nasale

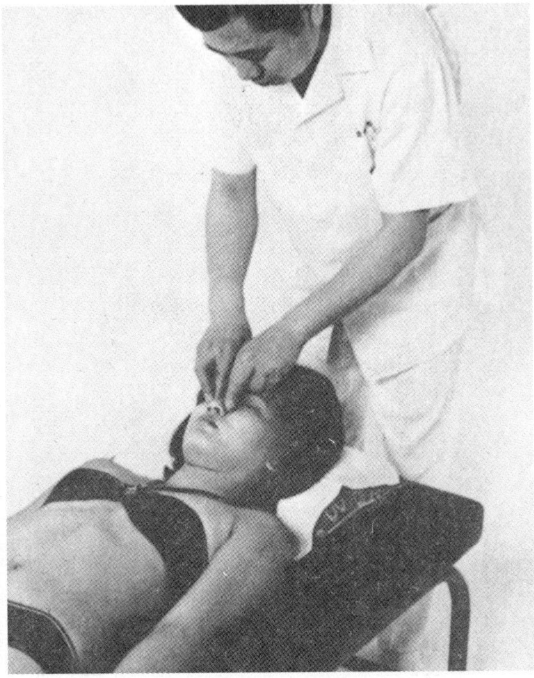

Fig. 48. Région pectorale

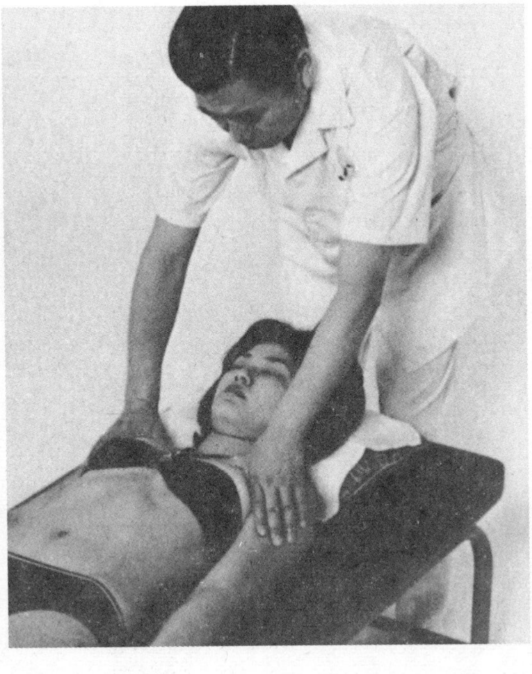

Fig. 49. Pression sur l'abdomen avec la paume

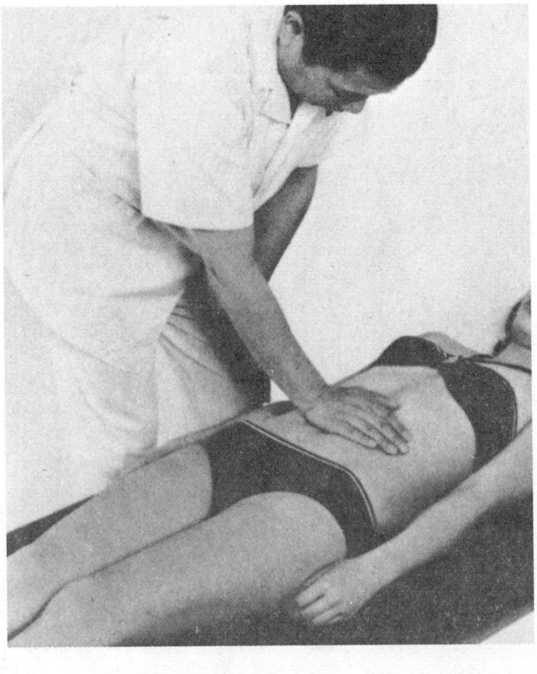

Fig. 50. Pression sur l'abdomen
avec les pouces

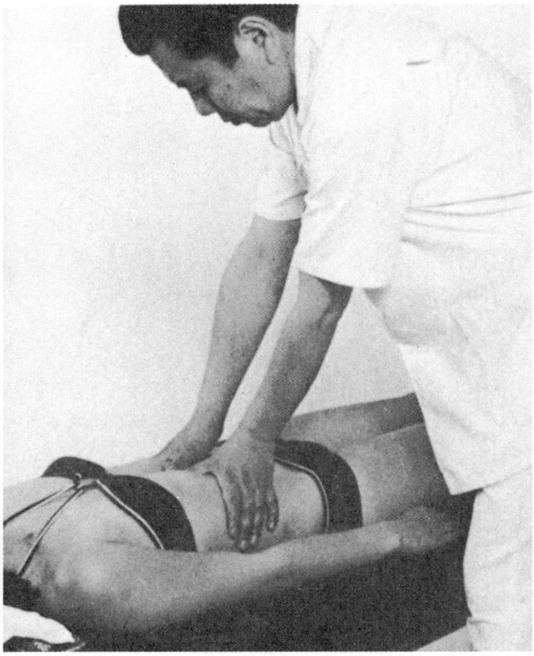

Fig. 51. Pression ondulatoire
avec la paume

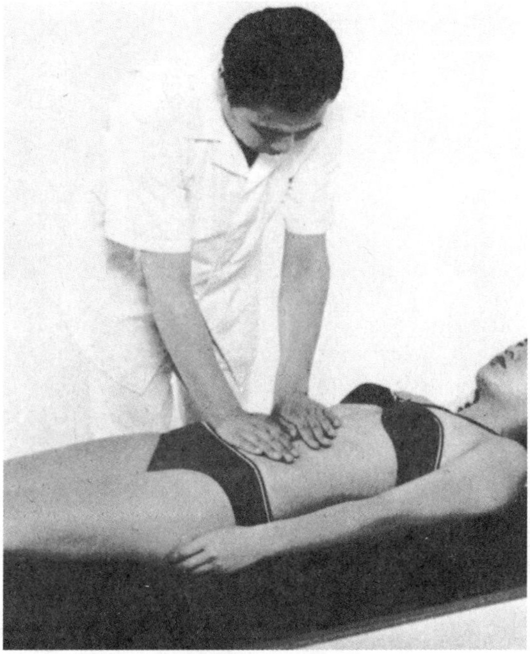

Fig. 52. Pression circulaire
avec la paume

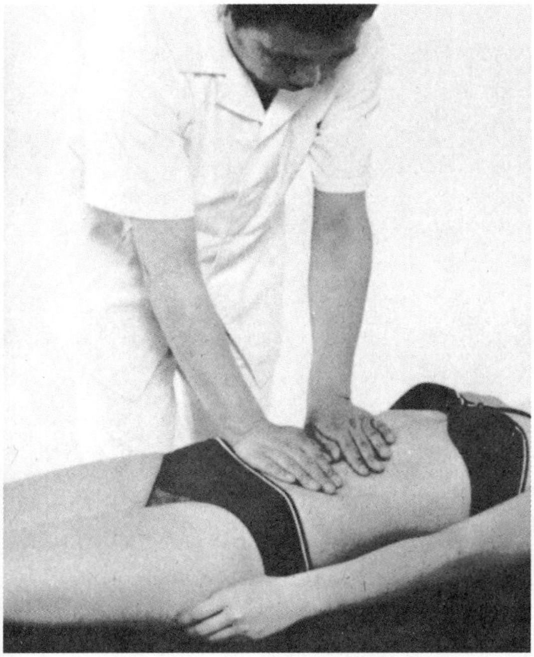

Fig. 53. Pétrissage montant
de la colonne vertébrale

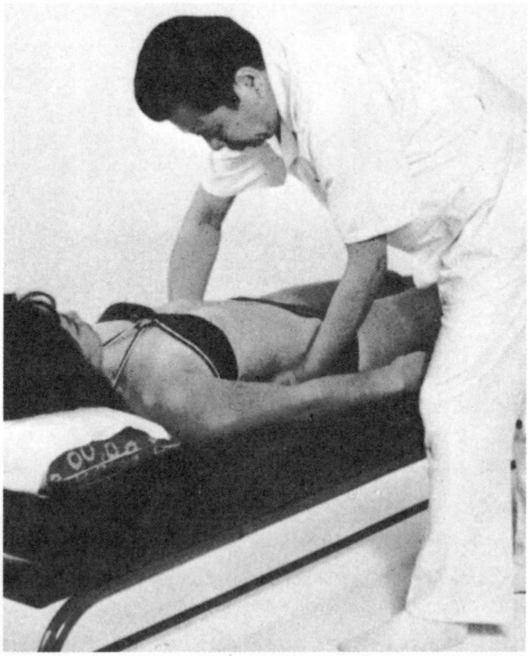

Fig. 54. Pression de traction montante sur la région abdominale latérale

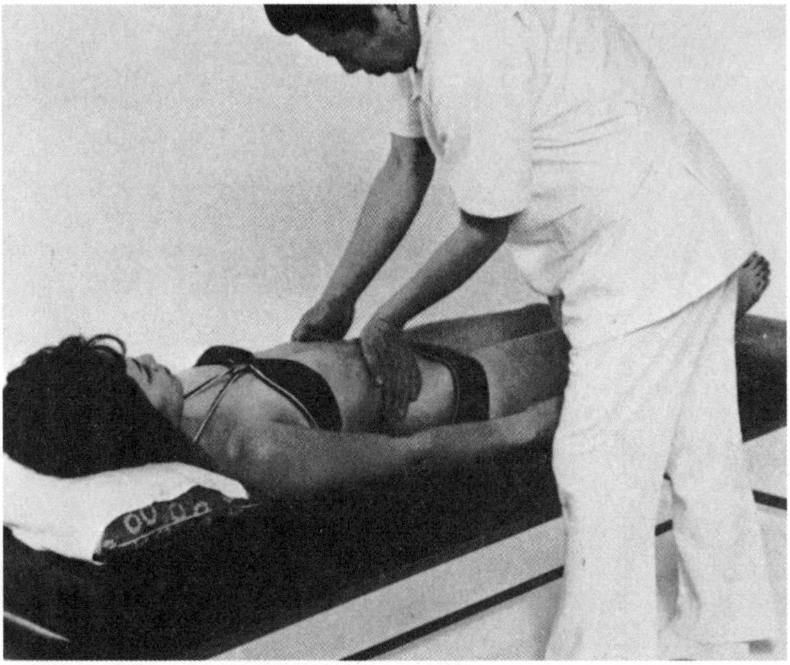

Fig. 55. Pression avec les mains perpendiculaires l'une sur l'autre sur la région abdominale

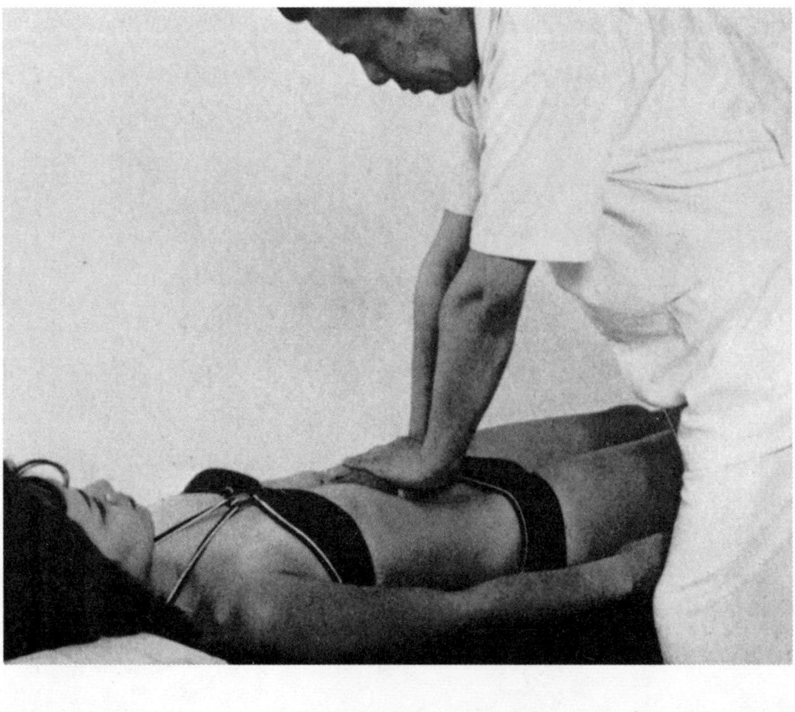

Chapitre 4

Thérapie pour le patient agenouillé

Fig. 1

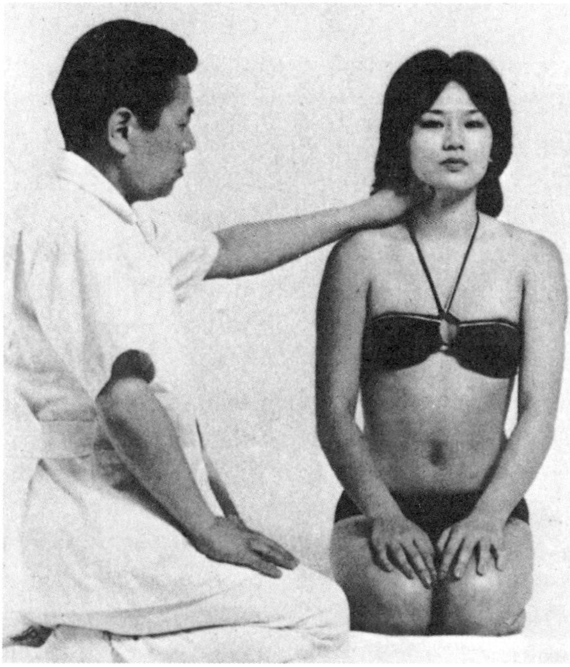

Shiatsu pour le patient agenouillé en position *seiza*

Traitement 1 : région cervicale antérieure

Le patient s'agenouille le torse droit, le cou et la zone supra-scapulaire détendues (position *seiza*). S'agenouillant à gauche du patient et légèrement devant lui, le thérapeute appuie son pouce droit sur le point 1 de la région cervicale antérieure du patient où est situé le sinus carotidien et où il peut percevoir le pouls de l'artère carotide primitive. Il appuie pendant trois secondes avec le pouce droit sur chacun des quatre points descendant le long de cette artère vers un endroit situé près de la glande thyroïde et devant la clavicule. Le thérapeute appuie doucement et le traitement est répété trois fois. Quand le trai-

Fig. 2

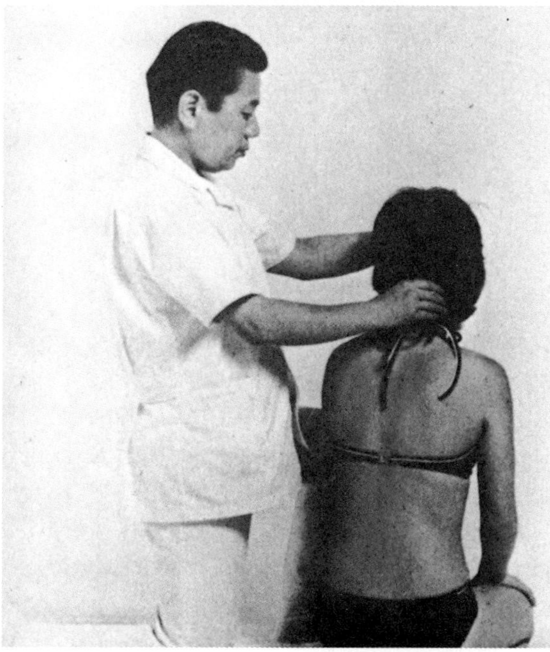

tement du côté gauche est fini, le thérapeute s'installe dans une position similaire à la droite du patient et répète le même traitement avec le pouce gauche sur les quatre points de la région cervicale antérieure droite.

Traitement 2 : région cervicale latérale

Le thérapeute revient à gauche du patient et s'agenouille sur le genou droit, le genou gauche relevé. Soutenant doucement le front du patient avec sa paume gauche, le thérapeute traite les deux côtés de la région cervicale latérale gauche avec le pouce écarté (du côté gauche) et les autres doigts (du côté droit) de la main droite. En commençant par le point 1 et allant jusqu'au point 3 à la jointure du cou, il appuie pendant trois secondes sur chaque point, en augmentant progressivement la pression et répète trois fois le traitement (fig. 2). Il faut faire attention à ce que la pression exercée par le pouce et les quatre doigts soit égale.

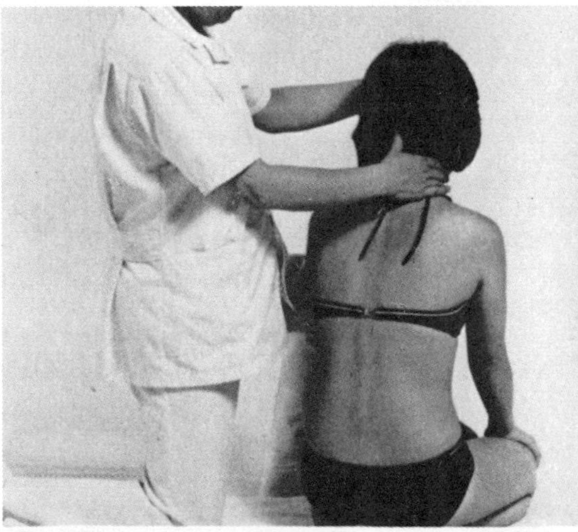

▲ Fig. 3

Traitement 3 : bulbe rachidien

Avec la paume gauche soutenant toujours le front du patient, restant dans la position précédente, le thérapeute appuie son pouce droit sur la zone du bulbe rachidien, au centre de la fosse de la nuque. Il entoure des autres doigts de la main droite la zone cervicale latérale droite du patient. Le pouce droit est dirigé vers le haut et vise à travers la tête la glabelle du patient ; la pression est appliquée progressivement (fig. 3). La pression dure cinq secondes sur chaque point et la thérapie est répétée trois fois. Pour être sûr que la pression atteint le bulbe rachidien, à la première application le thérapeute demande au patient de pencher sa tête en avant de façon à former un angle d'environ 30° avec son corps. Le thérapeute demande au patient de pencher progressivement la tête en arrière pendant les quatre applications suivantes jusqu'à ce qu'à la fin de la cinquième application la tête soit inclinée formant un angle d'environ 30° avec le corps.

Traitement 4 : région cervicale postérieure

▼ Fig. 4

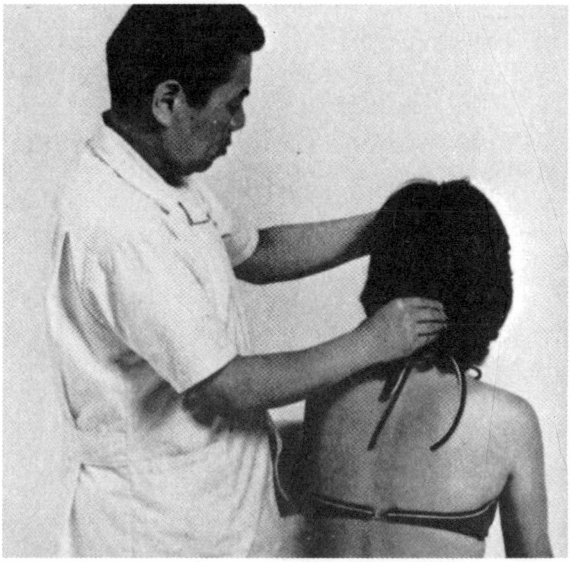

En utilisant la même méthode que pour le traitement précédent et en appuyant sur les côtés droit et gauche de la zone cervicale latérale, le thérapeute traite simultanément les deux côtés de la région cervicale postérieure avec le pouce et les quatre doigts de la main droite (fig. 4). Les trois points sont situés sur les côtés droit et gauche à l'arrière du cou. La pression est une poussée dirigée à travers la tête vers le visage. Elle dure trois secondes pour chaque point et est répétée trois fois.

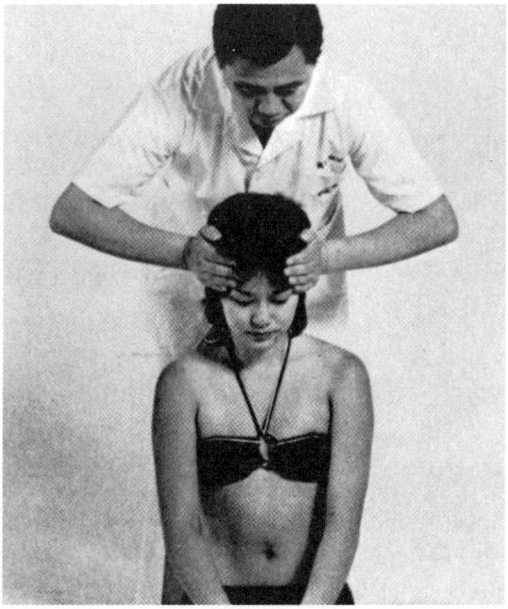

Fig. 5

Traitement 5 : région temporale

Se relevant, le thérapeute s'installe derrière le patient et reste debout avec les pieds légèrement écartés, un peu courbé. Doigts joints dirigés vers l'avant, il place ses paumes sur les côtés droit et gauche de la zone temporale du patient. Il écarte les coudes pour que ses poignets forment un angle droit et appuie directement à partir des côtés. Quand la pression atteint une intensité correcte, le thérapeute maintient l'appui pendant une courte période (fig. 5) puis relâche rapidement. Le traitement est effectué une seule fois pendant dix secondes.

Traitement 6 : région supra-scapulaire

Le thérapeute se tient droit et avec les jambes toujours légèrement écartées, penche un peu son torse en avant et pose ses pouces sur les points supra-scapulaires de droite et de gauche. Les autres doigts des deux mains sont dirigés vers l'avant et écartés pour former des angles droits avec les pouces. Ceux-ci sont placés légèrement sur la région pectorale du patient pour soutien. Le thérapeute applique ensuite simultanément avec les pouces une pression dirigée vers le centre du torse à hauteur du diaphragme (fig. 6). La pression du pouce droit et celle du pouce gauche doivent être égales et venir de la force naturelle des bras totalement tendus. La pression est appliquée pendant cinq secondes sur chaque point et la thérapie est répétée trois fois.

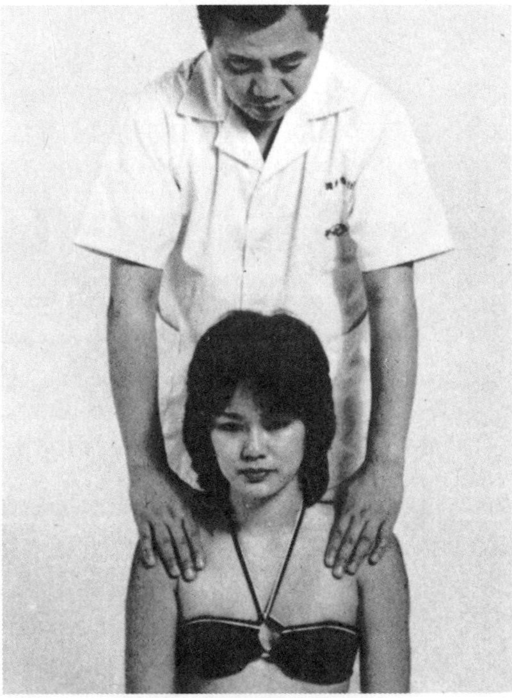

Fig. 6

Traitement 7 : région inter-scapulaire

Le thérapeute reste dans la même position, mais le shiatsu est appliqué sur la région inter-scapulaire. Le pouce et les quatre doigts de chaque main sont écartés autant que possible. Les doigts sont placés sur la région supra-scapulaire, les pouces dirigés vers le bas sont placés sur le premier point inter-scapulaire et sur le point inter-scapulaire gauche.

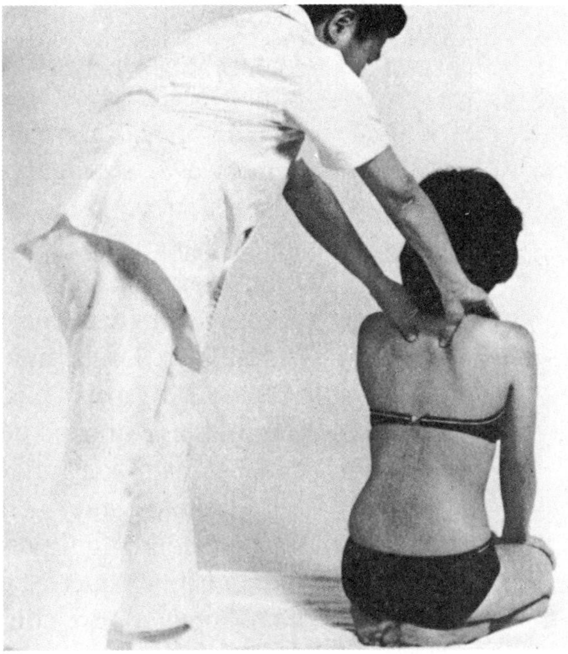

Fig. 7

▶
Fig. 8

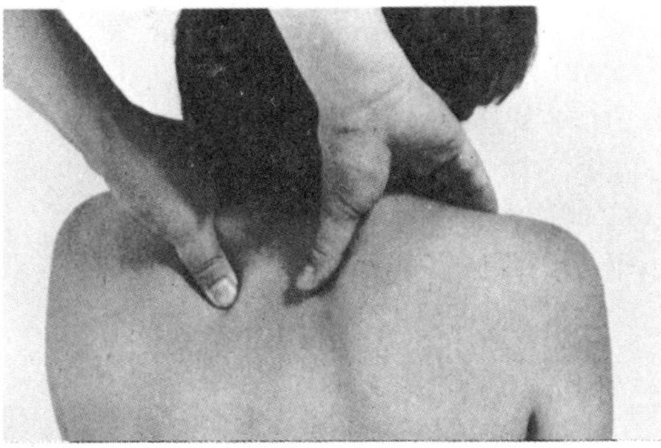

Fig. 9

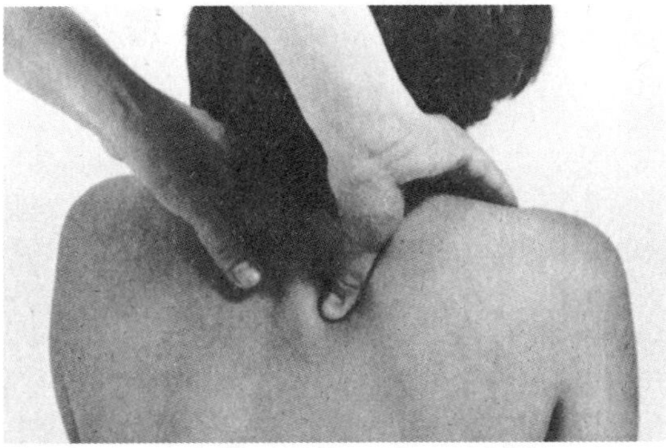

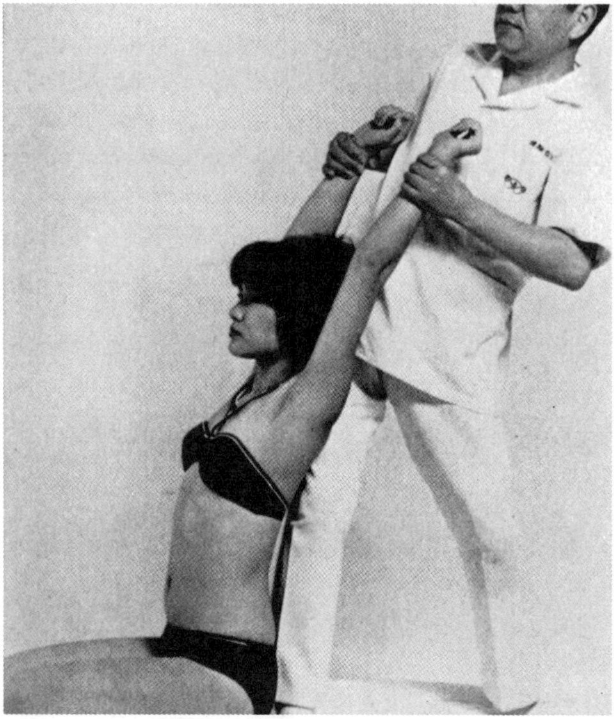

Fig. 10

En commençant avec le pouce gauche, le thérapeute appuie alternativement avec ses pouces pendant trois secondes sur chaque point des deux rangées de cinq points inter-scapulaires (figs 7 à 9). La thérapie est répétée trois fois. Les autres doigts de chaque main sont utilisés pour assurer un support solide, qui permettent aux pouces de bien appuyer. En utilisant le principe du levier, le thérapeute appuie avec tout le poids de son bras et de son corps. Il est important que les pressions à gauche et à droite soient équilibrées.

Traitement 8 : étirer le torse

Le thérapeute prend les poignets du patient dans ses mains et en les levant au-dessus de la tête appuie le côté extérieur de la partie inférieure de sa jambe gauche contre la colonne vertébrale du patient pour support. Il doit tourner les orteils de

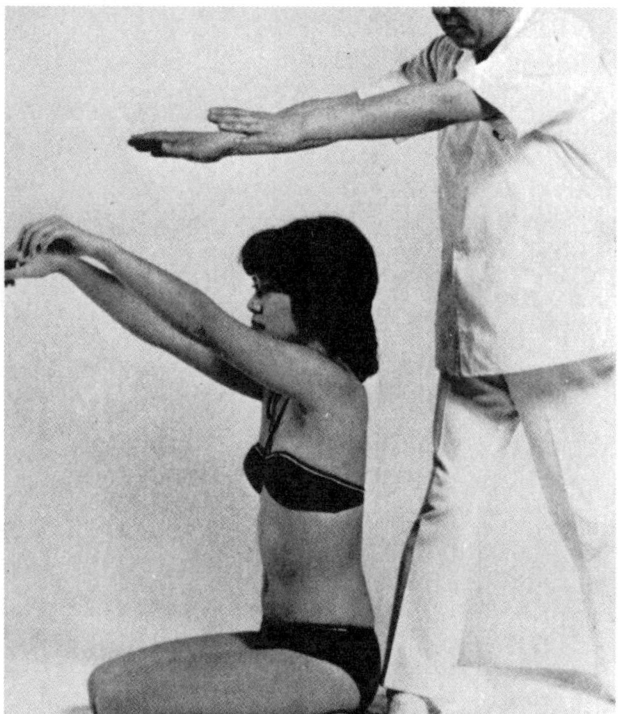

Fig. 11

son pied droit de côté, pour empêcher son genou d'entrer en contact avec la colonne vertébrale du patient. En tirant les bras du patient vers le haut, le torse de celui-ci s'inclinera en arrière (fig. 10). La première fois le thérapeute effectue le traitement doucement, comme un exercice d'échauffement. La dernière fois il demande au patient de se pencher en arrière autant que possible quand il tire sur ses bras – jusqu'à ce que son visage soit tourné vers le haut. Quand le patient est complètement incliné le thérapeute lui permet de revenir à sa position initiale en poussant ses bras vers l'avant et en le relâchant (fig. 11).

Traitement 9 : fléchissement des articulations des épaules vers le haut et en arrière

Ensuite, le patient détend ses épaules et son torse. Le thérapeute attrape les épaules du patient à hauteur des muscles deltoïdes ; ses mains doivent entourer l'arrondi des épaules. Il soulève les épaules du patient autant que possible (fig. 12), puis les relâche brusquement. Les épaules doivent revenir naturellement à leur position normale (fig. 13). La thérapie est répétée trois fois.

Fig. 12

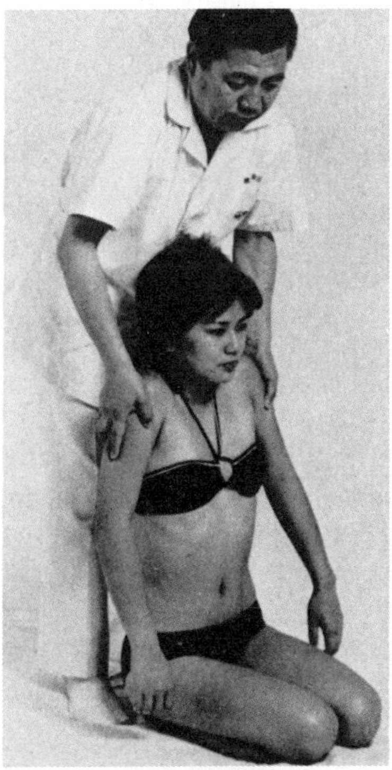

Fig. 13

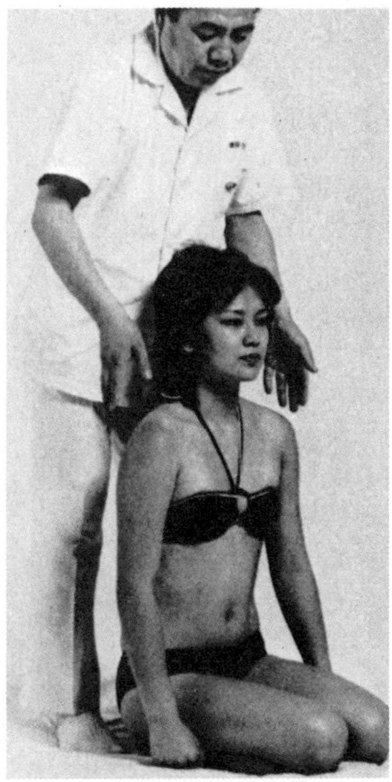

Fig. 15

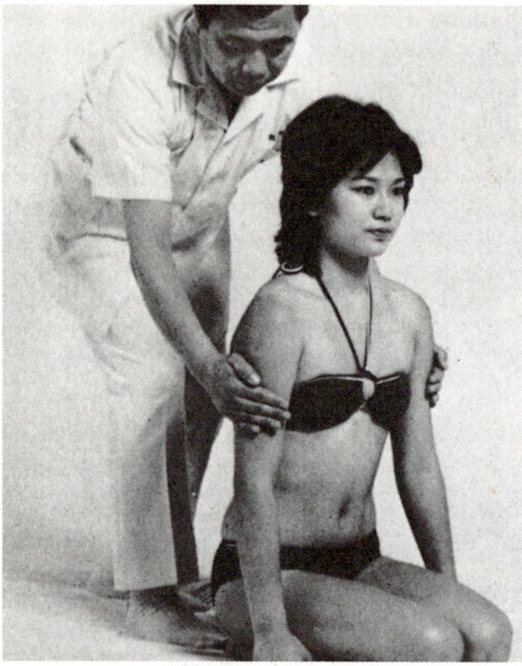

Traitement 10 : caresse descendante des épaules et de la colonne vertébrale

Dans la même position, le thérapeute appuie ses paumes – doigts dirigés vers l'avant – sur les épaules du patient, au niveau des deltoïdes, et caresse rapidement les deux régions latérales en descendant (figs 14 et 15). La thérapie est répétée deux fois.

Ensuite, s'installant sur le côté gauche du patient tourné vers lui, le thérapeute place doucement sa paume gauche sur l'épaule gauche du patient pour le soutenir. Il pose sa paume droite – doigts dirigés vers le bas – immédiatement sous la saille vertébrale (l'apophyse épineuse de la septième vertèbre cervicale) et caresse rapidement deux fois la colonne vertébrale, en descendant vers le sacrum (figs 16 et 17).

Ceci termine le cours de thérapie du patient assis en position *seiza*.

Fig. 14

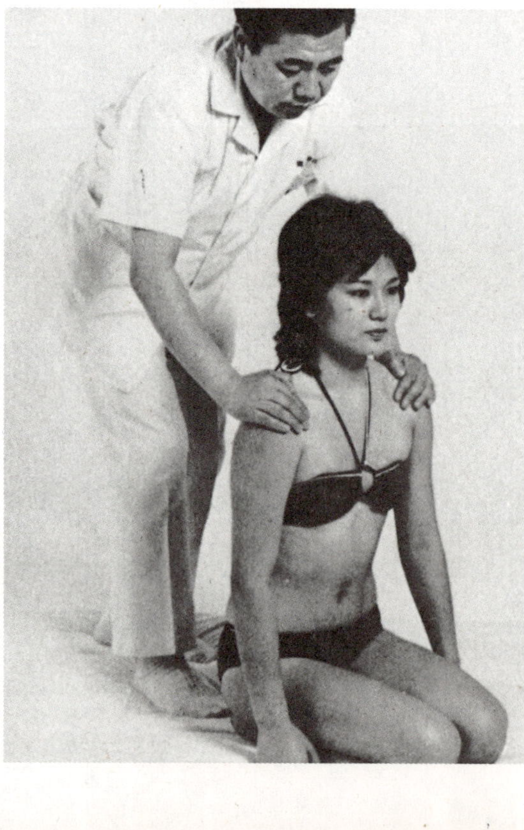

Fig. 16

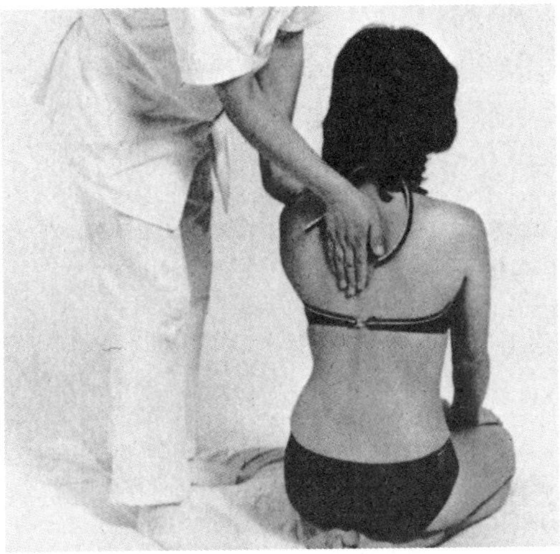

Fig. 17

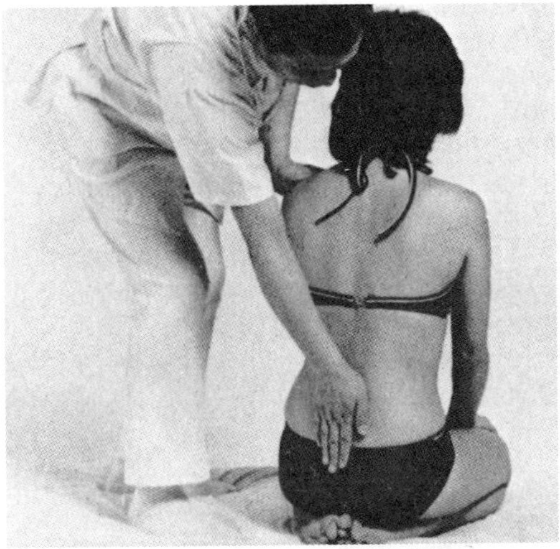

Fig. 18

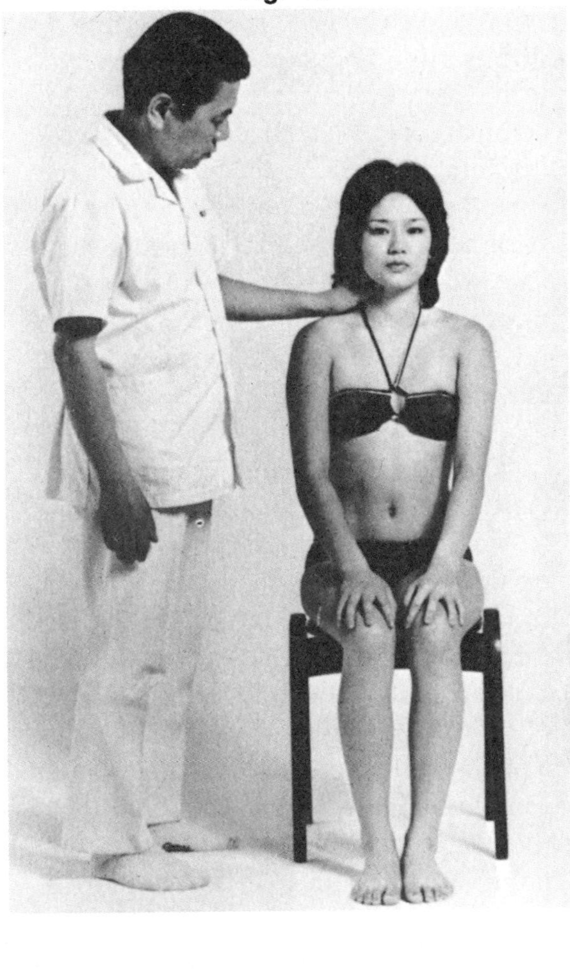

Shiatsu pour le patient assis le dos droit sur une chaise

Traitement 1 : région cervicale antérieure

Le patient s'assoit confortablement sur une chaise, torse droit, et place doucement ses paumes sur ses genoux. Debout à gauche du patient et tourné vers celui-ci, sans pencher son corps, le thérapeute appuie sur chacun des quatre points cervicaux antérieurs de gauche pendant trois secondes et répète trois fois le traitement. Les autres doigts de la main droite sont placés sur la région cervicale postérieure du patient pour soutien. Quand le traitement du côté gauche est terminé, le thérapeute s'installe à droite du patient et effectue le même traitement sur la région cervicale antérieure droite avec son pouce gauche (fig. 18).

Fig. 19

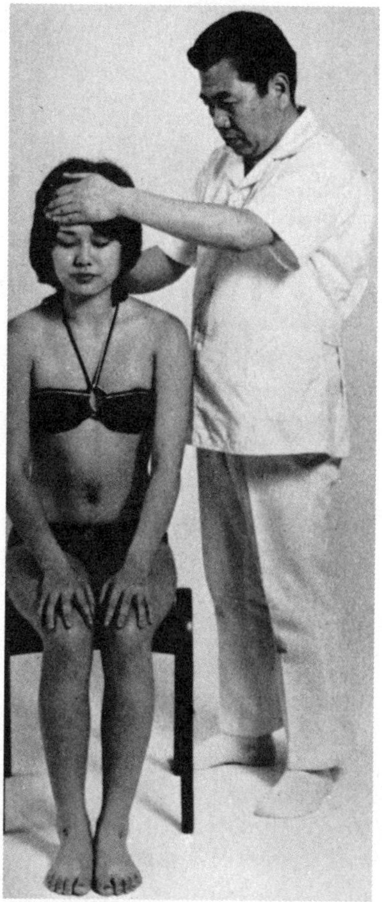

Traitement 2 : région cervicale latérale

Revenant à gauche du patient, le thérapeute prend la position qu'il avait au début du traitement 1. Plaçant doucement sa paume gauche sur le front du patient, le thérapeute continue le traitement avec la main droite sur la région cervicale latérale. Il écarte les doigts de la main droite – le pouce sur le côté gauche et les autres doigts sur le côté droit – juste sous l'apophyse mastoïdienne (fig. 19). C'est le premier des trois points cervicaux latéraux. En commençant là et en descendant vers les autres points, le thérapeute appuie simultanément sur chaque point cervical latéral de droite et de gauche pendant trois secondes et répète le traitement trois fois. La pression exercée sur les points de droite et de gauche doit être égale.

Traitement 3 : bulbe rachidien

Restant dans la position précédente, le thérapeute traite la zone du bulbe rachidien. Sa paume gauche reste sur le front du patient. Avec l'extrémité du pouce tournée vers le haut, le thérapeute appuie la partie charnue du pouce droit sur la zone du bulbe rachidien du patient. Les autres doigts de la main droite entourent légèrement la région cervicale latérale droite. Quand le thérapeute applique une pression, le patient doit pencher légèrement la tête en avant. Le thérapeute demande au patient de relever progressivement la tête et de l'incliner en arrière. Ce lent mouvement de la tête permet une pénétration facile de la pression. La pression doit être dirigée vers la glabelle et doit être augmentée progressivement. Le traitement est appliqué pendant cinq secondes par point et répété trois fois.

Traitement 4 : région cervicale postérieure

Restant dans la même position, considérant les points situés à gauche et à droite du bulbe rachidien comme points 1, le thérapeute appuie simultanément sur les points cervicaux postérieurs, le pouce sur la ligne gauche de points et les autres doigts sur la ligne droite. La pression est une poussée dirigée vers le centre du visage du patient. La pression est appliquée pendant trois secondes sur chaque point. Le thérapeute commence toujours par le point supérieur et descend. Le traitement est répété trois fois.

Fig. 20

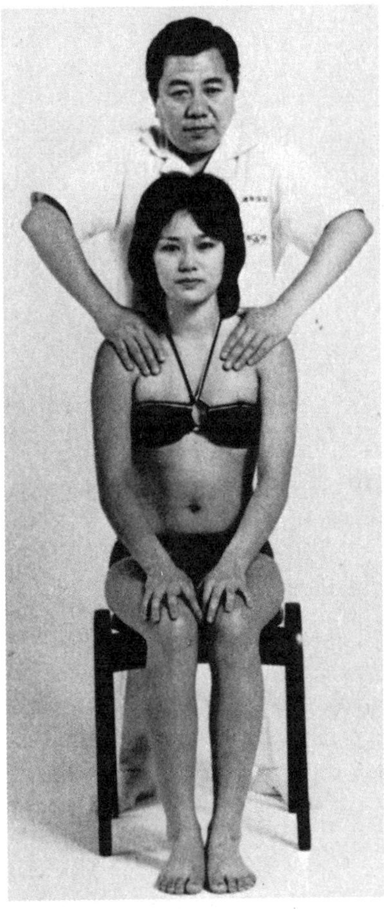

Fig. 21

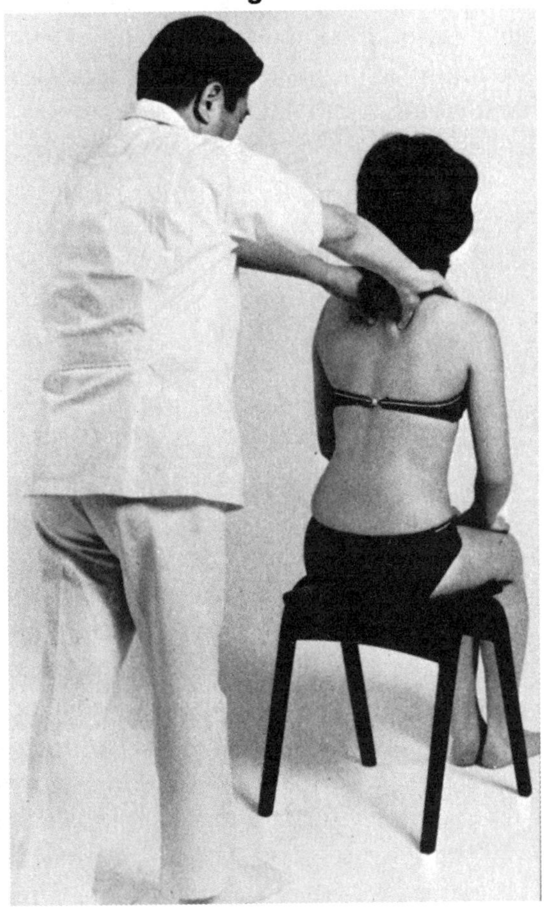

Traitement 5 : région supra-scapulaire

Passant derrière le patient, le thérapeute se rapproche suffisamment pour toucher le corps de celui-ci avec le sien. Ecartant les coudes, il place les pouces sur les points supra-scapulaires du patient. Les autres doigts de chaque main – dirigés vers l'avant – sont placés pour soutien sur la poitrine du patient, tout le poids du thérapeute s'appuyant dessus. Le thérapeute dirige la pression vers le centre du torse, à hauteur de l'apophyse épineuse de la septième vertèbre thoracique, sur la même ligne que les bords inférieurs des omoplates. Le traitement dure cinq secondes et est répété trois fois (fig. 20).

Traitement 6 : région inter-scapulaire

Debout dans la position précédente mais une jambe en arrière, le thérapeute pose ses pouces sur les premiers points inter-scapulaires de droite et de gauche et pour avoir un support place les autres doigts sur les régions supra-scapulaires du patient (fig. 21). Sans changer de position, en commençant par le côté gauche, le thérapeute appuie d'abord à droite, puis à gauche, sur les deux rangées de cinq points inter-scapulaires, trois secondes sur chaque point. La thérapie est répétée trois fois. A mesure que les applications de pression descendent, les doigts joints des deux mains, dirigés vers la région supra-scapulaire, descendent sur le dos du patient (fig. 22) en appuyant comme un levier.

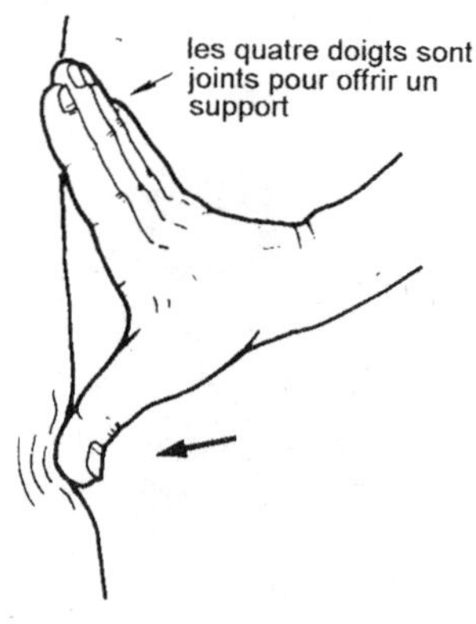

Fig. 22. Traitement de la région

Traitement 7 : étirer le torse

Dans la même position que précédemment et appuyant le côté droit de son torse contre le dos du patient, le thérapeute attrape les poignets de celui-ci et lui fait lever les bras au-dessus de la tête. Inclinant son propre torse en arrière, le thérapeute tire les bras du patient, étirant son torse et sa colonne vertébrale (fig. 23). La première fois, cet exercice doit être effectué comme un échauffement en vue de la seconde exécution, qui constitue l'étirement complet du torse du patient.

Quand le corps du patient est totalement étiré, le thérapeute relâche les mains de celui-ci par une poussée en avant.

Fig. 23

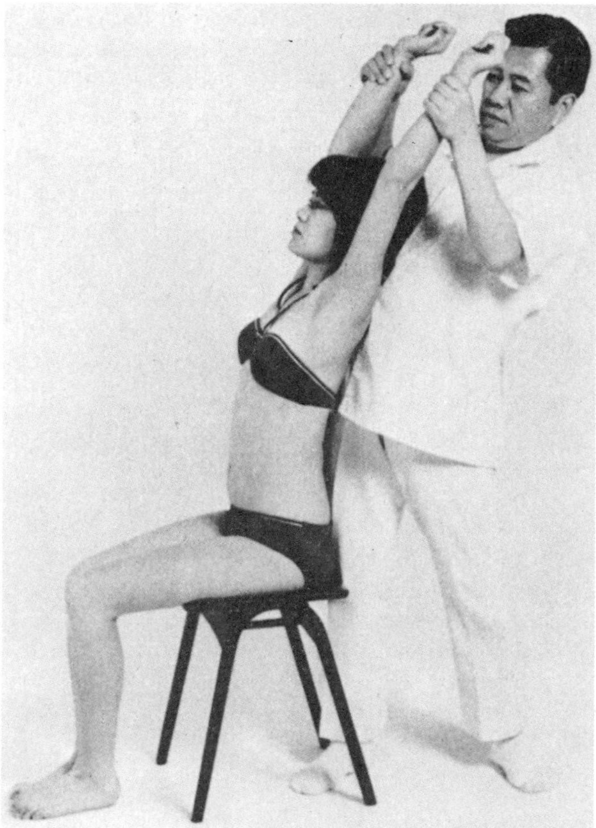

Traitement 8 : fléchissement des articulations des épaules vers le haut et vers le bas

Le patient détend complètement les épaules.

Rapprochant ses pieds, le thérapeute entoure de ses mains les épaules du patient, à hauteur des deltoïdes. Après avoir relevé simultanément les épaules, il relâche ses mains (fig. 24). Le patient ne doit pas contracter ses épaules à ce moment-là, mais les laisser tomber naturellement en position normale. Cette thérapie est répétée trois fois.

Pour terminer le traitement du patient assis, le thérapeute place ses mains sur les épaules de celui-ci. Ses doigts et ses pouces sont joints sur les parties extérieures des épaules, au niveau des deltoïdes. Il caresse simultanément et rapidement les épaules du patient avec les deux paumes, en descendant.

Fig. 25 Caresser les épaules

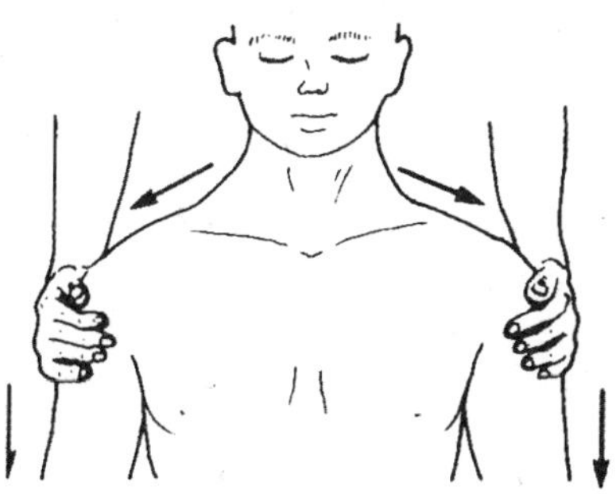

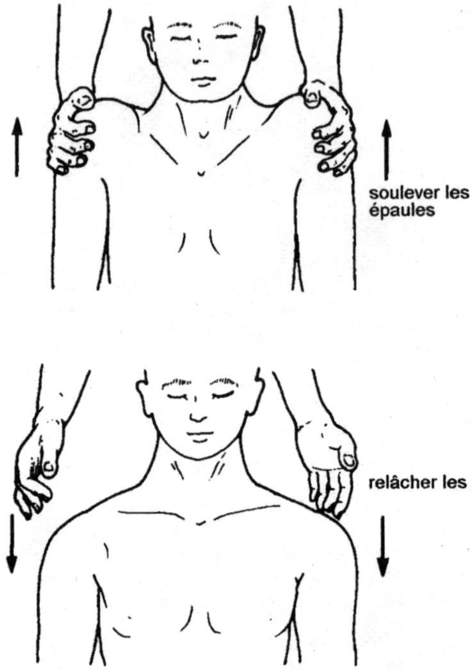

Fig. 24. Flexion montante et descendante des articulations des épaules

Chapitre 5

Shiatsu auto-administré

Ce chapitre explique la façon dont le shiatsu auto-administré accomplit deux fonctions importantes. D'abord, étant donné que l'utilisation des mains et des doigts, le choix des méthodes correctes d'application de pression et des principaux points de pression doit être appris avec tout le corps et pas seulement avec l'esprit, utiliser son propre corps pour pratiquer permet une maîtrise plus rapide et plus facile des bases nécessaires pour administrer le shiatsu à une autre personne. Ensuite, cela permet de se rendre compte, à travers la pratique quotidienne, quelles sont les parties de son corps en bon état, quelles sont celles qui ont besoin d'attention, comment traiter les parties malades, comment empêcher le développement de la maladie et comment instaurer un programme de santé qui est fait pour soi et par soi, dans le sens le plus complet du mot.

Il est particulièrement important d'encourager les enfants, même les plus jeunes, à effectuer chaque jour des exercices shiatsu, car cela les aidera à s'améliorer physiquement et à gagner une plus grande force pendant cette période de croissance. L'aspect le plus important de ce programme pour enfants est le quatrième traitement pour le visage. Le shiatsu appliqué sur les zones supra-orbitaire, les zones infra-orbitaire et sur les tempes et la pression avec les paumes sur les yeux soulagent la fatigue oculaire, favorisent la santé générale des yeux et préviennent la pseudo-myopie. La cinquième traitement pour le visage fortifie les gencives et aide ainsi à la prévention des caries et de la blennorrhée alvéolaire. On doit encourager les enfants à passer au moins cinq minutes par jour à effectuer ces deux traitements.

Tous les traitements shiatsu présentés dans les chapitres précédents peuvent être auto-administrés, sauf ceux pour les régions inter-scapulaires de droite et de gauche.

Région cervicale

Traitement 1 : région cervicale antérieure

La région cervicale antérieure n'est pas seulement la partie du corps où commencent la plupart des thérapies shiatsu, mais également l'endroit où sont situés certains des points de pression shiatsu les plus importants. Manifestement, elle est digne de la thérapie la plus attentive. Commencez toujours sur le côté gauche et continuez ensuite sur le côté droit. Vous agenouillant en position *seiza* appuyez avec le pouce. Le premier point est situé à l'endroit où l'artère carotide primitive se sé-

Fig. 1. Points shiatsu de la région cervicale antérieure

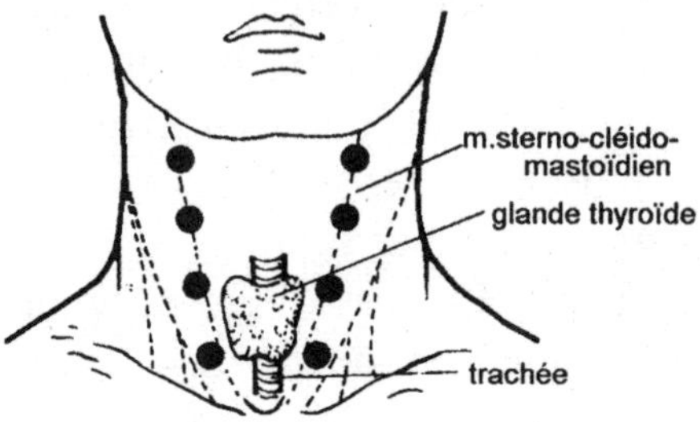

pare en l'artère carotide interne et l'artère carotide externe. A côté de l'artère carotide interne on trouve le sinus carotidien où on peut percevoir le pouls. En appuyant avec le pouce gauche – dont l'extrémité est dirigée vers le haut – sur ce point, tendez le coude gauche sur le côté et placez doucement les autres doigts de votre main gauche sur le devant de votre cou (fig. 2).

Les points de pression suivent le bord intérieur du muscle sterno-cléido-mastoïdien derrière la glande thyroïde et presque jusqu'à la clavicule.

Fig. 2

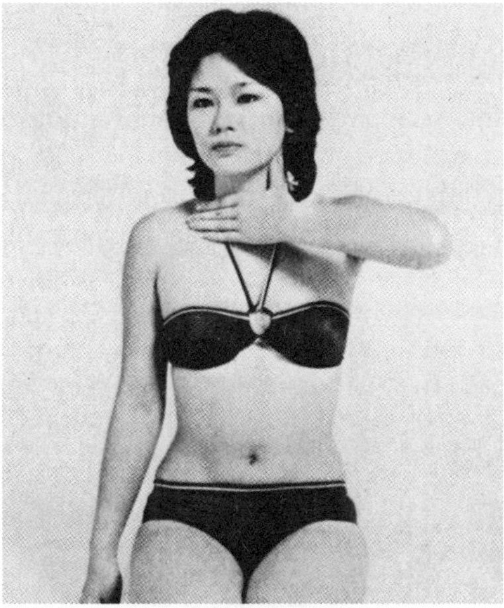

Appuyez doucement sur chaque point pendant trois secondes et répétez le traitement trois fois. La pression doit être dirigée à travers le cou vers l'apophyse épineuse de la vertèbre cervicale (fig. 3). Si on dirige la pression vers le centre du cou, cela provoquera la contraction du passage bronchique et la toux.

Fig. 3. Directions de la pression pour la région cervicale

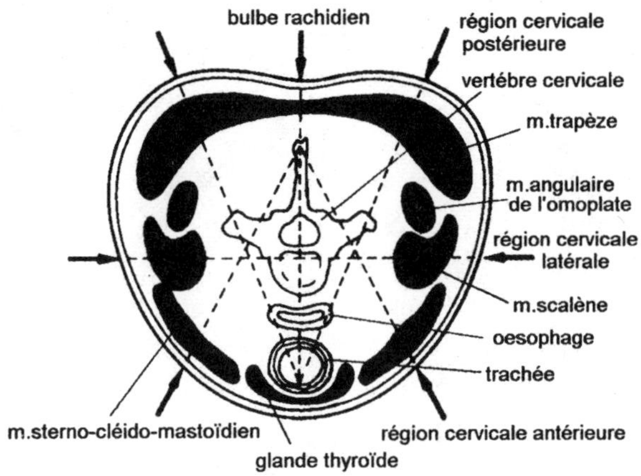

Fig. 4. Points shiatsu de la région cervicale latérale

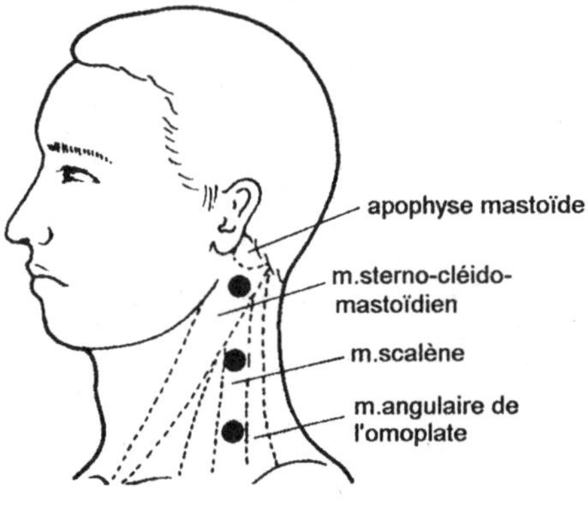

Fig. 5

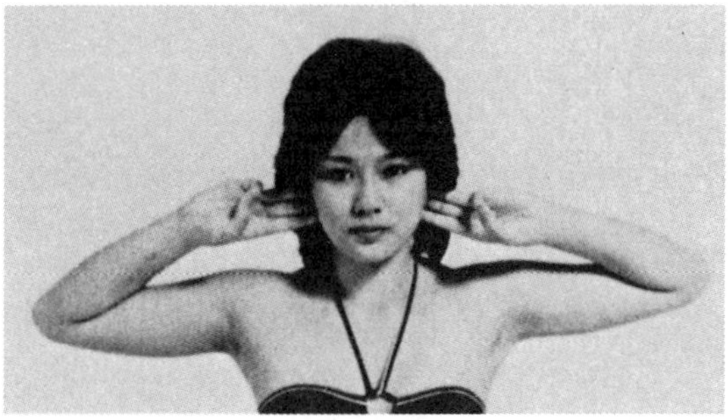

Fig. 6 Direction de la pression pour la région cervicale latérale

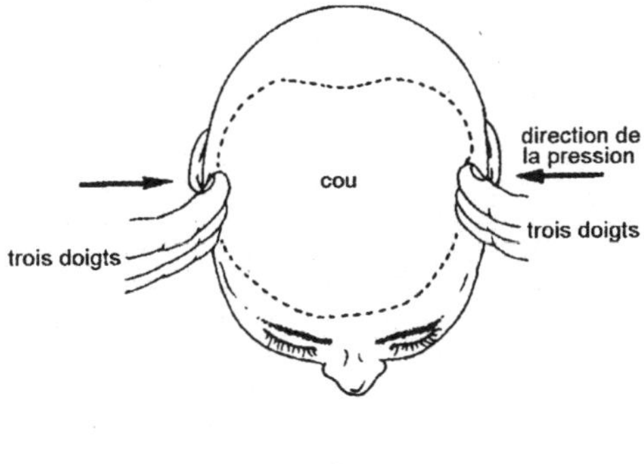

Fig. 7. Bulbe rachidien

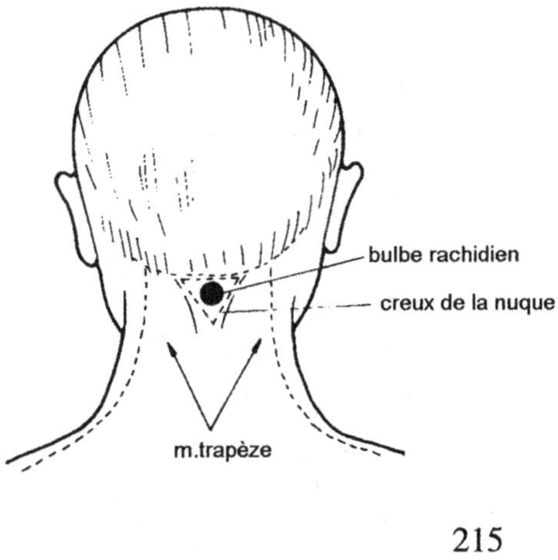

Traitement 2 : région cervicale latérale

Fig. 8

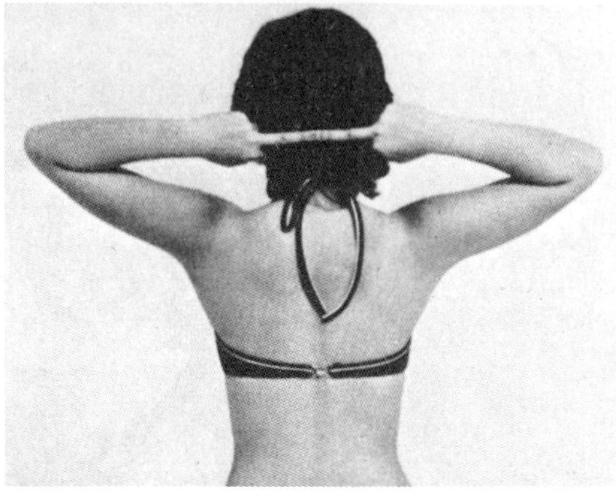

Les deux régions cervicales latérales sont traitées simultanément avec les deux mains dont les index, les médius et les annulaires sont joints. Les points de pression sont situés sur une ligne partant de sous l'apophyse mastoïdienne et allant vers l'épaule (fig. 8). Avec les coudes tendus sur les côtés, appuyez avec les trois doigts mentionnés précédemment sur les points situés de deux côtés du cou, trois secondes par point. Répétez le traitement trois fois (fig. 5). La pression appliquée sur un côté de la région cervicale doit être dirigée vers le point correspondant sur le côté opposé de la région cervicale (figs 3 et 6).

Traitement 3 : bulbe rachidien

Le point de pression pour le bulbe rachidien est situé au milieu du creux de la nuque entre l'os occipital et la première vertèbre cervicale (fig. 7). Placez la partie charnue du médius droit sur ce point, puis la partie charnue du médius gauche au-dessus. Tendez les coudes sur les côtés (fig. 8). Penchez la tête 30° en avant et commençez à appuyer sur le point du bulbe rachidien. Augmentez progressivement la pression en redressant la tête, puis inclinez-la 30° en arrière. On doit diriger la pression vers la glabelle (fig. 9). Une application – à partir d'une inclinaison en avant de 30° jusqu'à une inclination en arrière de 30° – dure cinq secondes. Répétez trois fois.

Fig. 9. Direction de pression pour le bulbe rachidien

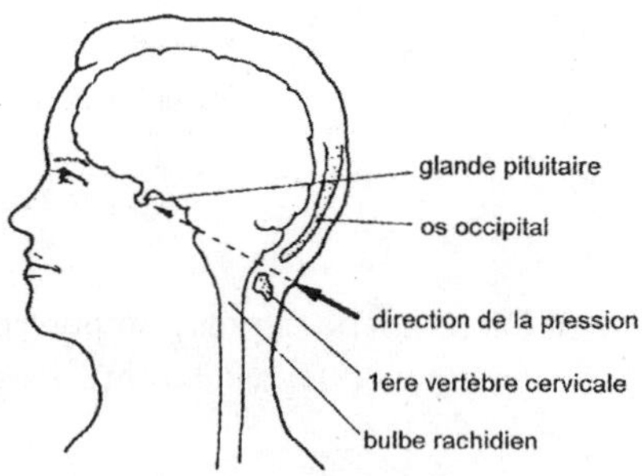

Fig. 10. Points shiatsu de la région cervicale postérieure

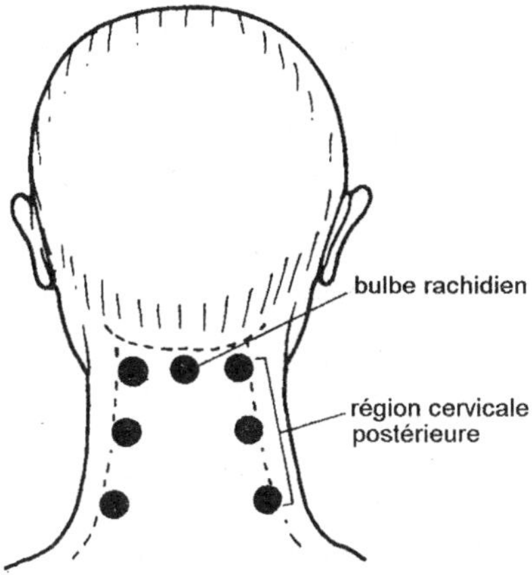

Traitement 4 : région cervicale postérieure

Ce traitement, pendant lequel trois doigts appuient sur les trois points (fig. 10) des deux côtés de la région cervicale postérieure, est semblable au traitement 2. Placez les annulaires sur les premiers points, situés directement à côté du point du bulbe rachidien. L'index et le médius de chaque main sont alignés naturellement avec les annulaires. La pression est dirigée horizontalement vers la ligne médiane du visage et est appliquée d'abord sur le point le plus élevé des trois sur chaque côté, puis en descendant sur les autres. On appuie simultanément sur les côtés droit et gauche, trois secondes par point. La thérapie est répétée trois fois (fig. 12). Quand vous traitez le troisième point, l'index doit être au niveau de la septième vertèbre cervicale.

Fig. 11. Direction de pression pour la région cervicale postérieure

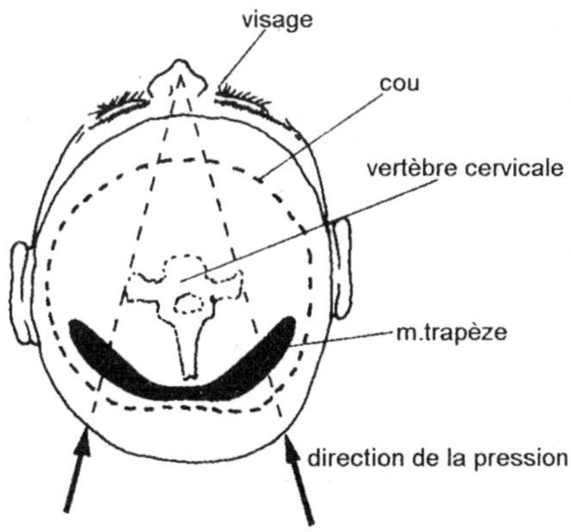

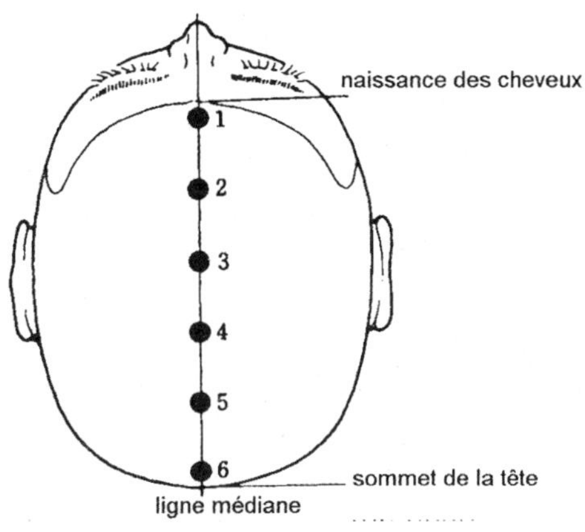

Fig. 13. Ligne médiane de la tête

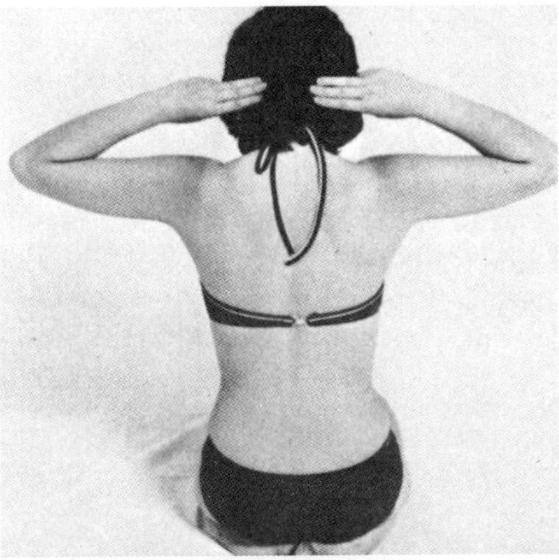

Fig. 14

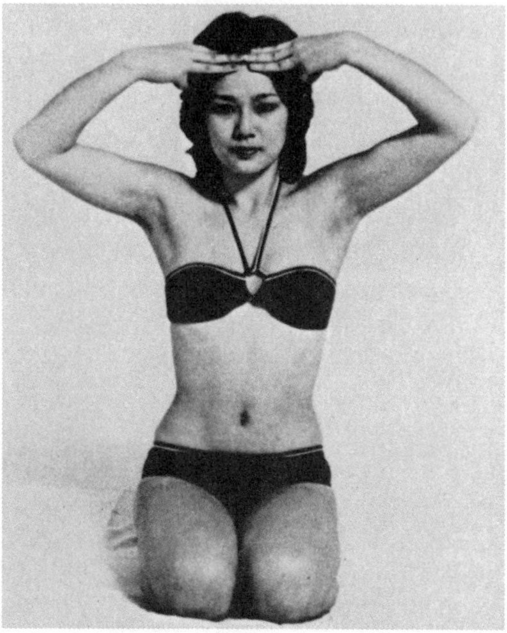

Tête

Traitement 1 : ligne médiane

Les six points de traitement de cette région sont situés le long de la ligne médiane du crâne, de la naissance des cheveux au sommet de la tête. On appuie avec l'index, le médius et l'annulaire de la main droite sur lesquels sont placés l'index, le médius et l'annulaire de la main gauche. Le traitement dure trois secondes sur chaque point et est répété trois fois (fig. 14). La pression doit être appliquée perpendiculairement sur la tête, sur tous les six points (fig. 15).

Fig. 15 Direction de la pression pour le ligne médiane

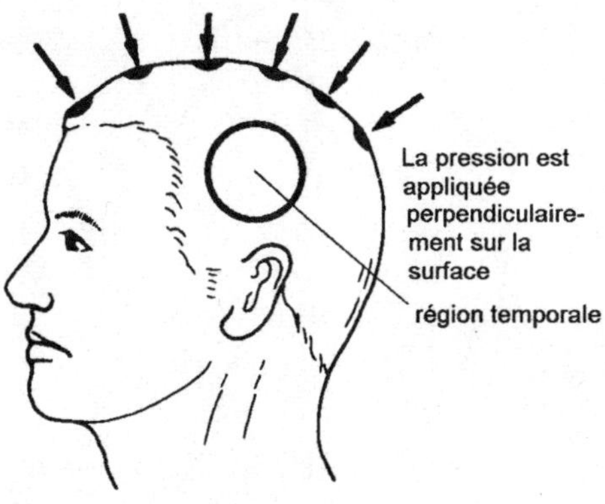

Fig. 16. Traitement pour la ligne médiane.

La pression est dirigée droit vers le bas

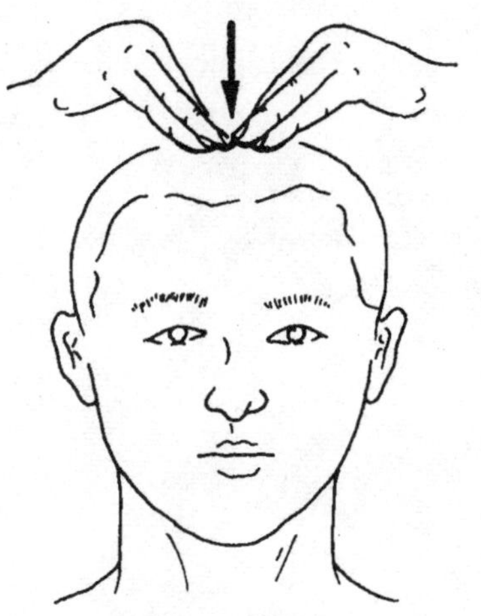

Fig. 17. Points shiatsu de la région temporale

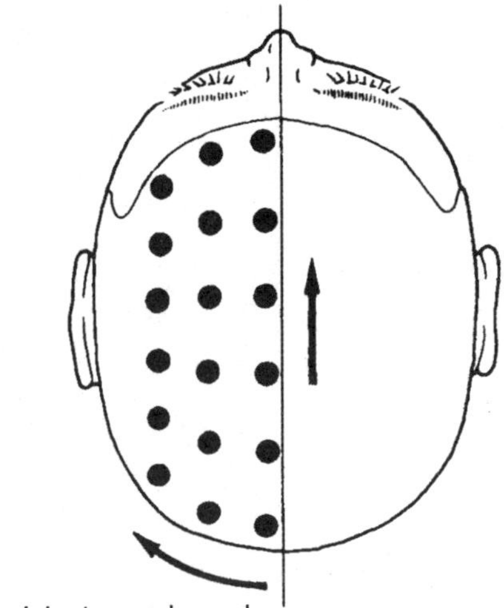

Fig. 18. Traitement de la région temporale

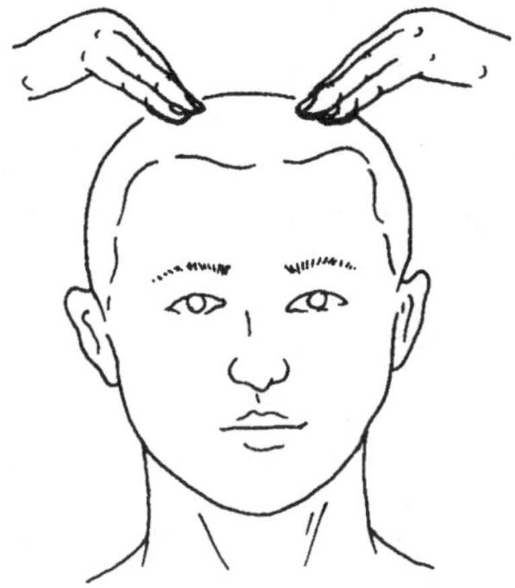

Traitement 2 : région temporale

Après avoir traité le sixième point du traitement 1, enlevez les doigts de la main gauche d'au-dessus des doigts de la main droite et placez les six doigts – dont les extrémités se touchent – sur les points de la région temporale, rangés par groupe de trois à droite et à gauche des six points de la ligne médiane (18 points sur chaque côté de la tête). Appuyez simultanément avec l'index, le médius et l'annulaire de chaque main sur les deux rangées de trois points descendant du point 6 de la ligne médiane vers la naissance des cheveux aux tempes (fig. 17). La pression doit toujours être perpendiculaire sur la tête. Répétez sur les deux rangées de trois points situées des deux côtés du cinquième point de la ligne médiane et ainsi de suite, jusqu'à ce que vous atteigniez la naissance des cheveux sur le front. Ce traitement est effectué une seule fois (fig. 18).

Traitement 3 : ligne médiane

Répétez le traitement 1.

Traitement 4 : pression avec la paume sur la région temporale

Appuyez les paumes sur les régions temporales, avec les doigts joints et les extrémités des doigts dirigées vers le haut (fig. 15). En tendant les coudes sur les côtés, appuyez pendant dix secondes avec une force égale, équilibrée, de droite et de gauche. La pression est dirigée horizontalement (figs 19 et 20). On peut également utiliser une pression vibratoire.

Fig. 20. Pression avec la paume

Fig. 19

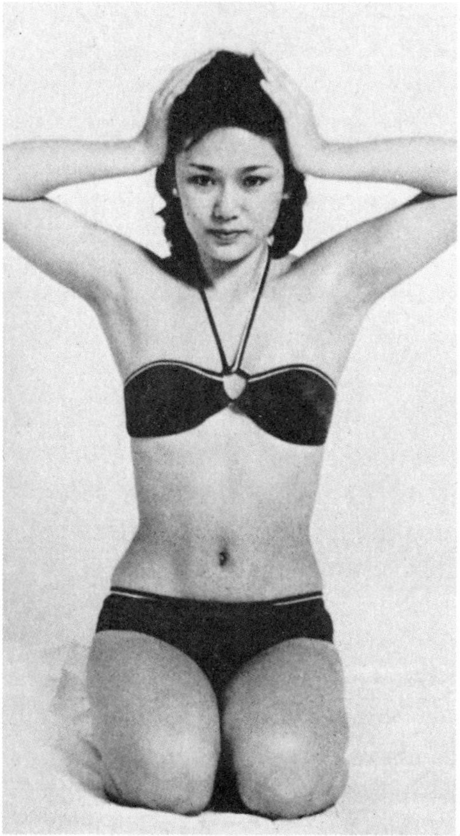

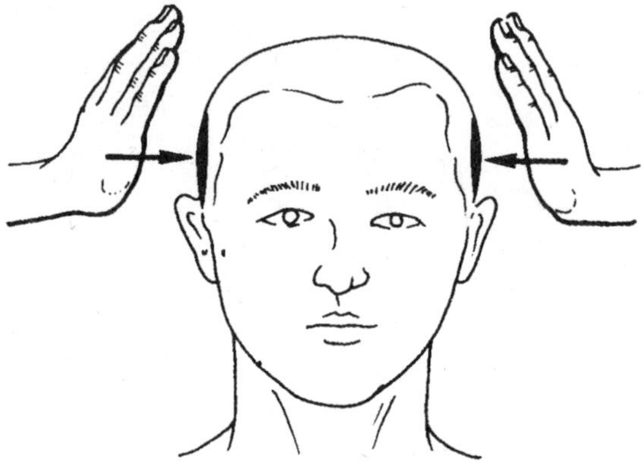

Fig. 21. Points shiatsu sur la région temporale du visage

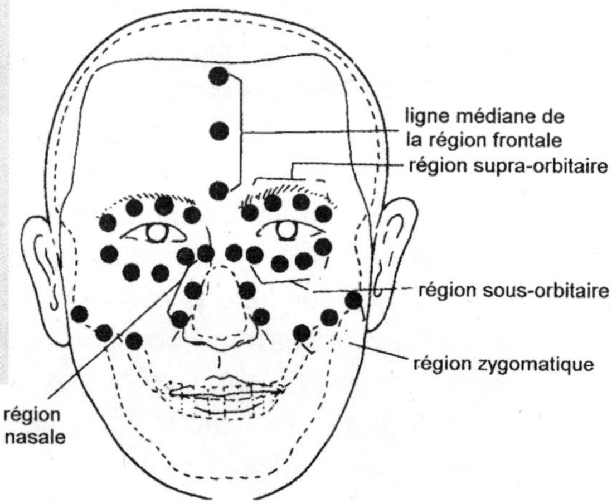

Visage

Traitement 1 : ligne médiane de la région frontale

Appuyez sur les trois points de la ligne frontale médiane montant à partir d'au-dessus de la glabelle (fig. 21), avec l'index, le médius et l'annulaire de la main droite en dessous de ceux de la main gauche. La pression dure trois secondes par point et le traitement est répété trois fois (fig. 22).

Fig. 22

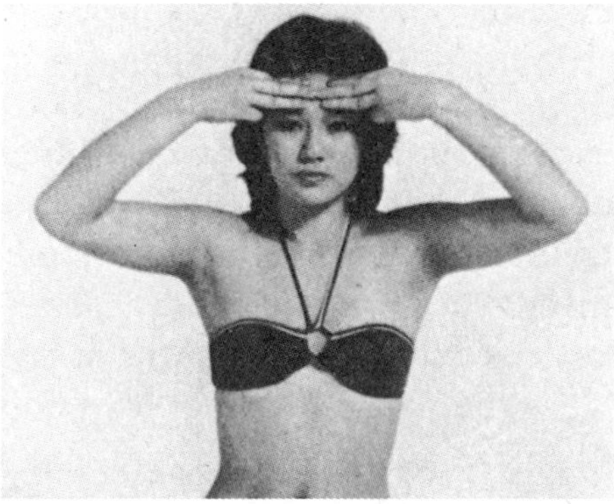

Fig. 23

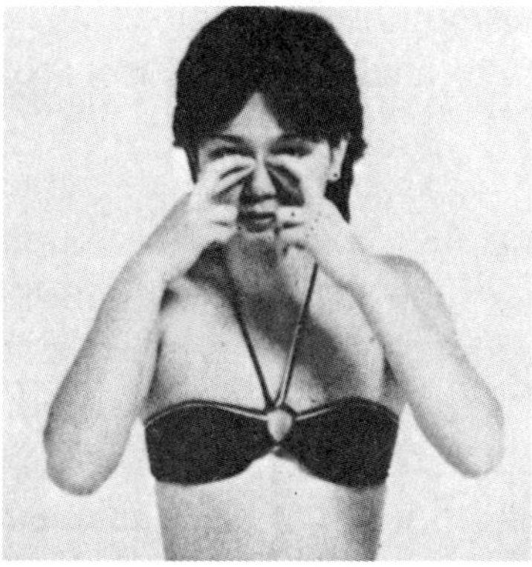

Traitement 2 : région nasale

Les trois points pour chaque côté de la région nasale sont alignés près du nez : le premier est situé au coin intérieur de l'œil, le second près de l'os nasal, le troisième est adjacent aux ailes du nez (fig. 21). La pression est appliquée simultanément sur les points de droite et de gauche avec la partie charnue de chaque index. La partie charnue des médius est placée sur les index pour la stabilité. On applique une pression pendant trois secondes sur un point ; le traitement est répété trois fois (fig. 23).

Fig. 24

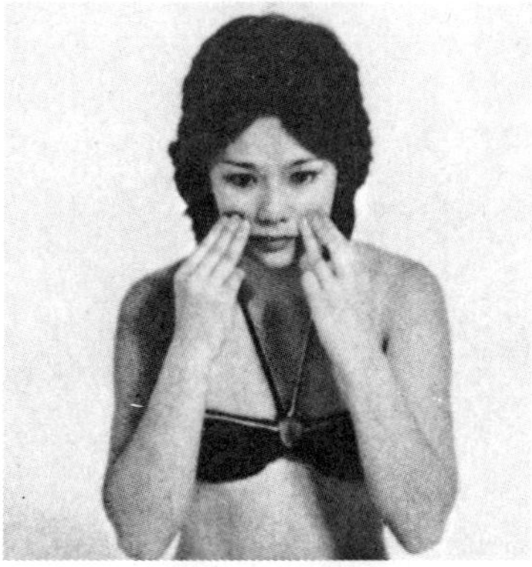

Fig. 25

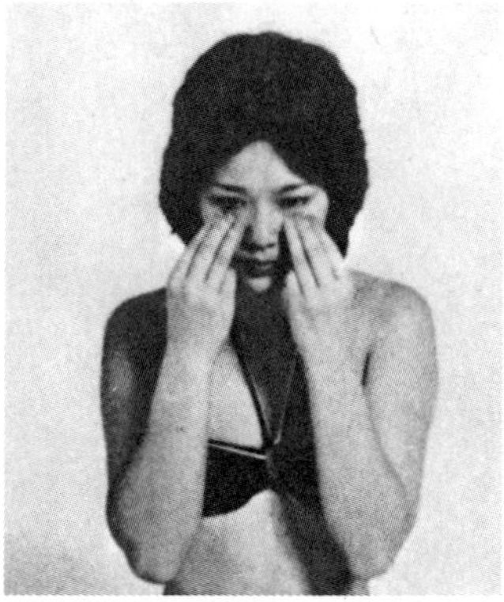

Traitement 3 : région zygomatique

Les trois points de la région zygomatique sur chaque côté du visage sont rangés sur une ligne montant des côtés des ailes du nez vers la base des oreilles (fig. 21). Appuyez simultanément dans une direction légèrement montante, en utilisant les index, les médius et les annulaires, pendant trois secondes sur chaque point, des deux côtés du visage. Le traitement est répété trois fois.

Traitement 4 : régions supra-orbitaire, sous-orbitaire et temporale : pression avec la paume sur les globes oculaires

Appuyez en même temps sur chacun des quatre points de la région infra-scapulaire avec les index, les médius et les annulaires, en partant des coins intérieurs des yeux vers les coins extérieurs. La pression dure trois secondes sur chaque point et le traitement est répété trois fois. Ensuite traitez de la même façon les quatre points de la région supra-orbitaire (figs 25 et 26). Puis, les coudes abaissés devant vous, appuyez sur chacun des trois points des tempes avec les parties charnues des index, des médius et des annulaires – tenues en position horizontale – en partant des coins extérieurs des yeux vers la base des oreilles (fig. 27). La pression dure trois secondes sur chaque point et le traitement est répété trois fois (fig. 28). Quand le traitement des tempes est terminé, appuyez doucement sur les yeux pendant dix secondes, simultanément, en plaçant gentiment les paumes sur les globes oculaires.

Fig. 26

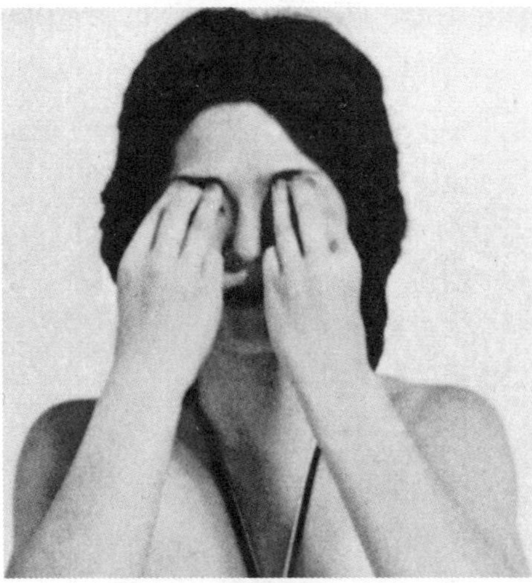

Fig. 27. Points shiatsu sur les tempes

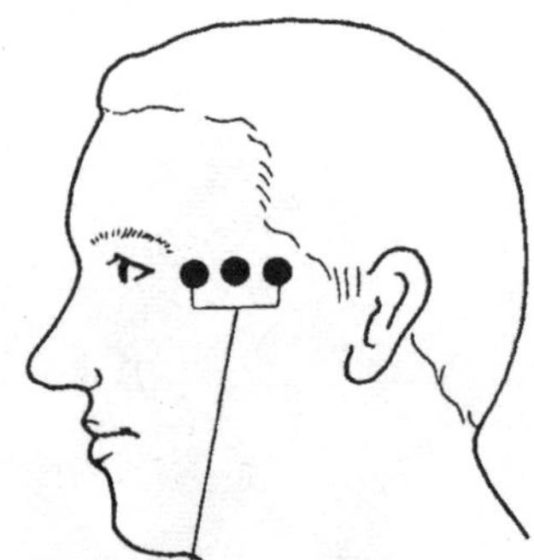

Fig. 28

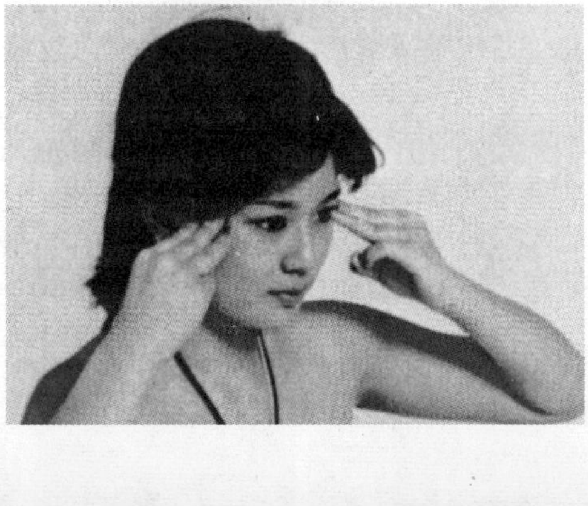

Traitement 5 : gencives

Le traitement commence sur les gencives du maxillaire inférieur et continuent sur celles du maxillaire supérieur (fig. 29).

Les trois points du maxillaire inférieur, des deux côtés du visage, commencent à la ligne médiane et suivent une ligne conduisant au coin extérieur de la bouche (fig. 29). La pression est appliquée simultanément sur les points des deux côtés avec les index, les médius et les annulaires. L'annulaire vient en contact direct avec chaque point. La pression dure trois secondes sur chaque point et le traitement est répété trois fois (fig. 30). A la fin du traitement des gencives inférieures, traitez de la même façon les gencives supérieures.

Fig. 29. Points shiatsu sur les gencives

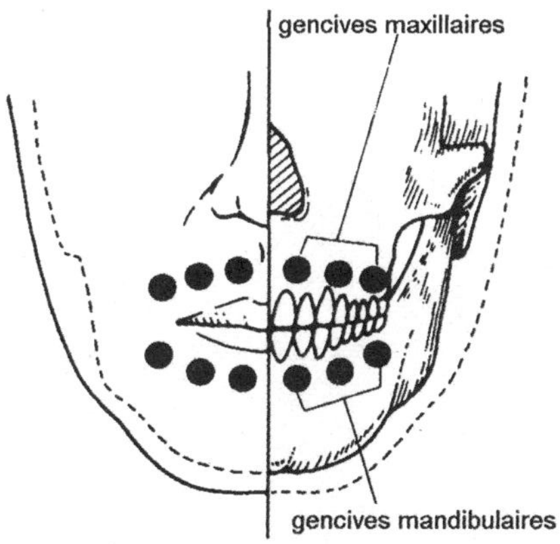

Fig. 30. Traitement pour les gencives

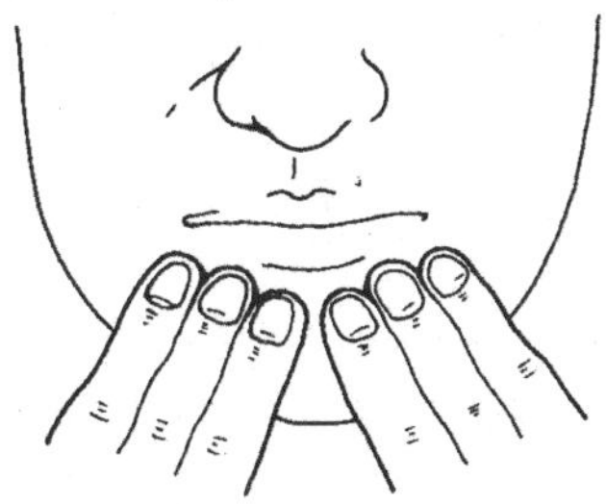

Traitement 6 : les muscles risorius situés aux coins de la bouche

Trois points shiatsu sont situés le long des muscles risorius de chaque côté de la bouche (fig. 31). Appuyez simultanément pendant trois secondes sur chaque point des deux côtés du visage, en utilisant les index, les médius et les annulaires et en tirant légèrement vers l'extérieur. Le traitement est répété trois fois (fig. 32).

Fig. 31. Points shiatsu sur les muscles risorius

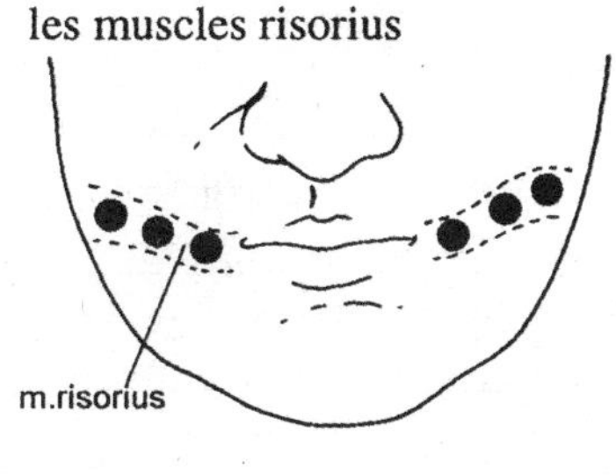

Fig. 32. Traitement des muscles risorius

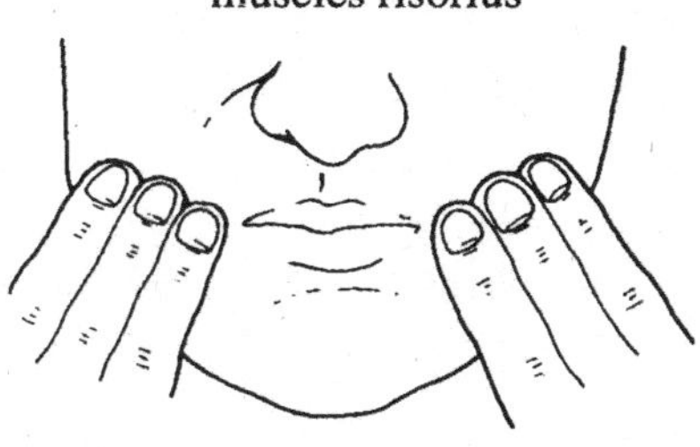

Epaules et dos

Traitement 1 : région supra-scapulaire

Le traitement doit toujours commencer sur le côté gauche. On appuie avec l'index, le médius et l'annulaire de la main droite, directement vers le centre du torse, au niveau du creux épigastrique, sur le point supra-scapulaire, pendant cinq secondes (figs 33 et 34). Le traitement est répété trois fois. Puis on applique le même traitement sur le point supra-scapulaire de droite avec l'index, le médius et l'annulaire de la main gauche.

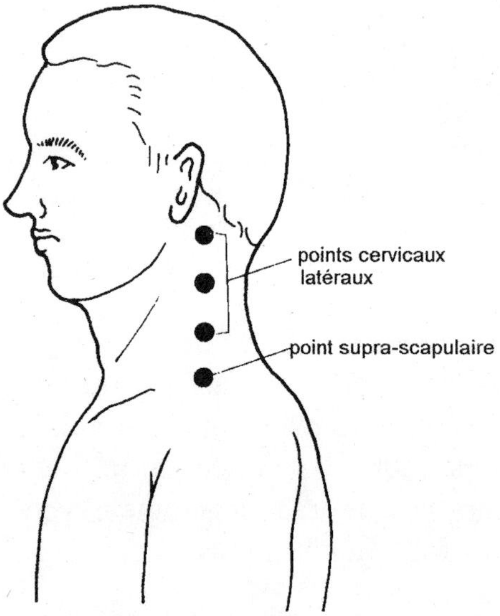

Fig. 33. Région supra-scapulaire

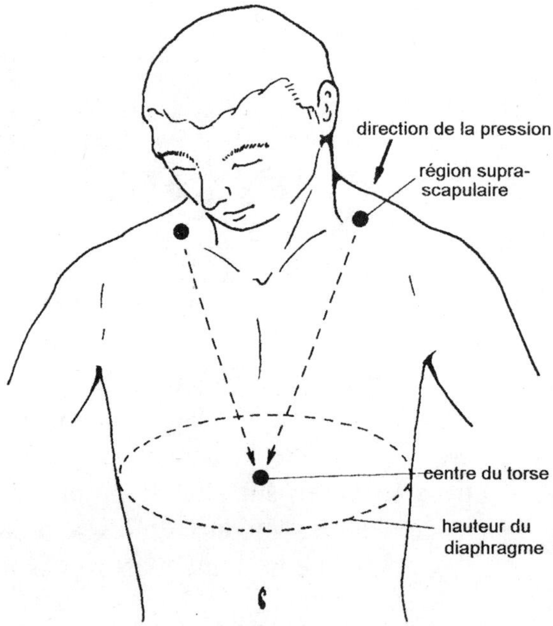

Fig. 34. Direction de la pression pour la région supra-scapulaire

Traitement 2 : régions sous-scapulaire et lombaire

Ramenant les bras derrière le dos et entourant vos côtes gentiment des quatre doigts (tournés vers le haut) dirigés vers l'avant, appuyez sur les points de la région sous-scapulaire, des deux côtés de la colonne vertébrale (figs 36 et 37). Le premier des dix points est juste derrière le diaphragme, les autres points descendant à des espacements rapprochés vers l'emplacement de la cinquième vertèbre lombaire. On appuie simultanément avec les deux pouces sur les points situés de chaque côté de la colonne vertébrale. La pression pénètre profondément si on incline le torse en arrière.

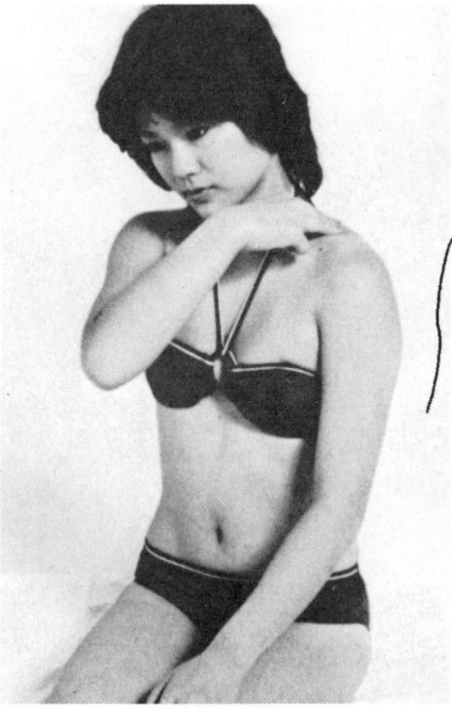

Fig. 35

Fig. 36. Région sous-scapulaire - lombaire

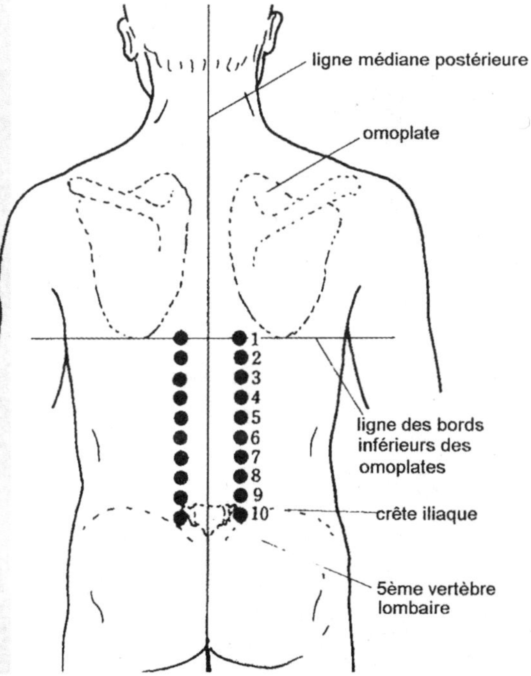

Fig. 37

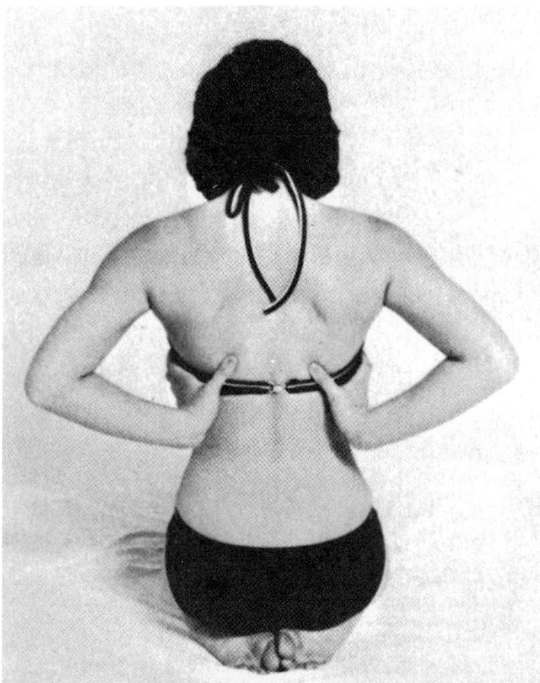

Traitement 3 : Arrête iliaque

Les points de l'arrête iliaque, de chaque côté des hanches, commencent près de l'articulation sacro-iliaque et suivent une ligne recourbée vers l'extérieur (fig. 40). Sur chaque côté on en trouve trois. Pour les traiter, les pouces sont orientés suivant une ligne horizontale au même niveau et appuient pendant trois secondes sur chaque point (fig. 41). Les autres doigts de chaque main entourent la région abdominale latérale et se déplacent à mesure que les pouces vont vers l'extérieur vers les points successifs.

Fig. 38

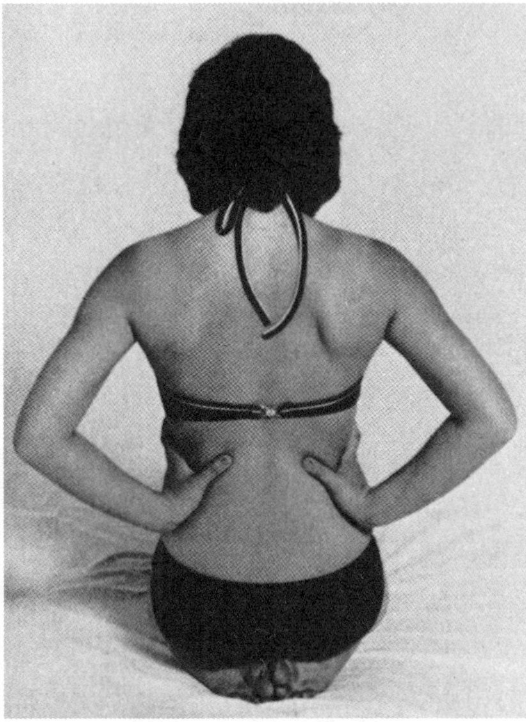

Fig. 39

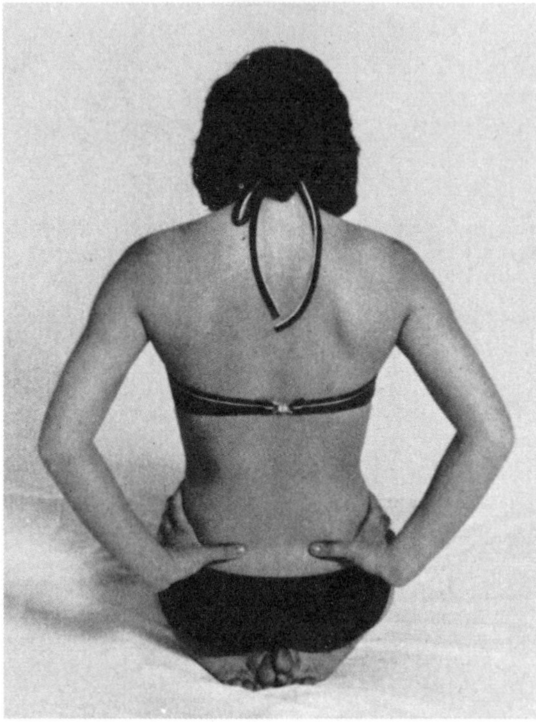

Traitement 4 : région sacrale

Les trois points de la région sacrale sont situés le long de la ligne centrale verticale du sacrum (fig. 40).

Fig. 40. Points shiatsu sur les fesses

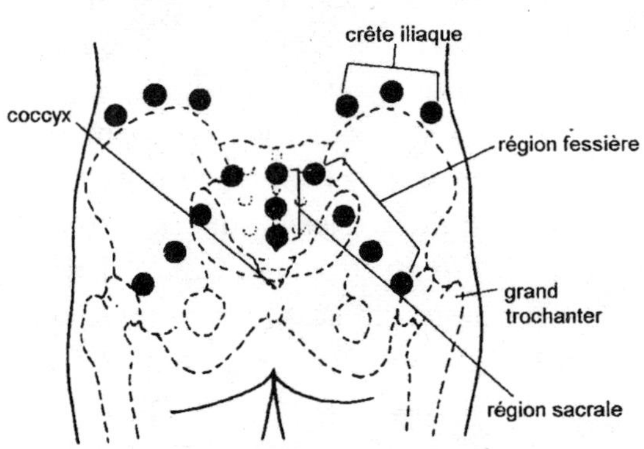

Les deux pouces, les extrémités jointes, sont utilisés pour appuyer pendant trois secondes sur chaque point. Le traitement est répété trois fois (fig. 42). Soyez certain de ne pas appuyer sur le coccyx quand vous traitez le dernier point.

Jambes

Ce traitement commence par le shiatsu appliqué simultanément sur la fesse droite et la fesse gauche, puis sur la jambe gauche et sur la jambe droite. On explique seulement le traitement pour la jambe gauche, car la thérapie est identique pour la jambe droite.

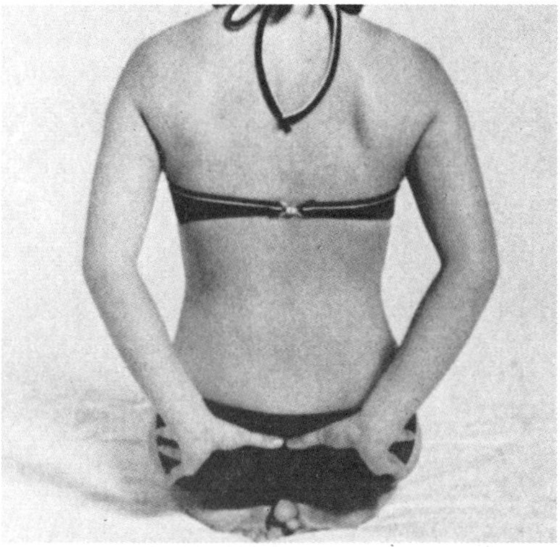

Fig. 42

Traitement 1 : région fessière

Les deux lignes de quatre points de la région fessière commencent de chaque côté du premier point sacral, continuent le long du muscle grand fessier sur une ligne oblique descendante (fig. 40) et s'arrêtent au grand trochanter. On utilise les pouces pour appuyer simultanément les points sur les fesses droite et gauche. La pression dure environ trois secondes par point et le traitement est répété trois fois (fig. 43).

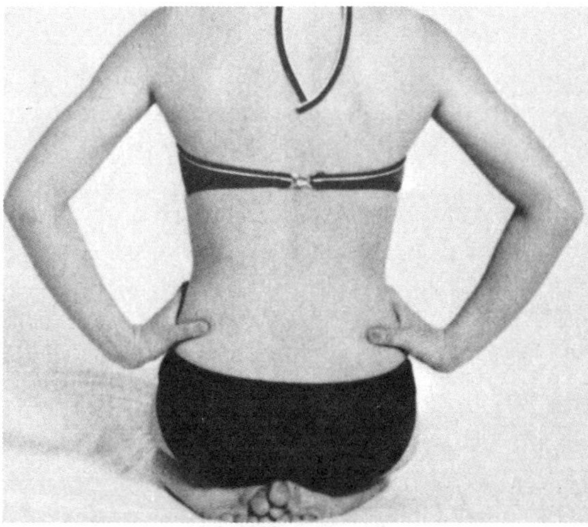

Fig. 41

Traitement 2 : point Namikoshi

Le point Namikoshi est situé obliquement au-dessous de l'épine iliaque antéro-supérieure, à environ cinq centimètres de la colonne vertébrale, sur une ligne l'unissant au sacrum (fig. 44). Il est situé sur le muscle grand fessier, dans une zone où sont distribués les nerfs fessiers supérieurs. C'est pour cette raison que la pression appliquée sur cette zone traverse le nerf fessier supérieur et agit sur le nerf sciatique. Pour traiter ces points, on appuie avec les pouces – qui sont dirigés l'un vers

Fig. 43

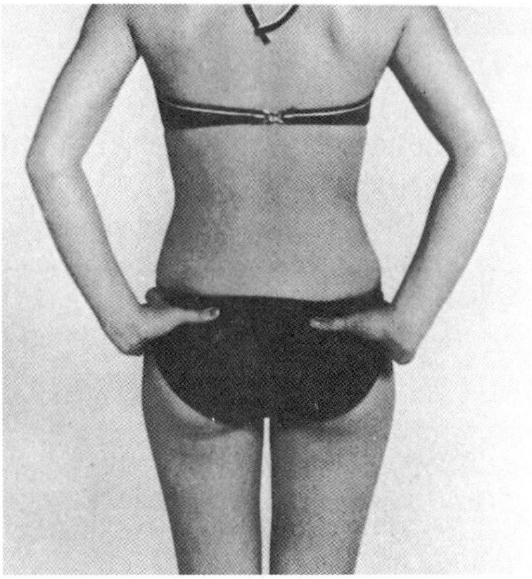

Fig. 44. Point Namikoshi

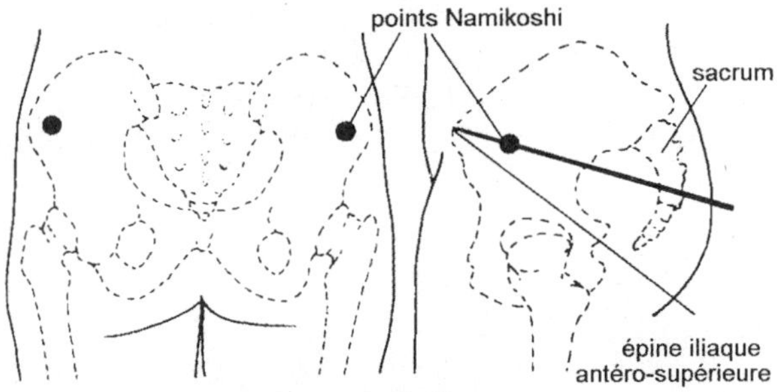

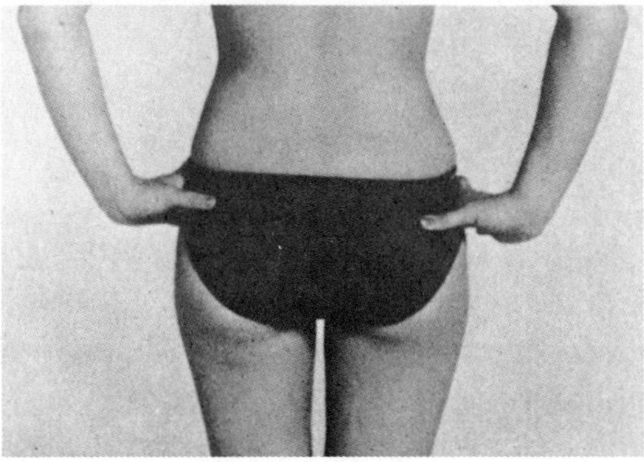

Fig. 45

l'autre, au même niveau ; les autres doigts reposent sur l'épine iliaque antéro-supérieure (fig. 45). Le traitement peut être effectué en position *seiza*, mais si cela vous est plus aisé, vous pouvez l'effectuer en vous tenant debout. La pression a un effet pétrissant dirigé vers le haut, doit être profonde et forte et être dirigée vers l'échancrure sciatique supérieure. Elle dure cinq secondes et est répétée trois fois.

Traitement 3 : région fémorale antérieure

Assis avec les jambes tendues et le genou gauche légèrement relevé, appuyez des deux pouces (le droit en dessous) sur le premier point fémoral antérieur, situé directement sous l'épine iliaque antéro-supérieure (fig. 46). Les autres doigts des deux mains entourent la hanche (fig. 47). Appuyez sur chacun des dix points descendant de cette position vers l'articulation du genou pendant trois secondes. Répétez la thérapie trois fois (figs 48 et 49).

Fig. 46. Les dix points de la région fémorale antérieure

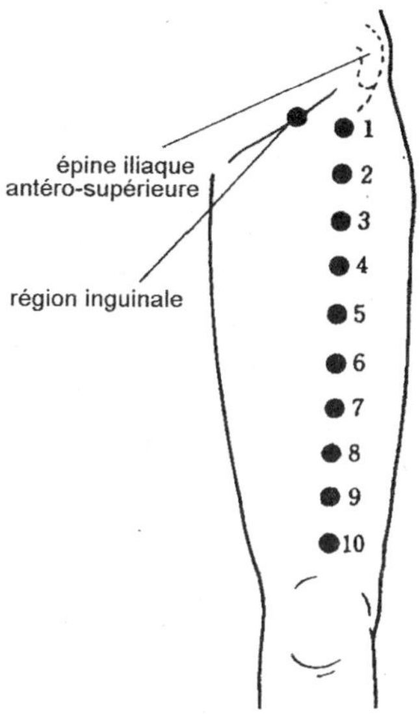

Fig. 50. Les 10 points de la région fémorale médiane

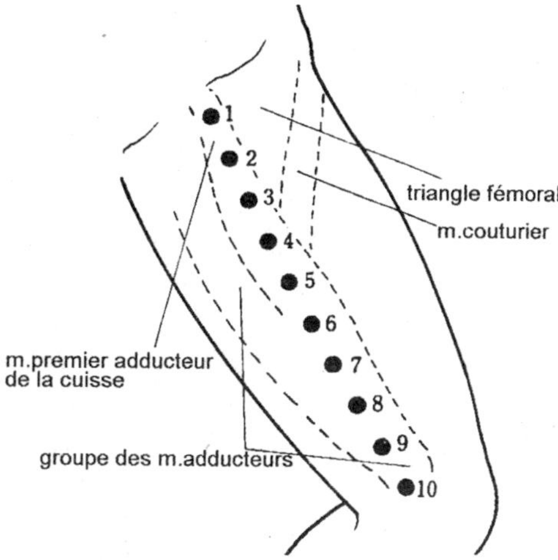

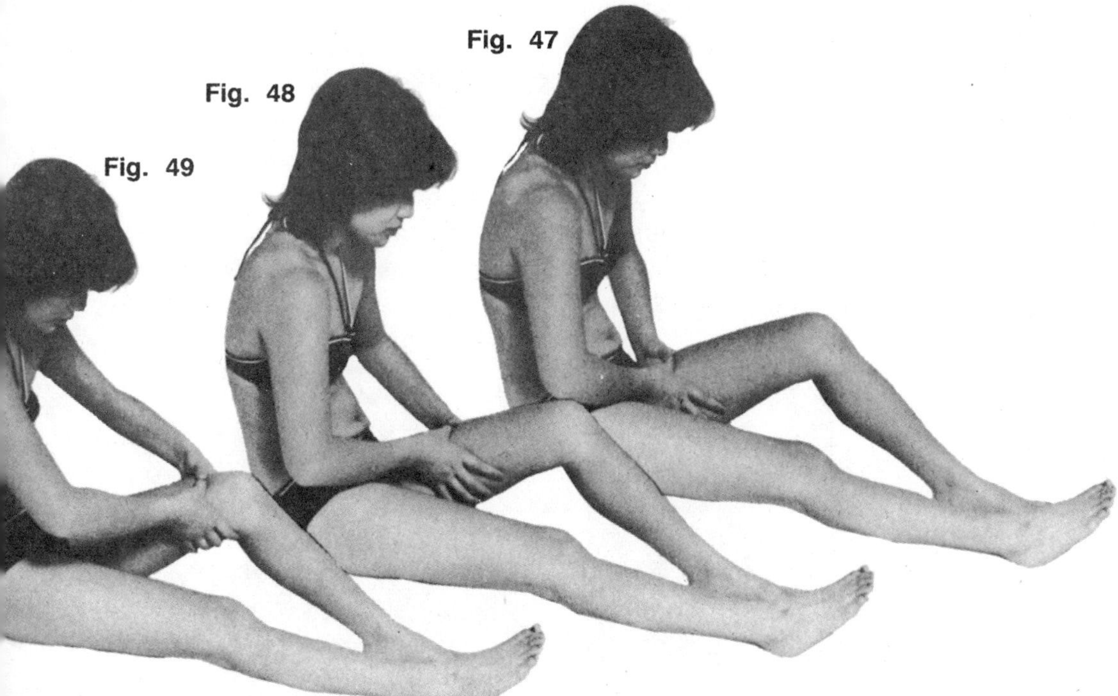

Traitement 4 : région fémorale médiane

En pliant le genou gauche vers l'extérieur, ramenez la plante du pied près du genou droit. Les dix points de la région fémorale médiane commencent près du muscle pectiné et sont situés sur une ligne menant au genou. La pression est appliquée comme pour le traitement trois sur chaque point pendant trois secondes et le traitement est répété trois fois (figs 50 à 54).

Fig. 51 ▶

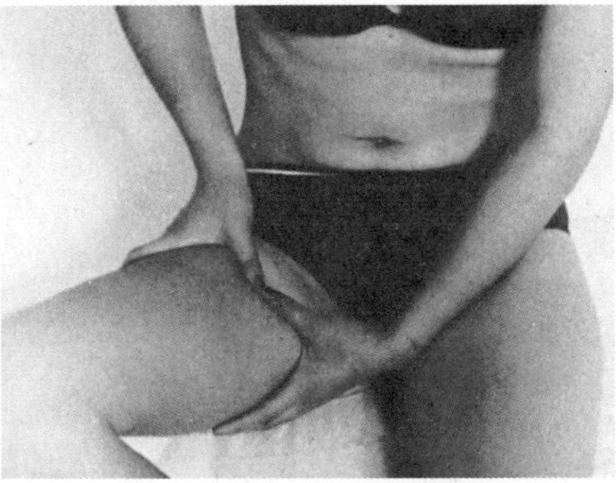

Fig. 52

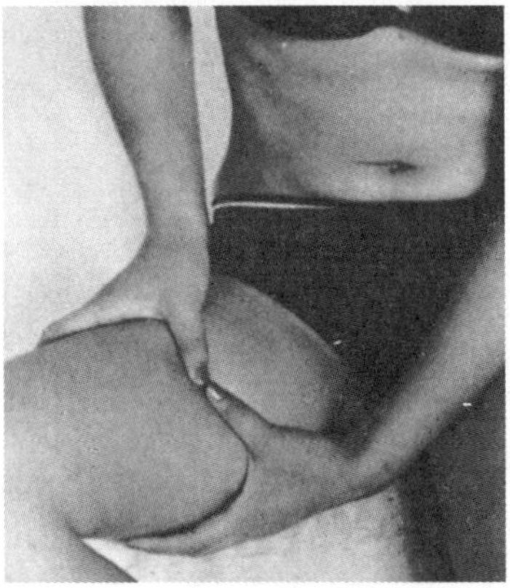

Traitement 5 : région fémorale latérale

Faites revenir votre jambe gauche à sa position originale, puis pliez-la vers l'intérieur, pour qu'elle soit sur votre genou droit. Avec les pouces – dont les bords extérieurs se touchent – et les autres doigts entourant la cuisse pour soutien, appuyez sur les dix points fémoraux latéraux, qui commencent près du grand trochanter et sont situés le long du fémur sur une ligne allant vers l'articulation du genou (fig. 55). La pression sur chaque point dure trois secondes et le traitement est répété trois fois (figs 56 et 57).

Fig. 53

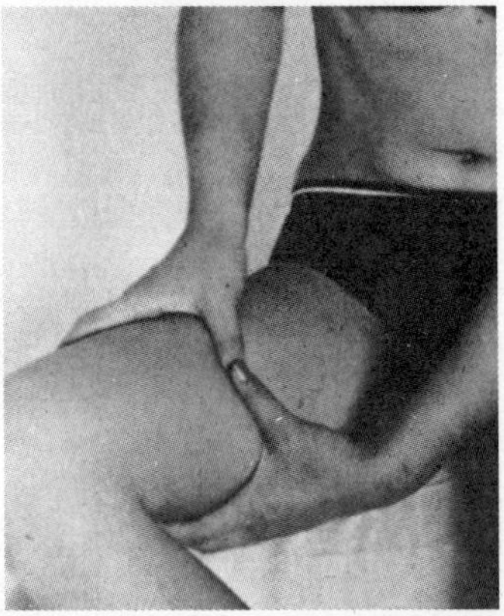

Fig. 54

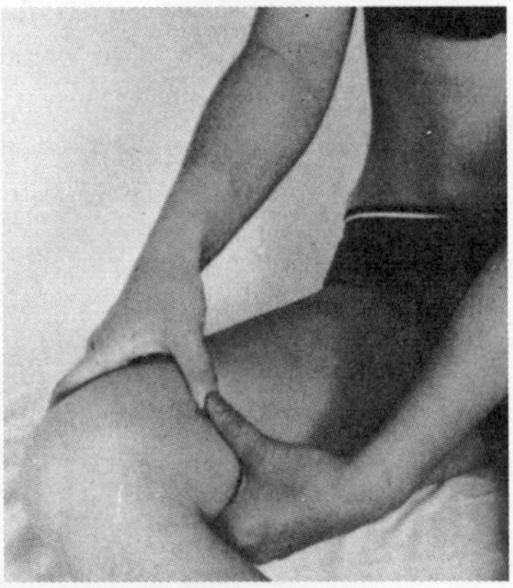

Fig. 55. Les 10 points de la région fémorale latérale

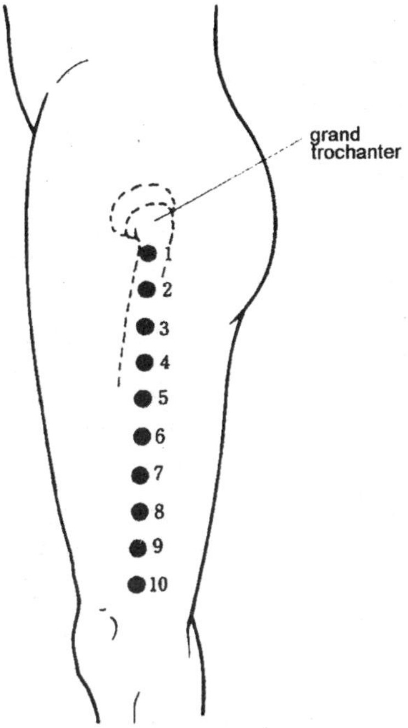

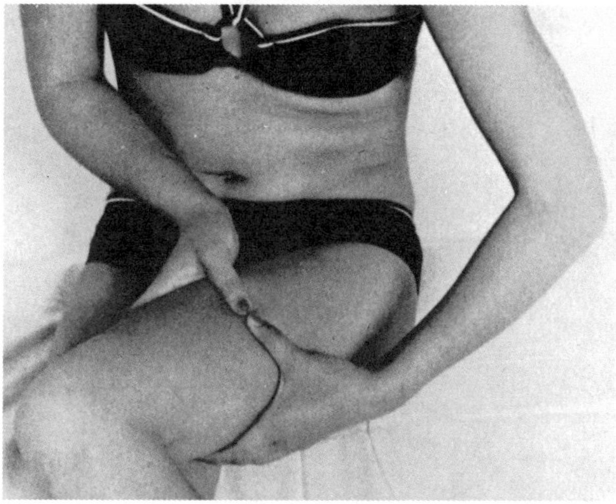

Fig. 56 ▲

Fig. 58. Les 10 points de
la région fémorale postérieure

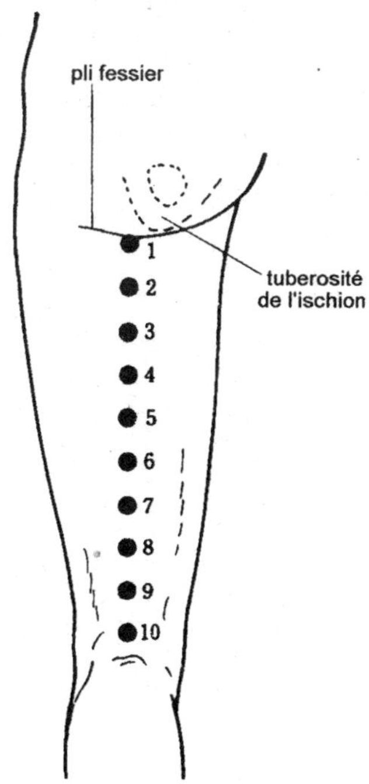

Fig. 57 ▼

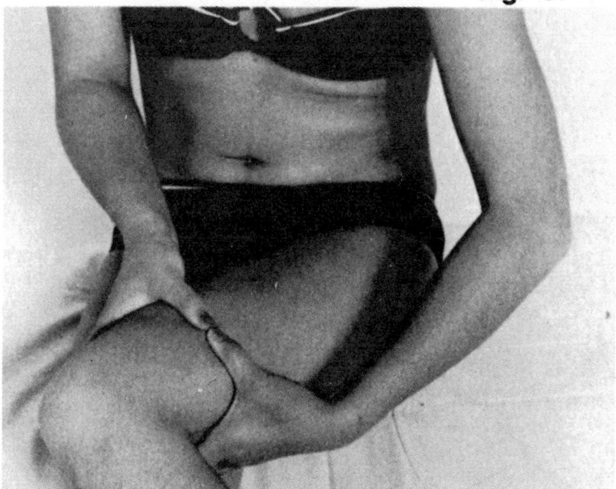

Fig. 59

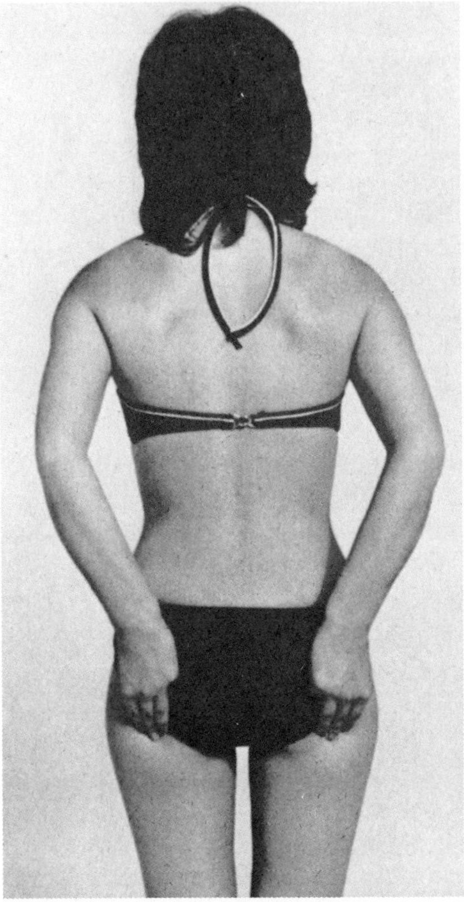

Traitement 6 : région fémorale postérieure

Le premier des dix points de la région fémorale postérieure est situé sur le pli fessier au-dessous de l'échancrure sciatique et les autres sont situés sur une ligne descendant vers le creux poplité. Il est plus facile de traiter les premiers points en se tenant debout.

Appuyez simultanément avec les index, les médius et les annulaires sur ces points pendant trois secondes et répétez le traitement trois fois. Quand vous avez terminé ce traitement, asseyez-vous sur le sol avec les jambes tendues en avant. Relevez haut le genou gauche. Posez les index, les médius, les annulaires (les parties charnues) avec les extrémités se touchant, sur le second des dix points fémoraux postérieurs. Appuyez sur chaque point, du second au dixième, pendant trois secondes et répétez la thérapie trois fois (figs 60 et 61).

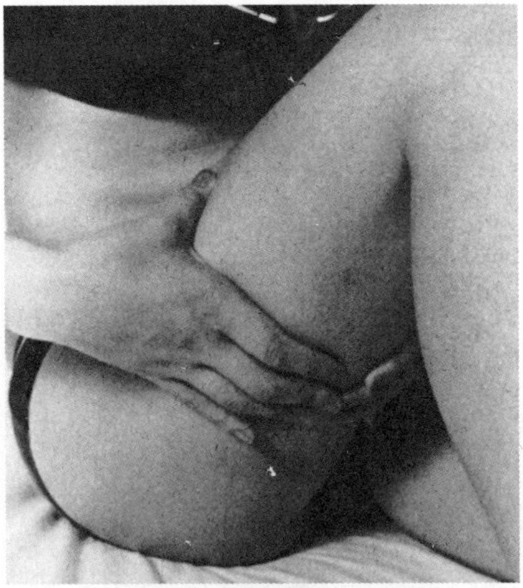

Fig. 60

Fig. 62. Points shiatsu du creux poplité

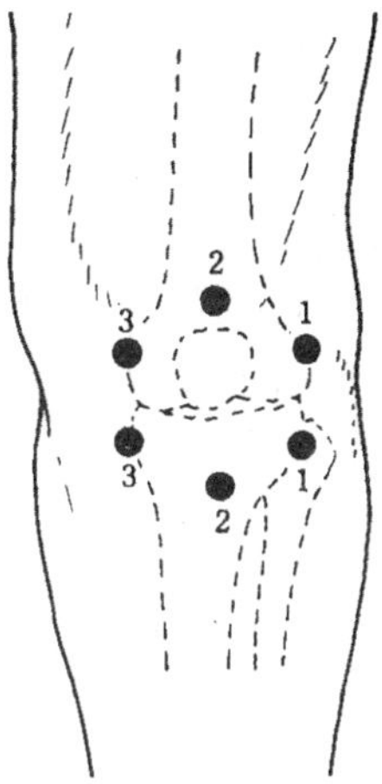

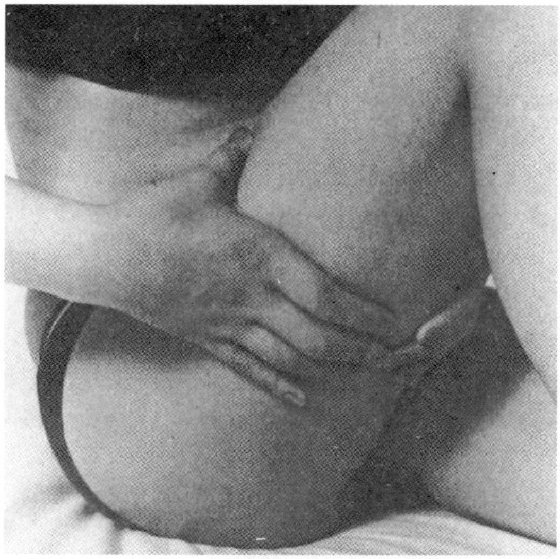

Fig. 61

Fig. 63

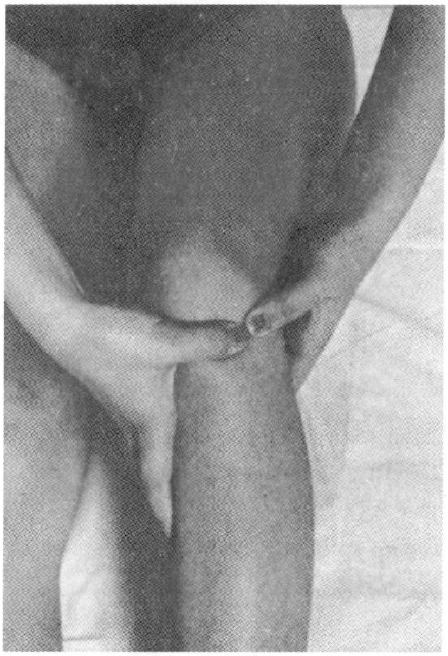

Fig. 64

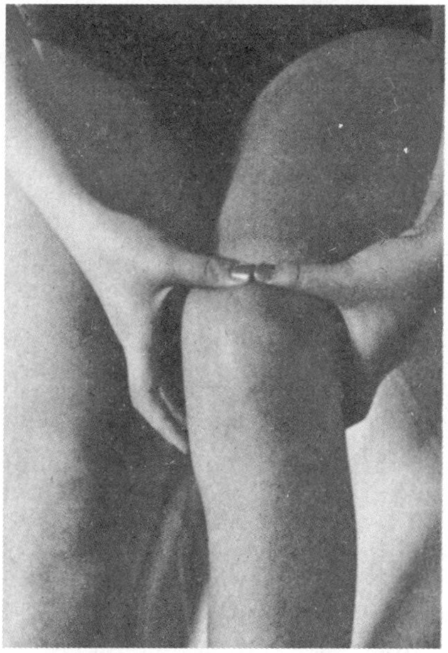

Traitement 7 : région rotulienne

Relevez légèrement le genou gauche du sol. Avec les pouces joints appuyez pendant trois secondes sur chacun des trois points situés sous le genou et chacun des trois points situés au-dessus du genou (fig. 62). Répétez le traitement trois fois. Commencez toujours par le point extérieur et allez vers l'intérieur, en entourant le genou des autres doigts pour le soutenir.

Traitement 8 : creux poplité

Les pouces posés sur le côté de l'articulation du genou, appuyez la partie charnue des index, des médius et des annulaires sur le premier, le second et le troisième points (fig. 66) le long du creux poplité, allant de l'extérieur vers l'intérieur. Appuyez chaque point pendant trois secondes et répétez le traitement trois fois (fig. 65).

Fig. 65

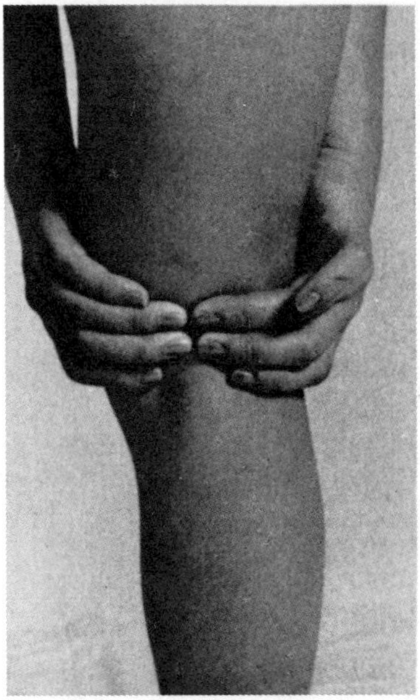

Traitement 9 : région crurale postérieure

Le premier des huit points situés sur la région crurale postérieure se trouve près du second point du creux poplité (fig. 66) ; les sept autres sont situés sur une ligne descendant directement par le milieu du muscle gastrocnémien vers le tendon d'Achille. Appuyez sur ces points avec les index, les médius et les annulaires, tout comme vous l'avez fait pour traiter le creux poplité : trois secondes sur chaque point, en répétant la thérapie trois fois (fig. 67).

Fig. 66. Points shiatsu du creux poplité et la région crurale postérieure

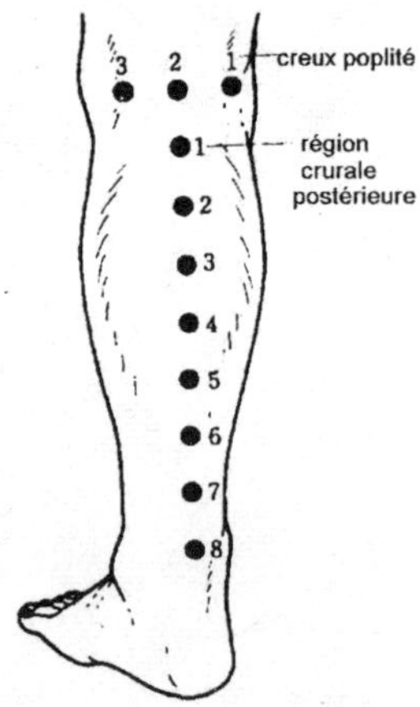

Traitement 10 : région crurale latérale

Pour traiter cette région pliez le genou gauche vers l'intérieur, de façon à ce que votre jambe gauche soit au-dessus de la droite. Le premier des six points de cette région est situé directement au-dessous du condyle latéral du tibia (fig. 68). Appuyez-le fermement pendant cinq secondes avec les pouces superposés ; les autres doigts entourent la jambe pour soutien (fig. 69).

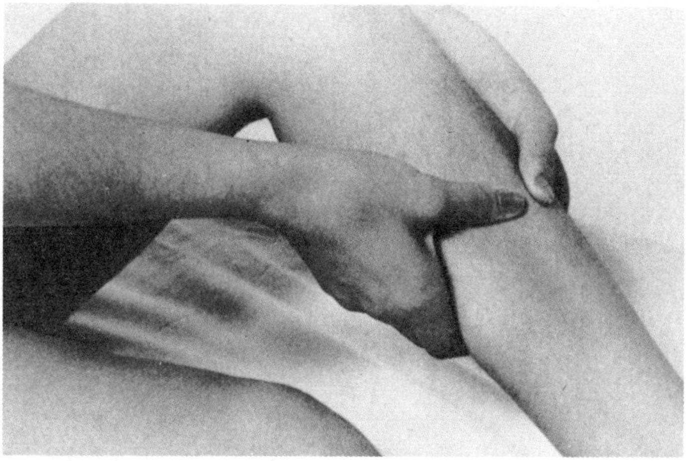

Fig. 67

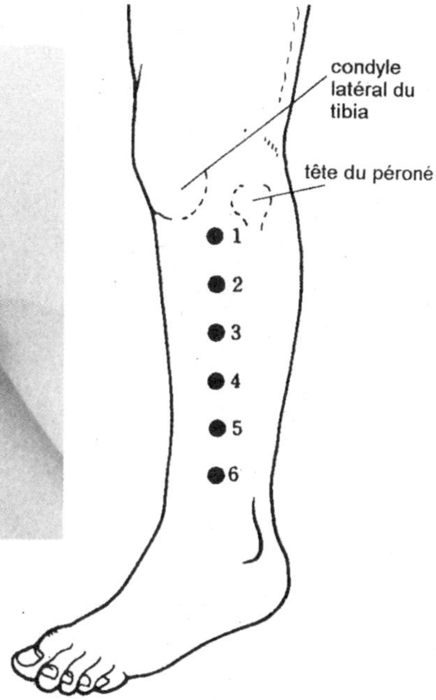

Fig. 69

Fig. 68. Points shiatsu sur la région crurale latérale

Fig. 69 ▶

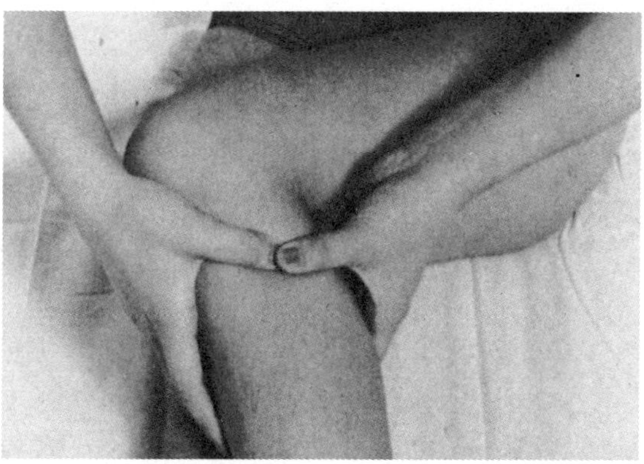

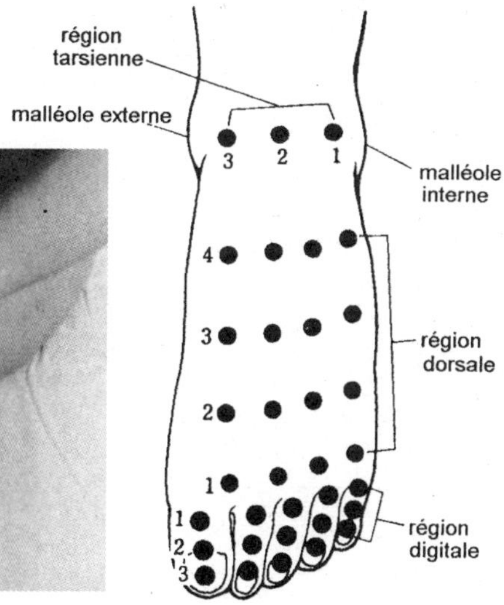

Fig. 71. Points shiatsu sur les régions tarsienne, dorsale et digitale

Fig. 70

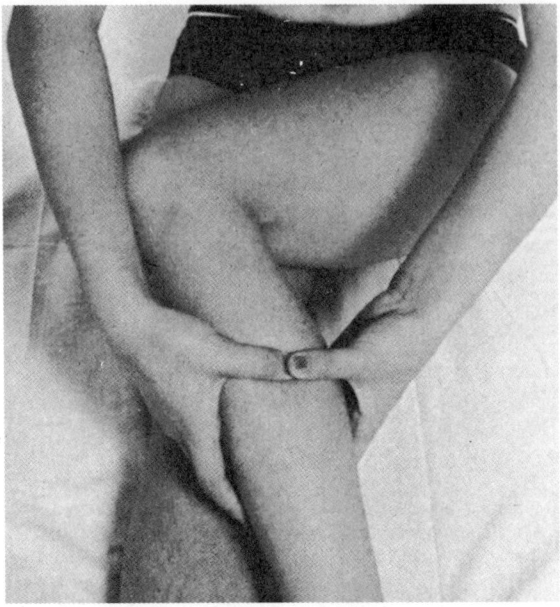

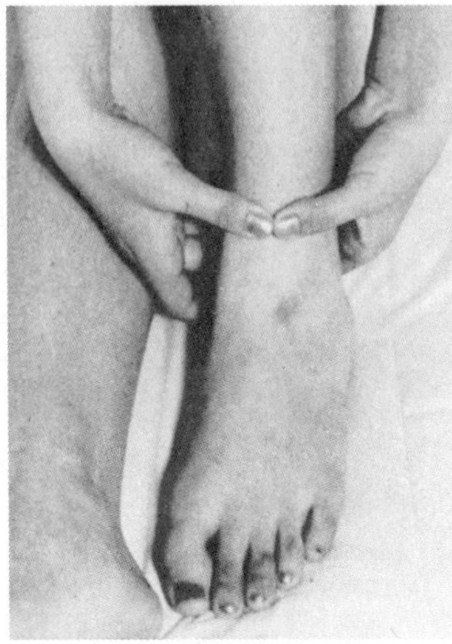

Fig. 73

Fig. 72

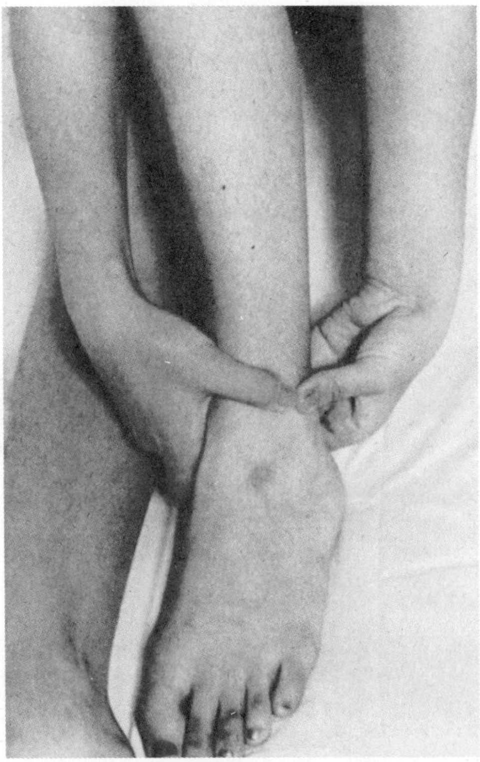

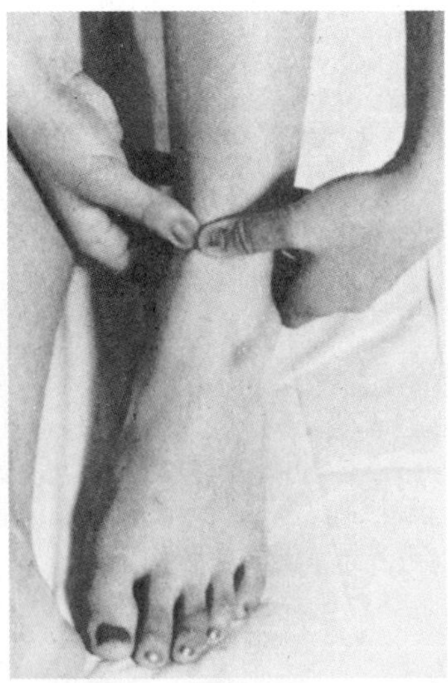

Fig. 74

Fig. 75

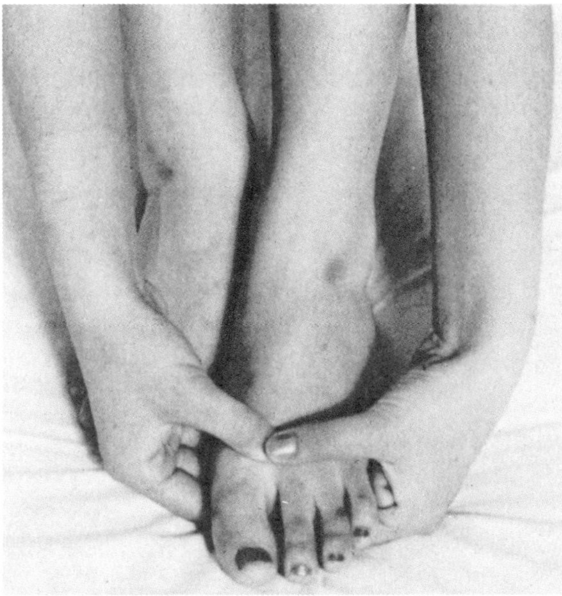

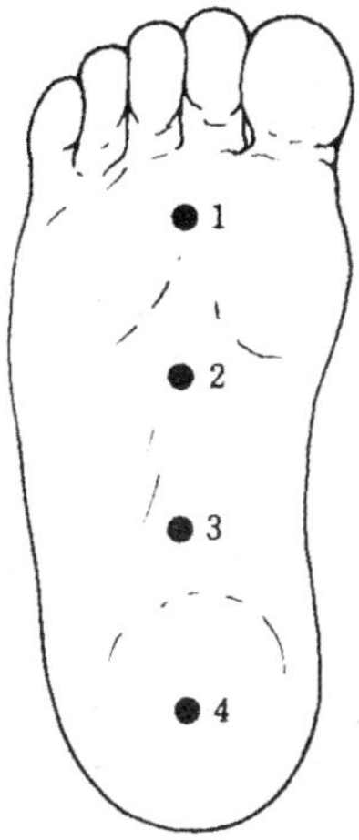

Fig. 77. Points shiatsu de la région plantaire

Traitement 11 : région tarsienne

Relevant le genou gauche et tirant le pied vers le torse, traitez les trois points de la région tarsienne, du malléole externe vers celui interne (fig. 77). Les doigts entourent la cheville et les pouces – les extrémités jointes – appuient pendant trois secondes sur chaque point. La thérapie est répétée trois fois (figs 72 à 74).

Traitement 12 : région dorsale du pied (région cunéiforme)

Après le traitement 11, appuyez avec les pouces superposés sur les régions cunéiformes, commençant par l'espace entre les bases du premier et du second orteil, trois

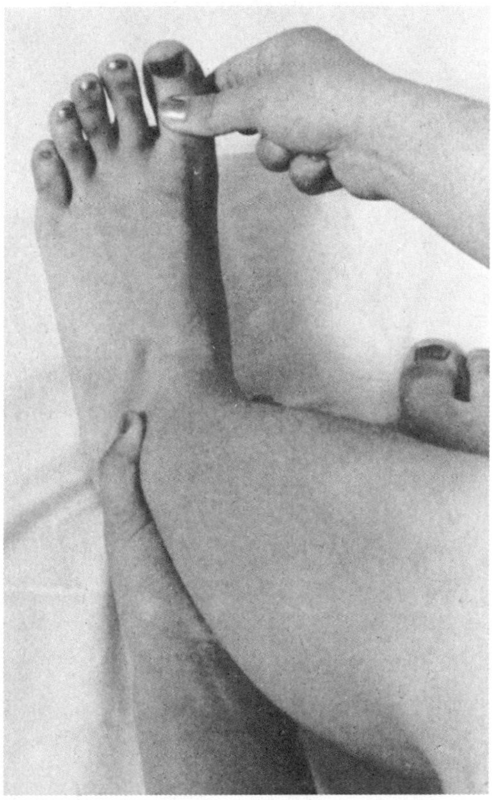

Fig. 76

secondes sur chacun des quatre points situés le long de la région dorsale de la base des orteils. Appuyez ensuite sur les trois autres rangées de quatre points. La pression dure trois secondes par point et la thérapie est effectuée une seule fois (fig. 75).

Traitement 13 : région digitale

En pliant la cheville vers le haut et en la maintenant avec la main gauche, appuyez avec le pouce et l'index de la main droite, à partir du sommet, sur les surfaces dorsale et plantaire des trois points situés sur les phalanges de chaque orteil, trois secondes par point (figs 71 et 76). Arrivé à la première phalange de chaque orteil, tirez vers le haut en appuyant. Cette thérapie est effectuée une seule fois.

Fig. 78

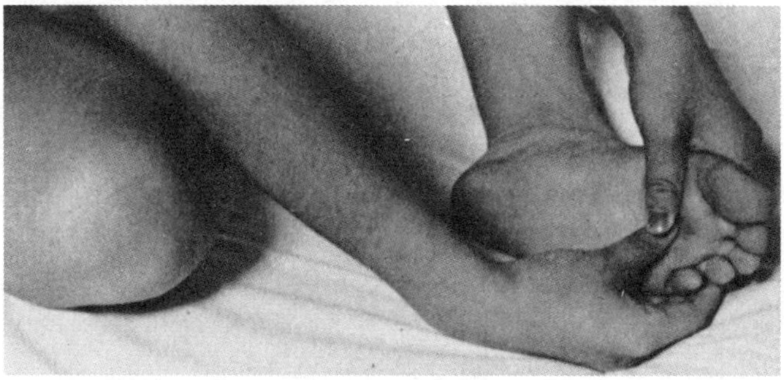

Traitement 14 région plantaire

Pliez le genou gauche vers l'extérieur et vers le bas et tournez la plante du pied gauche vers le haut.

Fig. 79

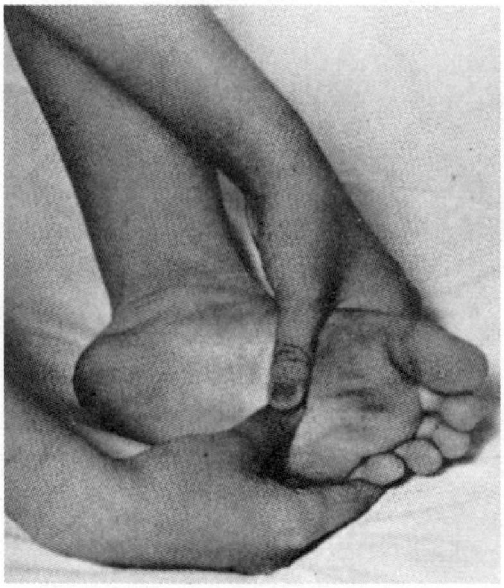

Fig. 80

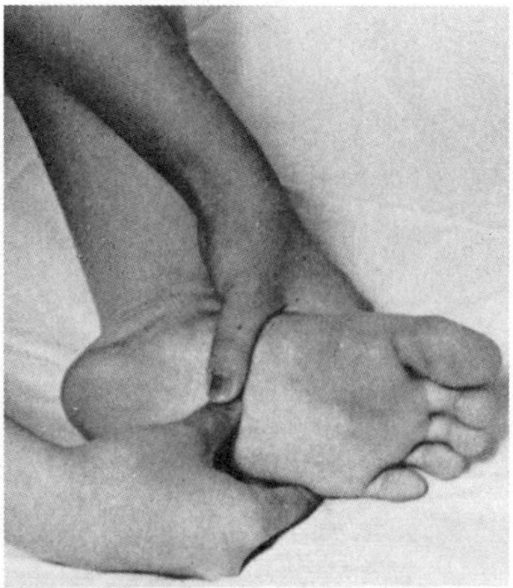

Fig. 81

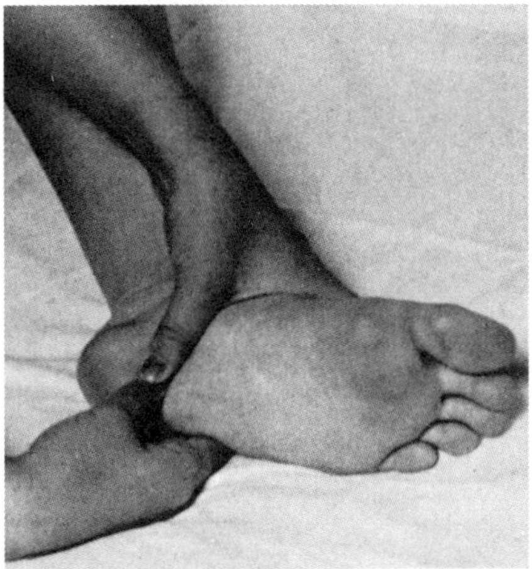

Les quatre points de la région plantaire sont situés légèrement en dessous de la fourche du deuxième et du troisième orteils. Le second point est juste au-dessous, le troisième sur l'arche du pied et le quatrième au milieu du talon (fig. 77). Appuyez sur chacun de ces points pendant trois secondes avec les pouces – soit superposés, soit joints par les extrémités – et les autres doigts posés sur la surface dorsale du pied. Répétez trois fois. Terminez le traitement en utilisant les pouces superposés pour appuyer fortement sur le troisième point trois fois, pendant cinq secondes à chaque fois (fig. 81).

Bras

Comme ce fut le cas pour le traitement des pieds, on explique seulement le traitement pour le bras gauche, celui pour le bras droit étant identique.

Fig. 82. Points shiatsu de la région brachiale médiane

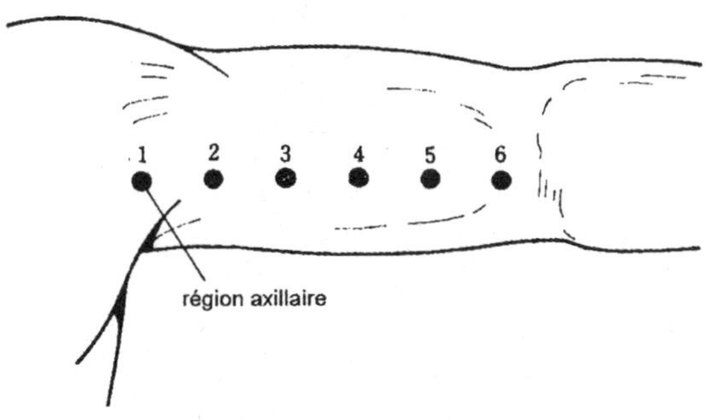

Traitement 1 : région axillaire

Tournant la paume gauche vers la haut, tendez le bras sur le côté. Placez l'index, le médius et l'annulaire de la main droite sur l'aisselle (fig. 82), le pouce contre le sillon delto-pectoral.

Appuyez sur ce point avec les parties charnues des doigts pendant cinq secondes et répétez trois fois ; la pression est dirigée vers la région supra-scapulaire (fig. 83).

Traitement 2 : région brachiale médiane

Les six points de la région brachiale médiane sont situés sur une ligne droite allant de l'aisselle au pli du coude. Appuyez sur chacun de ces six points pendant trois secondes avec le pouce droit – extrémité tournée vers l'aisselle –, les autres doigts entourant le bras (fig. 82). Répétez la thérapie trois fois (figs 84 et 85).

Fig. 83

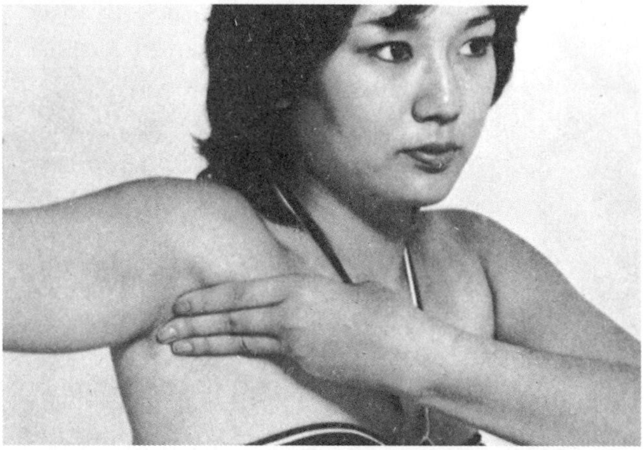

Fig. 84

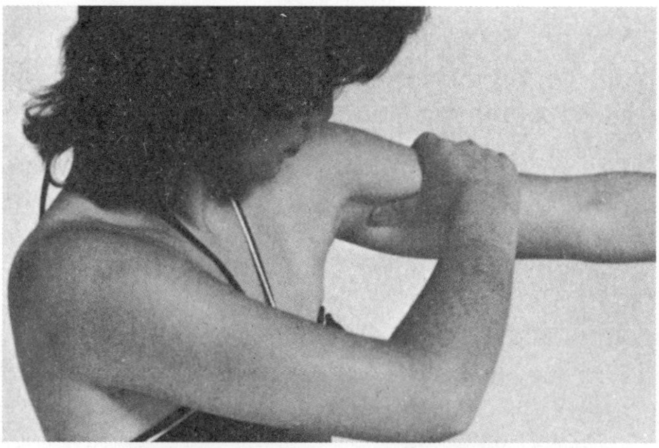

Fig. 85

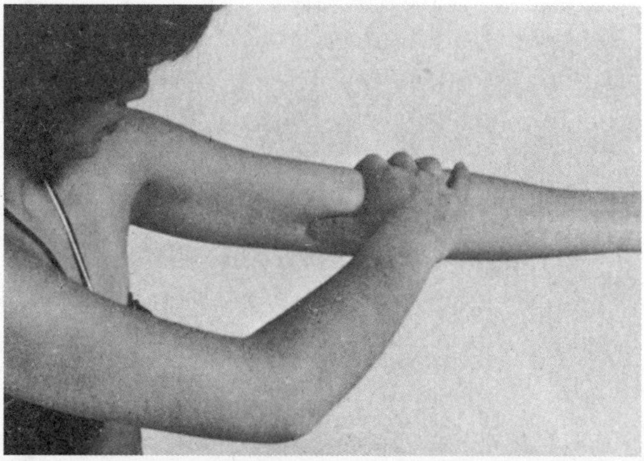

Fig. 87

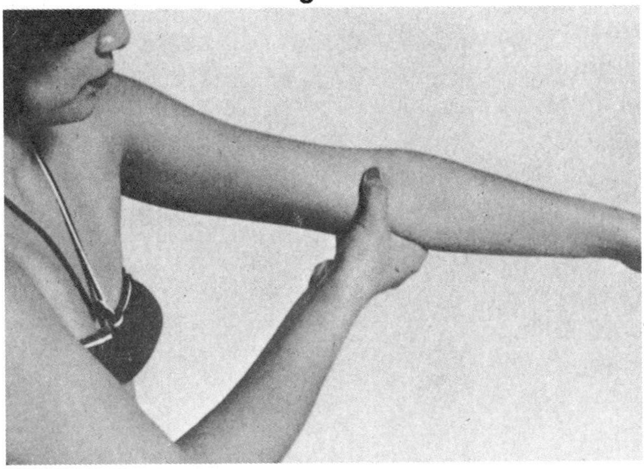

Fig. 86. Points shiatsu du pli du coude, de la région médiane de l'avant-bras, des régions palmaire et digitale

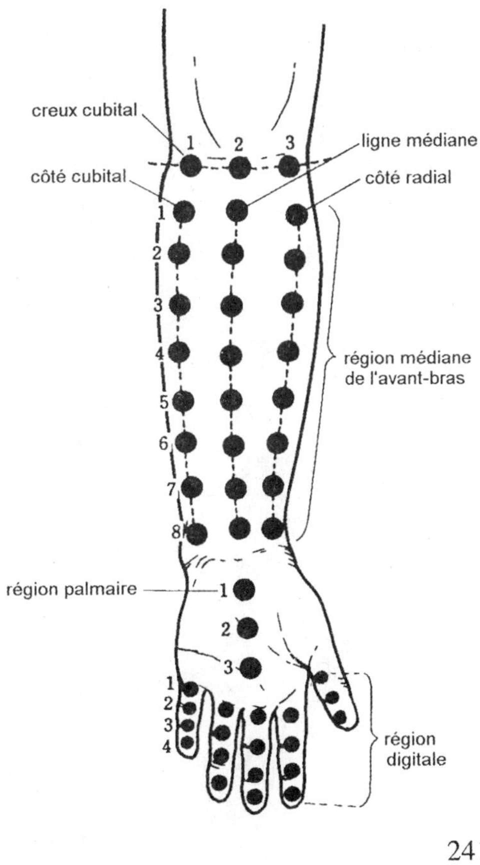

Traitement 3 : pli du coude

Les trois points du pli du coude sont situés sur une ligne allant du côté intérieur (auriculaire) au côté extérieur (pouce) du pli du coude (fig. 86). Appuyez sur chacun de ces points pendant trois secondes avec le pouce droit – extrémité dirigée vers le haut –, les autres doigts entourant le bras. Répétez la thérapie trois fois (figs 87 à 89).

Fig. 88

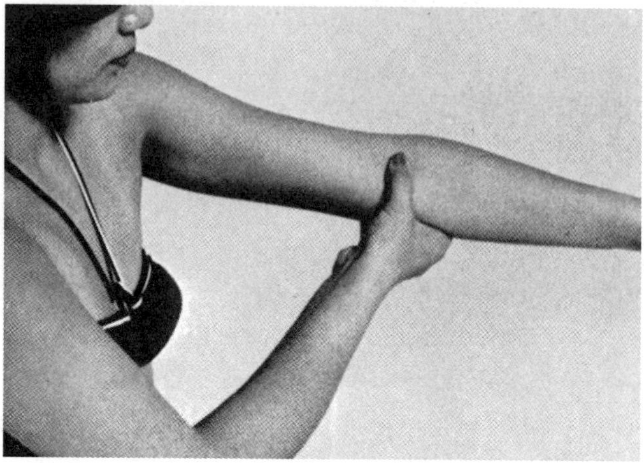

Traitement 4 région médiane de l'avant-bras

Les 24 points qui se trouvent sur cette partie du bras sont arrangés sur huit rangées horizontales de trois points chacune, allant du côté ulnaire (auriculaire) au côté radial (pouce).

Fig. 89

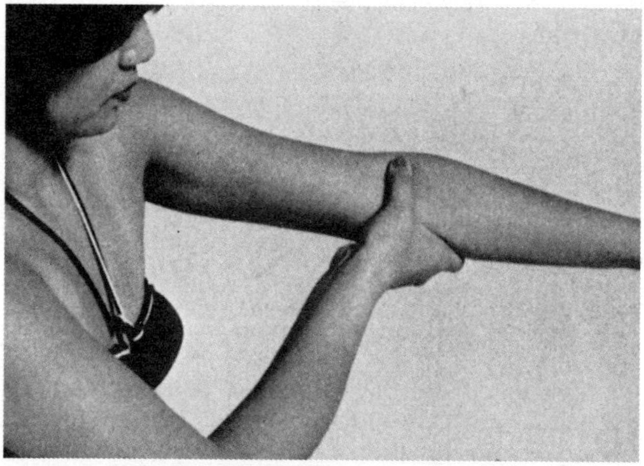

Les rangées verticales sont situées directement au-dessous des trois points du pli du coude (fig. 86). Appuyez pendant trois secondes sur chacun de ces points avec le pouce droit. Cette thérapie est effectuée une seule fois (figs 90 à 94).

Fig. 90

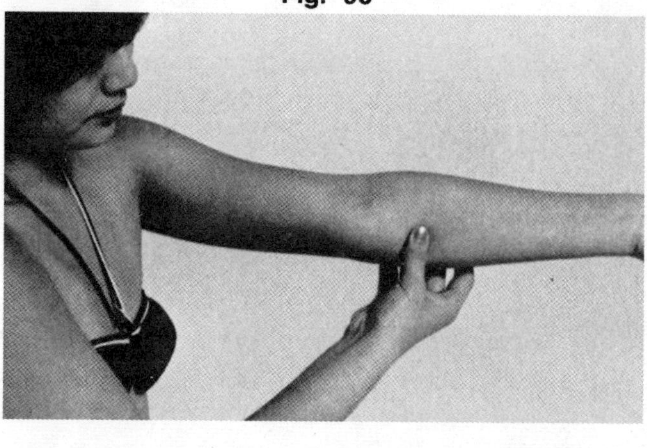

Fig. 91

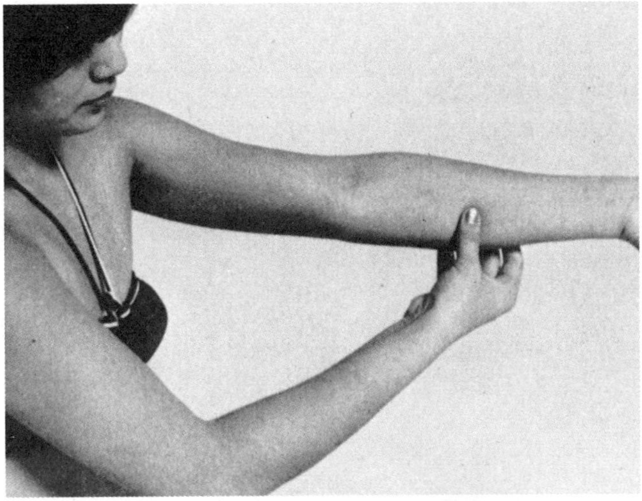

Fig. 92

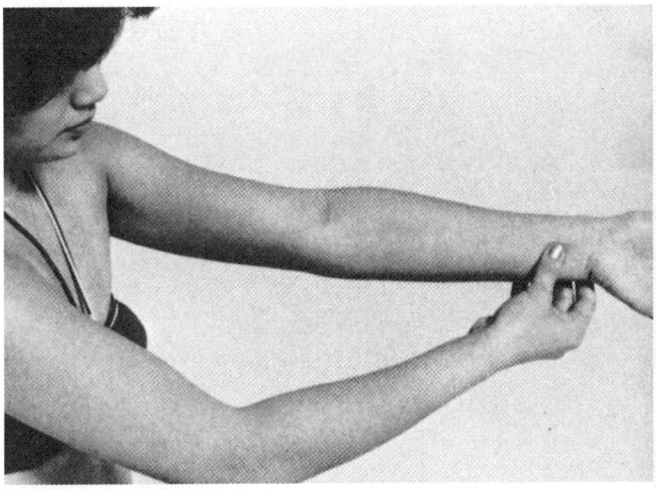

Fig. 93

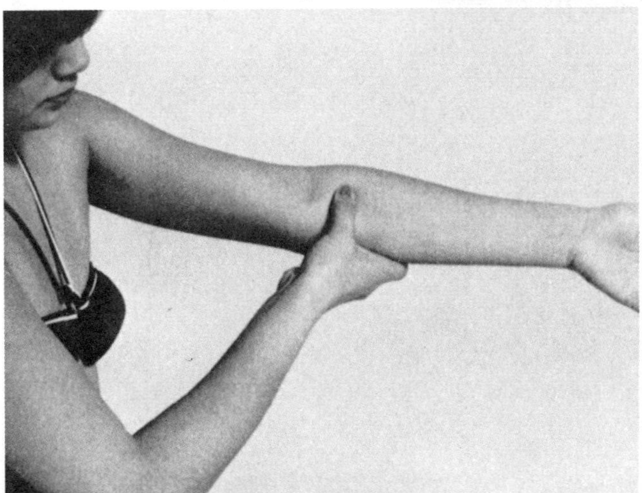

Fig. 94

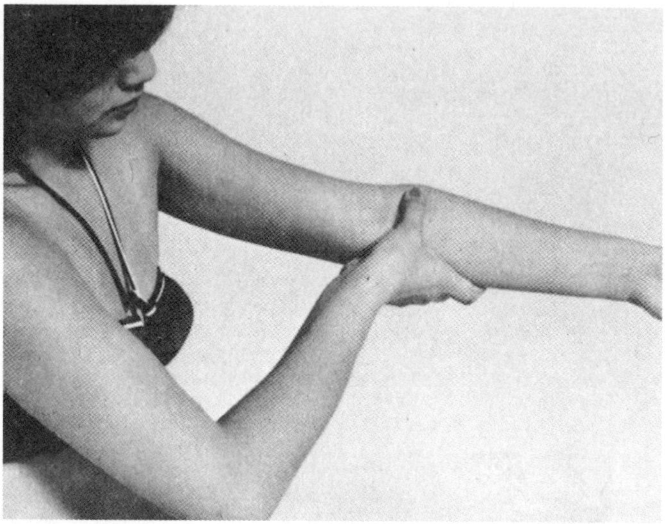

Traitement 5 : sillon delto-pectoral

Trois points sont situés le long du sillon delto-pectoral, descendant sur une ligne diagonale légèrement courbée. Appuyez pendant trois secondes sur chaque point avec le pouce droit – extrémité dirigée en diagonale vers le haut –, les autres doigts entourant le côté extérieur du bras. Répétez trois fois (fig. 95).

Fig. 95. Sillon delto-pectoral

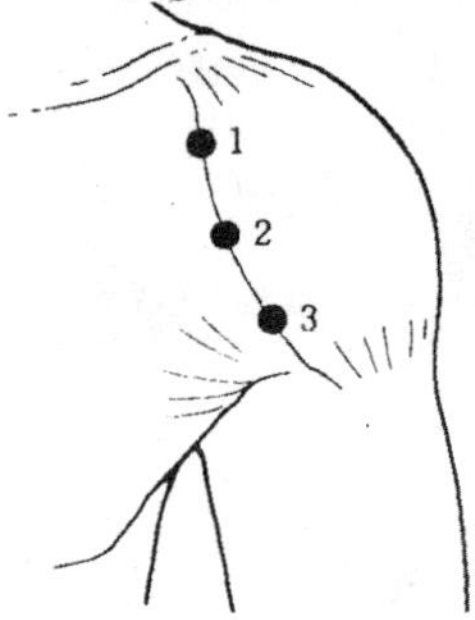

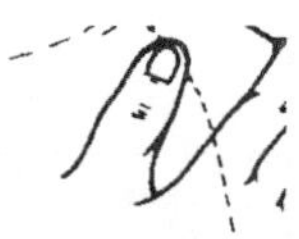

Fig. 96. Points shiatsu des régions brachiale latérale et digitale dorsale

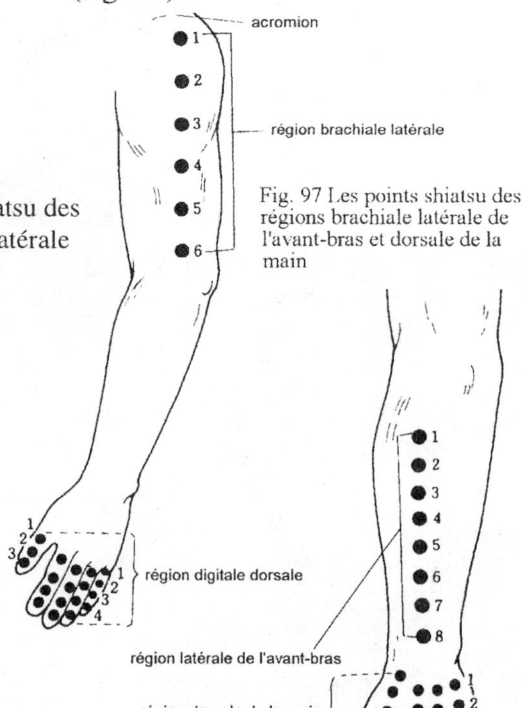

Fig. 97 Les points shiatsu des régions brachiale latérale de l'avant-bras et dorsale de la main

Traitement 6 : région brachiale latérale

Tournez le bras pour que la paume soit dirigée vers l'intérieur. Les six points de cette région sont situés le long du centre du muscle deltoïde, de l'acromion à l'articulation du coude (fig. 96).

Le pouce plié autour de l'intérieur du bras, appuyez sur chacun de ces points pendant trois secondes avec l'index, le médius et l'annulaire de la main droite. Répétez la thérapie trois fois.

Fig. 98

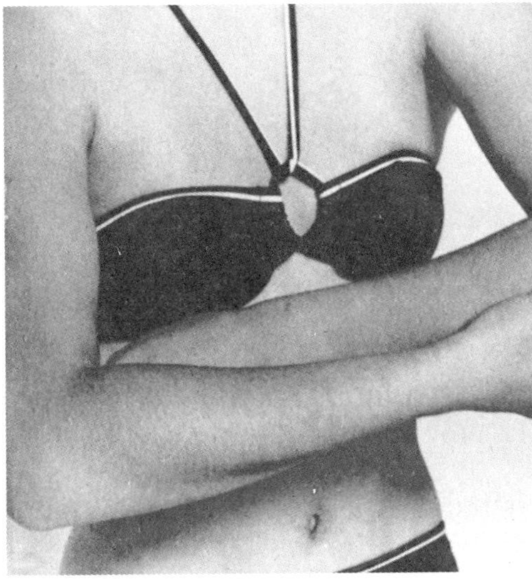

Traitement 7 : région latérale de l'avant-bras

Si vous gardez les doigts joints et les pliez, vous remarquerez le mouvement du muscle extenseur commun des doigts près du coude. L'endroit où se produit le mouvement est le premier des huit points situés sur une ligne allant jusqu'au poignet, sur la région latérale de l'avant-bras. Pour les traiter, pliez le coude pour ramener l'avant-bras devant la poitrine. Appuyez sur le premier point avec le pouce droit, dirigé vers le coude. Les autres doigts de la main droite entourent le bras, pour soutien. Appuyez sur chaque point pendant trois secondes et répétez la thérapie trois fois (figs 98 et 99).

Fig. 99

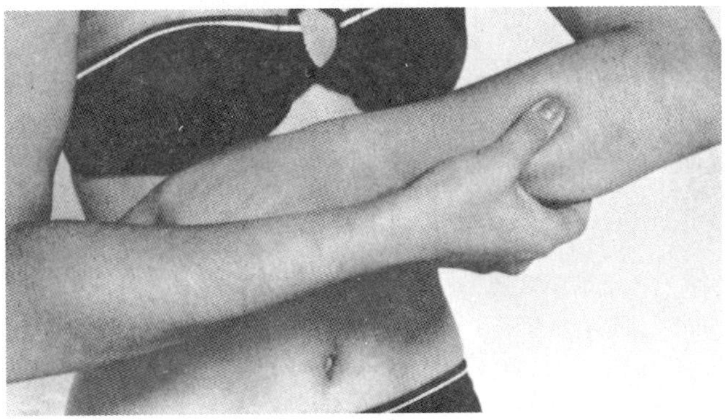

Traitement 8 : région dorsale de la main

Les points inter-osseux sur le dos de la main sont situés entre les os sur quatre lignes de trois points chacune, allant du poignet vers la base des doigts (fig. 97). Avec le pouce droit – tourné vers le poignet – appuyez sur chacun de ces points pendant trois secondes, en commençant près du pouce. On effectue ce traitement une seule fois. Les doigts de la main droite soutiennent la paume (fig. 100).

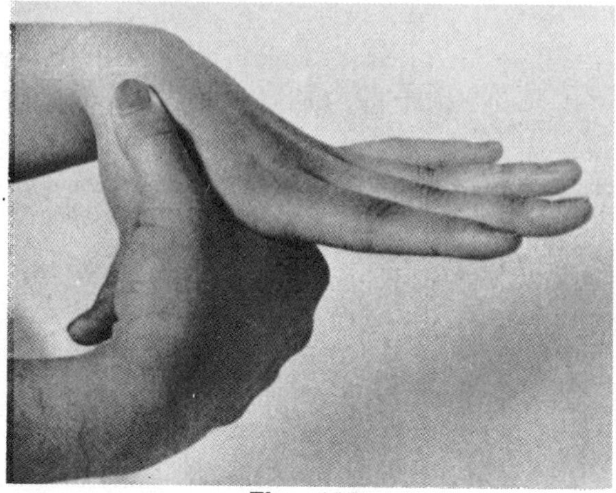

Fig. 100

Fig. 101. Points shiatsu de la région digitale

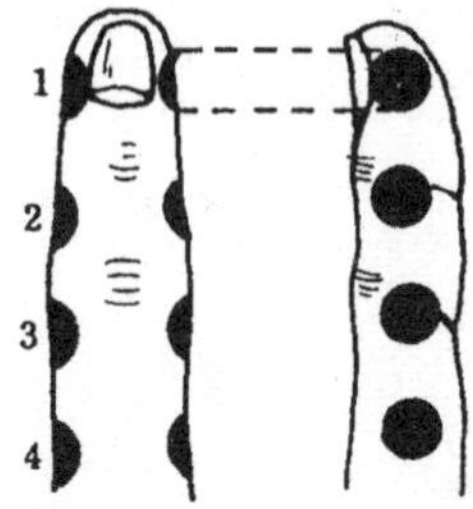

Traitement 9 : région digitale

On trouve trois points de pression sur le pouce, sur une ligne allant de la seconde phalange à la première. Appuyez avec le pouce et l'index de la main droite sur chaque point, sur le dos de la main et sur la paume, simultanément, pendant trois secondes. Tirez en appliquant la pression sur le point de la première phalange. Ensuite, traitez les côtés droit et gauche de chaque point de la même façon. A la fin du traitement du pouce, traitez les quatre points situés sur chacun des autres doigts de la même façon (figs 102 et 103).

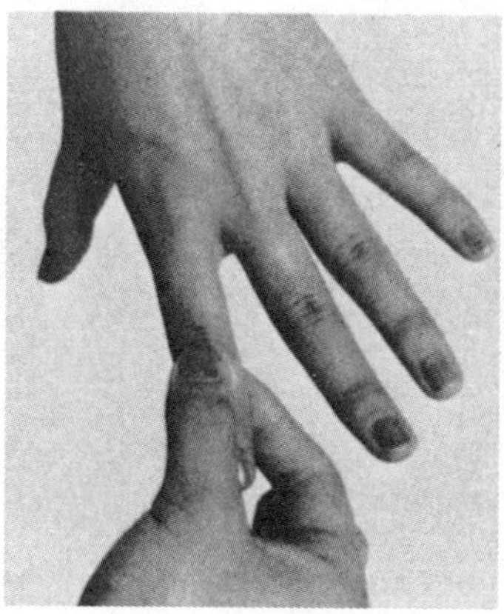

Fig. 102

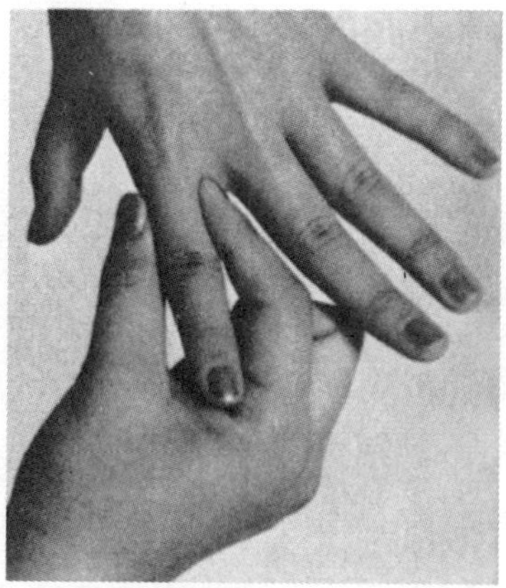

Fig. 103

Traitement 10 : région palmaire

On trouve trois points sur la ligne médiane de la paume : le premier sur le talon de la paume, le second au milieu de la paume et le troisième à la base du médius (fig. 86). Appuyez sur chacun des trois

Fig. 104

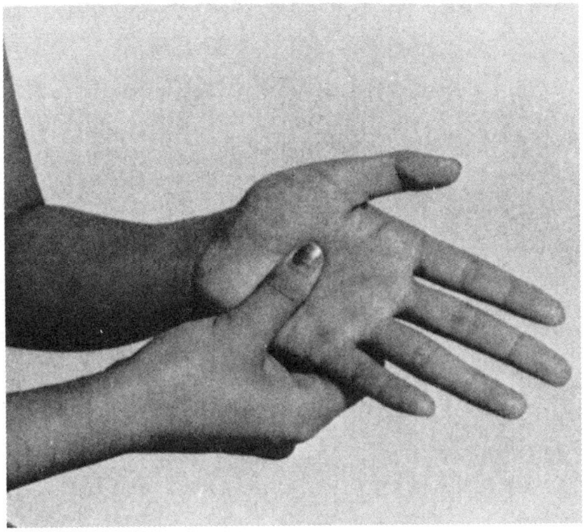

points avec le pouce droit pendant trois secondes, les autres doigts soutenant le dos de la paume. Répétez trois fois (fig. 104).

Traitement 11 : traction du bras

Placez le pouce droit au centre de la paume gauche, les autres doigts entourant le dos de la main. Levez la main droite à hauteur de l'épaule et tirez-la en avant avec la main gauche (fig. 105).

Fig. 105. Traction du bras

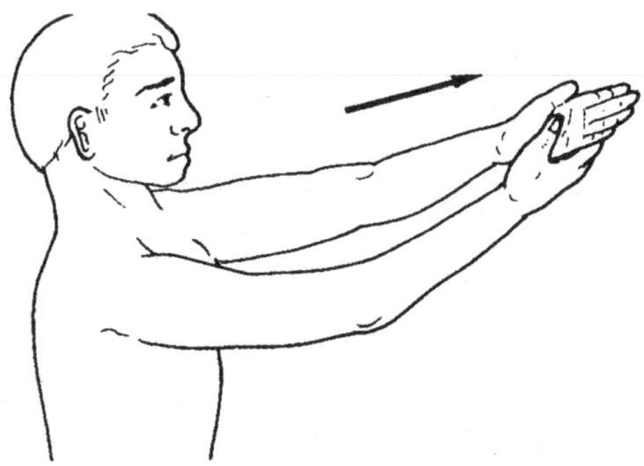

Cette traction du bras prend cinq secondes et le traitement est répété trois fois.

Poitrine

Traitement 1 : région inter-costale

Ce traitement est destiné au muscle grand pectoral et aux muscles inter-costaux internes et externes. Appuyez les index, les médius et les annulaires sur le côté du corps sternal. Chaque doigt se positionne entre deux côtes. Tendant le coude droit latéralement, appuyez simultanément sur chacun des quatre points inter-costaux de droite et de gauche. On trouve six rangées horizontales de tels points sur les deux côtés du corps. On traite d'abord les trois rangées supérieures, puis celles inférieures. La pression dure trois secondes et le traitement est effectué une seule fois. La pression est appliquée avec une légère traction vers l'extérieur (figs 107 et 108).

Fig. 106. Points shiatsu de la région pectorale

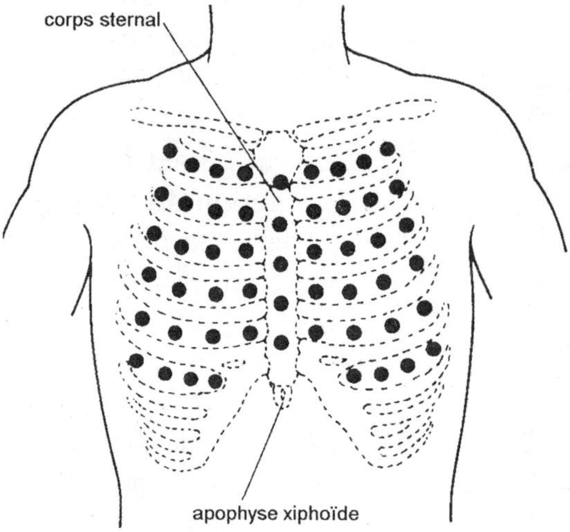

Traitement 2 : région du sternum

Les cinq points du sternum commencent au sommet du corps sternal – manubrium sternal – et vont jusqu'à l'appendice xiphoïde (fig. 106). Appuyez légèrement pendant trois secondes sur chaque point avec les index, les médius et les annulaires, leurs extrémités jointes. La thérapie est effectuée une seule fois (fig. 109). Faites attention à ne pas appuyer sur l'appendice xiphoïde.

Fig. 107

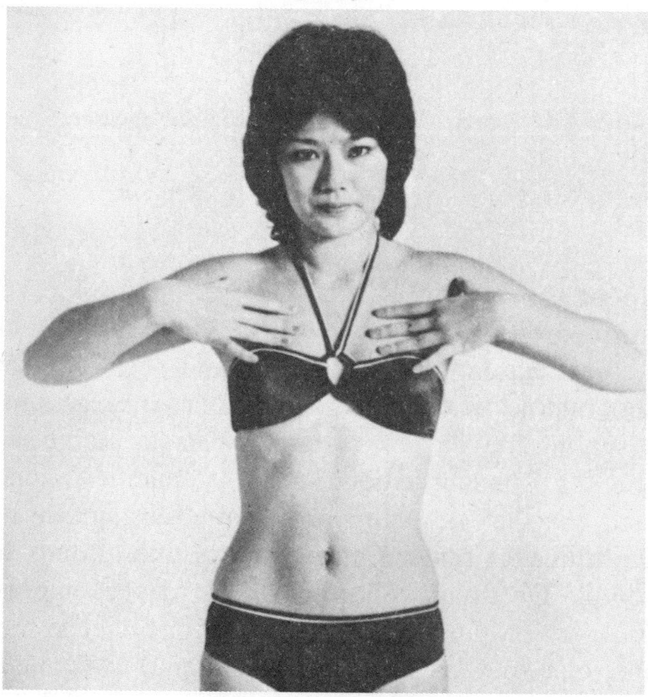

Fig. 108

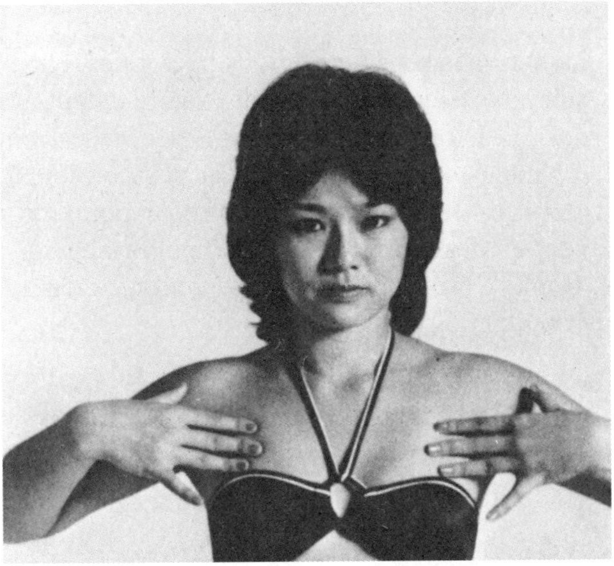

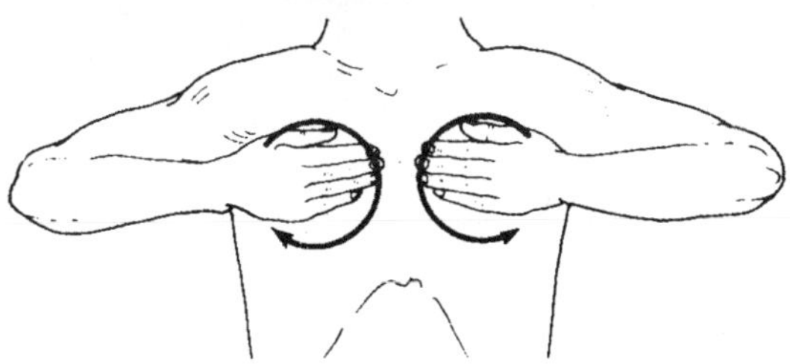

Fig. 110. Pression circulaire a

Fig. 109

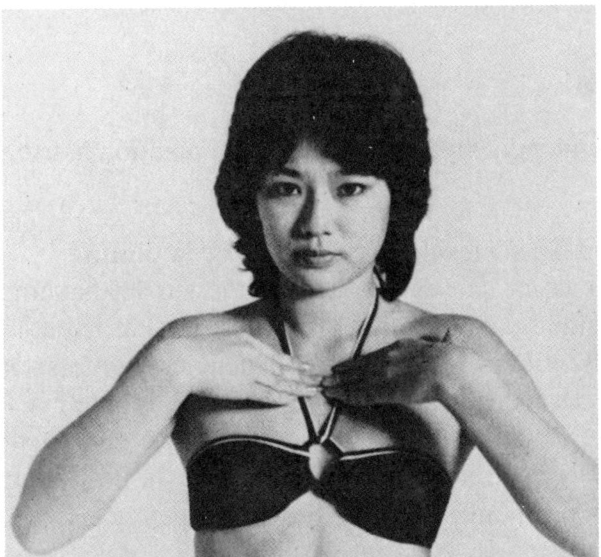

Traitement 3 : pression circulaire avec la paume sur la région pectorale

Placez les paumes sur les deux régions pectorales, les doigts dirigés vers le corps sternal, et tendez les coudes latéralement. Appliquez simultanément une pression circulaire avec les paumes, cinq fois (fig. 110). Quand vos mains sont revenues à leur position initiale à la fin de ce traitement, tournez les doigts vers votre diaphragme et faites-les glisser rapidement en descendant à travers la poitrine (fig. 111). Répétez deux fois. Expirez profondément en synchronisation avec le rapide mouvement descendant du frottement.

Fig. 111. Pression descendante caressante avec la paume

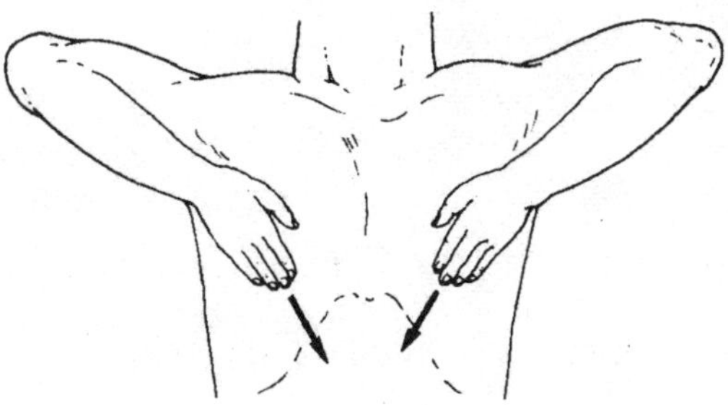

Fig. 112. Les neuf points pour les séries de pressions avec la paume

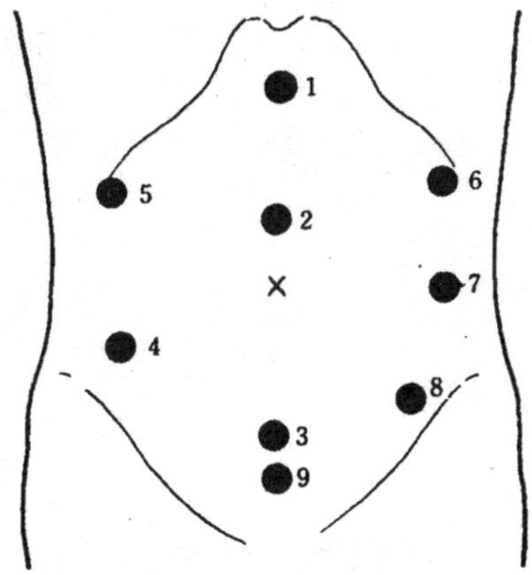

Abdomen

Cette thérapie peut être effectuée soit en position assise, soit couché sur le ventre.

Traitement 1 : séries de pressions avec la paume

Le premier point de ces séries est situé sur le diaphragme dans le creux épigastrique. Le second, le troisième, le quatrième, le cinquième, le sixième, le septième, le huitième et le neuvième points sont situés sur une ligne qui descend vers la région pubienne, monte sur le côté droit de l'abdomen, le traverse et descend sur le côté gauche de l'abdomen (fig. 112). On appuie avec les deux paumes, la droite sur la gauche, trois secondes par point. Le traitement est répété trois fois. Le point 1 se trouve sur l'estomac, le point 2 sur l'intestin grêle, le point 3 sur la

Fig. 113

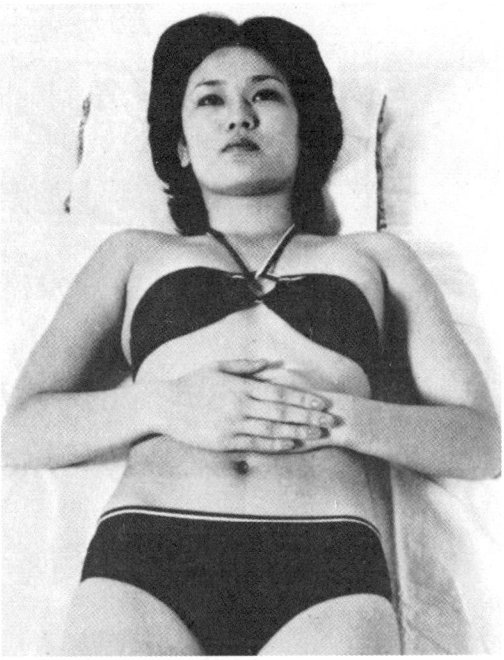

vessie, le point 4 sur le caecum, le point 5 sur le foie, le point 6 sur la rate, le point 7 sur le côlon descendant, le point 8 sur le côlon sigmoïde et le point 9 sur le rectum. Avant chaque application de pression inspirez profondément puis augmentez progressivement la pression pour qu'elle ait un effet apaisant profondément pénétrant. Expirez en synchronisation avec l'application de pression (figs 113 à 117). Quand on a soigné la raideur de la région abdominale, on peut traiter les mêmes points avec les index, les médius et les annulaires – dont les extrémités se touchent.

Fig. 114

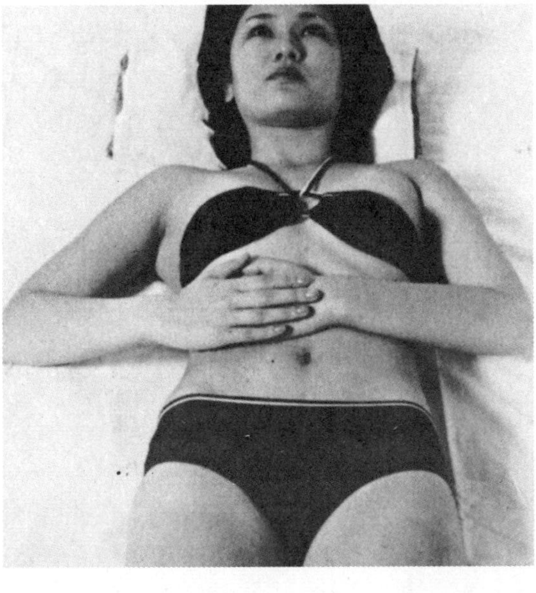

Fig. 115

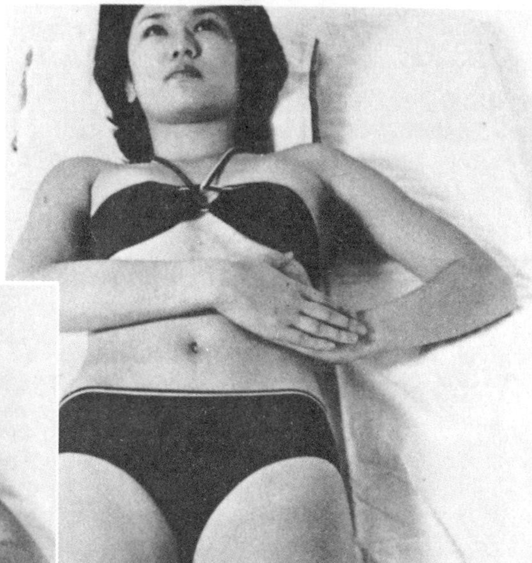

Fig. 116

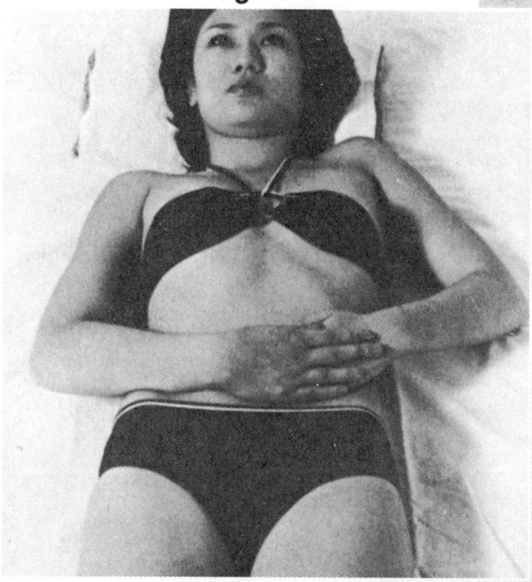

Fig. 117

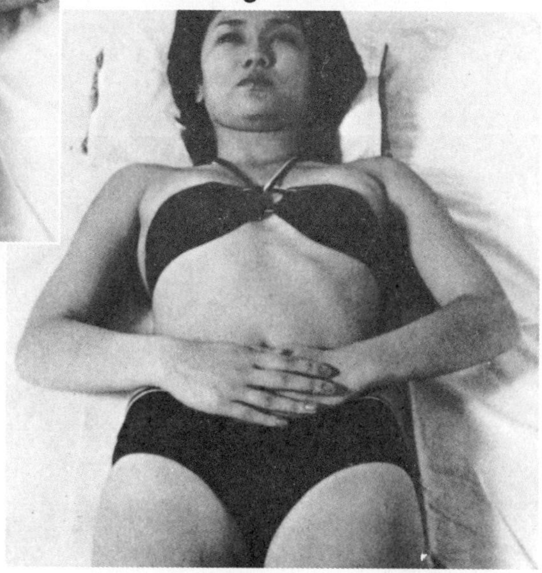

Traitement 2 : région de l'intestin grêle

Les points pour ce traitement sont situés sur un cercle entourant le nombril. Le premier se trouve diagonalement sur la droite et au-dessus du nombril et les autres sont installés sur un cercle allant dans le sens des aiguilles d'une montre (fig. 118). On appuie sur chaque point pendant trois secondes avec les index, les médius et les annulaires, dont les extrémités se touchent. Le traitement est répété trois fois.

Fig. 118. Points shiatsu au-dessus de l'intestin grêle

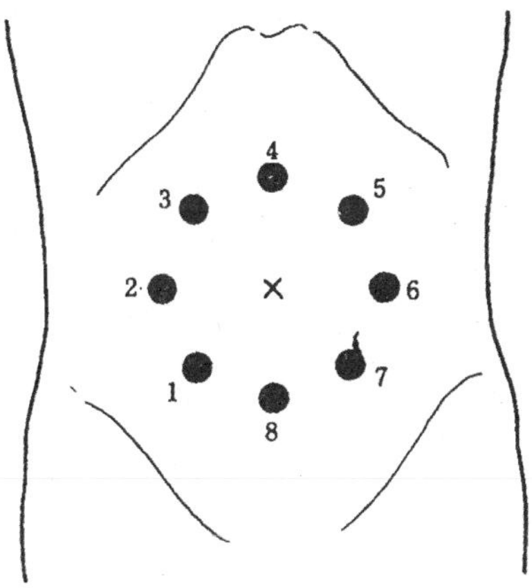

Fig. 119. Pression ondulante avec la main

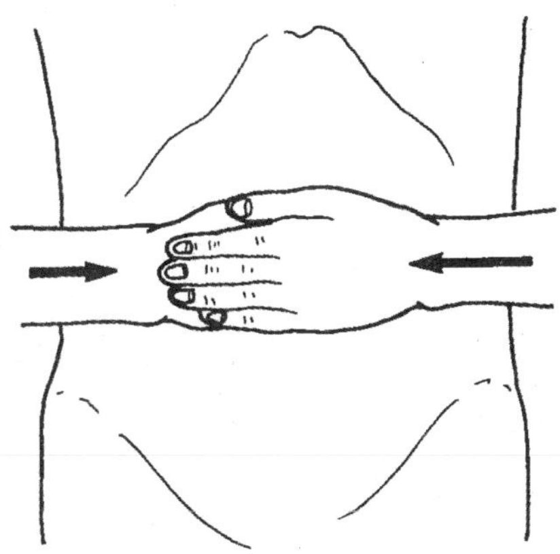

Traitement 3 : régions du côlon descendant et ascendant

Placez la paume droite sur le nombril, les doigts joints et dirigés latéralement sur le côlon descendant. Placez la paume gauche, tournée vers le bas, sur la droite, dirigée dans la direction opposée. Tirez d'abord le côlon descendant en direction du nombril, avec la paume droite. Quand vous avez tiré aussi loin que possible, relâchez et poussez le côlon ascendant vers le nombril, avec le poignet (fig. 119). Répétez cette traction et cette poussée dix fois, en un mouvement ondulant. Ensuite, laissant les paumes dans la même position et appuyant pour qu'elles ne glissent pas, effectuez des rotations circulaires dix fois (fig. 120), puis appliquez pendant dix secondes une pression vibratoire qui pénètre profondément, pour terminer le traitement shiatsu auto-administré (fig. 121).

Fig. 120. Pression circulaire avec la paume

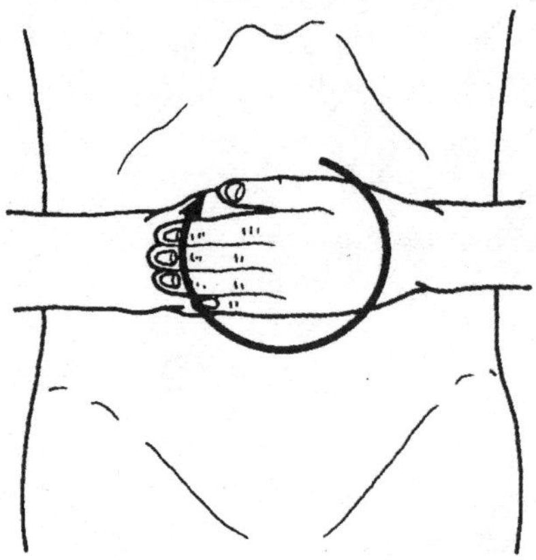

Fig. 121. Pression vibratoire avec la paume

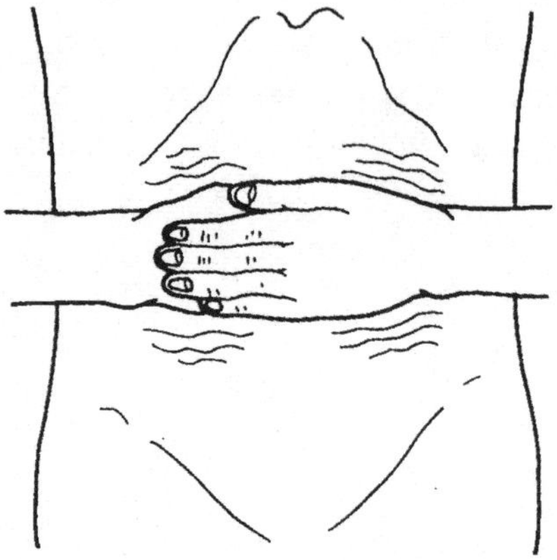

Chapitre 6

Traitement des états pathologiques particuliers

Les explications de la thérapie des états pathologiques particuliers supposent la maîtrise des techniques générales du shiatsu. Pour des détails, consultez les chapitres précédents.

Système circulatoire

1. Troubles cardiaques

Angine de poitrine. Cet état est provoqué par l'artériosclérose coronaire, entraînant une constriction de l'artère coronaire avec obstruction de la circulation vers les muscles cardiaques, qui se contractent spasmodiquement et empêchent l'approvisionnement en oxygène. La douleur déchirante dans la poitrine provoquée par cet état est appelée angine pectorale.

Insuffisance cardiaque. Peut être provoquée par l'hypertension, par les modifications pathologiques du muscle cardiaque qui accompagnent l'artériosclérose ou par la charge excessive du cœur suite à une endocardite ou une insuffisance valvulaire, entravant le fonctionnement cardiaque et rendant la respiration difficile.

Infarctus. Grave crise d'angine de poitrine, cet état produit une brusque douleur dans la zone du sternum, la zone pectorale gauche et le creux épigastrique. La tension artérielle tombe, une cyanose et des difficultés respiratoires apparaissent. Cet état est dangereux. Il est provoqué par la thrombose due, à une grave artériosclérose et au manque de circulation sanguine dans l'artère coronaire, avec pour résultat l'arrêt du cœur et la nécrose.

Thérapie shiatsu

La personne susceptible de souffrir d'arythmie cardiaque doit suivre la thérapie shiatsu suivante, comme mesure préventive ; elle doit aussi éviter les stimulants tels que café, tabac et alcool, doit équilibrer soigneusement son régime alimentaire quotidien et essayer de maintenir son corps en bon état.

1. Le patient couché sur le côté gauche, le thérapeute effectue le traitement shiatsu sur les quatre points de la région cervicale antérieure (thérapie pour l'accélération du cœur et du pouls), de la région suprascapulaire et sur les cinq points de la région inter-scapulaire gauche (thérapie pour le ralentissement du cœur et du pouls) (figs 1 et 2). Chez les cardiaques, la raideur se développe toujours dans les zones profondes sous la région comprise entre le second et le cinquième

Fig. 1

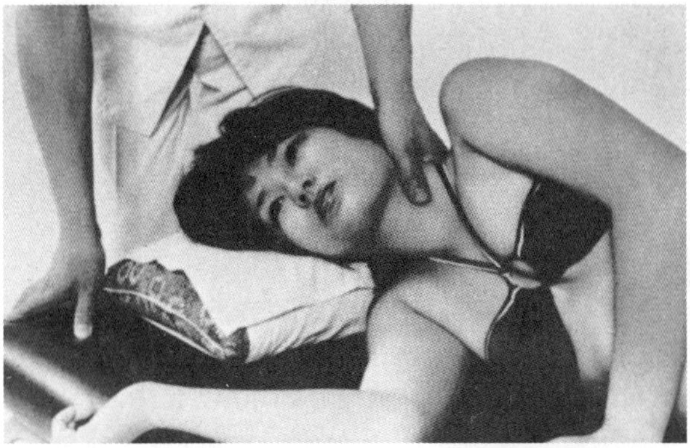

points de la région inter-scapulaire (fig. 3). Le thérapeute doit éliminer soigneusement cette tension.

2. Le patient toujours couché sur le côté gauche, le thérapeute soulève le bras gauche de celui-ci au dessus de

Fig. 2

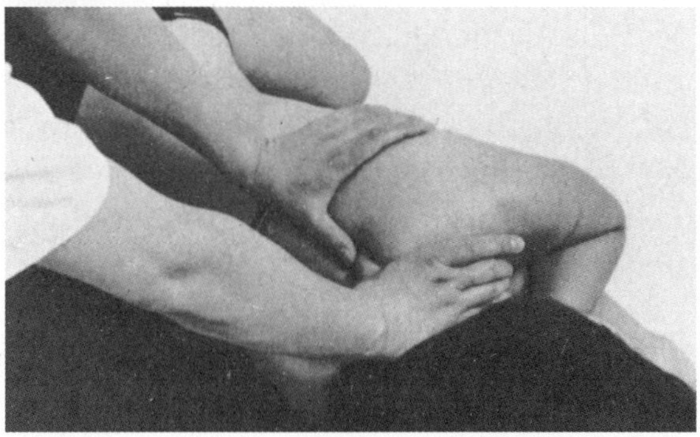

sa tête et traite minutieusement les trois points de la saille delto-pectorale, les six points de la région brachiale médiane à partir de l'aisselle jusqu'à l'articulation du coude, les huit points du côte ulnaire de l'avant-bras et les quatre points des côtés dorsal et palmaire de l'auriculaire et de l'annulaire (fig. 6).

Fig. 3. Région inter-scapulaire

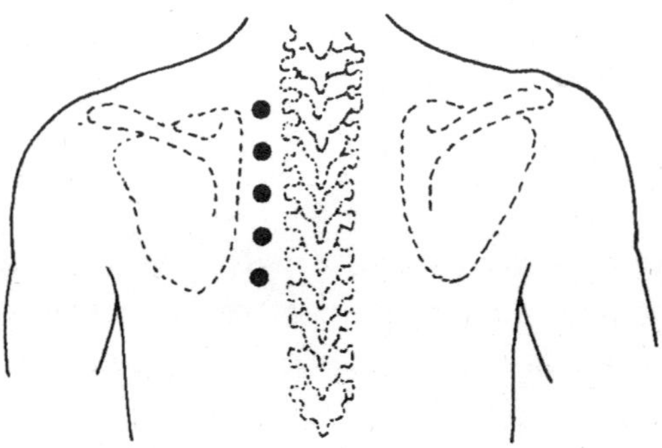

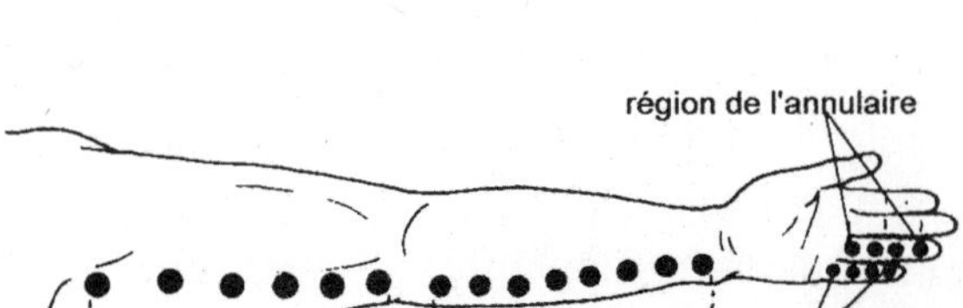

Ensuite, le bras du patient tendu, le thérapeute tient son poignet dans la main gauche ; en tirant le bout de l'auriculaire du patient avec sa main droite il fait vibrer le bras (figs 7 et 8).

3. Le patient couché sur le ventre, le thérapeute traite simultanément les quatre points des régions supra et sous-orbitaires de droite et de gauche. Il applique

une pression légère avec la paume pendant dix secondes, deux à trois fois, sur les globes oculaires. Cette action contrôle le pouls en stimulant le signe d'Aschner (réflexe oculo-cardiaque).

Fig. 5. Sillon delto-pectoral, régions pectorale et du creux épigastrique

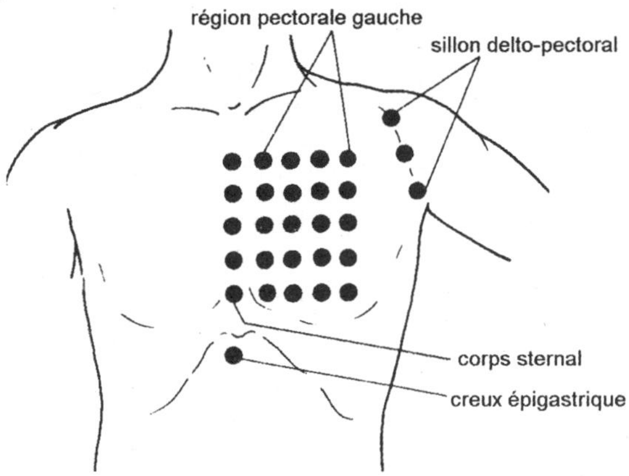

4. Le thérapeute traite les quatre points des zones inter-costales des régions pectorales de droite et de gauche (fig. 5). Il prend spécialement soin de traiter la région pectorale gauche pour relaxer les muscles pectoraux et intercostaux. Ensuite, il traite le corps sternal, applique une pression circulaire avec la paume sur la région pectorale et frotte en descendant à travers celle-ci.

5. Dans la région abdominale le traitement est concentré sur le creux épigastrique, qui doit être détendu minutieusement (fig. 9).

Fig. 6

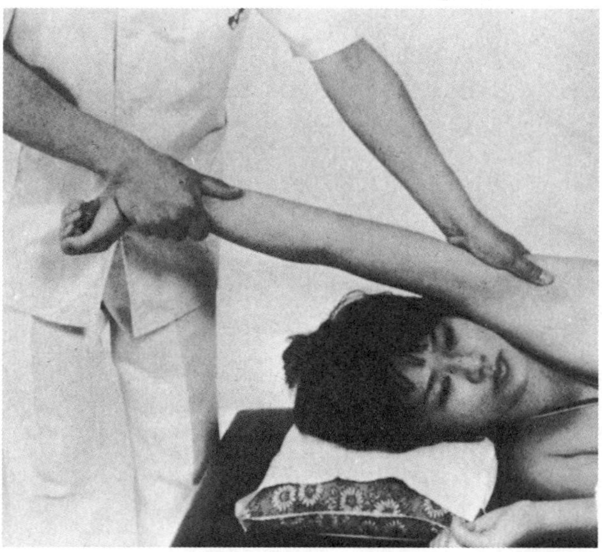

Fig. 7

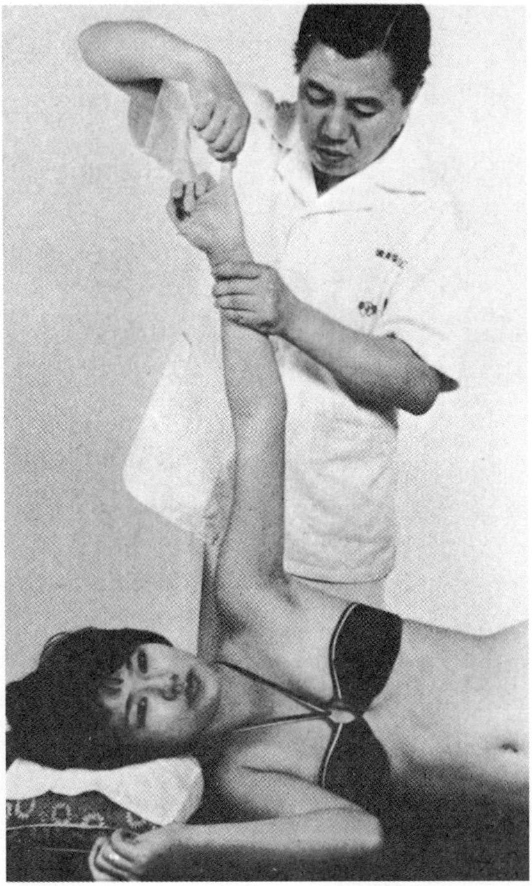

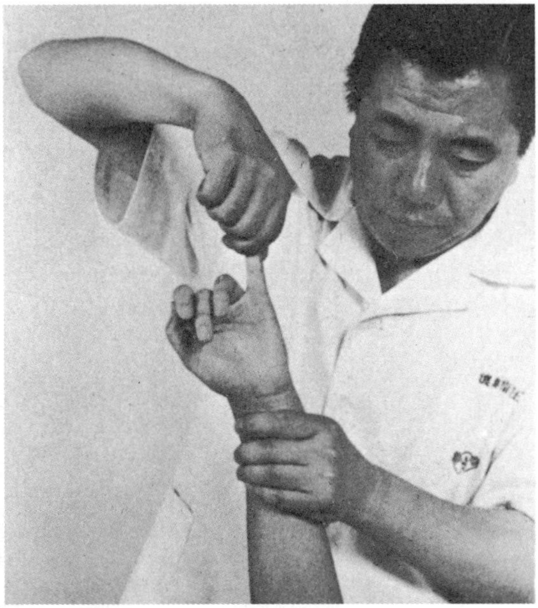

Fi
◀

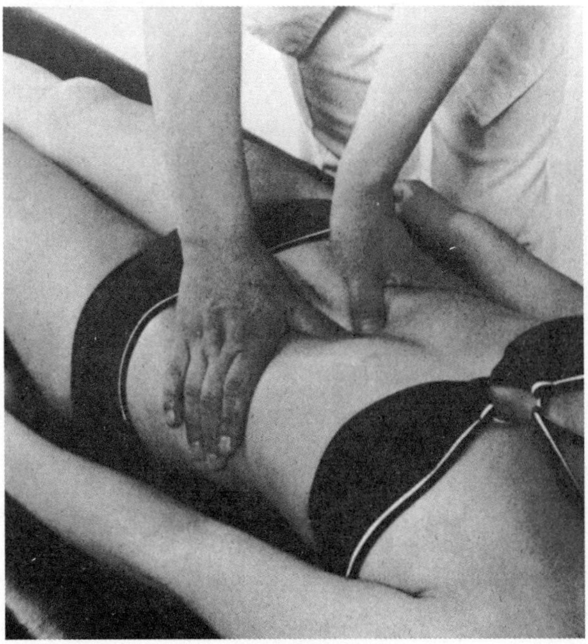

Fig. 9

2. Hypertension (tension artérielle élevée)

Fig. 10. Application de pression sur la région
du rein gauche en position latérale gauche

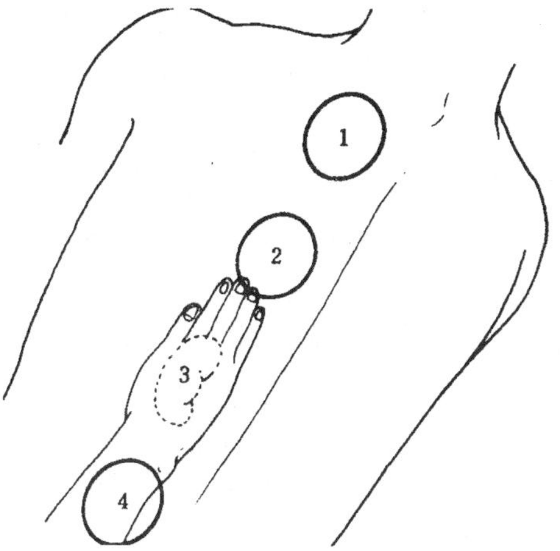

Une tension artérielle plus élevée que 16 (quand le cœur est contracté) et plus base que 9 (quand le cœur est dilaté) est considérée anormale. L'hypertension est de deux types : hypertension essentielle, qui n'est pas accompagnée par d'autres anomalies pathologiques et qui dépend fortement de l'hérédité, et hypertension secondaire, qui peut être provoquée par des blocages rénaux, artériels et endocriniens, la maladie de Basedow ou d'autres facteurs. Le terme *hypertension*, toutefois, est utilisé d'habitude pour l'hypertension essentielle.

Une hypertension persistante peut provoquer lourdeur dans la tête, vertiges, tintements d'oreilles, insomnie, raideur des épaules, constipation, instabilité émotionnelle, irritabilité et excitabilité excessive. Elle peut conduire à l'hémorragie cérébrale : les gens très nerveux et tendus sont davantage prédisposés à cet état. Puisque le cerveau consomme 20 % de l'oxygène utilisé par le corps, il a besoin de

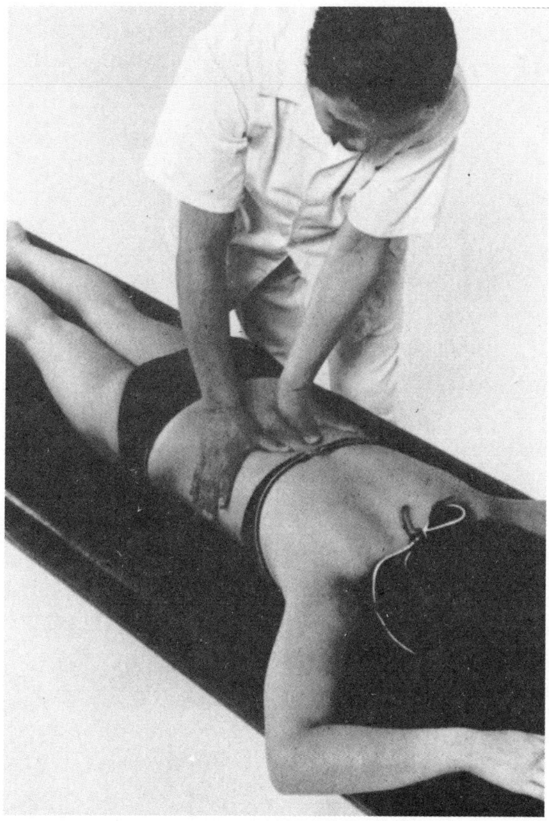

Fig. 11 ▲

Fig. 12

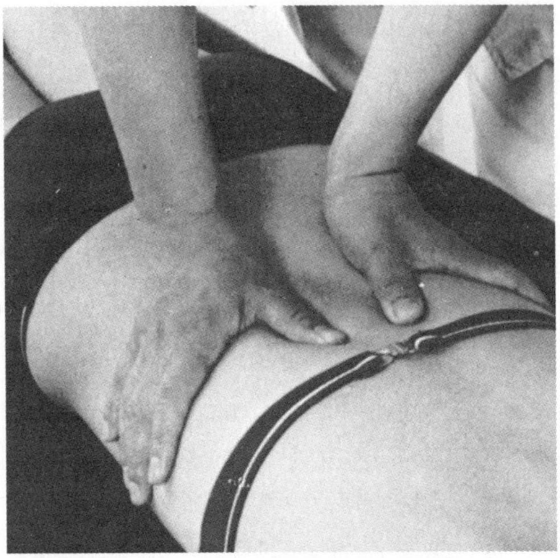

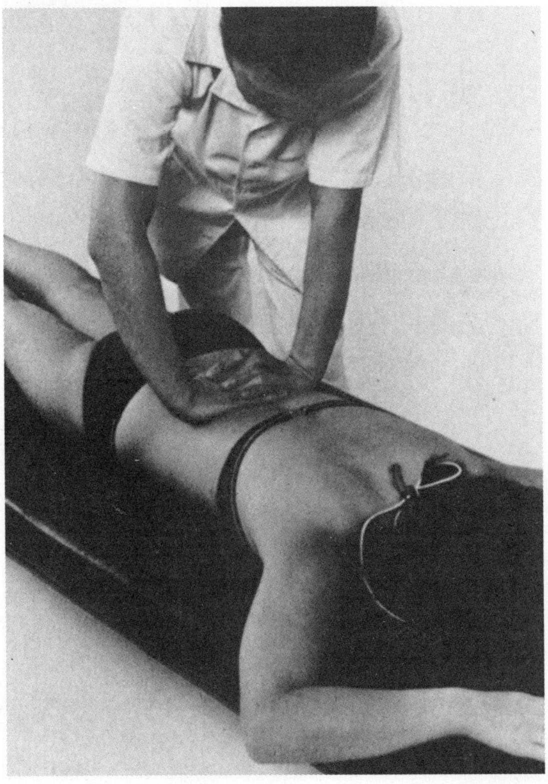

Fig. 13

grandes quantités de sang. Quand les vaisseaux sanguins durcissent ou deviennent fragiles, un brusque changement émotionnel élève nettement la tension artérielle et les parois se déchirent, ce qui provoque une hémorragie cérébrale.

Au Japon, les régions où le riz est l'aliment de base et où on consomme des nourritures salées présentent les taux les plus élevés d'hypertension. Le sodium contenu dans le sel augmente la tension des muscles lisses des parois artérielles, provoquant la contraction des artérioles et donc la montée de la tension artérielle. La consommation excessive de riz produit l'accumulation de graisses neutres dans le corps qui, à son tour, aboutit à l'artériosclérose. Un juste équilibre de tels aliments est essentiel pour prévenir l'hypertension.

L'hypertension est un état grave, qui entraîne plusieurs autres complications pathologiques. En imposant au cœur une lourde charge, l'hypertension provoque l'hypertrophie du cœur, ainsi que d'autres maladies cardiaques. Le durcissement des artérioles peut causer l'insuffisance rénale. Les gens qui souffrent de cet état doivent donc entretenir régulièrement leur santé.

Fig. 14

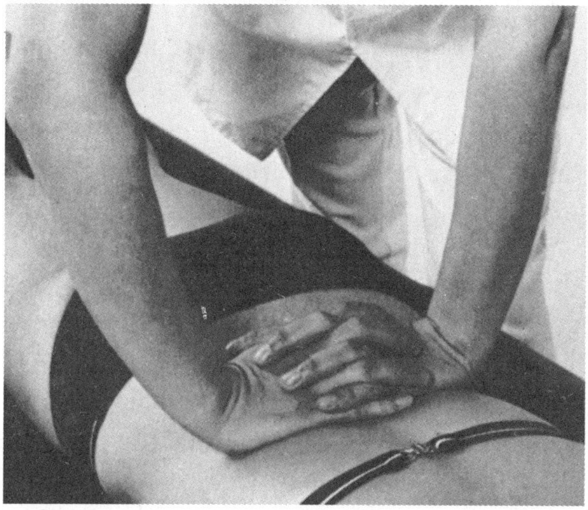

Thérapie shiatsu

La thérapie générale est nécessaire à tout le corps, mais le traitement doit être concentré sur la région inter-scapulaire (associée aux organes respiratoires), la région sous-scapulaire (zone rénale), les extrémités des bras et des jambes et l'abdomen.

1. Le patient couché sur le côté gauche, le thérapeute applique une légère pression lente sur toute la région cervicale, en commençant par la région cervicale antérieure.

2. Il appuie ensuite cinq à six fois sur les cinq points des régions supra-scapulaire et inter-scapulaire, puis sur les dix points qui commencent avec le cinquième point de la région inter-scapulaire et continuent par la région sous-scapulaire vers la région lombaire. Ensuite, il applique une pression avec une seule paume pendant cinq secondes sur chacun des quatre points montrés sur la fig. 10 et répète cette opération cinq ou six fois. Finalement, il utilise une pression vibratoire. La pression avec la paume sur le troisième point de la zone rénale gauche est particulièrement importante.

3. Le patient couché sur le ventre, le thérapeute détend soigneusement les deux régions inter-scapulaires. Puis, en même temps, il traite minutieusement avec les pouces les régions rénales (fig. 11). Ensuite, entrelaçant ses doigts, il appuie sur chaque point pendant cinq secondes, avec les talons des paumes. Il répète cinq

Fig. 15. Traction de la jambe

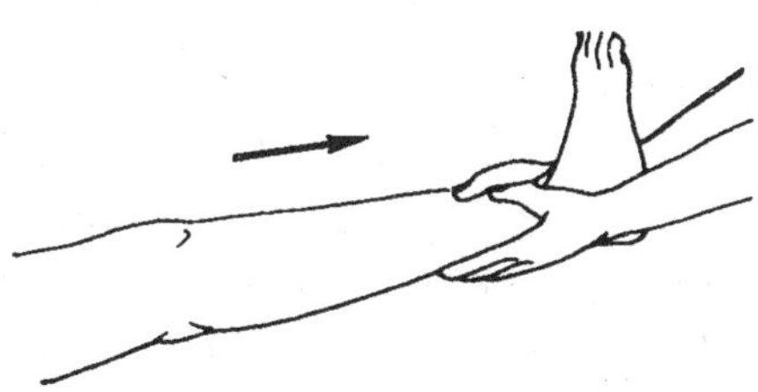

à six fois (figs 13 et 14). Finalement, le thérapeute applique une pression vibratoire.

L'hypertension peut provoquer la sclérose des artérioles rénales, entraînant une diminution importante de la circulation sanguine dans les reins et une détérioration de leur capacité à éliminer les liquides et les déchets du corps, ainsi que l'apparition d'un œdème. Ce traitement a pour but la restauration du fonctionnement normal des reins.

4. Traitant d'abord les surfaces postérieures des jambes, le patient toujours couché sur le ventre, le thérapeute lui demande de se coucher sur le dos, pour pouvoir traiter les surfaces antérieures des jambes. Après avoir effectué une thérapie minutieuse sur les deux côtés, le thérapeute étire les jambes du patient, ainsi que montré sur la fig. 15.

5. Le patient couché sur le dos, le thérapeute traite les extrémités des bras, puis étire les bras (fig. 16).

6. Après avoir traité doucement la région de la tête, le thérapeute applique une pression lente, légère, sur les globes oculaires, avec la paume.

7. Après un traitement minutieux de la région pectorale,

Fig. 16. Traction du bras

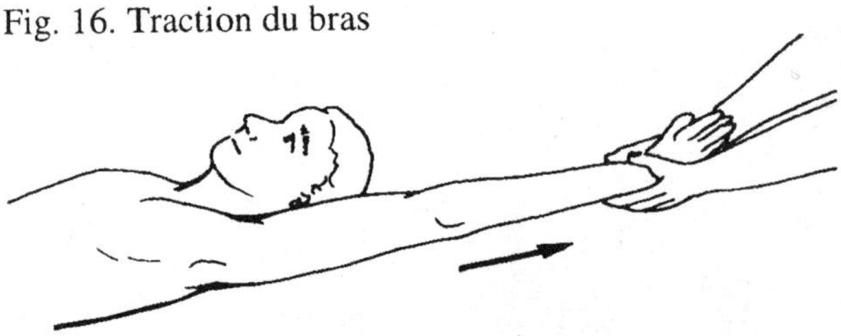

Fig. 17. Région abdominale

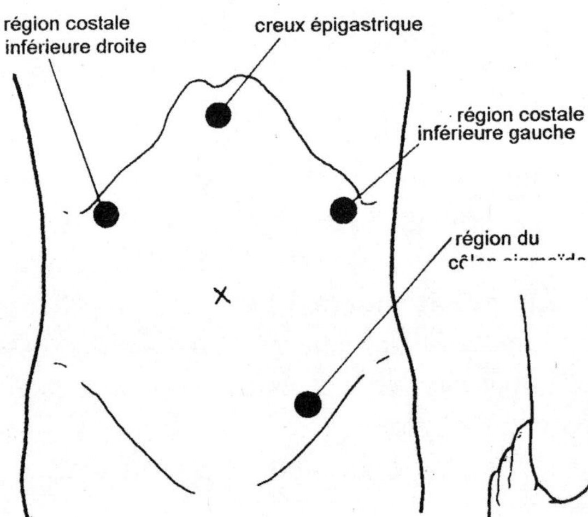

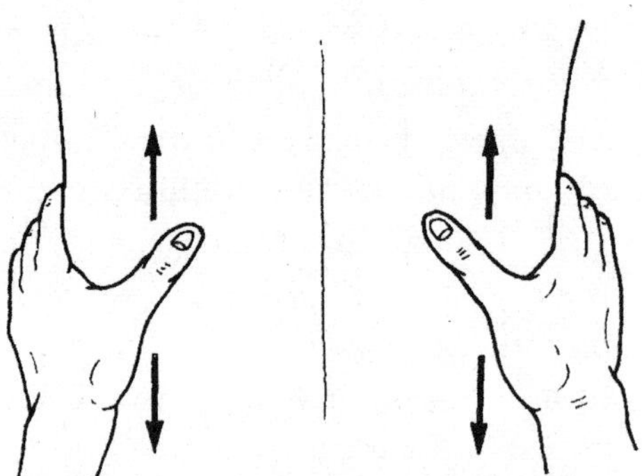

Fig. 18. Pression montante et descendante avec la paume sur le diaphragme, le patient couché sur le ventre

le thérapeute applique une pression circulaire avec la paume.

8. Après un traitement minutieux de tout l'abdomen, le thérapeute se concentre sur une pression légère appliquée sur le creux épigastrique et sur les régions costales inférieures de droite et de gauche (fig. 17). Pour stimuler la digestion et prévenir la constipation, le thérapeute traite avec soin le côlon sigmoïde.

9. Finalement, en demandant de nouveau au patient de se coucher sur le ventre pour détendre le diaphragme qui a tendance à se crisper facilement, le thérapeute effectue des pressions ascendantes et descendantes avec la paume sur les régions abdominales latérales de droite et de gauche (fig. 18).

3. Artériosclérose

A mesure que le corps vieillit, les artères souffrent parfois d'un état appelé artériosclérose, intimement lié aux maladies cardiaques et à l'hypertension. Les artères très élastiques et contractiles sont composées de trois couches – la tunique adventice, la tunique moyenne et la tunique interne – et transportent le sang du cœur vers les extrémités du corps. La sclérose peut apparaître dans n'importe laquelle de ces trois couches. La graisse peut s'accumuler progressivement sur les parois de la tunique interne jusqu'à ce qu'elle rétrécisse le vaisseau et empêche la circulation du sang. Cet état, appelé

Fig. 19

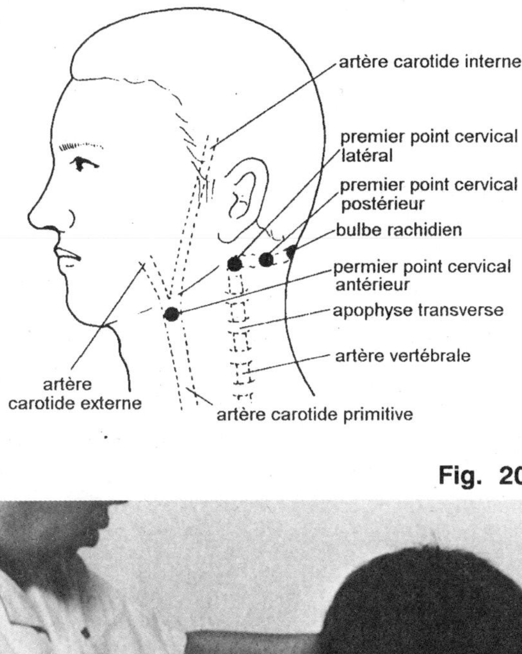

Fig. 20

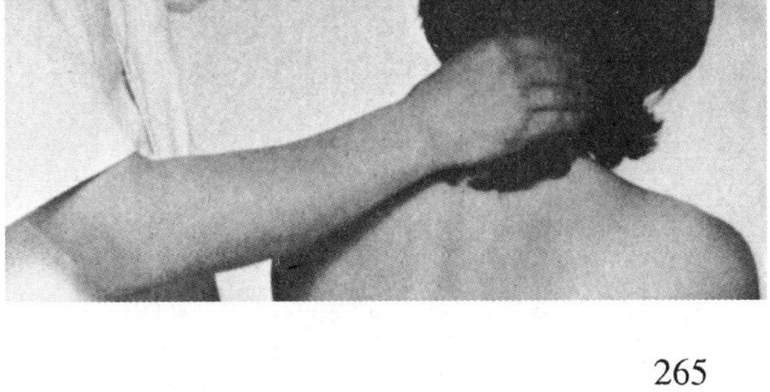

Fig. 21. Région cervicale et régions rénales

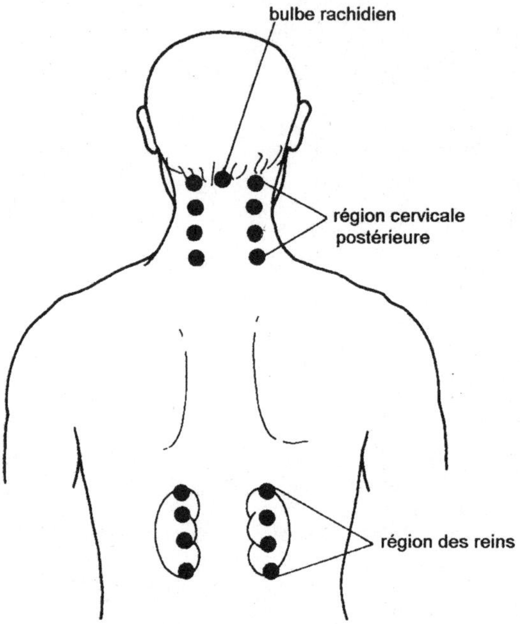

arthérome artériel, se produit facilement dans les grandes artères comme l'aorte, les artères coronaires, les artères carotides, les artères cérébrales et les artères des jambes.

Le durcissement de la tunique moyenne se produit dans les artères musculaires moyennes telles que les artères fémorales, les artères poplitées, les artères tibiales, les artères radiales ; des dépôts de calcaire se forment sur leurs parois. Cet état est trouvé d'habitude chez les personnes âgées, généralement associé à l'artériosclérose. La sclérose de la tunique adventice se produit dans les artérioles. Particulièrement dans le cerveau et les reins, la tunique adventice durcit et s'épaissit, réduisant le passage intérieur. Cet état est influencé par l'hypertension.

Fig. 23. Région abdominale

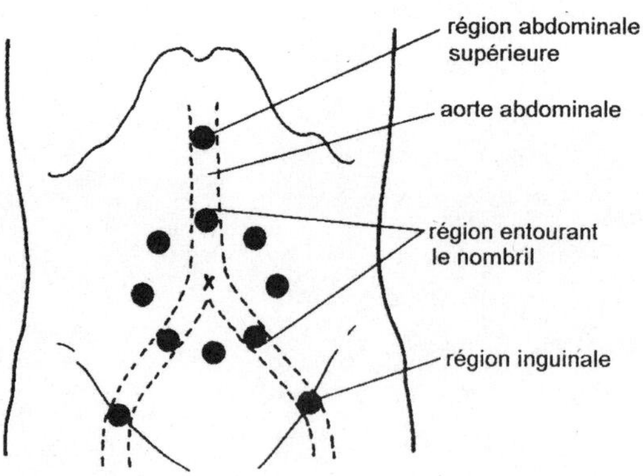

Bien que le mot artériosclérose soit largement utilisé, la nature des scléroses varie selon la partie de l'artère qui est affectée et selon l'état corporel de l'individu. Cet état n'est pas limité aux personnes âgées. La façon la plus sûre de prévenir artériosclérose est d'être constamment conscient de son état corporel et d'entretenir sa santé. Il faut faire spécialement attention au cholestérol, on doit avoir des habitudes de vie régulières, éviter le tabac, qui aggrave artériosclérose ou, mieux encore, y renoncer totalement.

Thérapie shiatsu

1. Le patient en position *seiza*, le thérapeute traite le premier point cervical antérieur, le premier point cervical latéral, la région du bulbe rachidien et le premier point cervical postérieur, dans cet ordre (fig. 19). Le point cervical postérieur doit être traité avec une grande attention, pour aider à contrôler l'obésité (fig. 20).

2. Le patient couché sur le ventre, le thérapeute appuie avec la paume et le pouce sur la région rénale (figs 21 et 22).

3. Il traite ensuite les jambes et les pieds dans l'ordre suivant : région fémorale postérieure, creux poplité et région plantaire.

4. Ensuite, le thérapeute traite les bras à partir de l'aisselle vers le pli du coude, l'articulation du poignet et les doigts.

5. Le patient dans la même position, le thérapeute traite la région inguinale, la région fémorale intérieure, la région crurale antérieure, la surface dorsale du pied et la région digitale. Finalement, il traite attentivement la région abdominale (fig. 23).

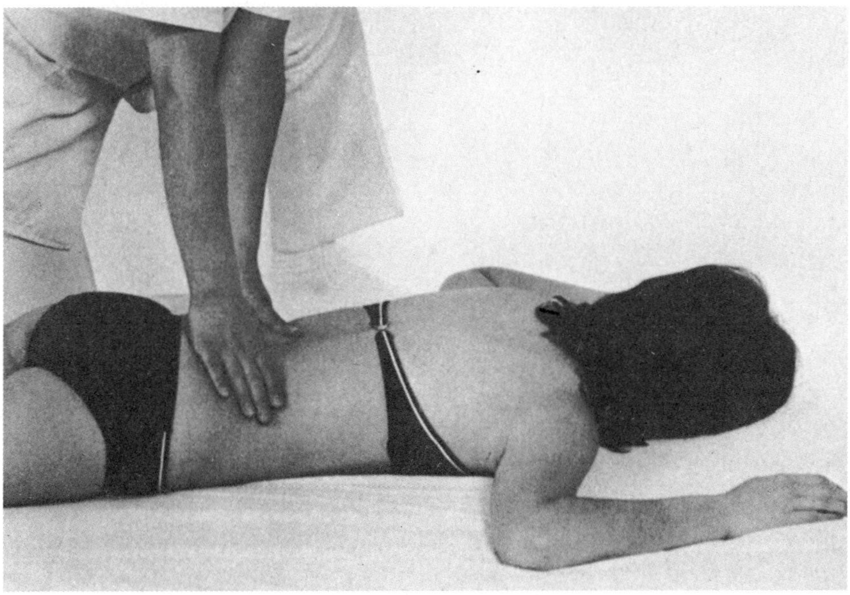

▲ **Fig. 22**

Neuropathie

1. Hémiplégie (paralysie d'un côté du corps)

L'hémiplégie apparaît généralement après une attaque d'hémorragie cérébrale provoquée par la sclérose des vaisseaux sanguins cérébraux, qui éclatent sous l'effet d'une brusque tension émotionnelle. Appelé paralysie convulsive, cet état se manifeste progressivement après une attaque – la moitié du corps opposée au côté qui a subi l'hémorragie cérébrale est incapable de fonctionner. Les symptômes apparaissent sur la partie inférieure du visage, où la paralysie des groupes de muscles des joues, du nez et de la bouche gênent la parole. Le bras est retourné vers l'intérieur, contre le torse, en raison de la contraction des muscles pectoraux (adduction). La région de l'avant-bras, l'articulation du poignet et les doigts sont pliés comme s'ils étaient contractés (flexion et pronation). L'articulation coxo-fémorale est tordue vers l'extérieur (abduction) et la région crurale pend flasque et trop tendue. Le pied est tourné vers l'intérieur (pied bot varus) et les orteils tendus, provoquant un pied varus équin. Ce syndrome est appelé contracture de Wernicke-Mann (fig. 24).

Le patient souffrant d'un pied varus équin balance la jambe affectée en suivant un arc de cercle, quand il marche. Il est extrêmement difficile de marcher de nouveau normalement pour une personne souffrant d'une forme grave de contracture de Wernicke-Mann. Mais, aussitôt que cela est possible, la thérapie suivante doit être effectuée, sous le contrôle d'un médecin.

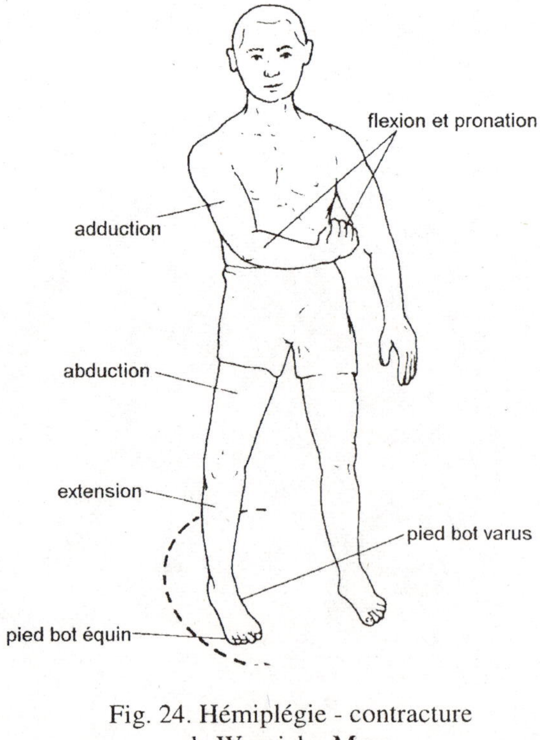

Fig. 24. Hémiplégie - contracture de Wernicke-Mann

Thérapie shiatsu

1. Le patient couché sur le dos, le thérapeute traite d'abord lentement le mus-

Fig. 25. Muscle déltoïde, sillon delto-pectoral et région pectorale

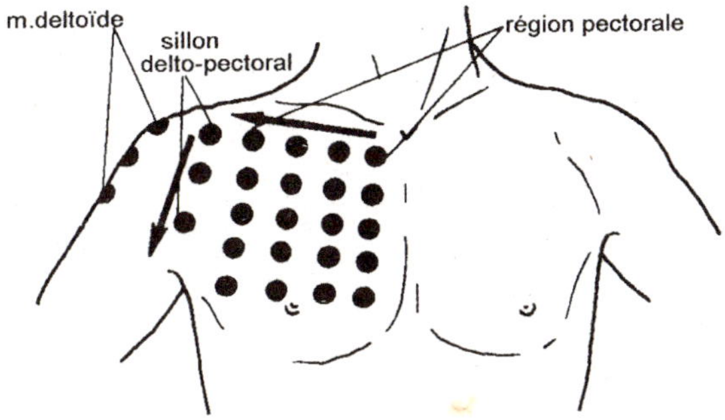

cle grand pectoral, le sillon delto-pectoral et le muscle deltoïde (fig. 25) pour prévenir l'adduction de l'articulation de l'épaule (fig. 26).

2. Il applique une pression continue avec une traction du bras dans la direction des doigts, dans l'ordre suivant : le muscle triceps brachial, le muscle anconé, le muscle supinateur, le groupe des muscles extenseurs, l'articulation du poignet et les articulations inter-digitales des doigts (figs 27 et 28).

3. Pour prévenir l'abduction de l'articulation coxo-fémorale le thérapeute traite et détend soigneusement le groupe de muscles adducteurs de la région fémorale médiane.

4. Le patient couché sur le ventre, le thérapeute traite le muscle fléchisseur de la région fémorale postérieure, pour prévenir l'hypertension de l'articulation du genou (fig. 30).

5. Le patient couché sur le dos, le thérapeute détend le muscle jambier antérieur et le groupe de muscles péroniers pour prévenir le fléchissement plantaire et le pied bot varus. Il faut faire des exercices de fléchissement dorsal du pied pour tendre les muscles de la région plantaire et prévenir ainsi le pied bot équin (fig. 31). On ne doit pas oublier le fléchissement plantaire, pour exercer les muscles opposants.

Fig. 26

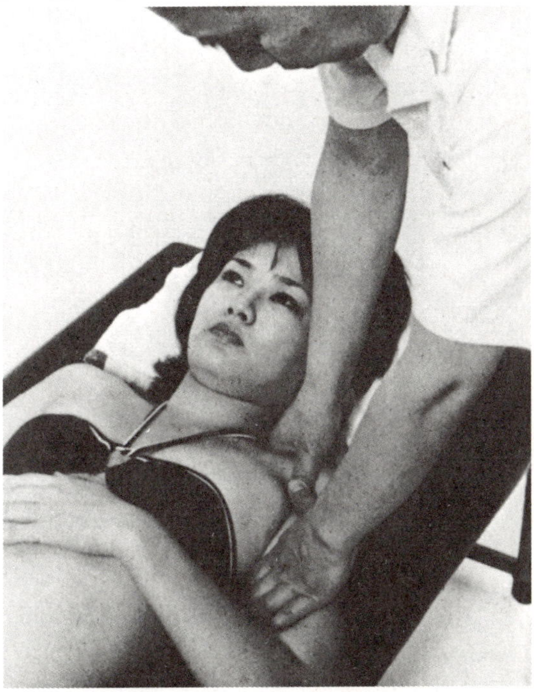

Fig. 27. Surface latérale du bras

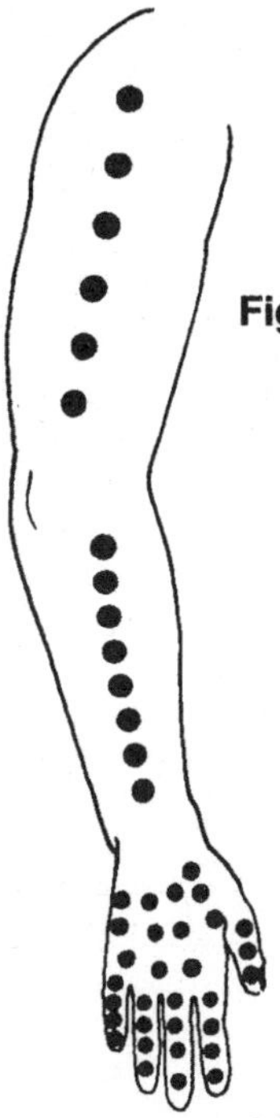

Fig. 28 ▶

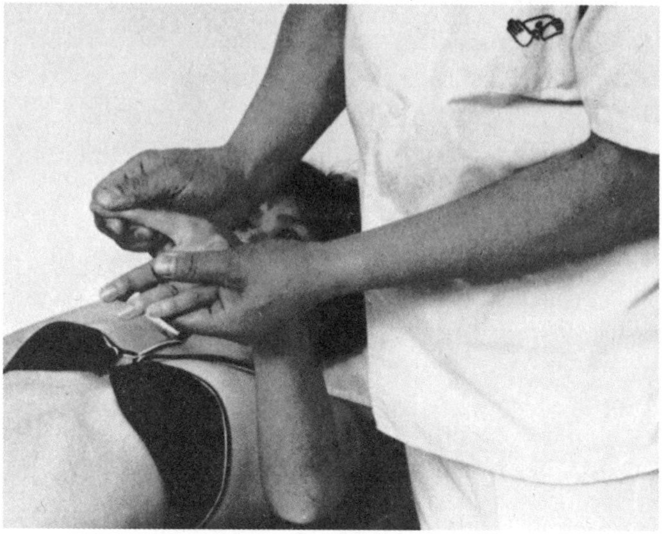

La pression est appliquée sur les deux côtés du groupe de muscles fléchisseurs sur les principaux points du bras

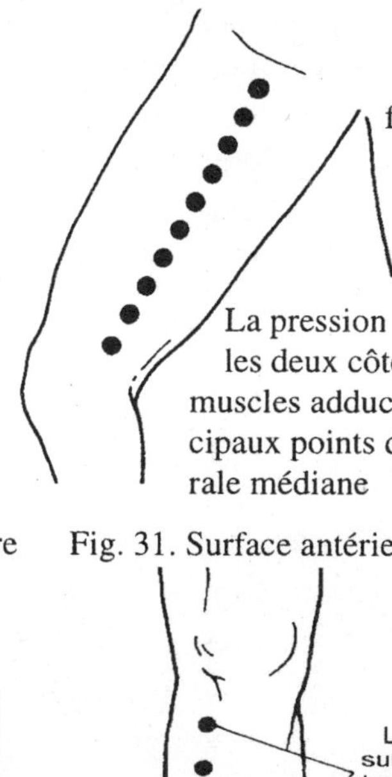

Fig. 29. Région fémorale médiane

La pression est appliquée sur les deux côtés du groupe de muscles adducteurs sur les principaux points de la région fémorale médiane

Fig. 30. Région fémorale postérieure

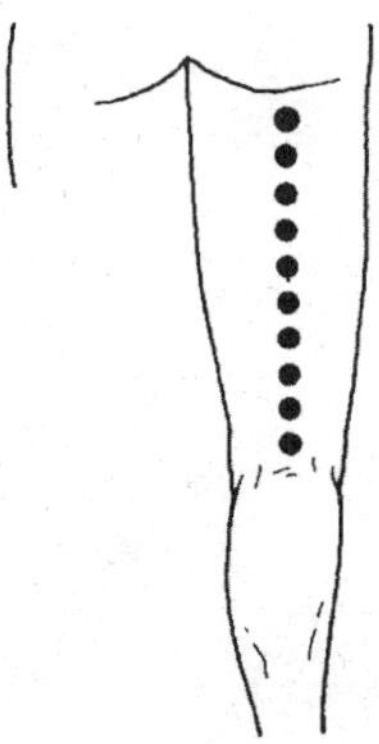

La pression est appliquée sur les deux côtés des principaux points de la région fémorale postérieure

Fig. 31. Surface antérieure de la jambe

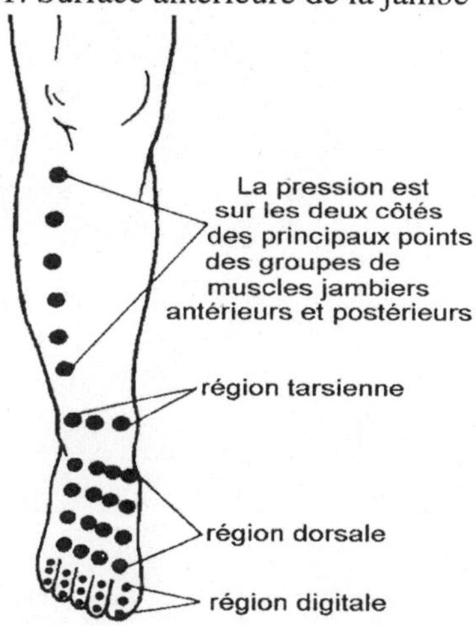

Fig. 32. Extension de la plante du pied (flexion dorsale)

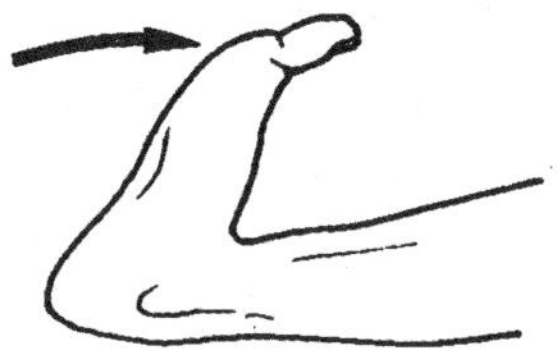

La flexion dorsale doit être aussi complète que possible

Fig. 33. Région du côlon sigmoïde

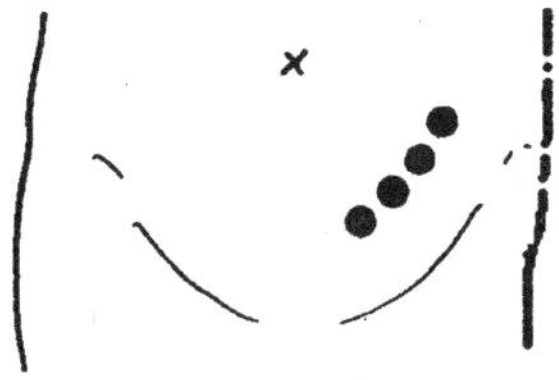

6. Le thérapeute effectue un traitement minutieux de l'abdomen pour prévenir la constipation, qui accompagne souvent cet état (fig. 33).

Quand ce traitement est terminé, on doit conseiller au patient d'utiliser la main et les doigts sains pour s'administrer lui-même le shiatsu sur la partie affectée et pour d'essayer de déplacer ces parties du corps sans se faire aider. Finalement, pour prévenir la contracture pendant le sommeil, les membres affectés doivent être enveloppés de serviettes ou de morceaux de couverture.

Les hémiplégiques qui restent couchés longtemps souffrent d'escarres, spécialement au sacrum, au grand trochanter, à l'ilion, aux apophyses épineuses des vertèbres et aux omoplates. L'action de la transpiration et des plis des draps produisent des inflammations de la peau, car les contractions musculaires éliminent les graisses corporelles. Pour prévenir les escarres, on doit essuyer la transpiration dès que possible et refaire souvent le lit. Pendant ce temps, le corps du patient doit être déplacé.

2. Insomnie

Certaines des causes de cette incapacité durable de dormir sont l'anxiété et le stress, l'encéphalemie, l'hypersensibilité neurale et l'artériosclérose. Parfois l'inquiétude concernant l'incapacité de s'endormir aggrave l'état, mais ce n'est pas une raison pour prendre des somnifères.

Thérapie shiatsu

Les gens qui souffrent d'insomnie ont l'abdomen et la région cervicale raides. Le traitement doit être concentré sur ces zones.

1. Le patient agenouillé en position *seiza*, le thérapeute traite le premier point de la région cervicale antérieure (fig. 34) puis traite la

région cervicale antérieure, la région cervicale latérale, la région du bulbe rachidien (figs 36 et 37).

Fig. 34

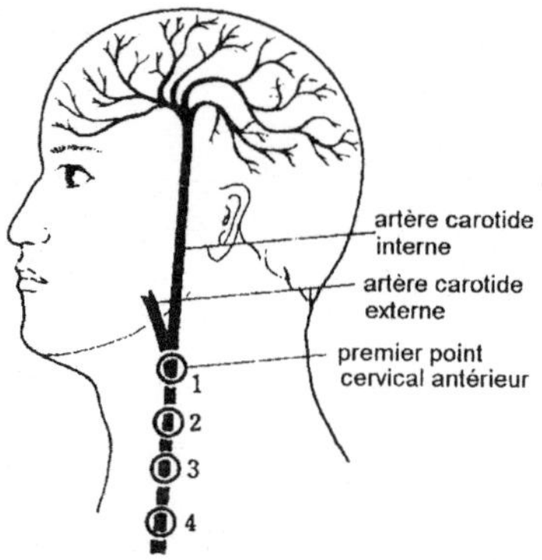

Fig. 35

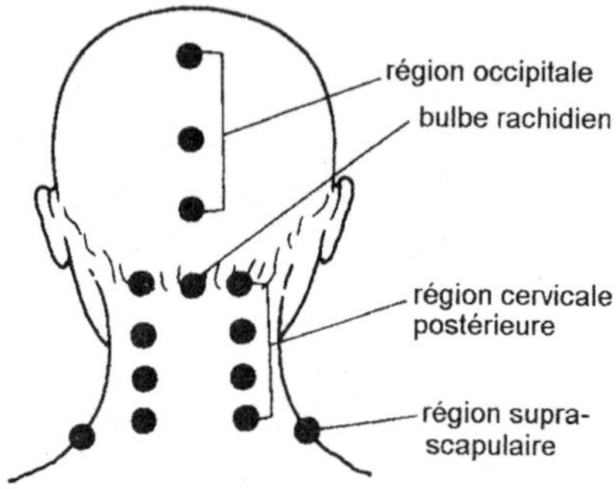

Fig. 36

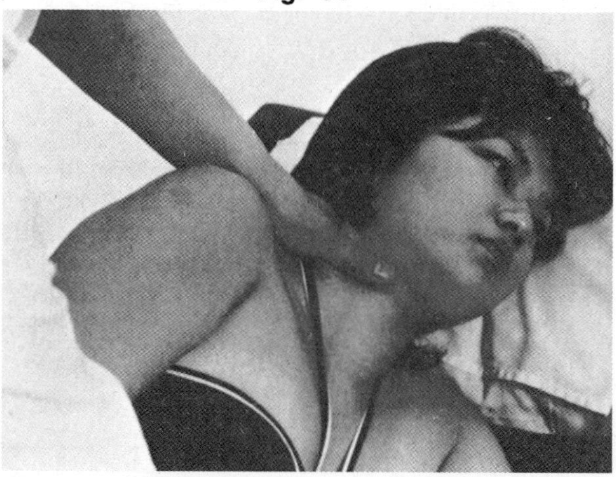

Cela stimule le transport du sang frais vers le cerveau par l'artère carotide primitive, l'artère carotide interne et les artères vertébrales, accélérant ainsi le retour du sang usé par les veines.

2. On applique un traitement minutieux sur la région occipitale, la région supra-scapulaire, la région dorsale, les bras et les jambes. Puis on traite les six points situés sur la ligne médiane de la tête, d'abord par une pression soutenue, puis par une pression vibratoire sur le sixième point (fig. 38). La pression avec la paume est appliquée sur les globes oculaires – dix secondes par point.

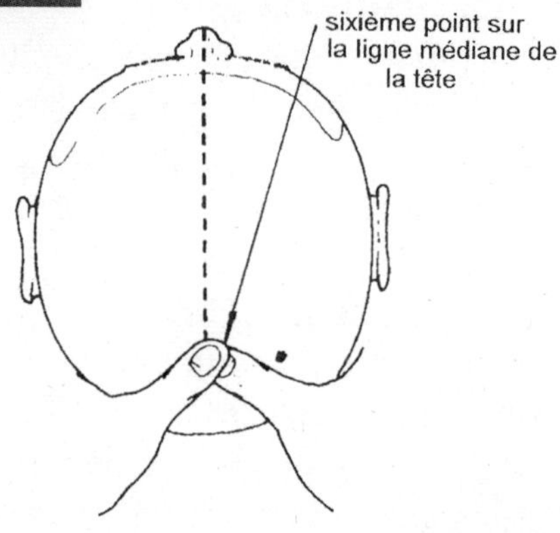

Fig. 38

Fig. 37

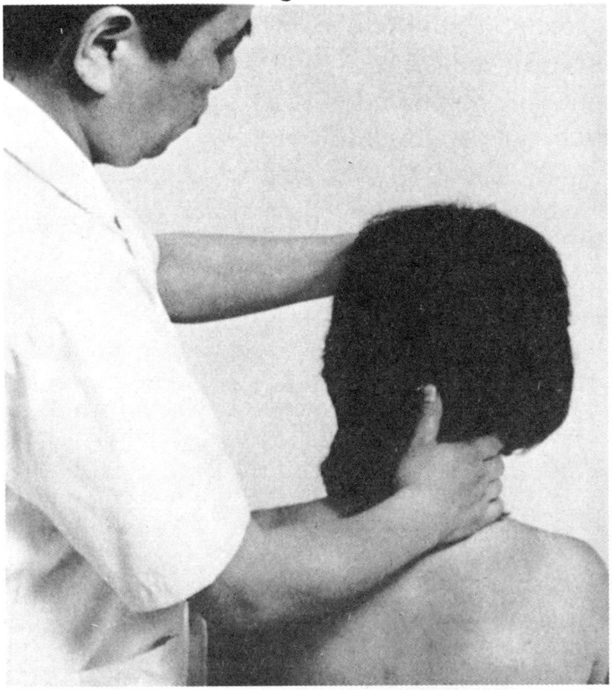

3. La pression est appliquée ensuite pour assouplir l'abdomen autour du diaphragme.

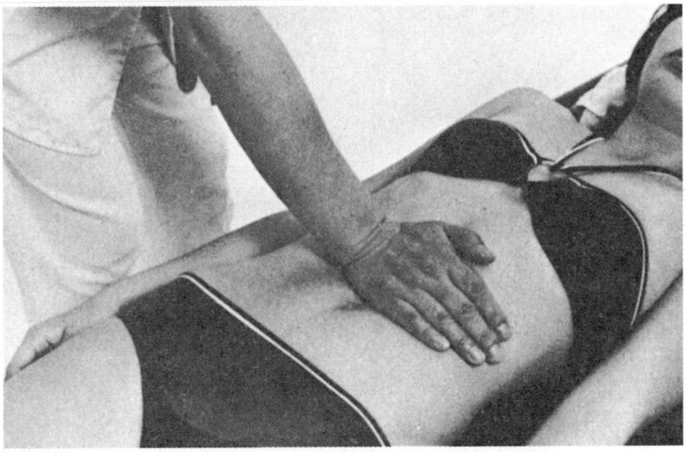

Fig. 39

3. Névroses

Les réactions nerveuses et la neurasthénie se manifestent à travers l'instabilité mentale, les changements d'humeur, l'incapacité de se concentrer, les anomalies du langage et des actions et bien d'autres troubles pathologiques affectant les gens de tout âge. Elles sont provoquées par des éléments psychologiques tels que des problèmes domestiques, des troubles dans les relations humaines, des problèmes au travail, des chocs subis pendant l'enfance, etc. Les personnes psychologiquement faibles, nerveuses et hystériques, sont prédisposées à des névroses. Ce genre d'états, à la différence des maladies mentales graves comme la psychose maniaco-dépressive, peuvent être guéris, si on est aidé par l'attitude mentale du patient et par la compréhension et le conseil des gens qui entourent les malades.

Fig. 40. Pression avec la paume pression
sur la ligne médiane de la région temporale

Fig. 43. Creux épigastrique et avec la paume sur les yeux

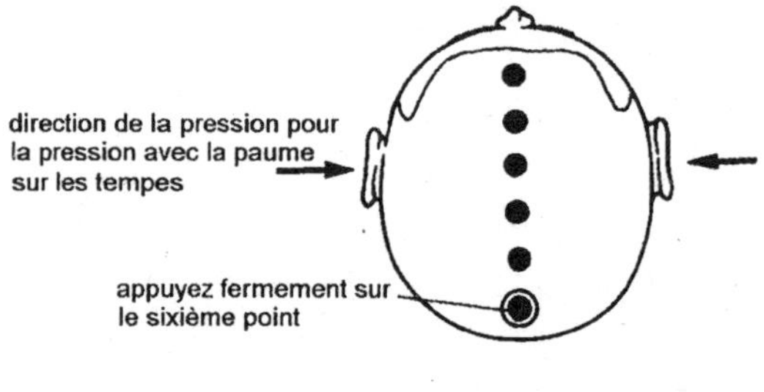

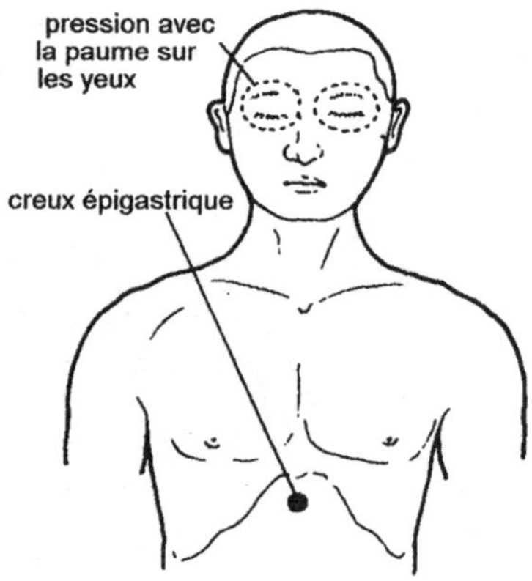

Fig. 41

Fig. 42

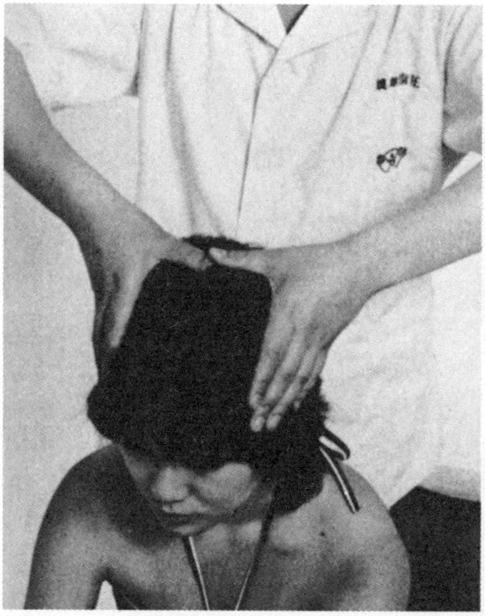

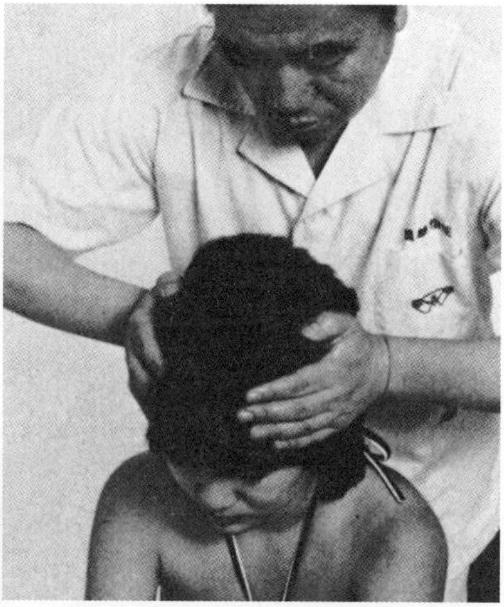

Thérapie shiatsu

On doit effectuer la thérapie shiatsu avec une attention spéciale accordée aux régions cervicale, occipitale, supra-scapulaire, à la région du bulbe rachidien, au dos et à la tête (particulièrement le sixième point sur la ligne médiane). On doit y ajouter la pression avec la paume sur la région temporale et sur les yeux. Finalement, la région du diaphragme doit être minutieusement assouplie (figs 40 à 43), car cela stimule la digestion. C'est très important de prévenir l'indigestion, la constipation et la diarrhée. De plus, le patient dort beaucoup et reste calme.

4. Névralgie du trijumeau

La névralgie du trijumeau est de deux types : névralgie idiopathique, dont les causes sont incertaines, et névralgie symptomatique, provoquée par un anévrisme, des maladies du sinus, une gingivite ou des anomalies métaboliques.

Fig. 44. Distribution du nerf trijumeau

Fig. 45. Points de Valleix

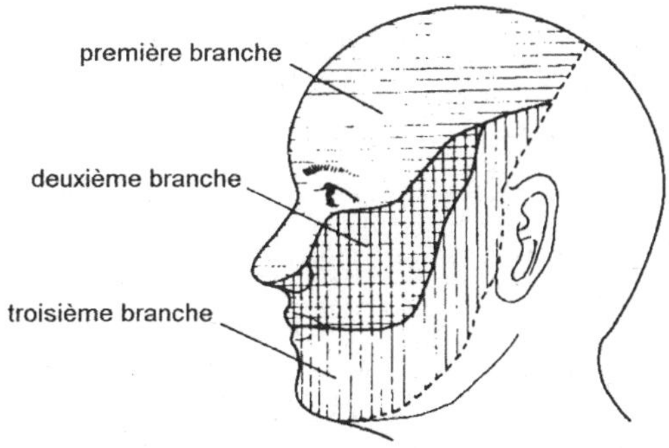

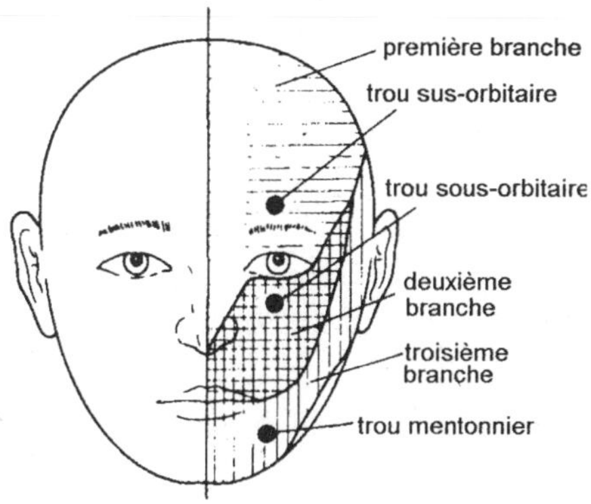

Le plus épais des nerfs crâniens, le trijumeau (nerf à trois branches) commence au cinquième nerf crânien et forme le ganglion semi-lunaire (ganglion de Gasser), puis se sépare en trois branches. La première branche forme le nerf ophtalmique, la seconde le nerf maxillaire supérieur et la troisième le nerf maxillaire inférieur. Ces nerfs couvrent tout le visage (fig. 44). Les points de pression pour la douleur des trois branches diffèrent : ceux de la branche supérieure se trouvent sur le trou sus-orbitaire, ceux de la seconde branche se trouvent sur le trou

Fig. 46

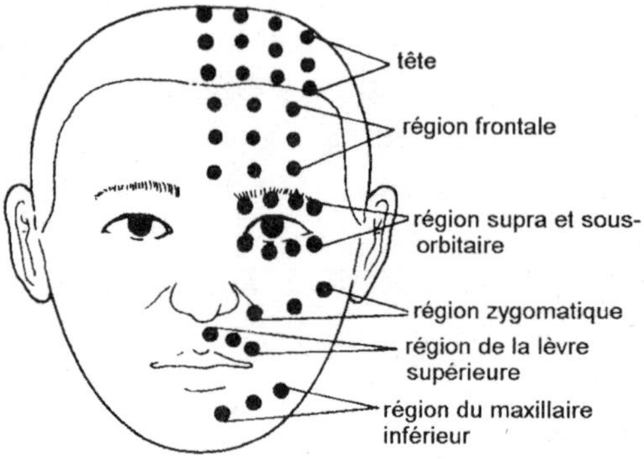

sous-orbitaire et le trou zygomaticofacial et ceux de la troisième branche se trouvent sur le trou mentonnier (fig. 45). Mais la douleur n'apparaît que rarement sur plus d'un nerf en même temps. Dans le cas de la première branche, la douleur apparaît à la racine du nerf, dans la région supra-orbitaire et dans la région frontale. Dans le cas de la seconde branche, la douleur apparaît dans la région sous-orbitaire, dans la zone de l'os zygomatique, aux narines et sur la lèvre supérieure. Dans le cas de la troisième branche, elle apparaît dans la mandibule, la lèvre inférieure, au voisinage des oreilles et dans la région temporale.

Fig. 47

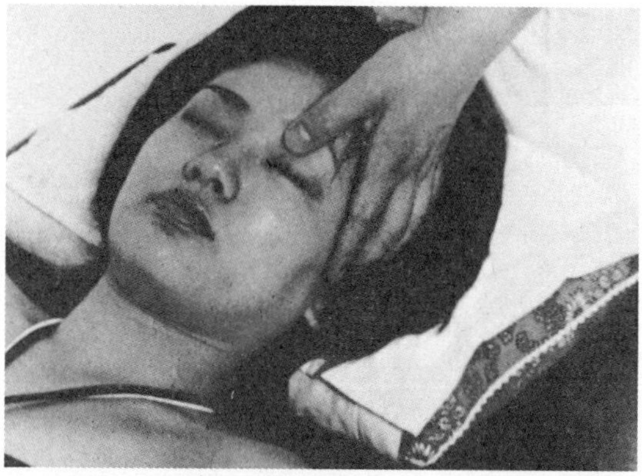

Thérapie shiatsu

Centrant son traitement sur les points de pression pour la douleur, le thérapeute utilise une pression fluide, une pression durable et une pression vibratoire, puis relâche la pression pour l'appliquer de nouveau, en fonction des symptômes (fig. 46). Quand la douleur est provoquée par la première branche du nerf trijumeau, on doit utiliser soit la pression avec le pouce, soit la pression avec trois doigts, soit la pression avec la paume pour traiter

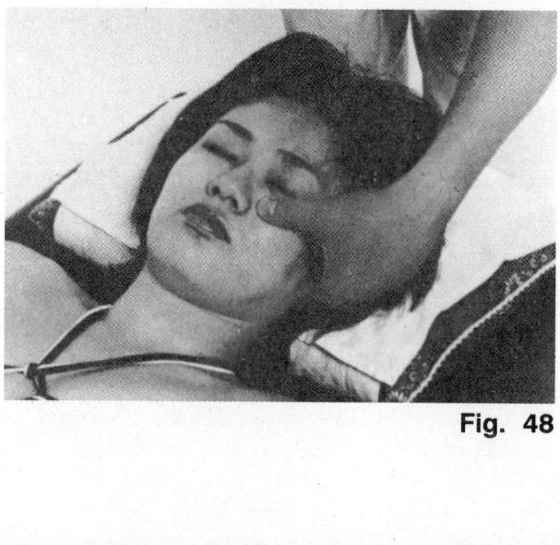

Fig. 48

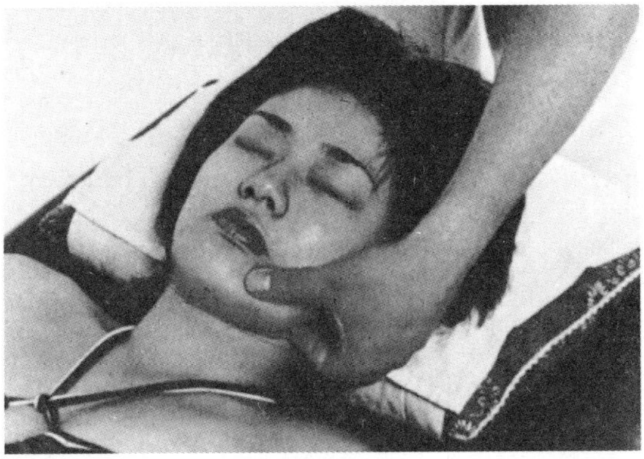

Fig. 49

les points situés à l'extérieur de la ligne médiane de la région frontale (fig. 47). Quand la douleur est provoquée par la seconde branche, le thérapeute utilise le pouce ou trois doigts pour traiter les quatre points de la région sous-orbitaire, les trois points de la région zygomatique, à partir du côté du nez jusqu'à l'oreille, et les trois points situés sur la ligne supérieure, à partir de l'intérieur vers l'extérieur (fig. 48). Quand la douleur est provoquée par la troisième branche du nerf trijumeau, le traitement est appliqué sur les trois points du maxillaire inférieur et sur les gencives dans cette zone (fig. 49), soit avec les pouces, soit avec trois doigts. Ensuite, puisque le mouvement de la bouche est douloureux, cette zone est également traitée par une pression légère.

5. Névralgie occipitale

La névralgie occipitale se produit dans la zone traversée par le grand nerf occipital, la branche mastoïdienne du plexus cervical et la branche auriculaire du plexus cervical, ainsi que dans la zone comprise entre la nuque et la partie supérieure de la zone occipitale, soit d'un côté du crâne, soit des deux côtés.

Fig. 50

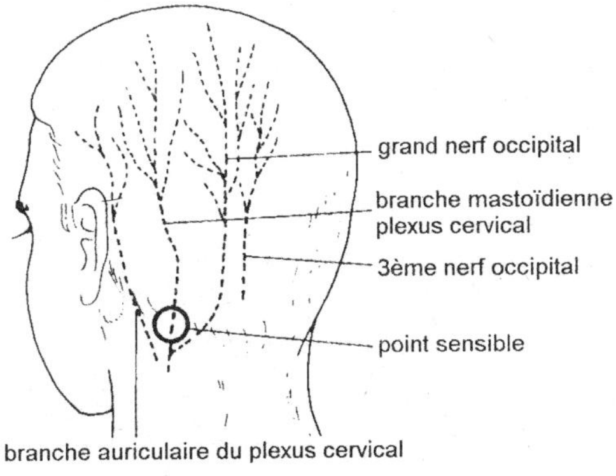

Fig. 51

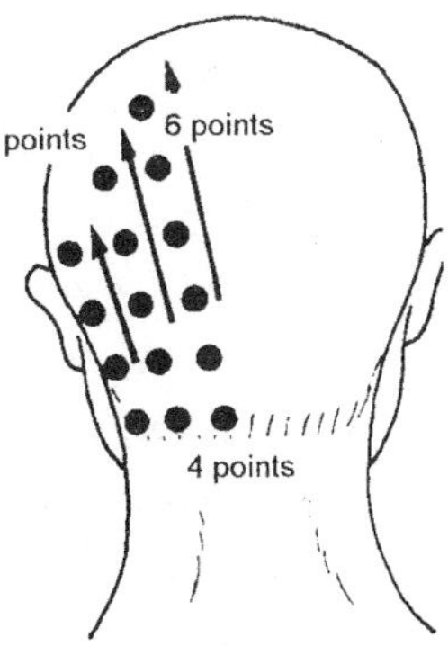

Les points de Valleix apparaissent soit entre l'apophyse mastoïdienne et la première vertèbre cervicale, soit entre l'apophyse mastoïdienne et le bulbe rachidien (fig. 50). La cause du trouble peut être l'induration des muscles des tissus adipeux de la région occipitale, la tension dans le ligament de la nuque, l'artériosclérose ou le syndrome du coup du lapin.

Thérapie shiatsu

1. Le thérapeute détend la tension dans la région occipitale en appliquant une pression répétée pouce-sur-pouce sur les trois points situés entre l'apophyse mastoïdienne et le bulbe rachidien, sur le côté affecté (fig. 51). Le second point est celui sensible, et demande un traitement particulièrement attentif (fig. 52).

Fig. 52

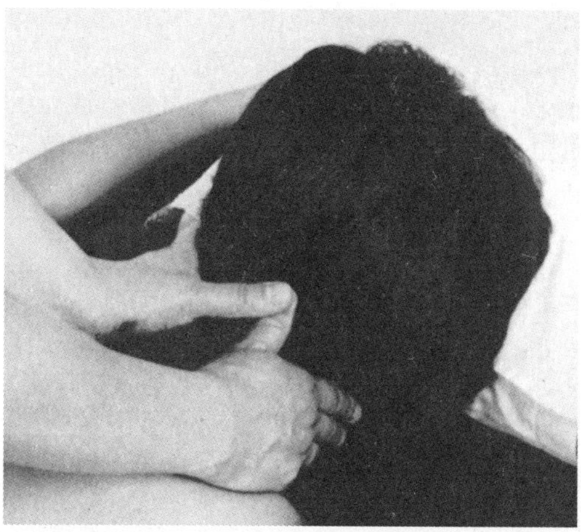

Fig. 53

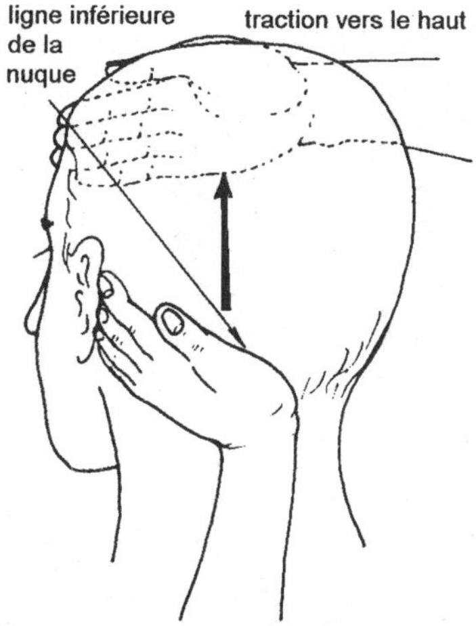

2. Utilisant les trois points situés entre l'apophyse mastoïdienne et le bulbe rachidien comme points de départ, le thérapeute traite trois rangées verticales de points – la quatrième rangée en montant, y compris le premier point de la région horizontale, la cinquième rangée en montant, y compris le second point de la rangée horizontale, la sixième rangée en montant, y compris le troisième point de la rangée horizontale – (fig. 51) dans l'ordre indiqué, du bas vers le haut.

3. En tournant légèrement vers le haut le côté affecté du visage du patient, le thérapeute place une paume sur le bas de l'os occipital (bord inférieur de la nuque) et l'autre sur le front du patient. Ensuite, il tire toute la région occipitale vers le haut pendant cinq secondes (fig. 53). On répète trois fois. Puis, avec la base de la main posée sur la région

Fig. 54. Surface antérieure du bras droit

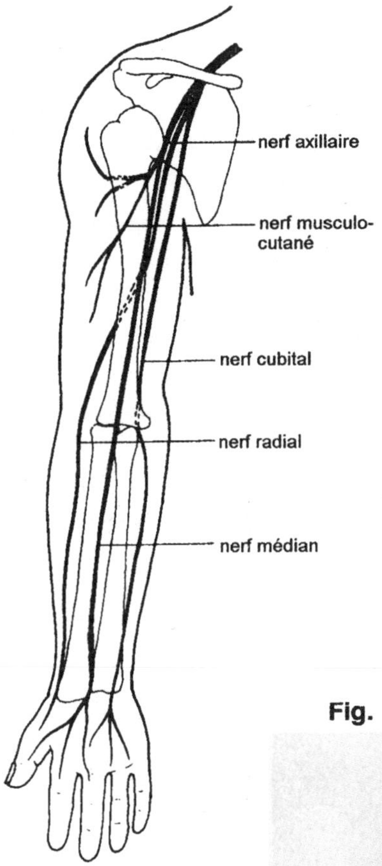

occipitale, il applique une pression vibratoire trois fois. Quand la névralgie occipitale se produit simultanément dans les deux zones latérales, le thérapeute commence sur le côté gauche, puis répète le même traitement sur le côté droit.

Un traitement shiatsu minutieux doit être appliqué sur la région cervicale latérale, sur la région du bulbe rachidien et sur la région occipitale.

6. Névralgie brachiale

Des douleurs localisées se produisent dans les bras, en suivant le trajet des nerfs brachiaux. Par exemple, le nerf axillaire provoque une douleur dans le muscle deltoïde et le muscle petit rond (mouvement de la région brachiale) ; le nerf musculo-cutané provoque une douleur dans le muscle biceps, le muscle coracobrachial, le muscle brachial antérieur (mouvement de l'avant-bras) ; le nerf cubital, le nerf médian et le nerf radial provoquent

Fig. 55

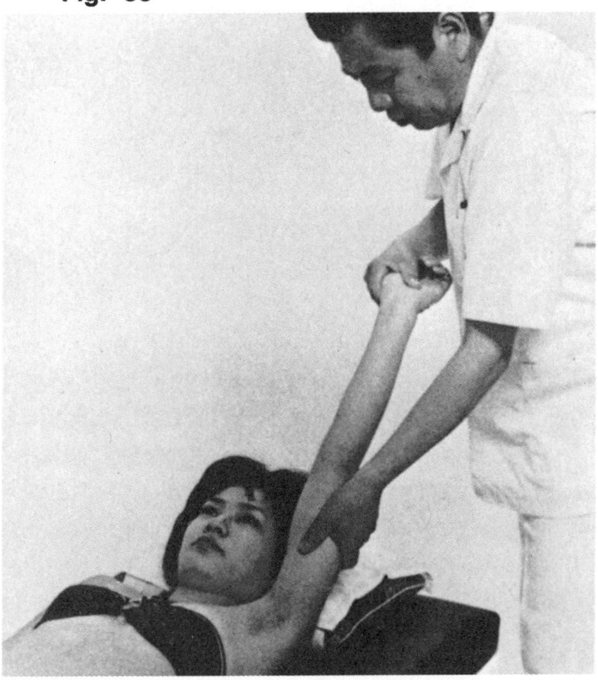

une douleur dans l'avant bras, les os du poignet, la région dorsale de la main, la paume et les articulations des phalanges (fig. 54).

Thérapie shiatsu

Le thérapeute doit pratiquer un traitement de longue durée sur les zones affectées, se concentrant sur le trajet des nerfs. Il doit étirer les articulations de l'épaule, du coude, du poignet et des phalanges (fig. 55). Il doit travailler progressivement et lentement, pour étirer les nerfs.

7. Névralgie intercostale

Les nerfs inter-costaux, montant par les côtés latérales des vertèbres, descendent en diagonale à travers la région abdominale latérale dans la zone inter-costale, puis montent obliquement des deux côtés du corps sternal. La névralgie intercostale, affectant généralement un seul côté, est plus souvent rencontrée dans la région latérale gauche, particulièrement à partir du cinquième nerf inter-costal jusqu'au neuvième.

Fig. 56. Points sensibles de la névralgie intercostale

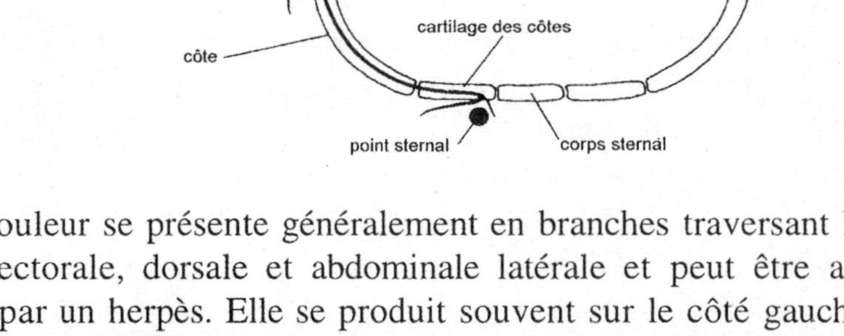

La douleur se présente généralement en branches traversant les régions pectorale, dorsale et abdominale latérale et peut être accompagnée par un herpès. Elle se produit souvent sur le côté gauche ; on l'appelle parfois réflexe cutanéo-viscéral. Bien que la respiration ne soit pas affectée, elle provoque une douleur. Il existe trois points de Valleix : vertébral, pectoral latéral et sternal (fig. 56). Les trois sont situés à l'emplacement des nerfs cutanés. Les causes de la névralgie inter-costale comprennent la rigidité des muscles érecteurs dorsaux et

Fig. 57

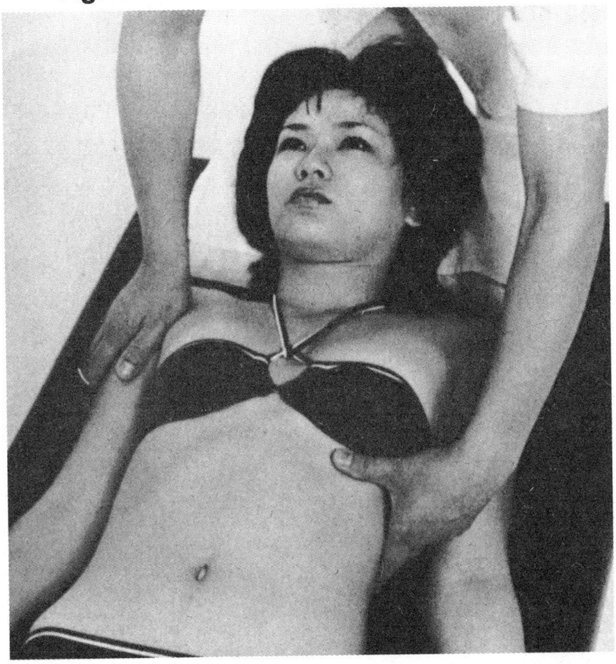

des muscles inter-costaux, les malaises cardiaques et les anomalies de la colonne vertébrale ou des côtes.

Thérapie shiatsu

Quand la douleur est ressentie dans la région pectorale frontale, le patient se couche sur le côté et le thérapeute traite les régions inter-scapulaire et sous-scapulaire. Puis, le patient couché sur le dos, le thérapeute appuie doucement sur la partie affectée, en allant du corps sternal vers les côtes (fig. 57). On utilise la pression avec le pouce, avec trois doigts et avec la paume.

Quand la douleur se manifeste dans les régions abdominales dorsale et latérale, tout le traitement est appliqué sur le patient couché sur le côté. Dans ce cas, le thérapeute s'installe près de la tête du patient et, soulevant les bras de celui-ci au-dessus de la tête, il traite la région abdominale latérale (fig. 58). On utilise la pression avec le pouce, avec trois doigts, avec la paume et la pression vibratoire. Dans les deux cas, le thérapeute doit accorder une attention particulière au traitement du diaphragme et doit demander au patient de respirer profondément et calmement pendant qu'il essaie de soulager sa douleur.

Fig. 58

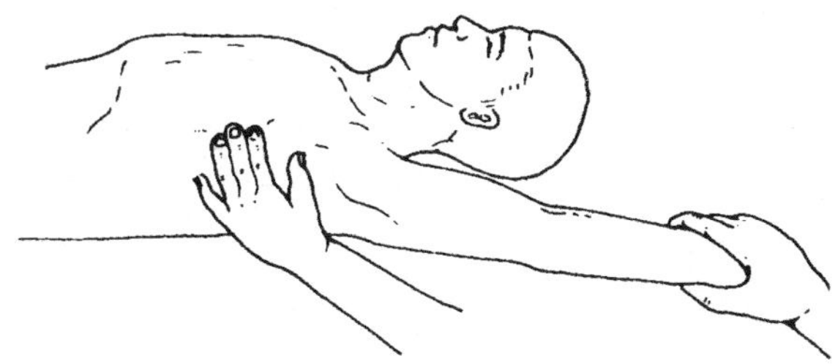

On applique une pression avec trois doigts sur les côtés du corps du patient

Fig. 59

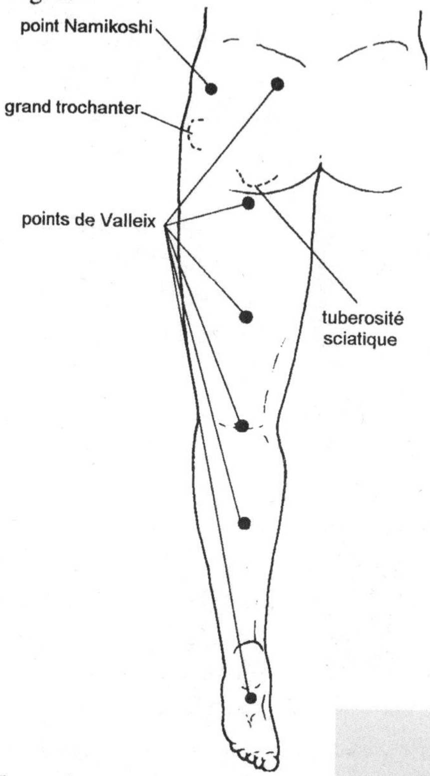

8. Sciatique

Les racines des nerfs sciatiques se trouvent dans les quatrième et cinquième vertèbres lombaires et dans les première, deuxième et troisième vertèbres sacrales. Partant de cet endroit où ils sont réunis en faisceau, les nerfs traversent les régions fémorale postérieure et crurale postérieure, se dirigeant vers la région plantaire et les orteils. Ce sont les plus longs et les plus épais des nerfs périphériques du corps – l'épaisseur du petit orteil.

Fig. 60

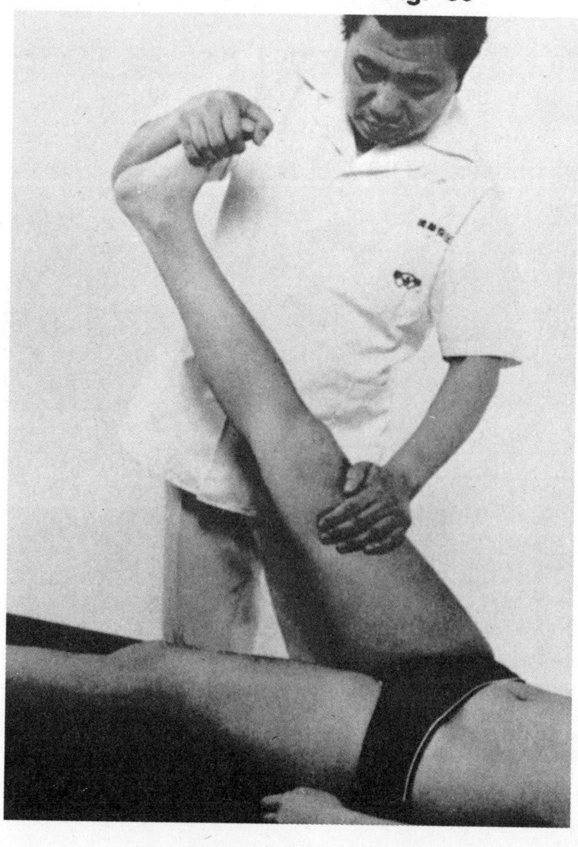

Le plus souvent, la sciatique est provoquée par une hernie des disques intervertébraux. D'autres causes comprennent la déformation des vertèbres, les anomalies de l'articulation sacro-iliaque, l'hypertrophie du ligament attaché au trou vertébral postérieur et la rigidité des ligaments et des muscles qui l'entourent.

Le point sensible se trouve entre la

protubérance sciatique et le grand trochanter, sur le côté souffrant. Si cet état devient chronique, les gens se penchent sur le côté sain pour essayer d'atténuer la douleur, état appelé scoliose sciatique.

Le signe de Lasègne est une célèbre méthode de diagnostic de la sciatique. On demande au patient de se coucher sur le dos. Le thérapeute lui soulève la jambe, sans lui permettre de plier le genou (fig. 60). Chez les personnes souffrant d'une sciatique cela provoque une douleur aiguë dans le nerf sciatique de la région fémorale postérieure. La douleur s'intensifie si on plie le pied.

Thérapie shiatsu

D'abord, le patient couché sur le ventre, le thérapeute traite soigneusement la région lombaire, la région fessière et le point de Namikoshi, dans cet ordre. Puis il utilise une pression soutenue sur les points de Valleix, le long du trajet du nerf sciatique (fig. 59). Ensuite il traite toute la jambe, en accordant une attention particulière à la partie postérieure.

Le patient couché sur le dos, le thérapeute traite lentement et soigneusement la région abdominale – particulièrement la partie inférieure de l'abdomen – pour alléger le refroidissement et la raideur et prévenir la constipation. On doit faire attention à ne pas rester longtemps dans des endroits froids ou humides et de maintenir chaude tout le temps la partie souffrante du corps, car le nerf sciatique est relativement près de la surface de la peau.

9. Pelade

La pelade se produit en raison des obstructions de la circulation vers le cuir chevelu et le manque résultant de nutrition suffisante vers les racines des cheveux. Ce n'est pas contagieux et, n'étant accompagné ni de démangeaisons ni de douleur, elle est souvent guérie avant que la personne se rende compte de son état. Parfois la pelade apparaît dans plusieurs endroits à la fois.

Les cause psychologiques sont fréquemment à l'origine de cet état, qui apparaît chez les personnes inquiètes, excitées, souffrant d'un stress accumulé ou qui sont soumises à une tension extrême sur une longue période de temps. Parfois, la migraine et l'insomnie peuvent provoquer la pelade.

Thérapie shiatsu

Fig. 61. Exemplede pelade

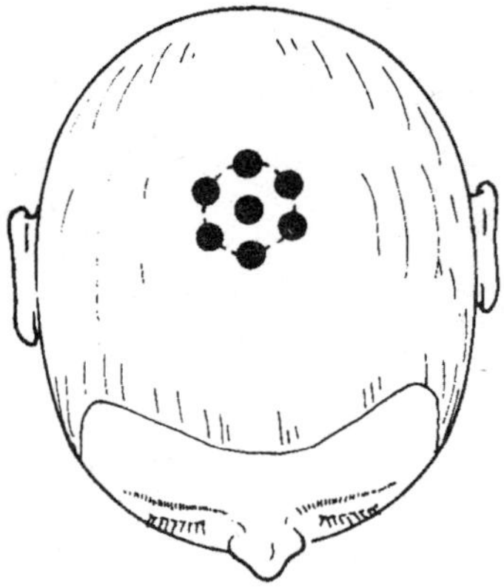

Fig. 62

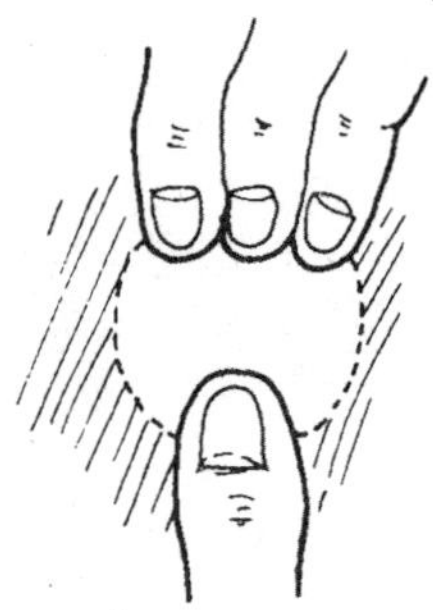

Fig. 63

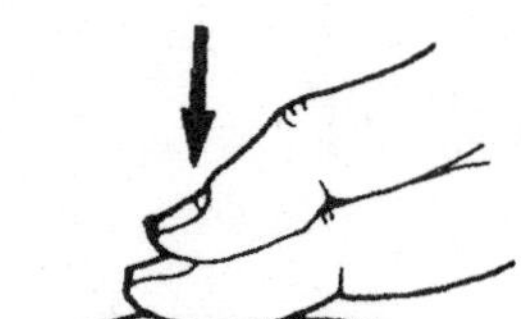

La partie centrale servant de support, on applique la pression avec les index et les médius.

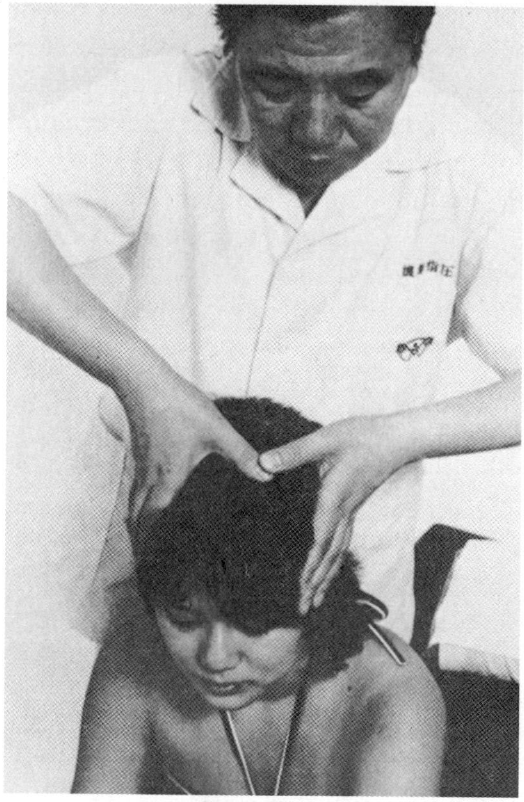

Fig. 64

1. Après avoir demandé au patient de se laver les cheveux, le thérapeute utilise soit les pouces soit trois doigts – l'index, le médius et l'annulaire – pour appuyer soigneusement sur le centre et la périphérie des endroits pelés (figs 61 et 62).

2. Il applique une pression vibratoire pouce-sur-pouce au centre de la tache (fig. 63), puis il utilise la pression pouce-sur-pouce pour traiter la ligne médiane, les deux régions temporales, la zone pariétale et la région du bulbe rachidien (fig. 64).

3. Ensuite, le thérapeute applique une pression sur la région cervicale et sur celle supra-scapulaire, qui sont souvent raides dans cet état.

4. Le thérapeute traite en dernier la région

abdominale pour stimuler la bonne digestion et fournir une nutrition abondante aux racines des cheveux.

10. Migraine

Ce genre de mal de tête, qui affecte le plus souvent les femmes, se produit seulement dans certaines parties de la tête, par exemple les régions temporale, frontale et occipitale ou derrière les yeux, et est accompagné par des symptômes préliminaires tels que nausée, vertiges, tintements d'oreilles et taches clignotants devant les yeux. La migraine se produit fréquemment quand la personne souffrante a mangé quelque chose qui stimule la dilatation des vaisseaux sanguins. Elle apparaît chez les patients hypertensifs, les insomniaques et les gens dont les muscles sont raides, ce qui provoque la contraction des vaisseaux sanguins.

Thérapie shiatsu

1. Le thérapeute tient dans un main le côté sain de la tête du patient, assis en position *seiza*, et applique une pression avec la paume sur la partie souffrante avec l'autre main, pendant cinq à dix secondes. Le degré de pression doit être évalué en fonction de la gravité des symptômes. On peut utiliser une pression vibratoire.

Fig. 65. Régions frontale, orbitaire et temporale

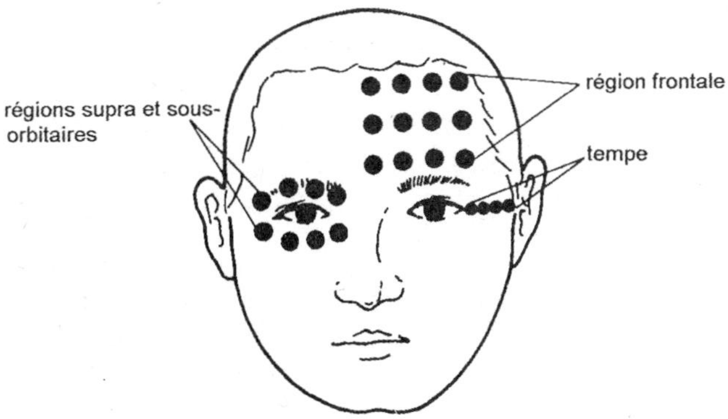

Fig. 66. Région temporale

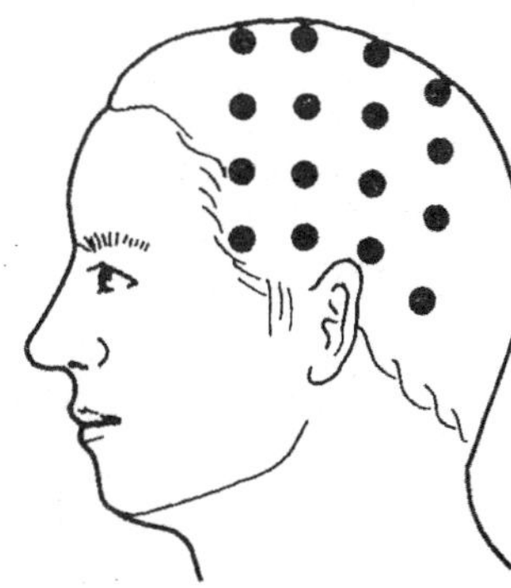

2. Les autres points de traitement dépendent de l'emplacement de la douleur. Dans le cas d'une douleur frontale, on traite quatre rangées verticales de points, allant de la ligne frontale médiane à travers le front au-dessus des sourcils. Pour une douleur dans la région orbitaire on

traite quatre points sur la région sur-orbitaire, quatre sur la région sous-orbitaire et quatre supplémentaires sur les tempes (fig. 65). Pour une douleur dans la région temporale, on traite quatre rangées de points allant de la ligne médiane à la région temporale sur le côté souffrant (fig. 66). Pour une douleur dans la région occipitale on traite quatre rangées de quatre points chacune, allant de la ligne médiane vers le côté souffrant de la région occipitale (fig. 68).

Fig. 67. Région occipitale

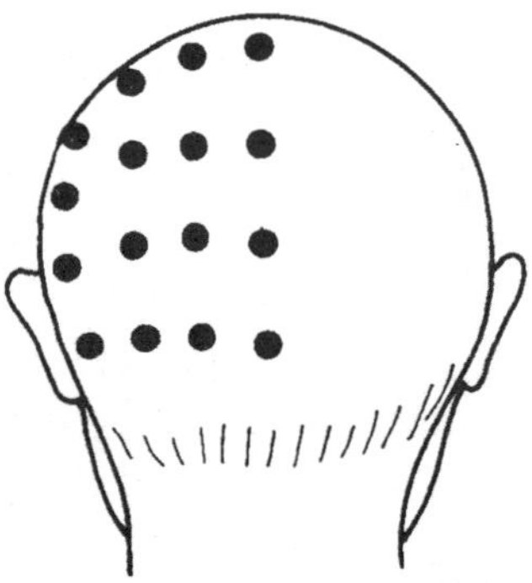

Fig. 68

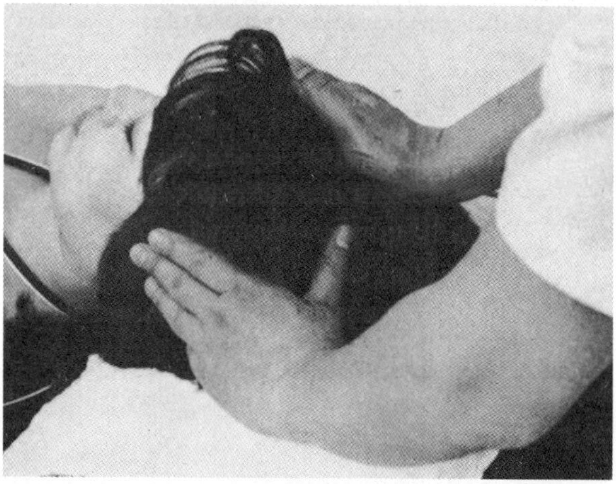

3. Puis, sans accorder une attention particulière à l'emplacement de la douleur, le thérapeute traite toute la région cervicale.

11. Neuropathie myélo-optique sous-aigue

On a découvert que cette maladie, apparue chez de nombreuses personnes au Japon entre 1968 et 1970, a été causée par un médicament appelé *chinoform*. Le médicament a été interdit ; il n'y a pas eu de nouveaux cas depuis. Aux premiers stages de la maladie le patient souffre de diarrhée et de douleurs abdominales. Puis des stimuli sensoriels – des picotements comme ceux qu'on ressent quand on marche pieds nus sur le sable – apparaissent dans les extrémités des pieds. Les réflexes du tendon d'Achille s'affaiblissent, puis disparaissent complètement. Cet état évolue vers des réactions d'hypersensibilité du réflexe rotulien et des signes de Babinski positifs (voir page 31). L'insensibilité, la douleur et les sensations anormales montent progressivement des jambes vers le nombril et la poitrine. Dans les cas graves, le mouvement des jambes devient impossible et l'insensibilité et la douleur montent jusqu'aux bras.

Thérapie shiatsu

Le thérapeute doit effectuer un traitement corporel complet durant au maximum 40 ou 50 minutes ; une durée plus longue peut fatiguer le patient et avoir un effet contraire.

Fig. 69

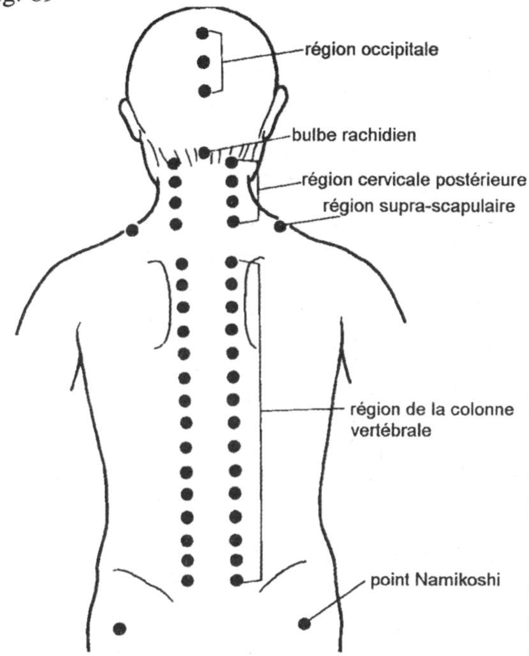

Fig. 70. Pression vibratoire soutenue pour les extrémités des bras et des jambes

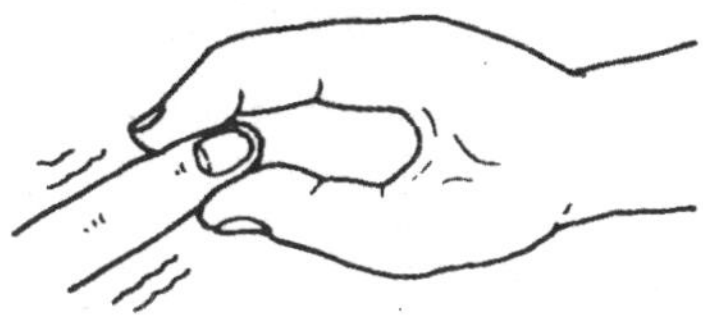

Il doit accorder une attention particulière à la pression soutenue ou vibratoire appliquée sur la région occipitale, la région du bulbe rachidien, la région cervicale antérieure, la région supra-scapulaire et les deux côtés de la colonne vertébrale à travers la région sous-scapulaire vers la région lombaire et le point de Namikoshi (fig. 69).

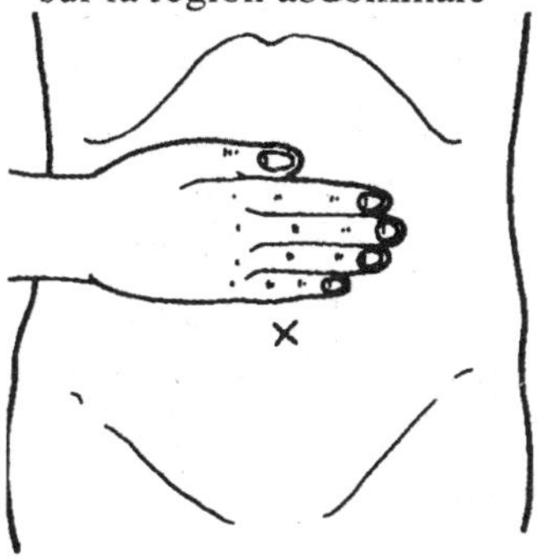

Fig. 71. Pression avec la paume sur la région abdominale

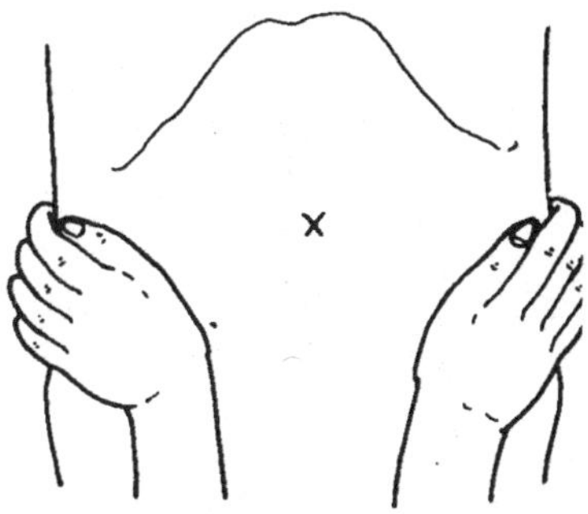

Fig. 72. Pression avec la paume sur la région abdominale latérale

Il doit traiter ensuite soigneusement les bras et les jambes, particulièrement la région crurale et le premier point de la région latérale de l'avant-bras (fig. 70). Selon les symptômes, il doit appliquer sur les autres parties une pression légère, une pression normale, une pression interrompue ou une pression soutenue.

Le thérapeute doit utiliser une pression dans les zones où la peau est froide, pour stimuler le fonctionnement cutané et prévenir ainsi la raideur et la rugosité. A son tour, cela stimulera la circulation dans les capillaires et soulagera la douleur.

Finalement, une pression soigneuse avec la paume doit être appliquée sur la région abdominale (figs 71 et 72) pour restaurer le fonctionnement correct de l'estomac et des intestins, stimuler la digestion, améliorer l'assimilation des substances nutritives et prévenir la diarrhée et la constipation.

Maladies des organes digestifs

Fig. 73

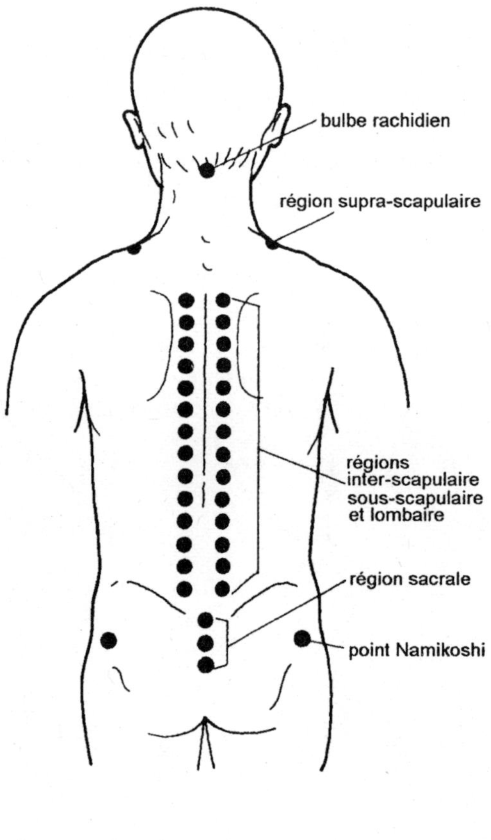

1. Diarrhée

L'affaiblissement du fonctionnement de l'estomac et des intestins et le refroidissement des jambes et de la région lombaire provoquent une mauvaise digestion.

Les matières non digérées excitent la membrane muqueuse du côlon et accélèrent le mouvement péristaltique, ce que pousse le contenu du côlon à traverser rapidement le tract digestif, avant que le liquide soit proprement absorbé ; il atteint le rectum dans un état semi-fluide qui provoque une diarrhée. Parfois le déséquilibre des nerfs autonomes excite les nerfs parasympathiques, causant un passage accéléré des matières partiellement digérées par le côlon.

Une diarrhée persistante déshydrate le corps et empêche l'assimilation des substances nutritives, abaissant ainsi la résistance et provoquant un état de débilité. Pour prévenir cela, il faut utiliser la thérapie shiatsu pour stimuler la digestion et régulariser le fonctionnement des intestins. Les refroidissements d'origine virale provoquent souvent la diarrhée, particulièrement chez les enfants. On conseille donc l'utilisation du shiatsu pour entretenir une bonne santé et une résistance aux refroidissements. De plus, le shiatsu est efficace pour le rétablissement de la santé générale.

Thérapie shiatsu

1. Le patient couché sur le ventre, le thérapeute traite la région du bulbe rachidien, les régions supra-scapulaires, la région sous-scapulaire, la région lombaire et la région sacrale (fig. 73) pour équilibrer le système nerveux autonome et pour contrôler les contractions péristaltiques excessives des intestins.

2. Puis, le thérapeute applique simultanément une pression avec le pouce sur les deux points Namikoshi (figs 74 et 75), cinq secondes par point, le traitement étant répété de trois à cinq fois.

Fig. 74

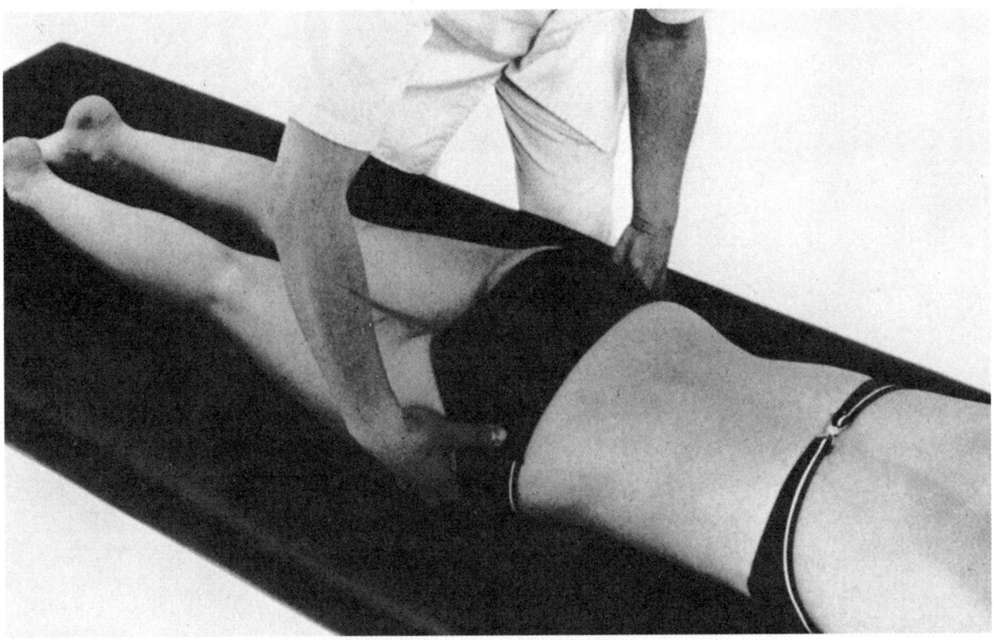

Fig. 75

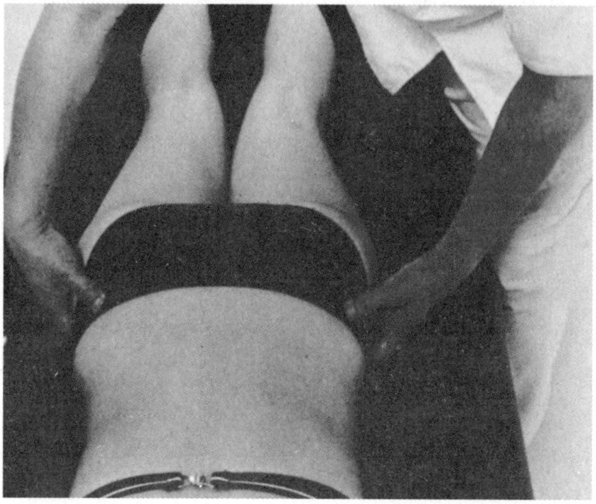

Fig. 76

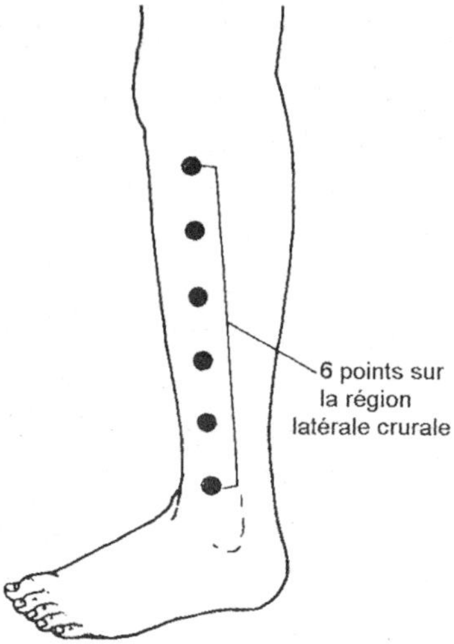

3. Le patient couché sur le dos, le thérapeute appuie sur les six points de la région crurale latérale, à partir de l'articulation rotulienne jusqu'à un point situé juste au-dessous de l'articulation de la cheville. Le traitement dure cinq secondes par point et est répété de trois à cinq fois.

Fig. 77

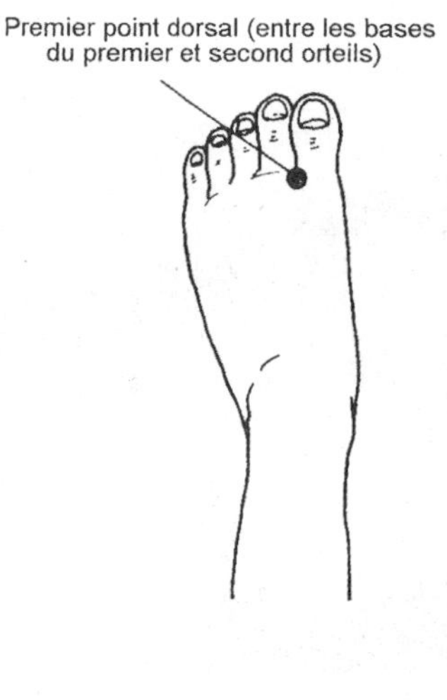

Fig. 78

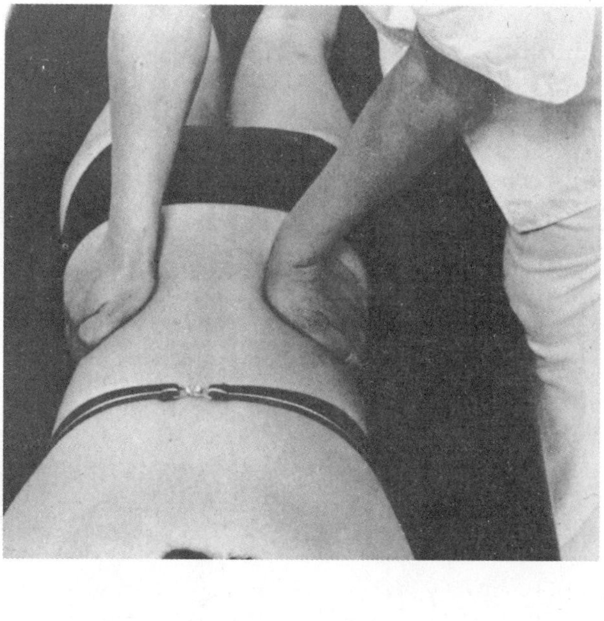

4. Ensuite, une forte pression est utilisée sur l'articulation de la cheville et sur la surface dorsale du pied, avec une attention spéciale accordée au creux situé entre les bases du gros orteil et du second orteil (fig. 77). Pour stimuler la circulation dans les jambes, on traite les orteils et la plante des pieds.

Fig. 79

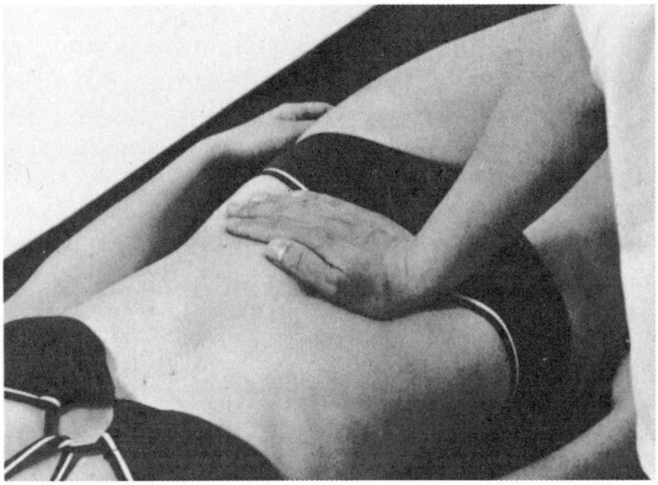

5. La pression avec la paume est appliquée simultanément sur les deux régions abdominales latérales (fig. 78).

Après avoir répété trois fois, une pression avec la paume est appliquée pendant cinq secondes sur chacun des neuf points entourant l'abdomen. Ce traitement est répété de trois à cinq fois (fig. 79).

2.Constipation

Normalement, l'excrétion doit se produire une fois par jour. Quand elle ne se produit qu'une fois tous les trois jours ou qu'une fois par semaine, la constipation chronique s'installe. Souvent cet état est causé par des troubles du système nerveux autonome provoqués par des habitudes alimentaires irrégulières et par le stress. Les nerfs sympathiques suppriment l'activité du trajet digestif et les nerfs parasympathiques stimulent cette activité. Quand le système nerveux autonome est per-

Fig. 80

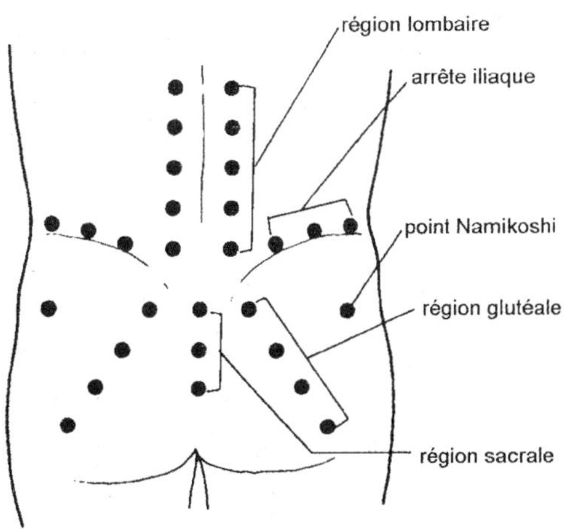

turbé, l'action des nerfs parasympathiques est engourdie, la fonction des intestins est empêchée et la constipation s'installe. Structurellement, les intestins sont formés de zones dilatées et de zones contractées qui se détendent et se resserrent alternativement par des mouvements péristaltiques.

Fig. 81. Région du côlon sigmoïde

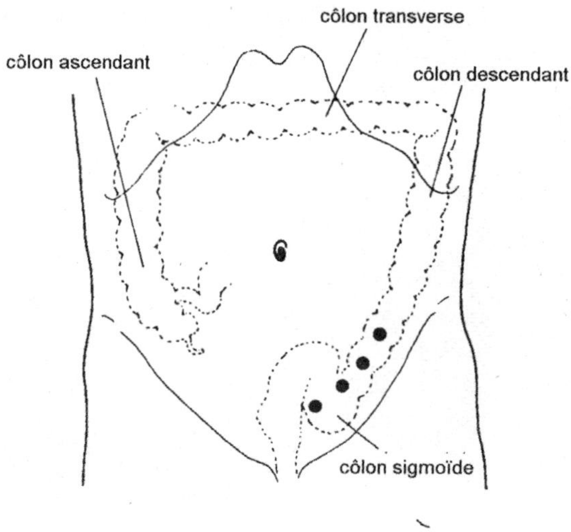

Il n'est pas conseillé de manger uniquement des aliments facilement digérables tels que pain, fromage, beurre, yaourt, car un tel régime qui ne stimule pas le côlon n'active pas les mouvements péristaltiques. Il vaut mieux manger des légumes et des fruits contenant de la cellulose, qui règle le mouvement intestinal. Mais ces aliments peuvent avoir un effet indésirable s'ils sont consommés en quantité excessive. Les aliments tels que les prunes umeboshi, les oranges, les pêches, les avocats, qui contiennent des quantités appropriées tant de cellulose que d'acides organiques, stimulent le côlon et ont une effet équilibrant. Evitez l'utilisation prolongée de laxatifs, qui peut se montrer nuisible, et continuez la thérapie shiatsu décrite ci-dessous, car elle régularise le fonctionnement du système nerveux autonome et améliore la digestion.

Thérapie shiatsu

1. Le thérapeute traite d'abord la région cervicale antérieure, la région du bulbe rachidien et la région sacrale, pour stimuler le fonctionnement des nerfs parasympathiques.

2. Ensuite, il applique une pression sur la région lombaire, la crête iliaque, la région sacrale, la région fessière et le point Namikoshi (fig. 80). Le point Namikoshi a des effets stimulants sur les intestins.

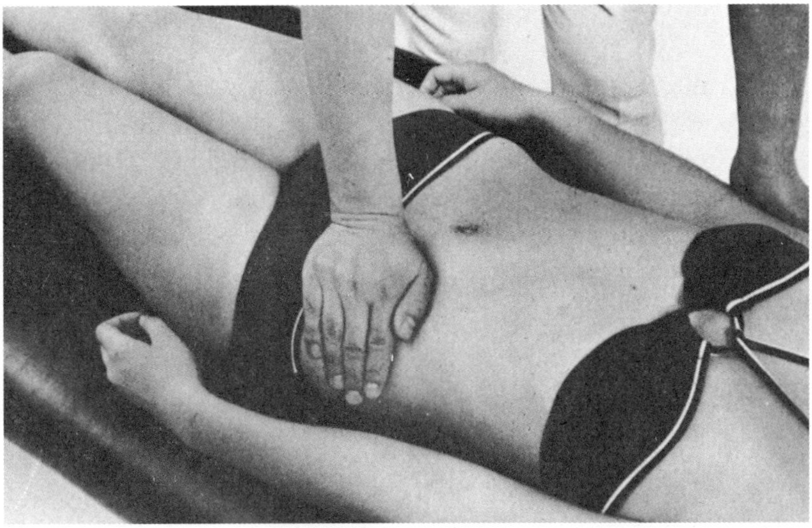
Fig. 82

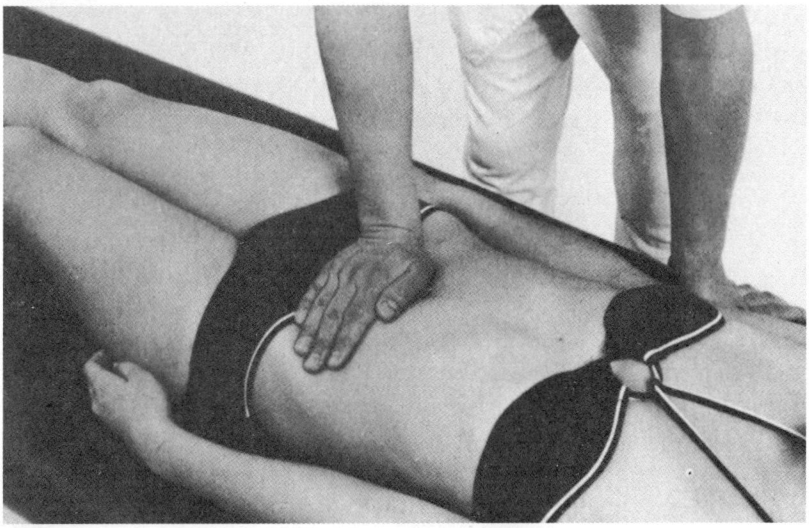
Fig. 83

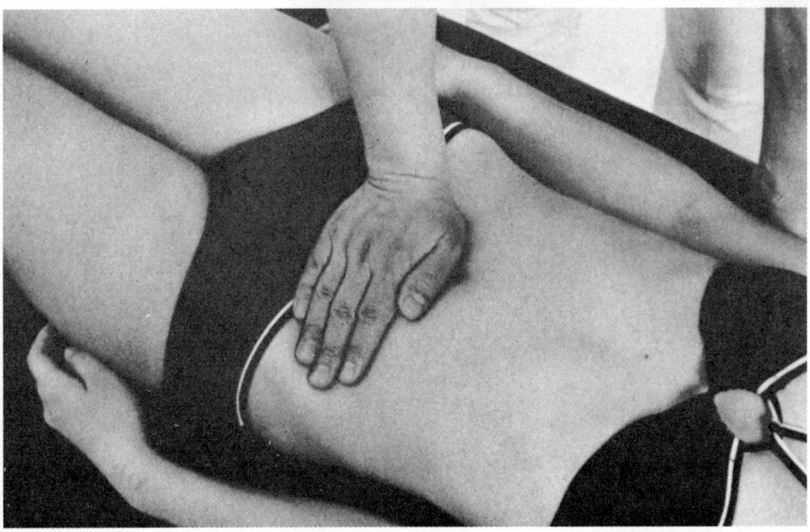
Fig. 84

3. Le thérapeute traite toute la région abdominale en s'attardant sur les neuf points situés sur l'estomac, l'intestin grêle, le gros intestin, le côlon ascendant, le côlon transverse, le côlon descendant, le côlon sigmoïde et le rectum, dans cet ordre. On doit appliquer soigneusement une pression ferme sur le côlon sigmoïde avec l'éminence thénar du pouce (figs 81 à 84).

4. Finalement, on applique des pressions fluides et circulaires avec la paume sur l'abdomen.

3. Gastroptose

Les tissus musculaires de l'estomac peuvent devenir atoniques suite à une faiblesse globale provoquée par des causes pathologiques. Si cela continue pendant longtemps, le tissu musculaire s'affaiblit,, l'estomac tombe en dessous de sa position normale au-dessus du nombril. Il descend lentement, suivant une ligne reliant les crêtes iliaques de droite et de gauche, jusqu'à la cavité pelvienne. Quand cela se produit, un état appelé gastroptose s'installe, le patient souffre de troubles stomacaux, d'indigestion et d'autres troubles visibles.

Souvent, les femmes minces, dont l'estomac n'est pas particulièrement fort, tombent victimes de cet état et souffrent de dyspepsie atonique. De telles personnes doivent suivre une thérapie shiatsu régulière pour développer la force musculaire nécessaire au maintien de la tension des parois abdominaux et à l'amélioration progressive des capacités de digestion.

Fig. 85. Pression circulaire avec la paume

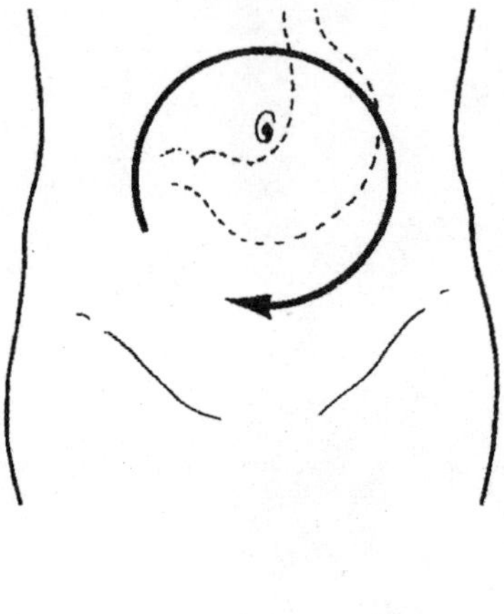

Fig. 86. Pression aspirante

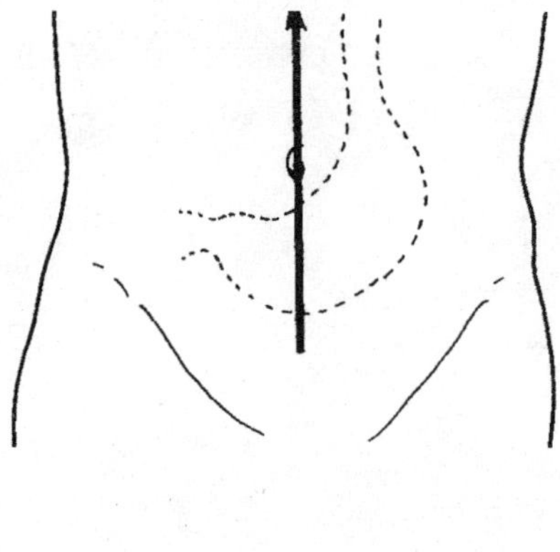

Fig. 87

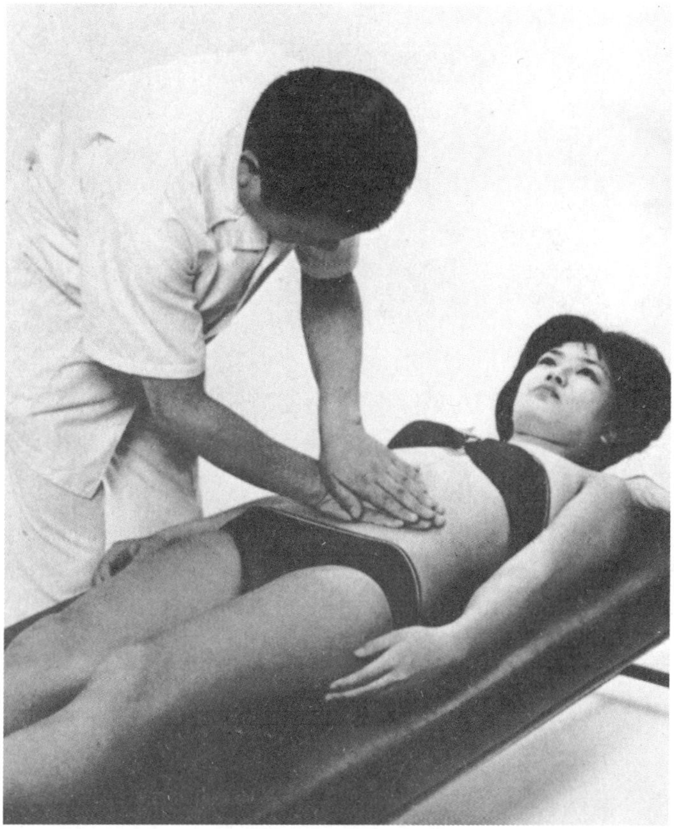

Thérapie shiatsu

1. Les gens prédisposés à la gastroptose sont nerveux et souffrent d'une raideur dans les régions cervicale, scapulaire et dorsale. Le traitement doit se concentrer sur l'assouplissement de la région cervicale et des deux régions supra-scapulaires – particulièrement la gauche.

2. Le thérapeute traite d'abord la zone allant de la région inter-scapulaire à la région lombaire sur le côté gauche de la colonne vertébrale, puis les zones allant de la région interscapulaire à la région lombaire sur le côté droit de la colonne vertébrale.

Fig. 88

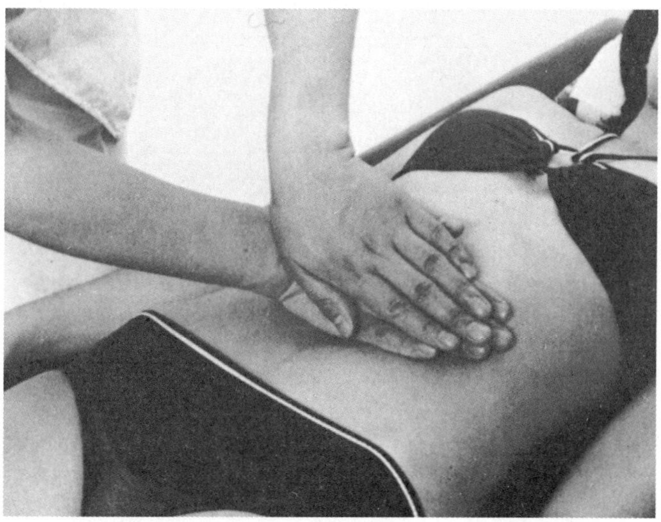

3. Puis le thérapeute traite soigneusement les jambes en descendant jusqu'aux extrémités des orteils pour stimuler la circulation. Il est important de prévenir le refroidissement de

Fig. 89. Pression aspirante

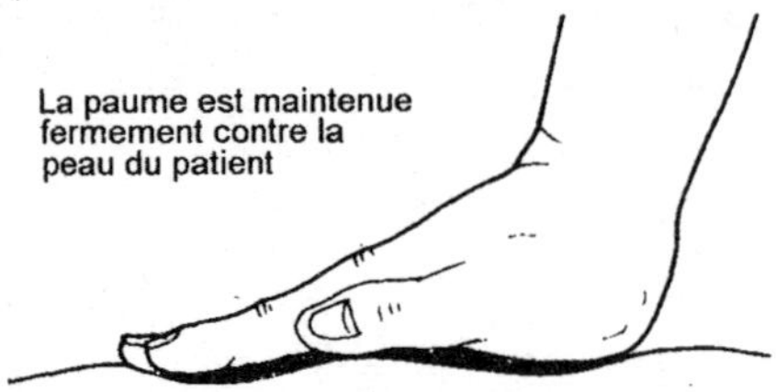

la région abdominale inférieure.

4. Le patient couché sur le dos, le thérapeute traite d'abord tout l'abdomen, puis applique une pression circulaire avec la paume sur l'estomac, avec un effet d'aspiration dans la direction du diaphragme (figs 85 à 88). Il est important de garder la paume pressée contre la peau du patient (fig. 89). Cette opération, qui dure cinq secondes, est répétée de cinq à dix fois. Puis, glissant ses mains sous le corps du patient, légèrement plus bas que la position normale de l'estomac et vers les côtés du nom-

Fig. 90. Pétrissage montant de la région abdominale

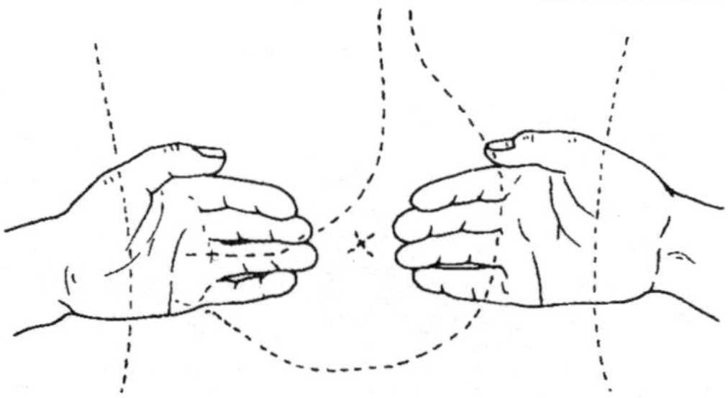

Fig. 91. Exercice A avec le torse relevé

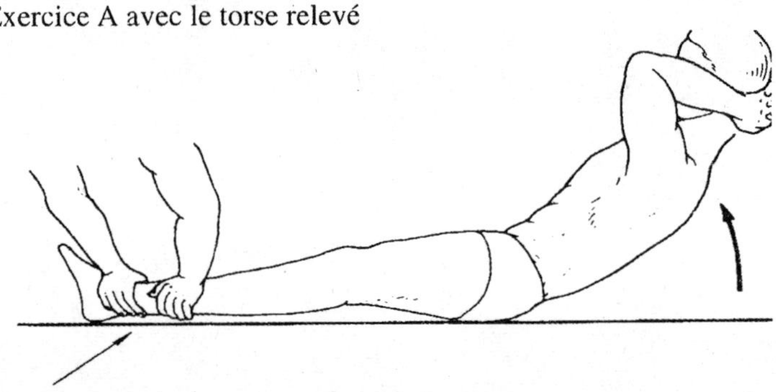

maintenir les chevilles

Fig. 92. Exercice B avec le torse relevé

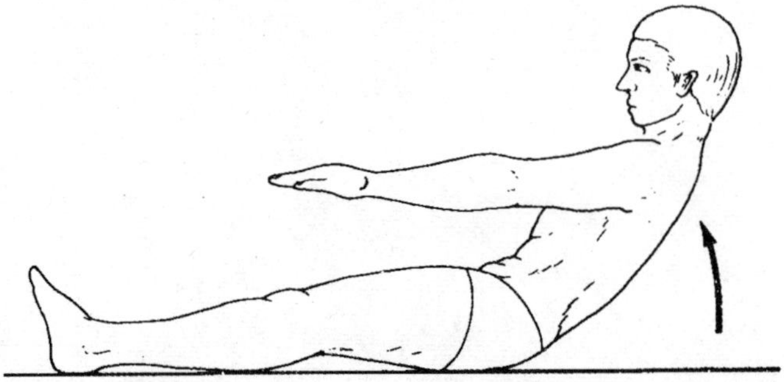

bril, le thérapeute exerce un mouvement de pétrissage vers le haut dix fois, avec les doigts placés sur les côtés de la colonne vertébrale du patient (fig. 90).

5. Finalement, le thérapeute tient les chevilles du patient et lui fait faire dix mouvements de redressement assis (fig. 91). L'exercice est plus efficace si les mains sont bloquées derrière la tête, mais si cela est difficile l'exercice peut être effectué avec les bras tendus en avant (fig. 92).

4. Maladies du foie

Fig. 93

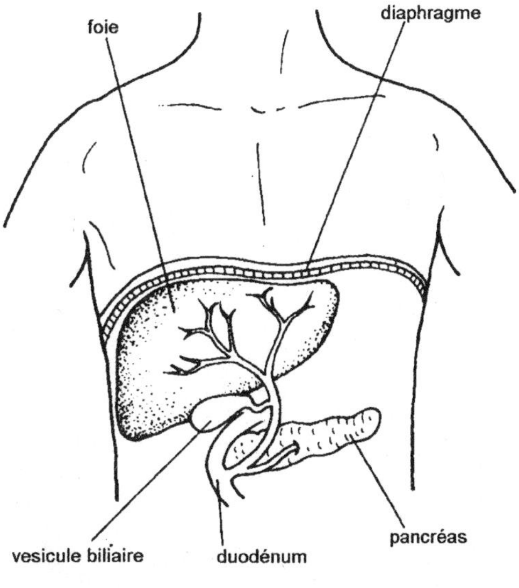

Le foie est important pour le métabolisme, l'élimination, la désintoxication, la production du sang, la circulation et la sécrétion de la bile. Le foie est parmi les plus gros organes du corps, sa taille est comparable à celle du cerveau : il pèse entre 1200 et 1500 grammes. Les artères hépatiques et les veines portes, dont la structure est importante, se vident dans le foie. Les artères hépatiques transportent l'oxygène et les substances nutritives pour nourrir le foie et les veines portes transportent les produits métaboliques de l'estomac, des intestins, du pancréas et de la rate. Autrement dit, le foie est le magasin et la source d'éléments producteurs d'énergie qui abondent dans le sang.

Fig. 94. Direction de la pression pour la région inférieure costale droite (foie)

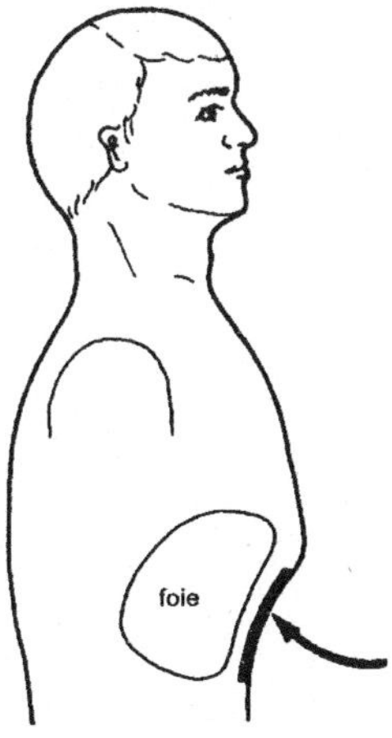

Les principales maladies hépatiques sont la hépatite, la cirrhose hépatique et la stéatose hépatique. Ces états, provoqués par une consommation excessive d'aliments et de boissons et par une accumulation de fatigue, s'aggravent souvent sans manifester des troubles visibles. Pour les traiter, il est important de suivre un régime équilibré, d'éviter l'accumulation de la fatigue et de se reposer beaucoup. Les états pathologiques du foie sont souvent les résultats des facteurs psychologiques. Les gens prédisposés à ces états doivent éviter l'irritation et l'excitation.

Fig. 95

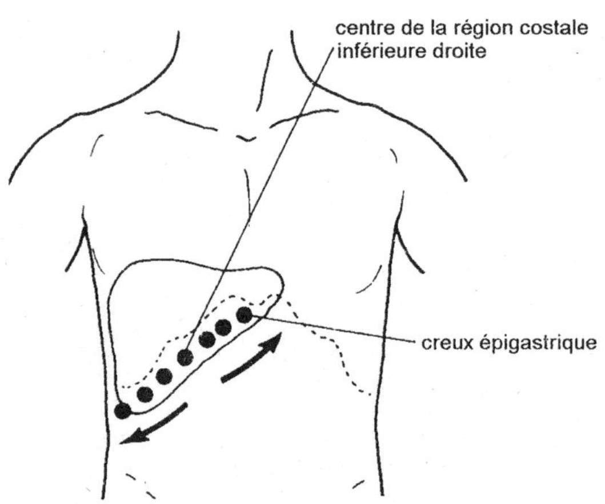

Fig. 96

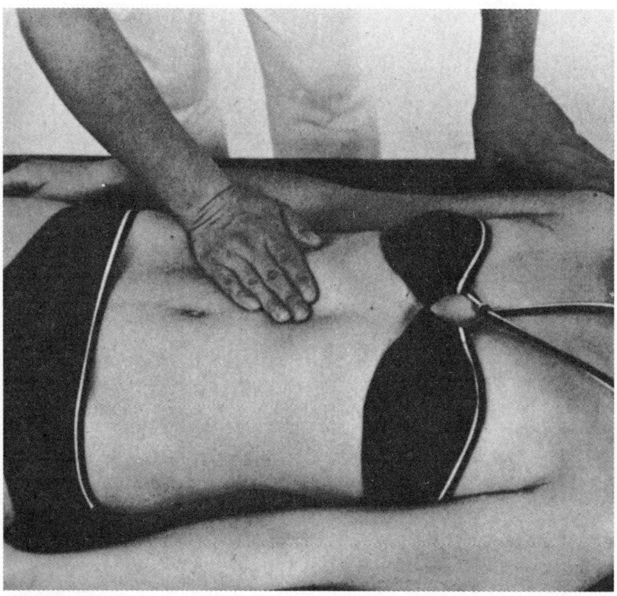

Thérapie shiatsu

1. Couvert par les côtes, le foie est situé immédiatement au-dessous du diaphragme, dans la partie supérieure droite de la région abdominale (région sous-costale droite) (fig. 93). Les maladies du foie donnent une sensation d'oppression lourde et de douleur sourde dans cette région. Une palpation révèle l'état du foie. Emplacement facile à atteindre pour s'appliquer soi-même le shiatsu, l'état du foie peut être surveillé facilement et peut être équilibré par une thérapie shiatsu.

Le thérapeute applique d'abord une pression pétrissante lente dirigée vers le haut sur la région costale inférieure droite, avec les deux paumes – la droite en dessous – (fig. 94). Si cette pression ne provoque pas de douleur ou de sensation d'oppression, le foie est normal. Le foie étant grand, il faut utiliser les palpations similaires dans la zone du diaphragme et dans la région abdominale latérale (fig. 95) pour avoir un tableau complet de son état.

Fig. 97

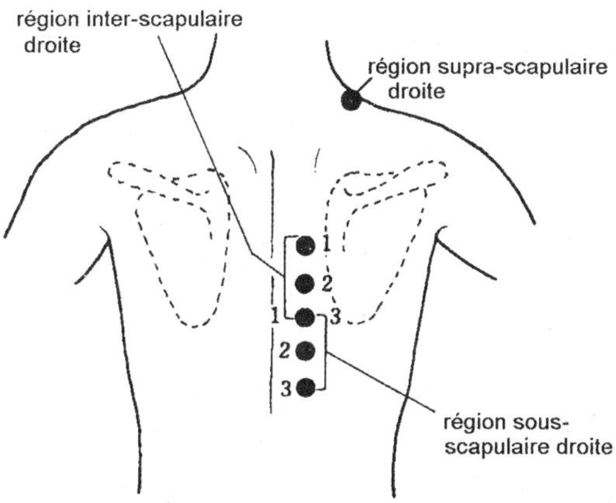

2. Si cet examen tactile de la région costale inférieure droite découvre une induration, on doit appliquer en premier lieu une pression avec la paume, puis une légère pression vibratoire (fig. 96). Quand l'induration est assouplie, on doit appliquer une pression lente avec le pouce. La même opération est répétée avec l'index, le médius et l'annulaire joints.

Fig. 98

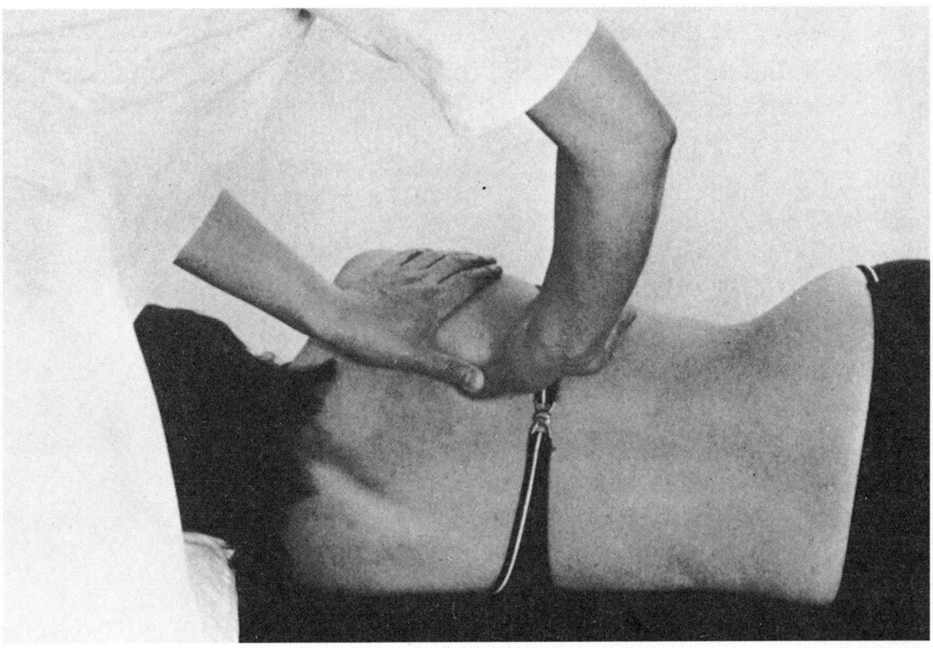

3. Ensuite, le thérapeute traite les régions supra-scapulaire, inter-scapulaire et sous-scapulaire de droite (fig. 97) en contrôlant le foie (fig. 98). A l'exception du traitement de la région inter-scapulaire droite, cette thérapie peut être auto-administrée. Effectué quotidiennement pendant le bain ou avant de se coucher, ce traitement léger maintient le foie en bon état.

5. Cholélithiase (calculs biliaires)

Fig. 99

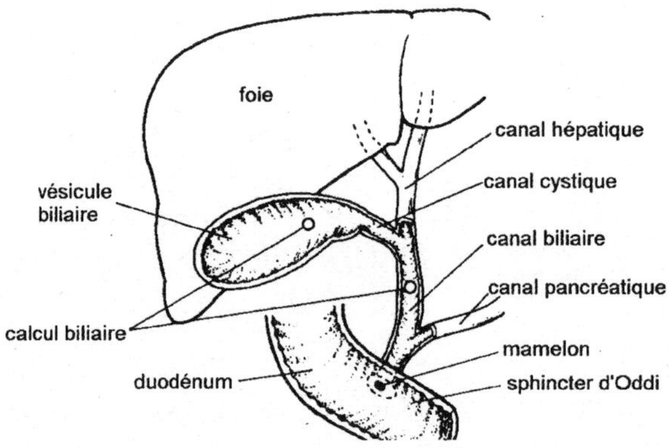

La vésicule biliaire, qui a la forme d'une petite aubergine longue d'environ huit centimètres et large de quatre centimètres, est attachée sur la face supérieure du foie. La bile produite par le foie traverse le canal hépatique et le canal cystique pour pénétrer dans la vésicule biliaire, où elle est concentrée suite à l'absorption d'eau par les parois de la vessie. La bile est emmagasinée jusqu'à ce qu'elle soit utilisée pour la digestion des graisses et des protéines : à ce moment-là, elle est sécrétée. La vésicule biliaire se contracte quand l'ouverture du duodénum se détend en raison de l'ouverture du sphincter d'Oddi. La bile sécrétée circule dans le duodénum par le canal hépatique. Les calculs biliaires qui se forment dans la vésicule biliaire ou dans le canal cystique sont composés de

Fig. 100. Zones de hyperalgésie et points sensibles

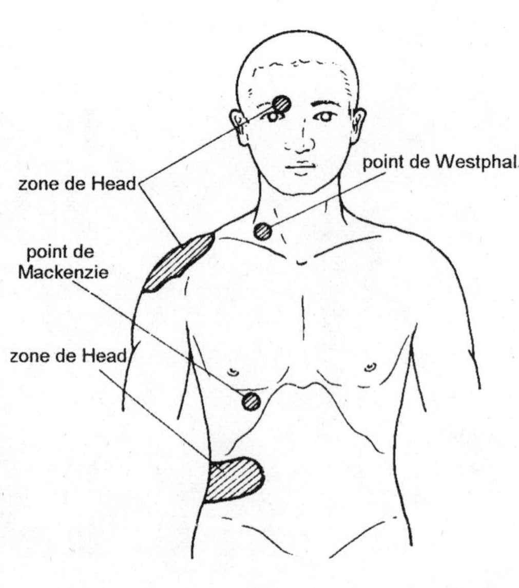

cholestérol (substances grasses) et de bilirubine (calcaire). Autrement dit, le cholestérol et le calcaire de la bile s'accumulent, se sédimentent et forment des calculs. Les calculs de type cholestérol se forment dans la vésicule biliaire. Les calculs de type bilirubine se forment aussi dans le canal cystique. Leur passage, du col de la vésicule biliaire ou du canal cystique dans le conduit hépatique, produit des coliques biliaires (fig. 99) caractérisées par fièvre, douleur dans la région sous-costale droite, jaunisse et apparition de zones hypersensibles à la pression et souvent très douloureuses (fig. 100). La cholélithiase apparaît chez les personnes qui consomment régulièrement de grandes quantités de graisse et est caractéristique des femmes d'âge moyen dont le poids est supérieur à la normale.

Fig. 101

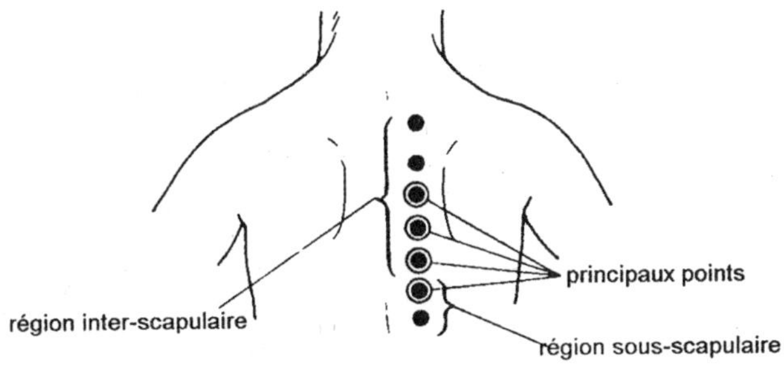

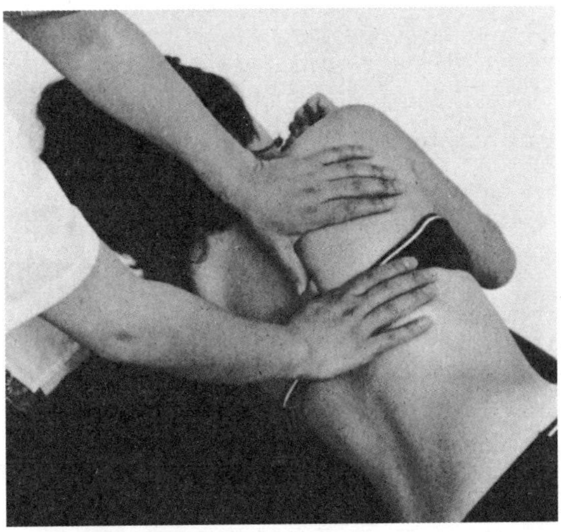

▲ Fig. 102

Puisqu'on doit éviter la formation des calculs, on doit limiter les aliments à haut contenu de cholestérol et éviter ainsi la surcharge du foie et la production régulière de la bile. De plus, pour favoriser la bonne santé du foie et de la vésicule biliaire, intimement reliées, il est conseillé de pratiquer régulièrement le traitement décrit ci-dessous.

Thérapie shiatsu

1. Quand une colique biliaire se produit, le thérapeute demande au patient de se coucher sur le côté droit, les genoux ramenés près du corps. En utilisant une pression pouce-sur-pouce, il traite la région su-

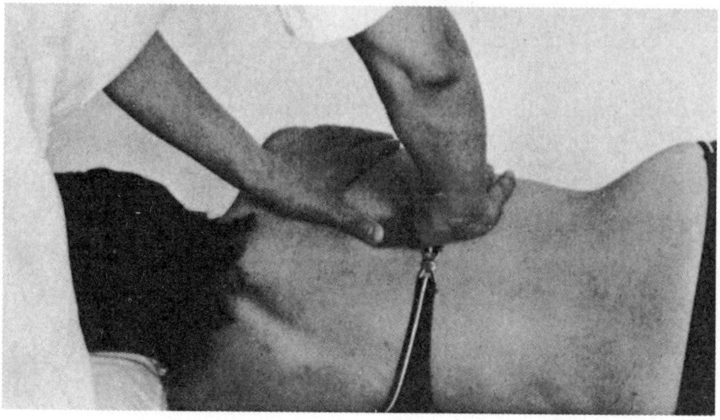

Fig. 103

Fig. 104

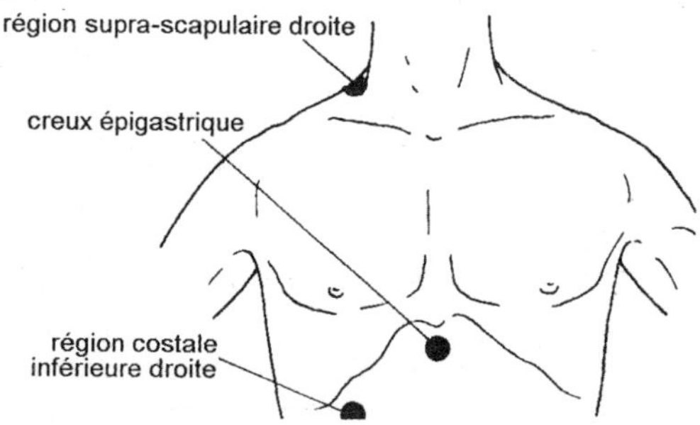

pra-scapulaire droite et les cinq points de la région inter-scapulaire droite. Prenant le cinquième point de cette rangée comme premier point, il traite les trois points de la région sous-scapulaire (figs 101 à 103). On doit traiter particulièrement les troisième, quatrième et cinquième points de la région inter-scapulaire et les premier et second points de la région sous-scapulaire.

2. Le thérapeute va vers l'avant du corps du patient et avec le pouce droit applique une pression sur la région costale inférieure droite en suivant le bord des côtes (fig. 104). Il dirige sa force vers le foie et augmente progressivement la pression. Ensuite il applique une pression vibratoire avec la paume.

3. Quand la douleur s'est estompée, le thérapeute demande au patient de se coucher sur le ventre et applique une pression adéquate avec le pouce ou avec la paume, sur la zone allant du diaphragme vers la région costale inférieure droite (fig. 104).

6. Spasmes gastriques

La tension dans l'estomac provoque la contraction spasmodique des muscles circulaires, causant des douleurs dans la partie supérieure de l'abdomen. Ce spasmes gastriques sont provoqués par des ulcères peptiques, des gastrites ou des maux d'estomac d'origine nerveuse. Ils peuvent aussi être provoqués par des coliques biliaires causées par la cholélithiase, des maladies hépatiques, la pancréatite, l'appendicite et l'artériosclérose de l'aorte abdominale.

Thérapie shiatsu

1. Quand les spasmes gastriques sont provoqués par une anomalie dans l'estomac, le patient est couché sur le côté gauche et le thérapeute effectue plusieurs fois le traitement sur la région supra-scapulaire gauche et les cinq points de la région inter-scapulaire gauche (fig. 105). On doit toujours appliquer une pression concentrée sur toute région qui est particulièrement raide.

Quand les spasmes sont provoqués par la cholélithiase ou des maladies hépatiques, le patient est couché sur le côté droit et le thérapeute traite la région supra-scapulaire droite et les cinq points de la région inter-scapulaire droite.

Fig. 105

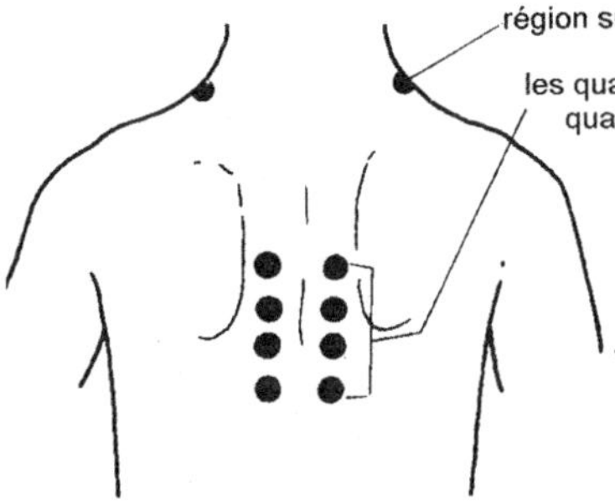

Fig. 106

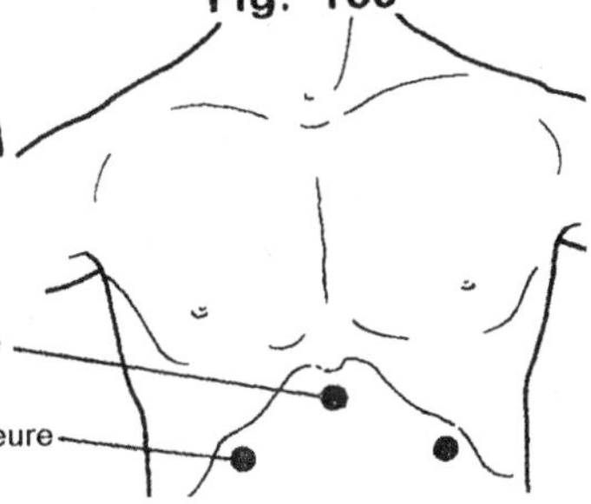

2. Le patient se couche sur le ventre et le thérapeute traite la région abdominale supérieure gauche et le creux épigastrique (si la cause du trouble est l'estomac) ou la zone costale inférieure droite et le creux épigastrique (si le foie ou la cholélithiase sont la cause du trouble) (fig. 106).

Fig. 107

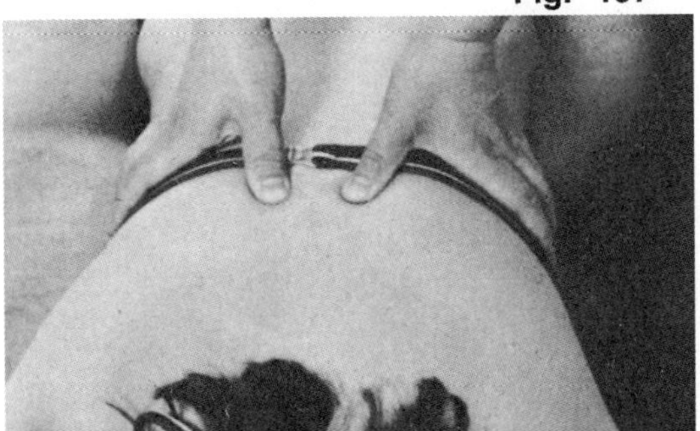

3. Finalement, le patient se couche sur le dos et le thérapeute traite les quatre points sous-scapulaires (commençant par les quatre points inter-scapulaires) sur les deux côtés simultanément. Il applique trois secondes de pression forte par point (fig. 107).

Anomalies du système locomoteur

1. Blessures traumatiques des vertèbres cervicales (coup-du-lapin)

Les passagers des véhicules accidentés – particulièrement ceux du véhicule qui est touché – souffrent souvent de blessures des vertèbres cervicales. On appelle ce type de blessure le « coup du lapin », bien que c'est en fait une blessure traumatique des vertèbres cervicales. D'abord, cela ressemble à une contusion, puis apparaissent des troubles d'origine indéterminée : maux de tête, insomnie, bourdonnements d'oreilles, perte d'appetit, douleur des muscles cervicaux, épaules raides, bras insensibles et palpitations. Ce syndrome persiste longtemps après l'accident qui l'a provoqué.

Fig. 108. Mouvement normal de la région cervicale

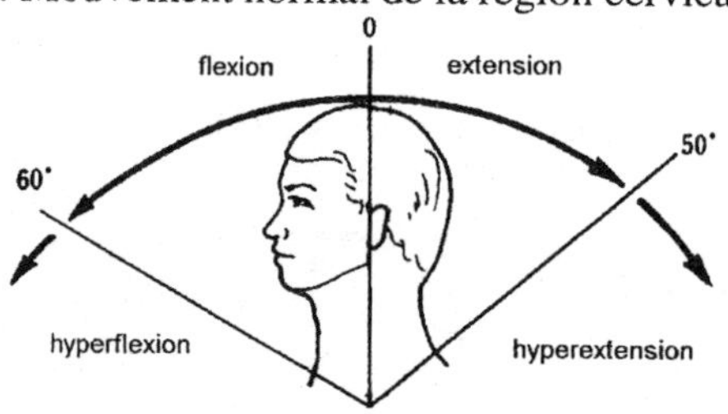

Au moment de l'impact provoqué par la colision, la tête part d'abord en arrière (hyperextension du cou) puis en avant, dans une réaction reflexe (hyperfléchissement du cou) (figs 108 et 109). Cette action brusque provoque des anomalies dans les muscles, les ligaments, les vaisseaux sanguins, les nerfs et les disques vertébraux de la zone cervicale. Le mouvement brusque force les muscles du cou à se contracter et à s'étirer excessivement. A son tour cela fait éclater les capillaires, causant une inflammation et une contraction progressives. Résultat de cet état : la luxation incomplète des vertèbres cervicales et la hernie des disques inter-vértebraux, qui appuient sur les nerfs et les vaisseaux avoisinnants – le syndrome du coup du lapin s'installe.

Fig. 109. Hyperflexion et hyperextension au moment d'une collision

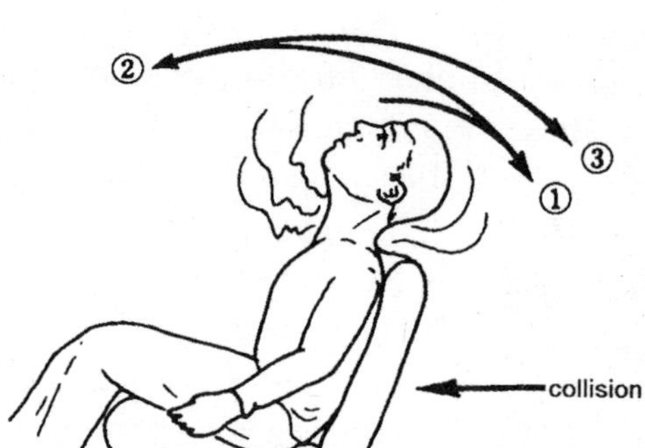

Thérapie shiatsu

La première chose après un accident d'auto est de faire examiner le patient soigneusement par un médecin, pour déterminer les dégâts causés au cou. Parfois, selon les symptômes, une immobilisation est nécessaire ; après que l'inflammation a été soignée, on conseille le traitement shiatsu pour prévenir les troubles ultérieurs, car le patient peut souffrir de maux de tête, d'insomnie, d'irritabilité et de névroses qui aggraveront les autres états. La thérapie shiatsu doit être employée dès que le diagnostic a été établi.

Fig. 110. Région cervicale antérieure

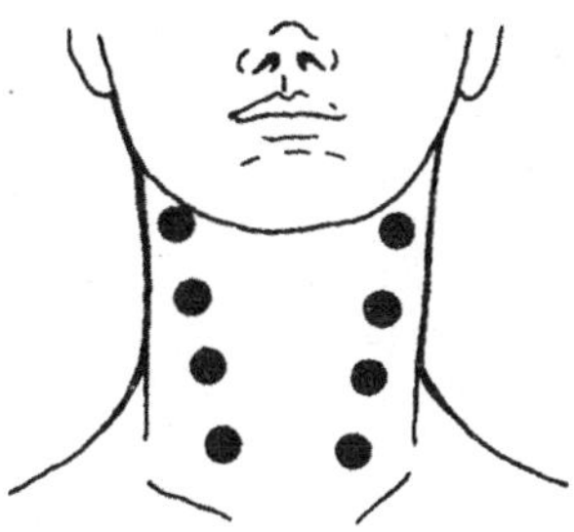

Fig. 111. Région cervicale latérale

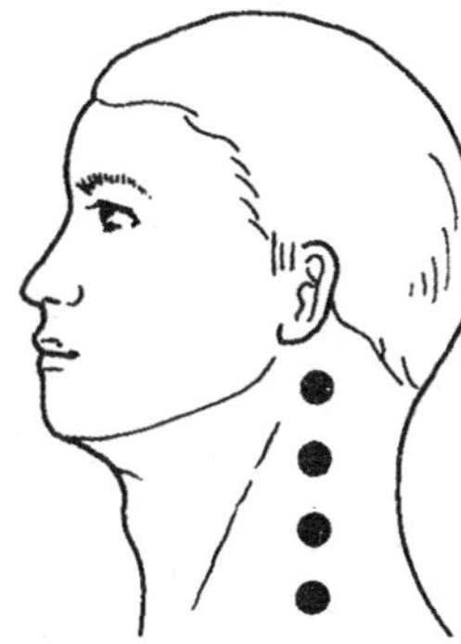

Fig. 112

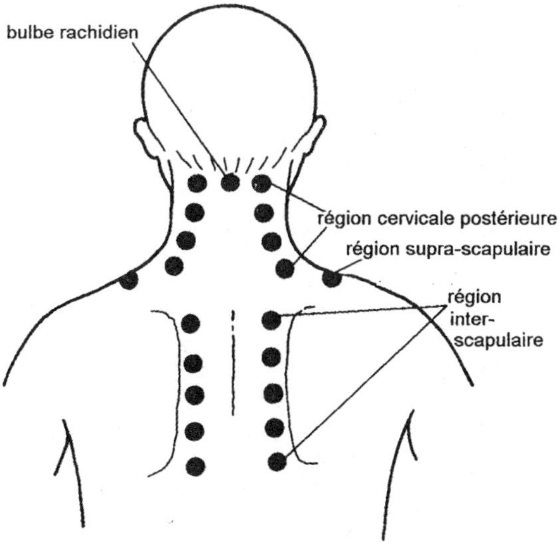

Fig. 113. Région lombaire

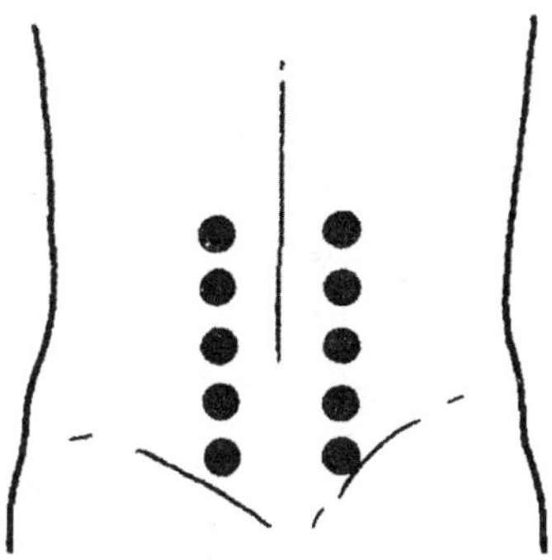

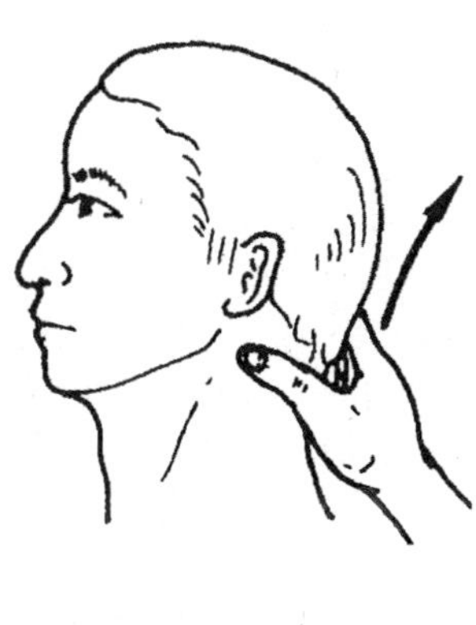

Fig. 114. Extension du cou

Fig. 115

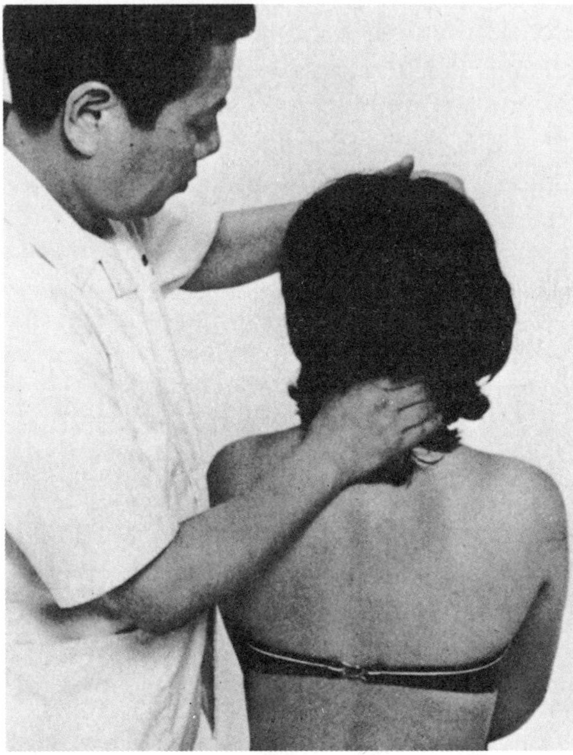

1. Le patient agenouillé en position *seiza*, le thérapeute cherche à déterminer l'existence d'anomalies musculaires, de gonflements, d'inflammation et de douleurs, en appuyant sur tous les points de pression des régions cervicales antérieure et latérale, de la région du bulbe rachidien, de la région occipitale, de la région supra-scapulaire et de la région sous-scapulaire (figs. 110 à 112). Puis il traite doucement les zones souffrantes.

2. Ensuite, le patient couché d'abord sur le côté, puis sur le dos et finalement sur le ventre, le thérapeute effectue une thérapie générale shiatsu sur tout le corps. Le traitement doit être gentil aux endroits présentant une douleur, une fièvre ou un gonflement. Bien qu'en cas de coup du lapin on se concentre d'habitude sur la région cervicale, si la description de l'accident indique que la région lombaire est également affectée, un traitement doit aussi être effectué sur cette zone.

3. Quand ce traitement global a assoupli le cou, les épaules et le dos, le thérapeute place son pouce droit sur le premier point cervical latéral gauche, puis les autres doigts sur le premier point cervical latéral droit, avec le patient agenouillé en position *seiza*. Mettant la main gauche sur la région frontale du patient pour soutien, il incline légèrement la tête de celui-ci en arrière, puis étire toute la région cervicale vers le haut (figs 114 et 115). Cet étirement dure cinq secondes et est répété trois fois.

2. Hernie discale

Des torsions brusques du torse causent des hernies douloureuses des disques intervertébraux, plus souvent dans la quatrième et la cinquième vertèbres lombaires. Les vertèbres cervicales sont les plus susceptibles de souffrir de cette affection. Qu'une personne soit assise ou debout, la principale charge du corps est supportée par les vertèbres lombaires. Pour cette raison, les muscles et les ligaments attachés à ces vertèbres sont soumis à un état de tension virtuelle constante. Quand, suite à cet état, elles perdent leur élasticité et deviennent rigides, la pression pèse sur les disques intervertébraux, qui doivent agir comme amortisseurs. Les disques perdent ainsi leur élasticité. Le noyau gélatineux qui se trouve derrière le centre du disque intervertébral commence à se déplacer progressivement, soit sur le côté droit, soit sur le côté gauche du trou de conjugaison, et provoque une douleur en entrant en contact avec le nerf vertébral (fig. 116).

Fig. 116

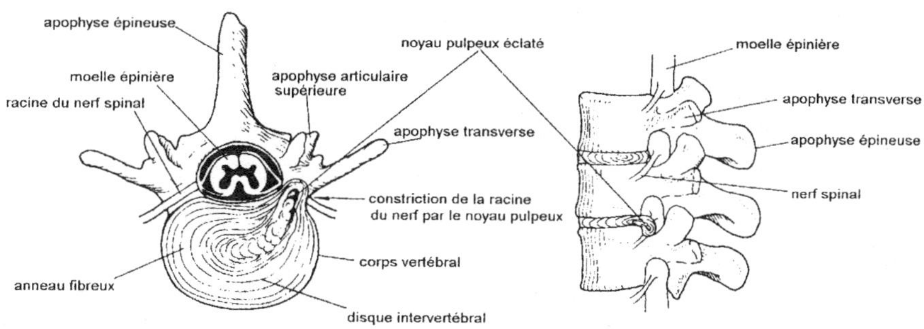

Bien que le terme hernie des disques intervertébraux soit utilisé pour un certain nombre d'affections, cet état peut désigner différents symptômes. Parfois la douleur n'est pas importante, parfois elle l'est au point que le patient ne peut pas bouger. Il arrive parfois que la douleur apparaisse quand le corps se déplace dans une certaine direction ou quand le patient marche.

Thérapie shiatsu

1. Le thérapeute effectue d'abord une palpation en appuyant doucement avec la partie charnue du médius sur la zone de l'apophyse épineuse des vertèbres lombaires . La douleur sera provoquée dans les

Fig. 117. Palper l'apophyse épineuse

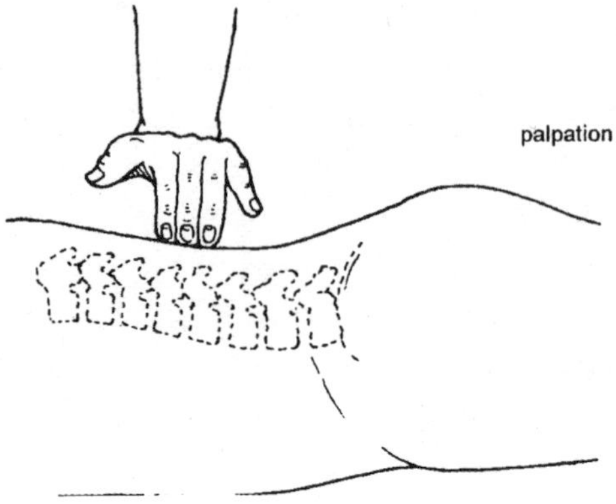

vertèbres qui souffrent d'hernie – généralement dans les quatrième et cinquième vertèbres lombaires (fig. 117).

Ensuite il doit essayer de découvrir si l'hernie se situe sur l'apophyse transverse droite ou gauche de l'apophyse épineuse. Il fait cela en appuyant soigneusement avec un pouce au-dessus de l'autre. L'endroit douloureux est l'emplacement de l'hernie (fig. 118).

Fig. 118. Palper l'apophyse transverse

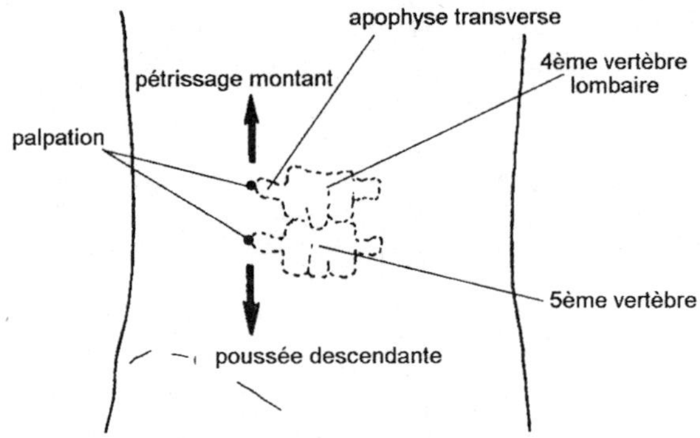

2. On suppose que l'hernie se produit sur le côté gauche entre la quatrième et la cinquième vertèbres lombaires. Le thérapeute applique d'abord une pression pouce-sur-pouce juste en dessous de la quatrième vertèbre lombaire, trois secondes par point. La pression est un pétrissage dirigé vers le haut ; on répète l'application de trois à cinq fois (fig. 118). Puis le thérapeute utilise une pression descendante pouce-sur-pouce sur le point situé immédiatement au-dessous de la quatrième vertèbre lombaire. La

Fig. 119

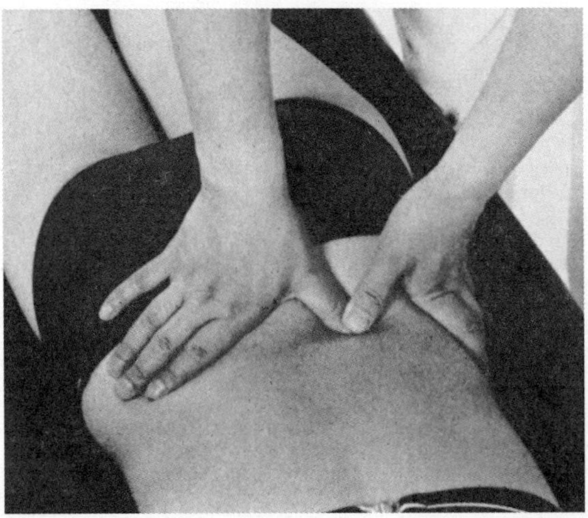

pression dure de trois à cinq secondes par point et est répétée de trois à cinq fois. Le pétrissage montant et descendant est répété alternativement de trois à cinq fois (fig. 119). Ce traitement est appliqué généralement quand le patient est couché sur le ventre ; en cas d'hernie à gauche, le patient peut être couché sur le côté gauche, ou sur le côté droit, en cas d'hernie à droite.

Fig. 120

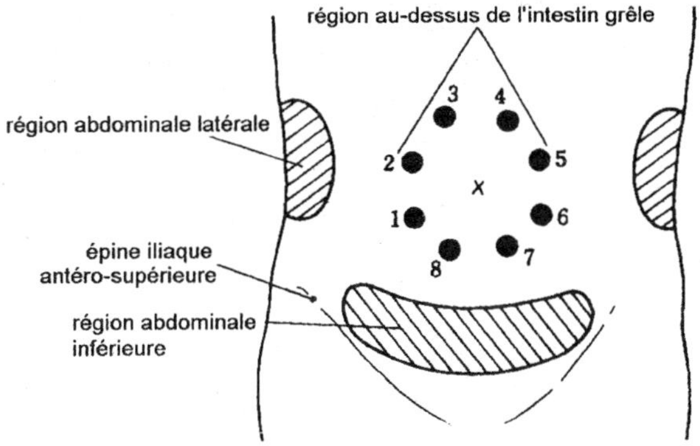

3. Le patient couché sur le dos, le thérapeute traite la région abdominale, spécialement la partie inférieure de l'abdomen. Ensuite, posant la partie charnue du pouce gauche sur l'épine iliaque antéro-supérieure gauche (l'épine iliaque antéro-supérieure droite en cas d'hernie à droite), il applique doucement et progressivement une pression verticale, puis relâche brusquement (fig. 120). Le traitement est répété de trois à cinq fois.

Fig. 121

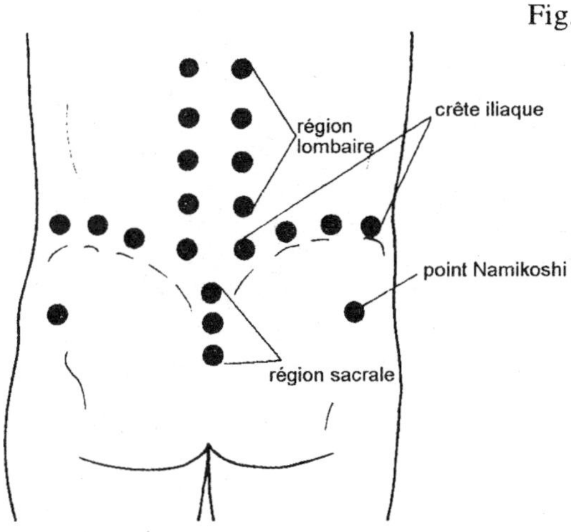

4. Quand la douleur a été soulagée suffisamment pour que le patient puisse bouger, le thérapeute doit ajouter au traitement expliqué ci-dessus une thérapie sur la région lombaire, la crête iliaque, la région sacrale, le point Namikoshi (fig. 121), la région de l'intestin grêle, la région abdominale inférieure et la région abdominale latérale (fig. 120). On doit continuer la thérapie pendant un moment, même si la douleur a totalement disparu.

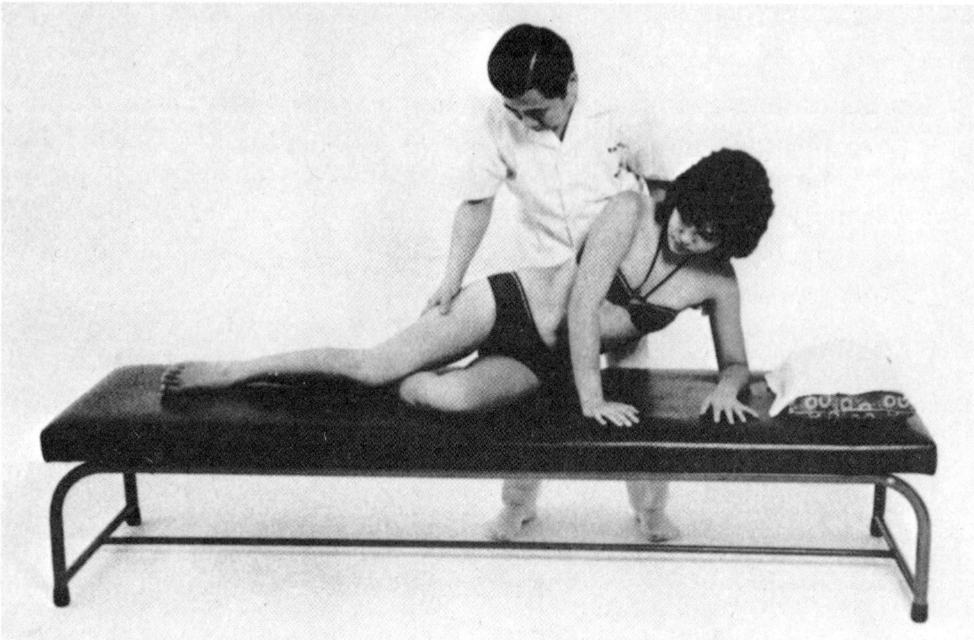

Fig. 122

Fig. 124

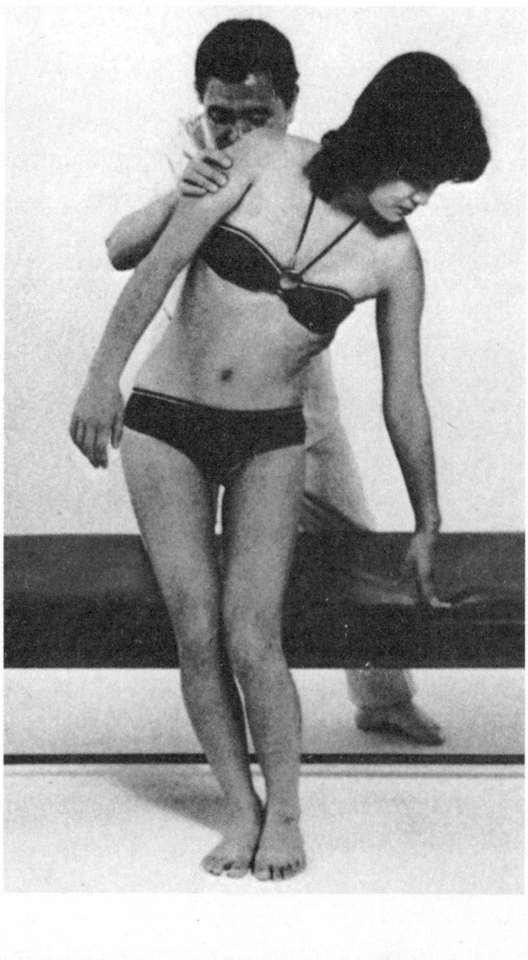

ig. 123
▶

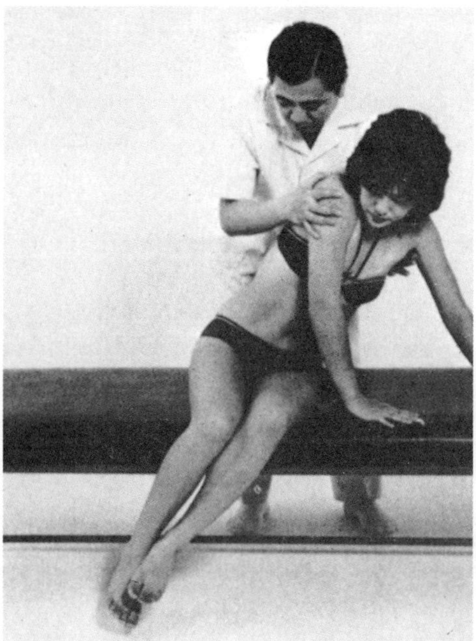

Après la séance, le thérapeute doit soutenir le torse du patient et l'assister pour qu'il puisse se tenir debout (figs 122 à 124). Au début de la séance, il doit également aider le patient autant que nécessaire, pour empêcher les mouvements nuisibles. Une table de traitement est utile pour traiter les patients dont le mouvement est ainsi restreint.

3. Mogigraphie (crampe de l'écrivain)

La mogigraphie, ou la crampe de l'écrivain, est une affection professionnelle commune aux gens qui écrivent beaucoup à la main. En raison des petits mouvements nécessaires pour manier un stylo, les groupes de muscles de l'avant-bras et les bouts des doigts se fatiguent : des spasmes se produisent quand la personne prend un stylo pour écrire. Si on essaie de supprimer les spasmes, des tremblements commencent, qui rendent l'écriture difficile. L'inquiétude concernant l'effet de ce trouble provoque des problèmes psychologiques qui ne font qu'empirer les choses. Il est donc important de calmer le patient en l'assurant qu'une cure est possible dès que le shiatsu fera disparaître la fatigue des muscles et restaure leur contractilité normale.

Fig. 125

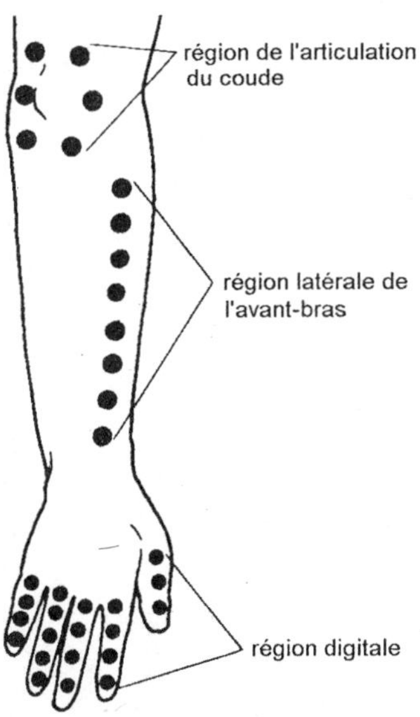

Thérapie shiatsu

1. En insistant sur le côté souffrant, le thérapeute doit traiter attentivement toute la région cervicale, qui est habituellement raide chez les patients souffrant de mogigraphie.

2. Ensuite, il traite la région du bulbe rachidien et la région suprascapulaire.

3. Le thérapeute traite tout le bras sur le côté affecté, en s'attardant sur l'avant-bras raide, les articulations inter-phalangiennes, le dos de la main et la paume. Puis il étire les doigts et le bras (figs 125 et 126).

4. Le thérapeute doit traiter les articulations inter-osseuses de la paume et du dos de la main (figs 127 et 128).

5. Quand la zone de l'articulation du coude est raide, elle doit être assouplie (fig. 125).

6. Le thérapeute doit effectuer un traitement sur la tête pour calmer mentalement le patient.

Fig. 126

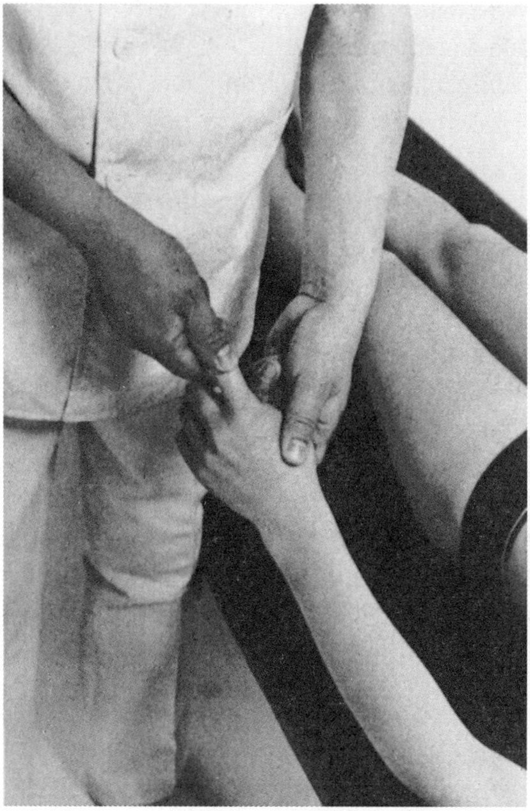

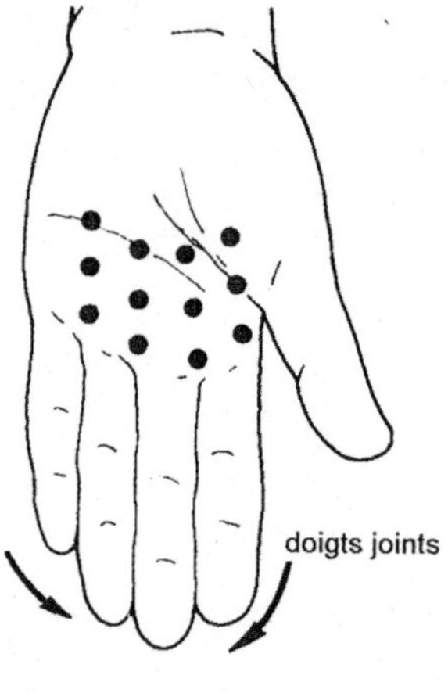

Fig. 127. Traitement du muscle palmaire interosseux et l'adduction des doigts

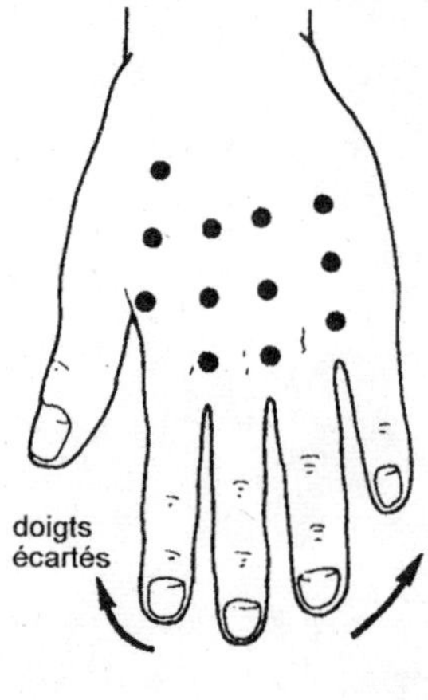

Fig. 128. Traitement du muscle dorsal interosseux et l'abduction des doigts

4. Crampes des muscles gastrocnémiens

Fig. 129. La jambe droite

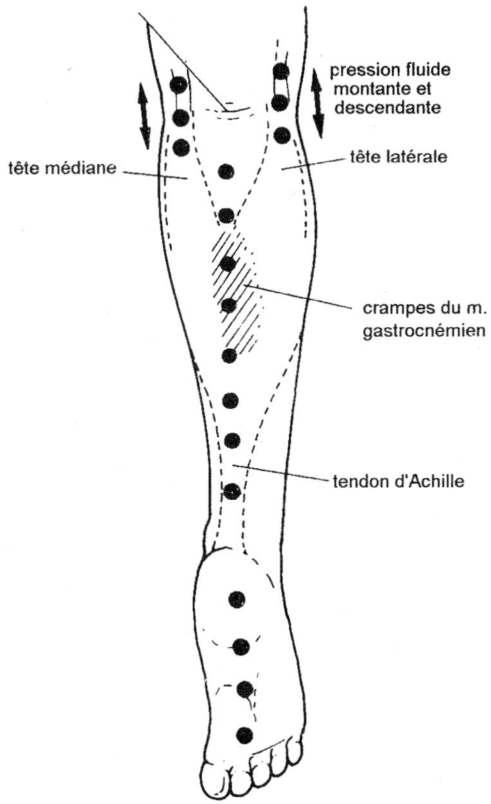

Après de longues heures passées à se tenir debout, à faire de l'escalade, à nager ou à courir, des crampes se déclarent souvent dans le muscle gastrocnémien. Parfois, quand on dort, si on se retourne pendant le sommeil on peut déclencher de telles crampes, extrêmement désagréables. La cause peut en être la fatigue, la diarrhée, l'hydratation insuffisante en raison d'un diabète, la thrombose veineuse ou les varices, qui produisent une congestion du sang dans la zone crurale.

Thérapie shiatsu

1. Le thérapeute applique une pression montante – descendante fluide pouce-sur-pouce sur les deux côtés du creux poplité (fig. 129).

2. Puis, il utilise une pression avec la paume et une pression soutenue sur le muscle gastrocnémien. L'efficacité du traitement est augmentée si on soulève la jambe du patient (fig. 130). Quand les crampes ont disparu, le thérapeute alterne la pression avec le pouce et celle avec la paume sur la région raide du muscle gastrocnémien.

Une fois que ces crampes commencent, elles ont tendance à devenir chroniques. On peut prévenir cela en s'assurant que la fatigue ne s'accumule pas et en s'administrant soi-même le shiatsu sur la région fémorale postérieure, le creux poplité, la région du mollet, le tendon d'Achille et la plante du pied, au moment de se baigner (fig. 129).

5. Epaules raides

Pratiquement tout le monde a ressenti une raideur dans le groupe de muscles allant de la région cervicale aux épaules. Bien qu'il soit souvent provoqué par la fatigue des bras quand on transporte des objets lourds, dans certains cas cet état a pour origine des réflexes reliés aux organes internes. Quand il y a un problème avec le cœur ou l'estomac, un réflexe pathologique produit une raideur dans la région supra-scapulaire gauche. Les anomalies du foie et de la vésicule biliaire produisent une raideur dans la région supra-scapulaire droite. Ce processus est appelé réflexe cutanéo-viscéral. La stimulation de la surface du corps, donc l'action des muscles, permet d'utiliser le réflexe cutanéo-viscéral inverse pour harmoniser les organes internes. Par exemple, on sait bien que la pression appliquée sur la région supra-scapulaire gauche provoquera la faim chez une personne qui a perdu l'appétit.

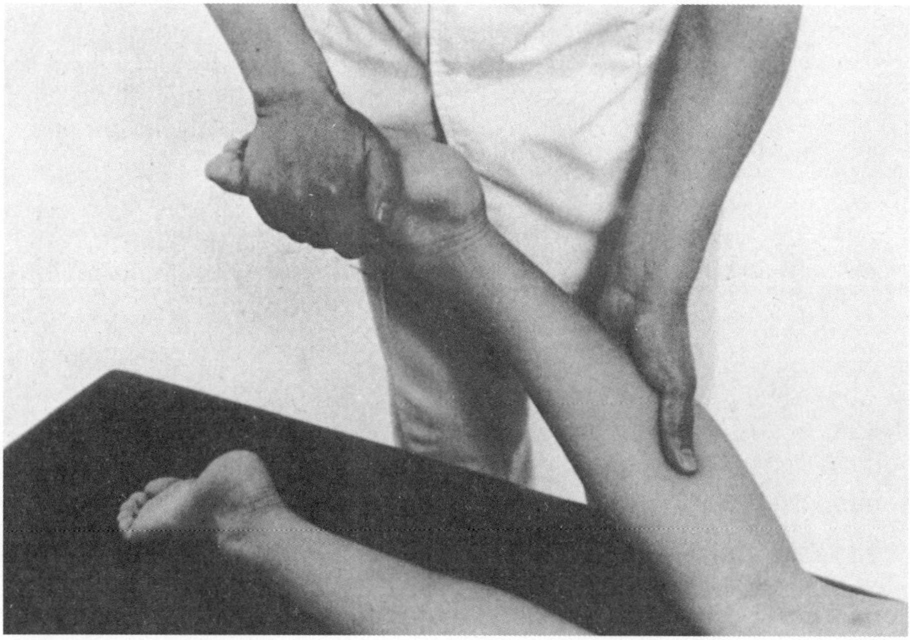

Fig. 130

Thérapie shiatsu

Quand la cause de la raideur est la fatigue, le thérapeute doit traiter soigneusement les régions supra-scapulaires de droite et de gauche et le muscle trapèze, le muscle angulaire de l'omoplate, le muscle sus-épineux et le muscle deltoïde (figs 131 et 132).

Fig. 131

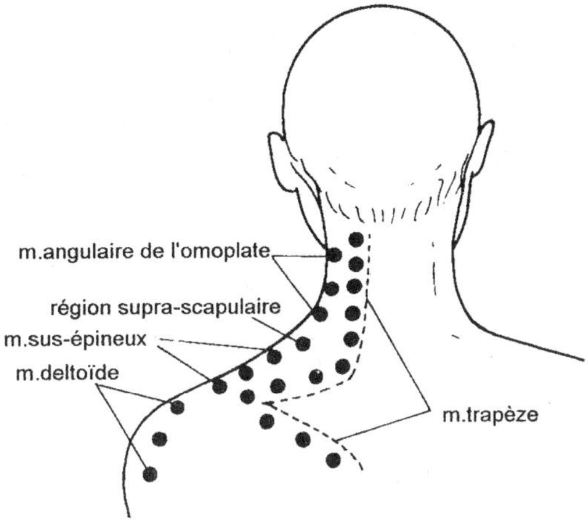

Quand la cause de la raideur reflète un trouble organique interne, le thérapeute doit appliquer une pression concentrée sur la région supra-scapulaire du côté affecté. La pression doit être dirigée vers le centre du torse, au niveau de la septième vertèbre thoracique et doit durer au moins cinq secondes sur chaque point. L'effet de cette thérapie peut être grandement amélioré en l'effectuant sur le patient installé d'abord en position *seiza*, ensuite couché sur le côté, puis sur le ventre (fig. 133).

g. 132

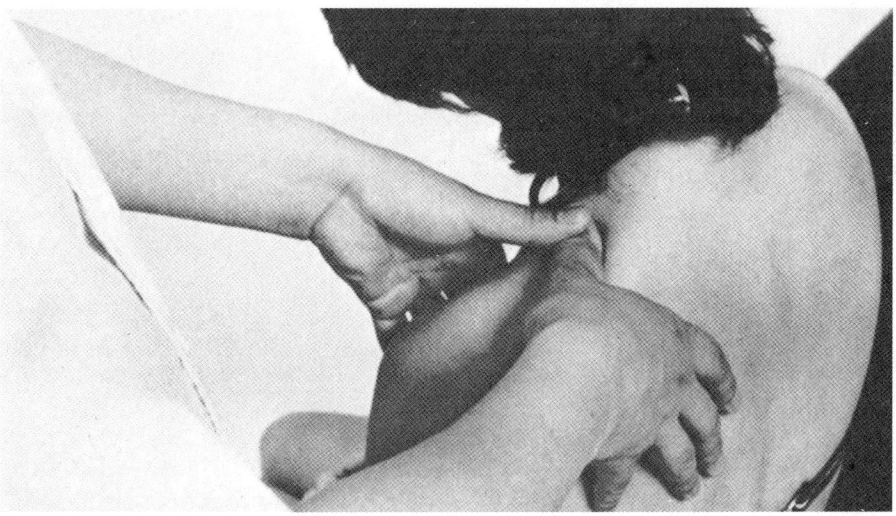

6. Paralysie du nerf cubital (main en griffe)

Suite à un traumatisme ou à une atrophie musculaire dans la zone contrôlée par le nerf cubital, une paralysie affecte les muscles fléchisseurs du côté cubital de la région de l'avant-bras, de la région palmaire et de la région dorsale, en leur faisant perdre leur mobilité et devenir dysesthésiques. Quand cela arrive en raison de la paralysie et de l'atrophie du muscle abducteur du petit doigt, du muscle opposant du petit doigt, du muscle court fléchisseur du petit doigt et du muscle palmaire cutané – qui constitue l'éminence hypothénar – , les muscles dorsaux inter-osseux, les muscles palmaires inter-osseux, les muscles lombricaux, les muscles inter-osseux métacarpiens et les muscles palmaires deviennent très minces et le creux inter-osseux métacarpien devient visible. Cet état ne permet pas de joindre les doigts ou de les plier, ni de plier la main. Quand le patient essaie de forcer sa main à effectuer ces actions, les articulations métacarpophalangiennes se plient en arrière et les phalanges donnent à la main la forme du griffe d'un aigle (fig. 134).

Fig. 133. Traitement de la région supra-scapulaire pour le patient couché sur le ventre

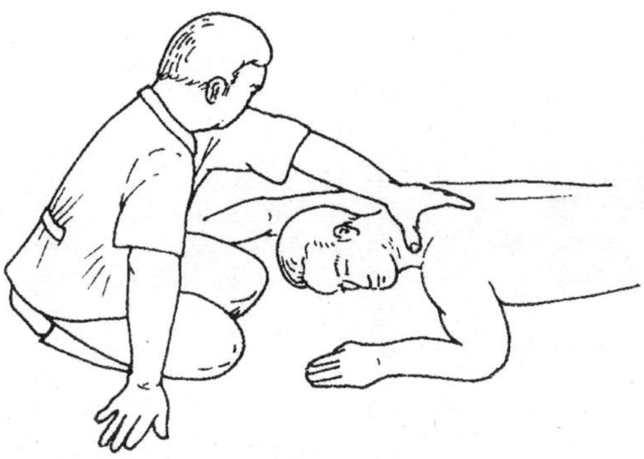

Fig. 134. Main en griffe

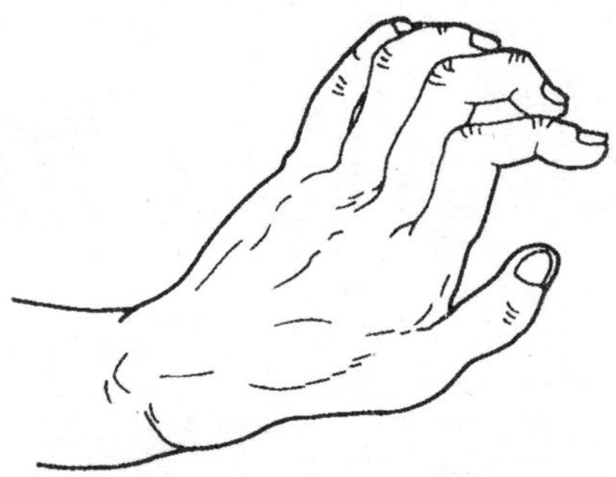

Fig. 135

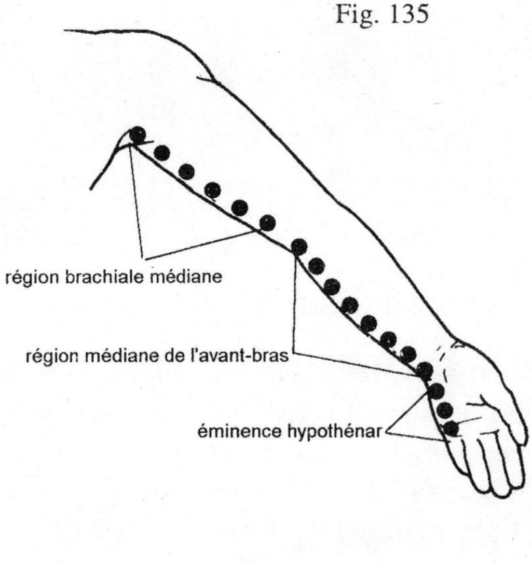

Thérapie shiatsu

1. Le thérapeute traite d'abord les six points partant de l'aisselle vers la région brachiale médiane et les huit points situés sur la région médiane de l'avant-bras, du côté affecté (figs 135 et 136).

Fig. 136

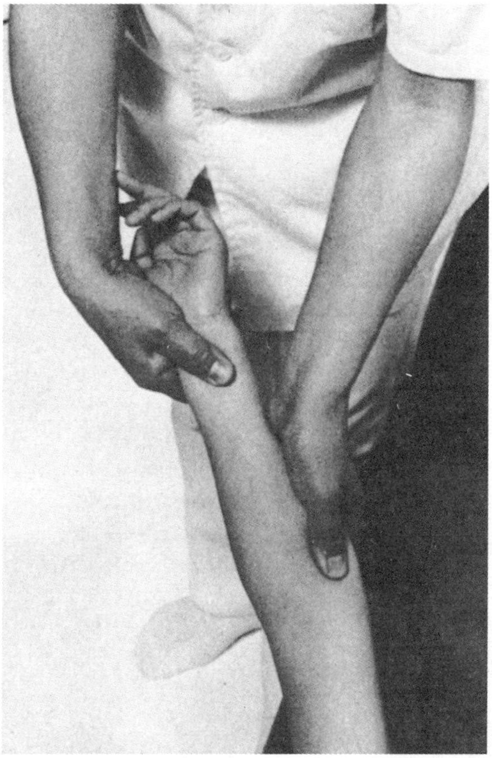

Fig. 137. Muscles lombaires et palmaires interosseux

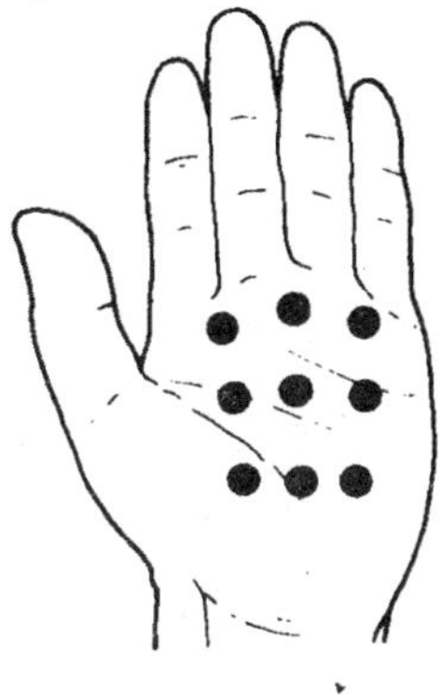

2. Il traite ensuite les muscles lombricaux de la paume et le groupe de muscles de l'éminence hypothénar (figs 135 et 137).

3. Le thérapeute traite toute la main et les articulations inter-osseuses dorsales (fig. 138). En concentrant le traitement sur les muscles palmaires lombricaux, le thérapeute renforce les pouvoirs fléchissants des articulations métacarpophalangiennes et les pouvoirs contractiles des muscles inter-osseux dorsaux et palmaires et restaure de façon naturelle la capacité d'ouvrir et de fermer la main.

Fig. 138. Muscles dorsaux interosseux

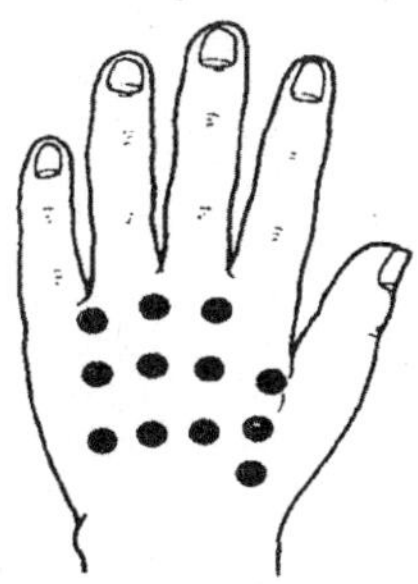

7. Paralysie du nerf médian (main de singe)

Les dégâts provoqués par le traumatisme ou l'atrophie musculaire dans le muscle médian du bras provoquent paralysie et dysesthésie dans la région qu'il contrôle. La paralysie du nerf médian produit l'atrophie des muscles abducteurs du pouce, du muscle court fléchisseur du pouce et du muscle opposant du pouce qui constitue l'éminence thénar, enlevant ainsi au pouce son opposabilité par rapport aux autres doigts, capacité qui distingue la

Fig. 139. Main de singe

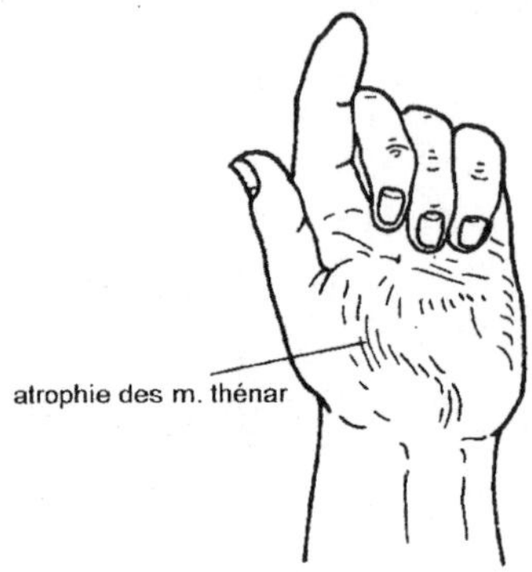

Fig. 140

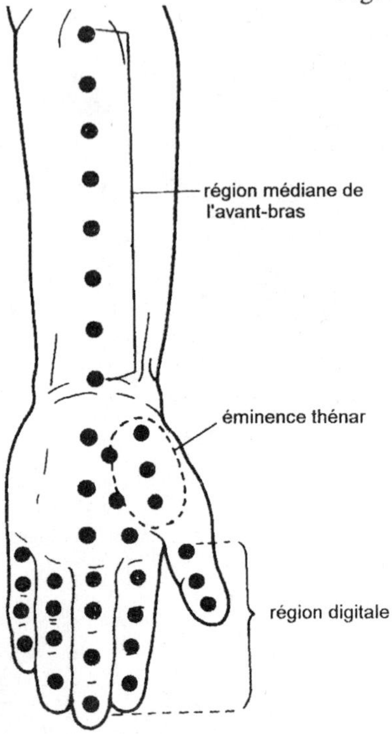

Fig. 141

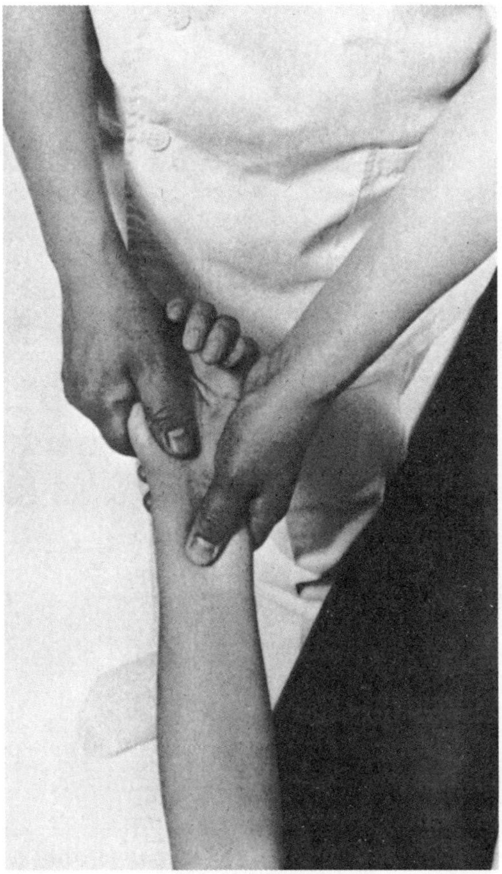

main humaine de la main d'un singe. C'est pour cette raison que la paralysie du nerf médian produit un état dans lequel l'incapacité de l'index à se plier empêche le pouce d'atteindre le médius quand le poing est serré, état parfois appelé main de singe (fig. 139).

Thérapie shiatsu

1. Le thérapeute traite d'abord les huit points situés le long de la ligne médiane de la région de l'avant-bras, à partir du pli du coude jusqu'à l'articulation du poignet (figs 140 et 141).

2. Puis il traite les muscles grand palmaire et petit palmaire traversant le centre de la paume, depuis l'articulation du poignet à la base des doigts, pour restaurer sa contractilité.

3. Ensuite le thérapeute change la pression du centre de la paume sur l'éminence thénar pour assouplir les muscles de cette région et assouplit minutieusement les muscles fléchisseurs avec un soin spécial accordé aux doigts et à la paume.

8. Paralysie du nerf radial (fléchissement du poignet)

Puisque le nerf radial passe très près de la surface de la peau sur le côté latéral de l'humérus, à un point situé à environ un tiers de la distance jusqu'à sa base, on peut facilement être affligé par une paralysie motrice ou une dysesthésie, provoquées par un traumatisme, une fracture, des contusions, une atrophie, des piqûres ou une pression exercée pendant le sommeil. Quand cela arrive, il est généralement impossible de fléchir l'articulation du poignet. L'état n'est pas immédiatement apparent quand le bras pend le long du corps. Mais quand le patient tend le bras sur le côté, avec la partie dorsale tournée vers le haut, il ne peut redresser la main, qui pend mollement, formant un angle presque droit avec l'avant-bras (fig. 142). De plus, le patient est incapable de joindre les mains (comme pour la prière), car la main affectée tombera à partir des extrémités des doigts.

Fig. 142. Fléchissement du poignet

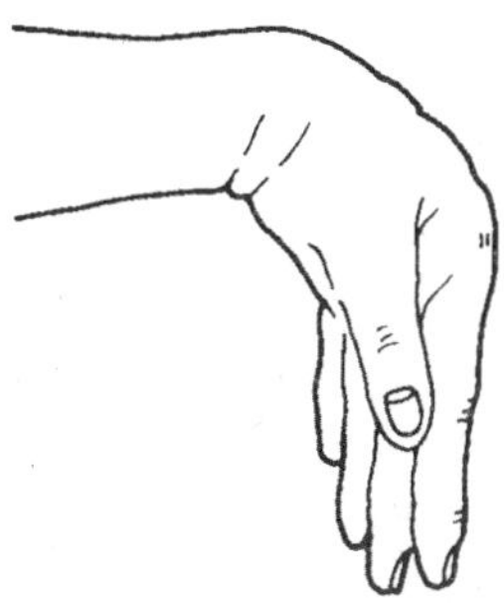

Fig. 143

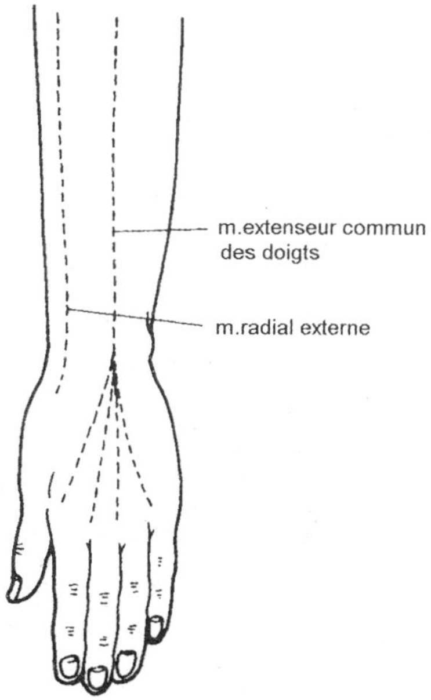

Fig. 144

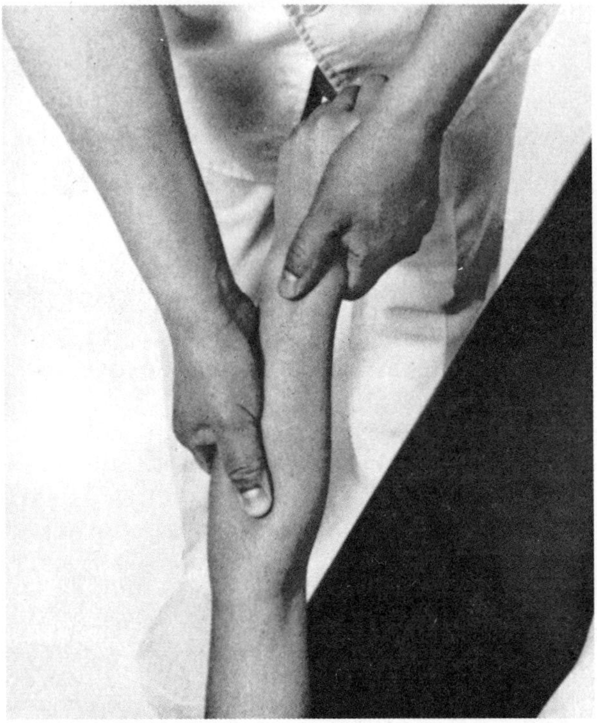

Thérapie shiatsu

1. Le thérapeute traite avec une pression soutenue la région brachiale latérale du bras affecté, dans la zone par laquelle passe le nerf radial et dans la zone légèrement en dessous de celle-ci.

2. Après avoir assoupli soigneusement le premier point de la partie latérale de l'avant-bras, le thérapeute traite les huit points allant de là vers l'articulation du poignet pour rétablir le fonctionnement normal du muscle extenseur commun des doigts.

3. Il traite attentivement le muscle radial externe de l'articulation du poignet.

4. Le patient lève le bras au-dessus de sa tête et plie l'articulation du poignet en arrière (fig. 145). On doit répéter lentement plusieurs fois.

5. Finalement, en tenant dans ses mains les doigts du patient, le thérapeute les étire et les fait vibrer pendant dix secondes. On répète plusieurs fois.

Fig. 145. Traction du bras

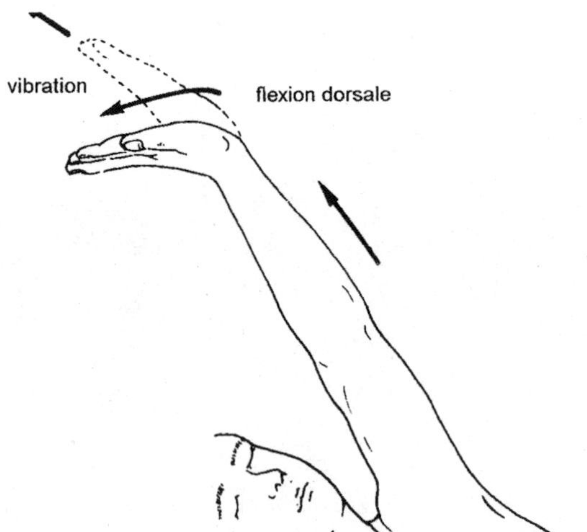

9. Prosopoplégie (paralysie du visage)

Quand un traumatisme, le froid, une thrombose ou le rhumatisme provoquent une paralysie des nerfs moteurs contrôlant l'expression du visage, les actions des muscles d'expression deviennent erratiques et le visage est déformé. Cet état, appelé prosopoplégie ou paralysie du visage, affectant les nerfs moteurs et non pas les nerfs sensoriels, n'est pas accompagné de douleur.

Les symptômes varient avec l'emplacement de la paralysie. Par exemple, si le muscle orbiculaire des lèvres est affecté, le côté affecté perdra sa capacité à se contracter, ce qui tirera les lèvres du côté sain, laissant la bouche à moitié ouverte. Un patient souffrant de cet état ne peut pas siffler, car il ne peut pas plisser la bouche de la même façon des deux côtés. Cette personne bavera pendant son sommeil. Quand le muscle orbiculaire des lèvres est affecté, le patient ne peut pas fermer entièrement l'œil du côté souffrant, même quand il dort.

Fig. 146. Pression aspirante avec trois doigts

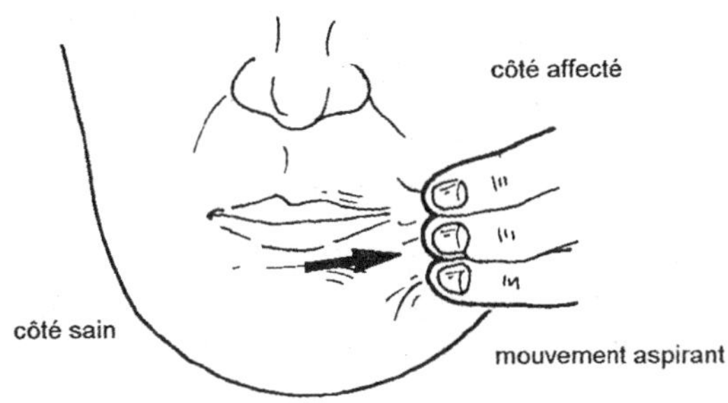

Fig. 147

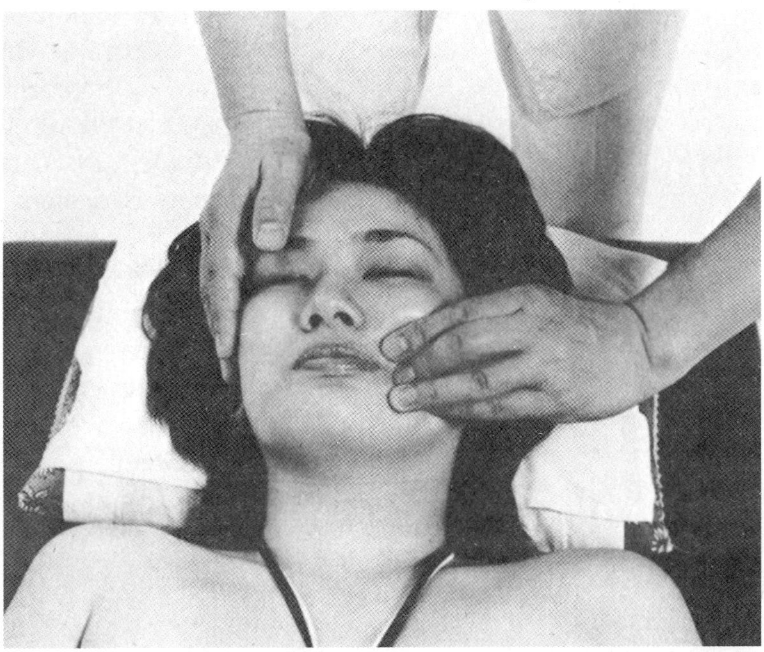

Thérapie shiatsu

1. Le thérapeute doit effectuer une séance complète de shiatsu du visage.

2. Ensuite, utilisant soit ses pouces soit ses index, médius et annulaires, il appliquera soit une pression normale, soit une pression soutenue sur la zone paralysée. Pour restaurer les capacités contractiles des muscles, quand on traite par exemple la bouche, on doit déplacer les points de pression à de petits intervalles et appliquer une pression aspirante dans une traction partant du côté sain vers le côté affecté (figs 146 et 147).

10. Périarthrite scapulo-humérale

Cet état se produit dans l'épaule – l'articulation qui dispose de la plus grande liberté de mouvement parmi toutes les articulations du corps – particulièrement chez les personnes autour de la cinquantaine. L'articulation de l'épaule est entourée d'une bourse synoviale et revêtue de muscles et de ligaments (figs 148 et 149). Les gens souffrant de cette affection ressentent brusquement une douleur aiguë en effectuant une rotation ou un étirement de l'épaule en arrière, quand ils enfilent une veste ou agrippent les supports d'une échelle pour monter dans un train. La douleur produit des mouvements

Fig. 148. Vue du sommet de l'articulation de l'épaule gauche

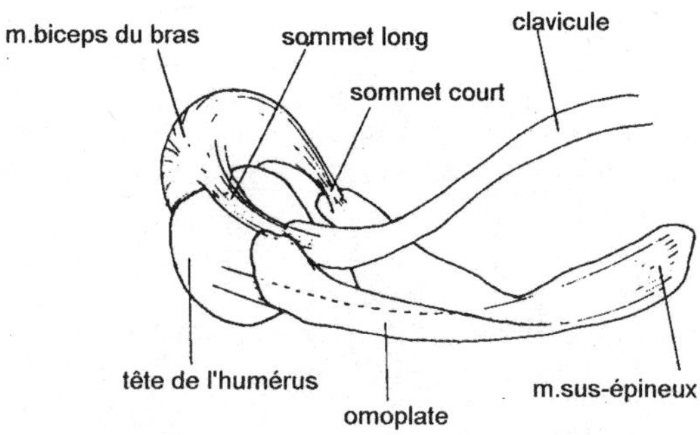

Fig. 149. Surface postérieure de l'articulation de l'épaule gauche

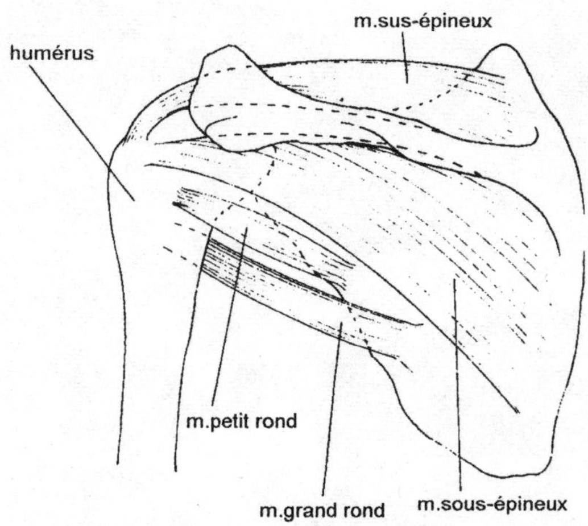

qui manquent de naturel. Si cet état dure longtemps, le muscle deltoïde s'atrophie, les épaules perdent leur rondeur naturelle et un handicap moteur apparaît.

Beaucoup de causes et de symptômes sont réunis sous le terme périarthrite scapulo-humérale. Parmi eux on trouve la déformation de l'articulation, la dégénérescence musculaire, l'adiposité, les adhérences, l'inflammation de la bourse synoviale et la calciplexie.

Thérapie shiatsu

1. En commençant par traiter la région supra-scapulaire, le thérapeute appuie sur le muscle sus-épineux en direction du côté extérieur du muscle deltoïde (figs 150 et 151).

Fig. 150

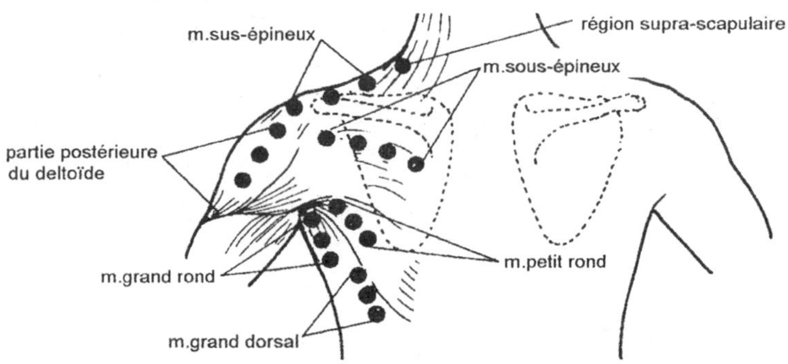

Fig. 151

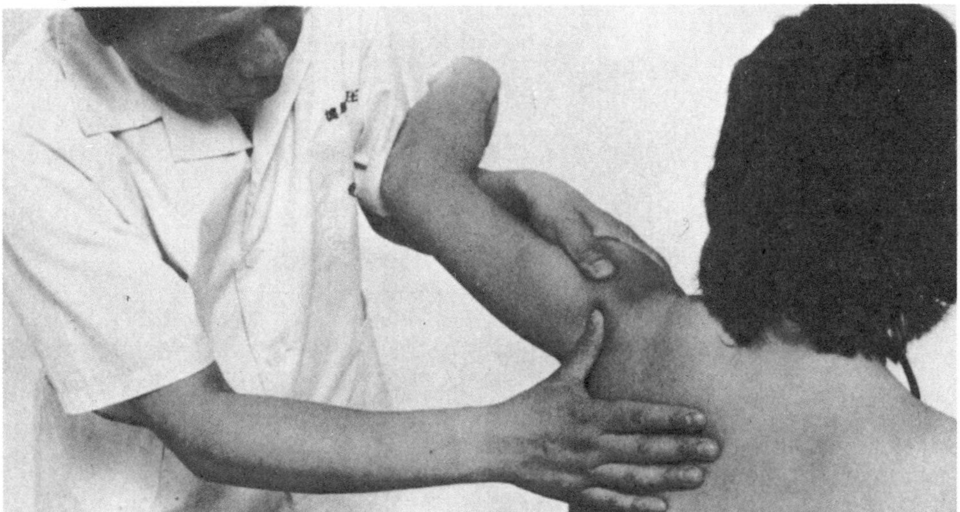

2. Il appuie ensuite sur le muscle sous-épineux à partir de la région inter-scapulaire vers l'extérieur. De la même façon, il assouplit le muscle petit rond, le muscle grand rond, le muscle grand dorsal et l'aisselle.

Fig. 152

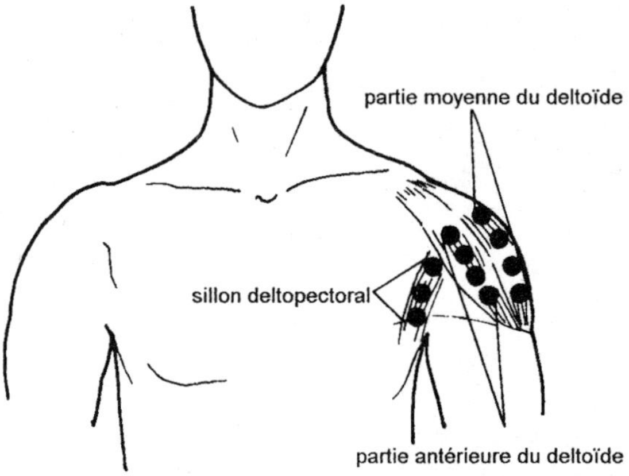

3. Ensuite, le thérapeute appuie à des intervalles rapprochés sur la partie extérieure de la zone raide du muscle deltoïde (fibres moyennes). Puis, en se concentrant sur les endroits où se manifeste une douleur, il traite les régions antérieure (fibres antérieures) et postérieure (fibres postérieures) du même muscle (figs 152 et 153).

Fig. 153

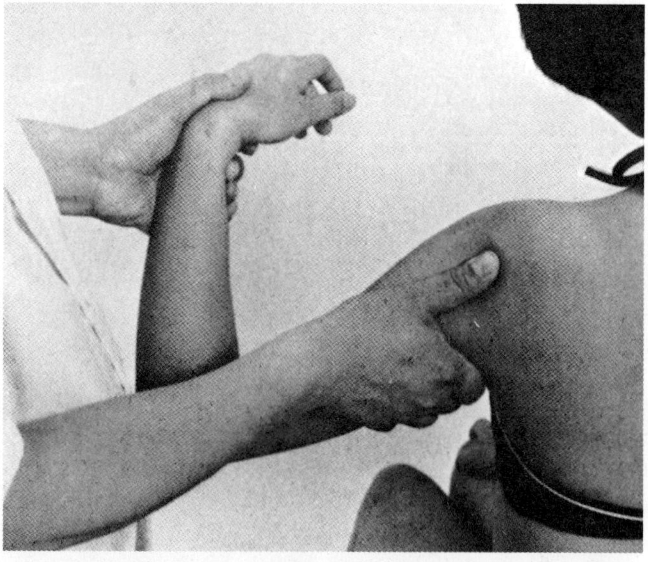

4. Puisque la rotation extérieure de l'articulation de l'épaule est un des mouvements les plus difficiles si on souffre de périarthrite scapulo-humérale, le thérapeute demande au patient de lever le bras, plier le coude et mettre la main sur sa région cervicale occipitale ou sur sa région cervicale postérieure.

Même quand l'état du patient ne s'est pas aggravé jusqu'à arriver à la périarthrite scapulo-humérale, l'engourdissement de la zone du muscle deltoïde et les craquements qu'on entend quand on fait tourner l'épaule vers l'extérieur indiquent le début d'une contracture des muscles et des tendons. Pour prévenir l'aggravation de cet état, on conseille d'assouplir cette zone en s'administrant soi-même le shiatsu et en effectuant des exercices tels que tourner et relever régulièrement l'épaule vers l'arrière. Le shiatsu sur les régions supra-scapulaires de gauche et de droite et sur le muscle deltoïde aide à prévenir tant la périarthrite scapulo-humérale que le raidissement des épaules.

Troubles des systèmes métabolique, endocrinien, urinaire et reproducteur

1. Diabète sucré (méliturie)

Fig. 154

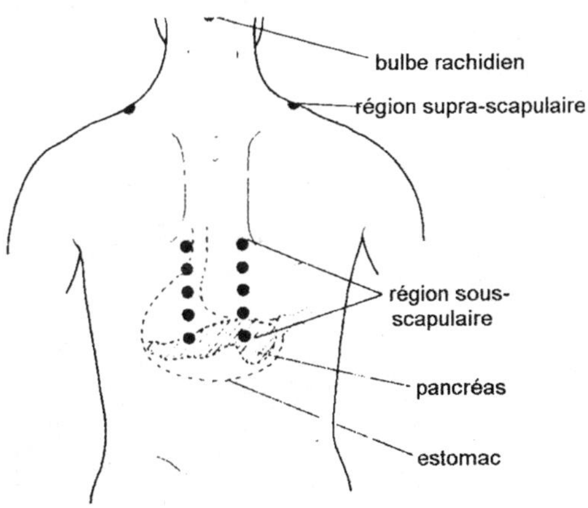

L'insuline sécrétée par les îlots de Langerhaus du pancréas permet au corps d'utiliser le sucre sanguin comme source d'énergie. Le sucre sanguin qui reste après ce processus est emmagasiné dans le foie sous forme de glycogène. Quand la sécrétion d'insuline est déficiente pour une quelconque raison, le sucre sanguin n'est pas assimilé et s'accumule dans le sang, pour être éliminé avec l'urine. Cet état est appelé diabète. Bien qu'on considère que le diabète a un rapport avec l'hérédité, c'est une maladie qui affecte souvent les gens qui mangent trop, qui ont un poids excessif et qui présentent une déficience en insuline, nécessaire pour assimiler l'excès de sucre. Certains de symptômes de cette maladie sont : présence de sucre dans l'urine, qui a une odeur fruitée, perte d'énergie, importante perte de poids, bien que la personne ait précédemment été obèse, soif, miction anormalement fréquente, affaiblissement de la vue, peau terne et démangeaisons.

Thérapie shiatsu

1. Le patient couché sur le ventre, le thérapeute traite soigneusement la zone du bulbe rachidien (particulièrement les cinq points des régions inter-scapulaires droite et gauche et de la région sous-scapulaire) (figs 154 à 156).

2. Le patient couché sur le dos, le thérapeute traite la partie inférieure de l'abdomen. Puisque le pancréas est situé directement derrière l'estomac, il est particulièrement important d'assouplir soigneusement l'estomacn pour l'empêcher d'appuyer sur le pancréas.

Fig. 155

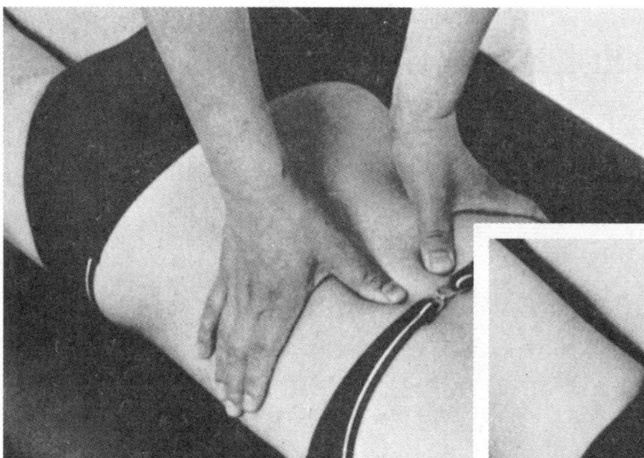

Fig. 157

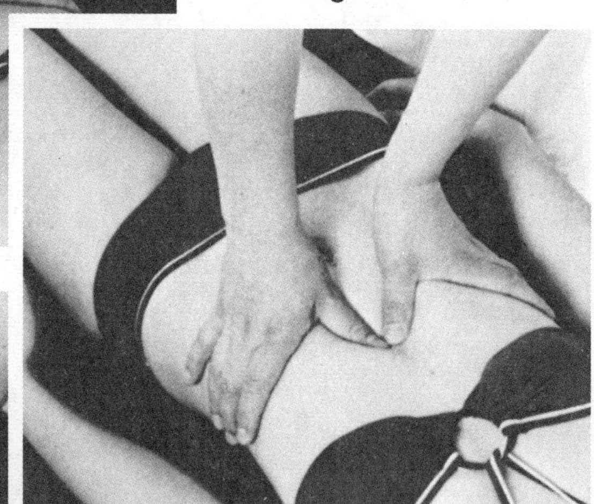

Fig. 156

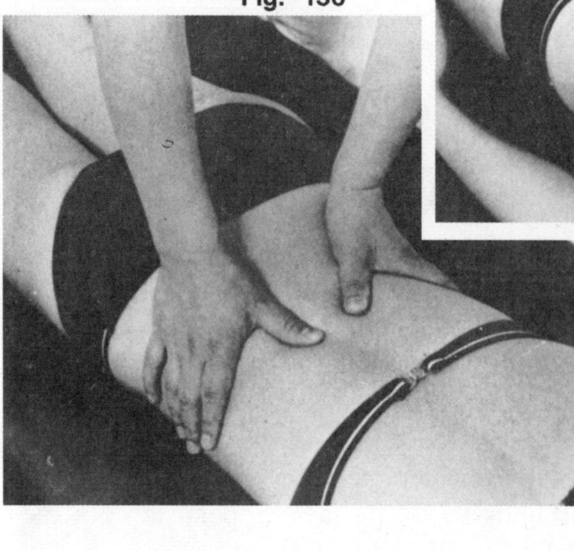

2. Goutte

Fig. 158

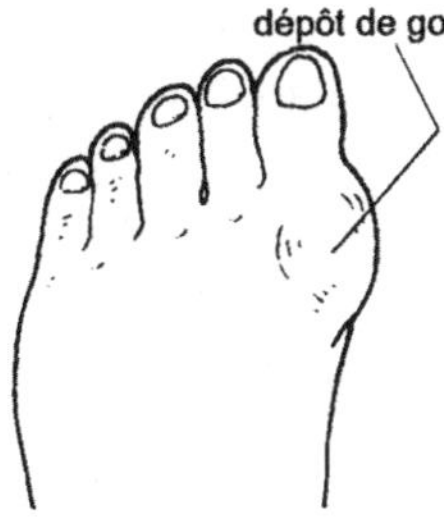

Fig. 159

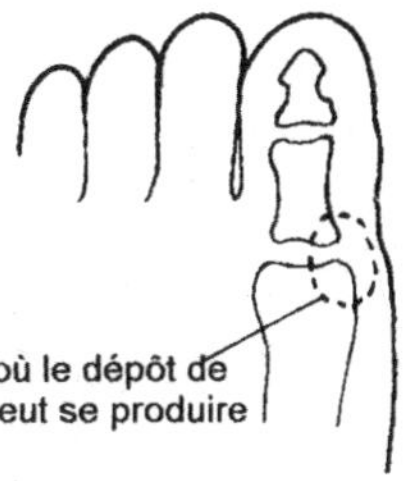

Fig. 160

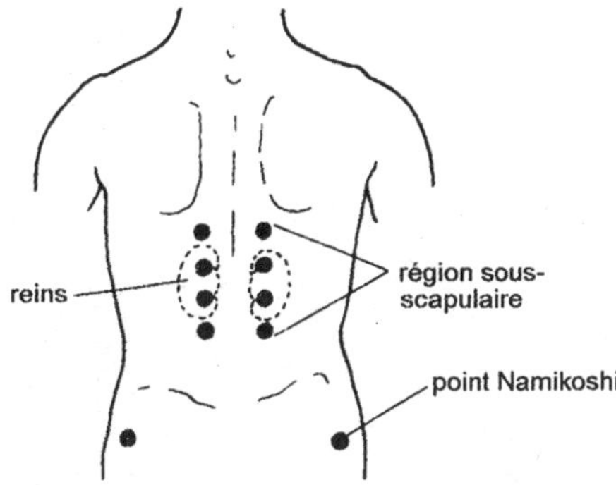

Bien que la goutte ait été pratiquement inconnue au Japon, après la deuxième guerre mondiale, quand le régime alimentaire a commencé à s'améliorer, elle a fait son apparition, particulièrement chez les hommes d'âge moyen prédisposés à un excès de poids, consommant beaucoup de viande et buvant beaucoup d'alcool.

Dans des circonstances normales, les protéines appelées bases puriques sont dissoutes facilement et éliminées à travers les reins, sous forme d'acide urique. Mais quand ces bases puriques sont trop nombreuses, le métabolisme de l'acide urique faiblit et l'acide urique qui n'est pas éliminé forme des dépôts de sels uriques autour des articulations, parfois à tel point que l'os est détruit et qu'une douleur intense apparaît. Cet état se produit souvent dans la première articulation métatarso-phalangienne du gros orteil (figs 158 et 159). Il provoque fièvre et douleur intense, souvent pendant toute la nuit.

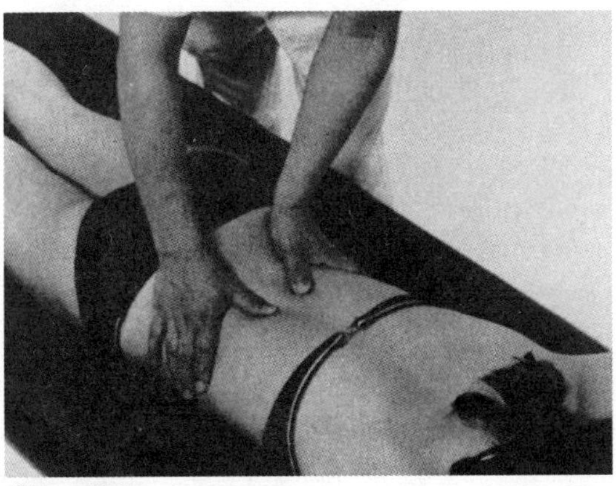

Fig. 161

Thérapie shiatsu

1. Le patient couché sur le ventre, le thérapeute traite les deux côtés de la colonne vertébrale à partir

de la région inter-scapulaire jusqu'à la région lombaire, en accordant une attention particulière aux points 3, 4, 5 et 6 de la région sous-scapulaire (fig. 160) qui se trouvent à l'emplacement des reins. Il utilise d'abord la pression avec la paume, puis avec le pouce (fig. 162).

2. Le thérapeute traite simultanément les points Namikoshi de droite et de gauche.

3. En faisant attention à ne pas toucher la partie enflée douloureuse, le thérapeute traite la plante du pied, particulièrement les cinq points sur la voûte plantaire (figs 162 et 163).

Fig. 162. Région plantaire

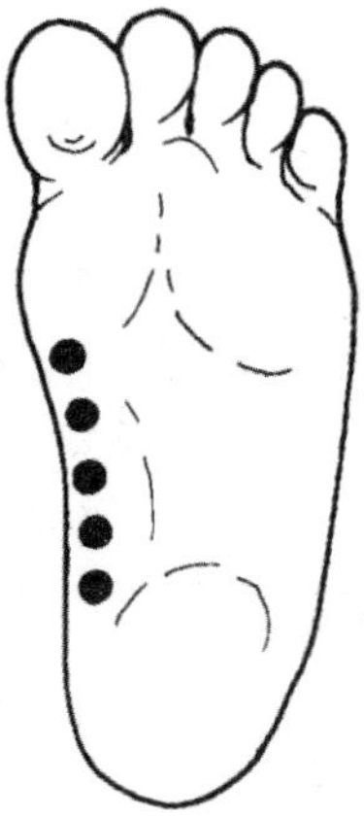

Fig. 163

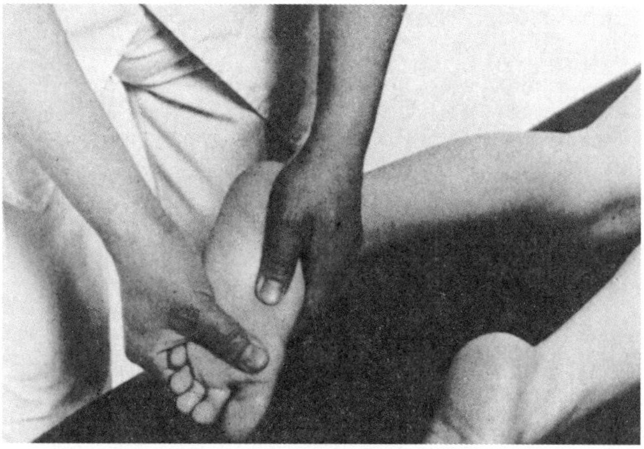

4. Le patient couché sur le ventre, le thérapeute traite soigneusement la région crurale latérale et toute la région abdominale.

3. Troubles rénaux

Les reins sont situés de chaque côté de la colonne vertébrale, entre la onzième vertèbre thoracique et la troisième vertèbre lombaire. Le rein droit est situé un peu plus bas que le gauche. En forme d'haricot, dix centimètres de long et cinq de large, les reins sont coiffés par les capsules surrénales. Leur principale fonction est le filtrage des déchets en provenance du sang et l'élimination de ceux-ci à travers l'urine, sans perte d'éléments utiles et en maintenant l'équilibre du sang.

L'artériosclérose, les troubles hépatiques ou la tension artérielle élevée peuvent augmenter la charge des reins, provoquer des anomalies métaboliques et causer des maladies telles que néphrite, cirrhose des reins, néphrolithiase (calculs dans le trajet urinaire) et néphrose. L'excès d'eau et de sels dans le corps, produit par ces états, se manifeste sous forme d'albuminurie et d'œdème. Au début de la maladie se produisent des gonflements, particulièrement ceux des paupières supérieures, en raison de l'accumulation des fluides corporels parmi les minces tissus subcutanés et les membranes conjonctives. A mesure que la maladie progresse, les creux faits par une pression manuelle sur l'arrête du tibia au niveau de la région crurale antérieure ne reviennent pas rapidement à la normale quand on n'appuie plus. Ces signes, appelés « godets », sont utilisés pour diagnostiquer les troubles rénaux.

Thérapie shiatsu

1. Le patient couché d'abord sur le côté gauche, puis sur le côté droit et finalement sur le ventre, le thérapeute varie la pression en traitant les dix points allant de la région sous-scapulaire à la région lombaire. Les points voisins des reins – 3, 4, 5 et 6 (fig. 164) – étant durs, on doit appliquer lentement une pression douce (fig. 165).

Fig. 164. Région sous-scapulaire - lombaire

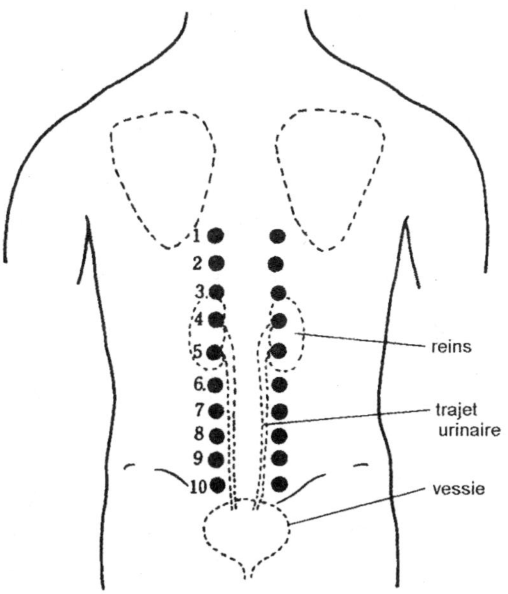

3. Ensuite, entrelaçant les doigts des deux mains, le thérapeute appuie simultanément sur les reins, en utilisant les talons des mains et les paumes. Les applications durent cinq secondes (fig. 166). Après avoir répété le traitement, le thérapeute applique une pression vibratoire.

3. Le patient couché sur le ventre, le thérapeute traite doucement les jambes. Pliant les genoux du patient, il traite simultanément les voûtes plantaires (fig. 167). En ce faisant, il fait fléchir encore plus les genoux, jusqu'à ce que les talons approchent les fesses. On doit répéter plusieurs fois.

Fig. 165

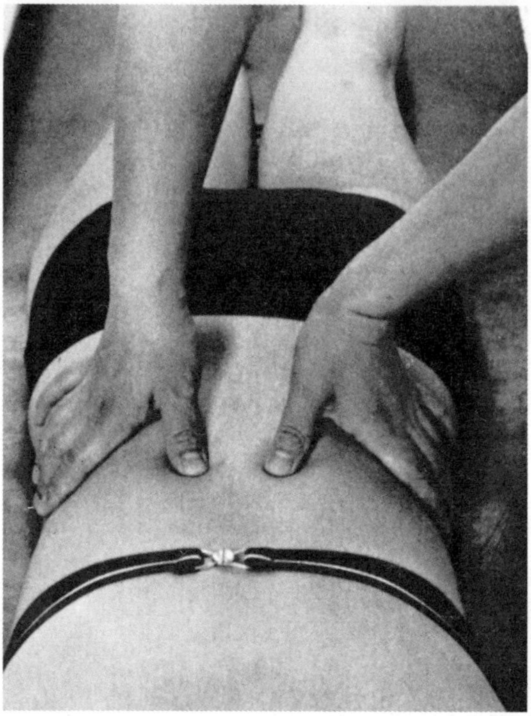

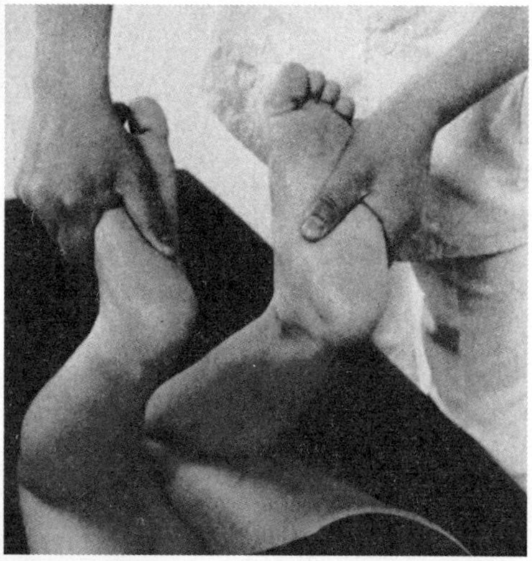

Fig. 167

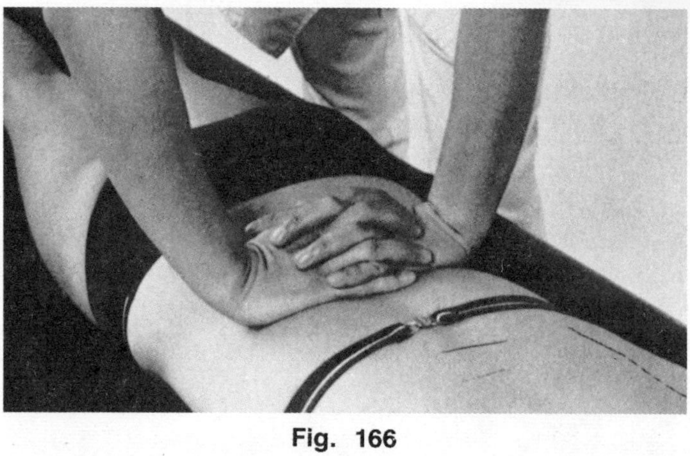

Fig. 166

4. Le patient couché sur le dos, le thérapeute traite avec soin les parties antérieures des jambes. Finalement, il effectue un traitement complet de la région abdominale.

4. Hypertrophie de la prostate

Composante du système reproducteur masculin, la prostate, qui a environ la taille d'une châtaigne, est située à l'arrière et au-dessous de

Fig. 168. Organes sexuels masculins

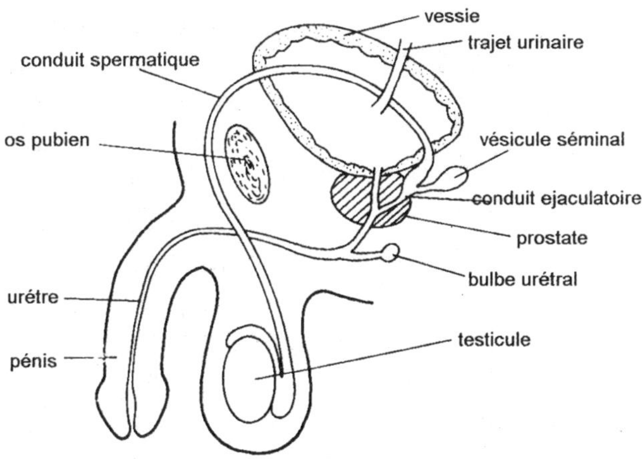

la vessie, à la base de l'urètre, tournée vers le rectum (fig. 168). Le fluide sécrété par la prostate entre dans la composition du liquide séminal. Un des symptômes endocriniens du vieillissement des hommes est l'hypertrophie pathologique de la prostate après la soixantaine. Cela bloque la miction, bien que le malade se réveille fréquemment plusieurs fois par nuit, pris par un besoin d'uriner. La chose la plus importante est la prévention à travers une thérapie shiatsu régulière.

Thérapie shiatsu

1. Le thérapeute appuie d'abord sur le point situé sur la région du bulbe rachidien (fig. 169), de cinq à six fois, pendant six à sept secondes à chaque fois. Cela stimule le bulbe rachidien et aide à maintenir l'équilibre endocrinien.

2. Le patient couché sur le ventre, le thérapeute traite en même temps les deux régions lombaires et les points Namikoshi.

Fig. 169

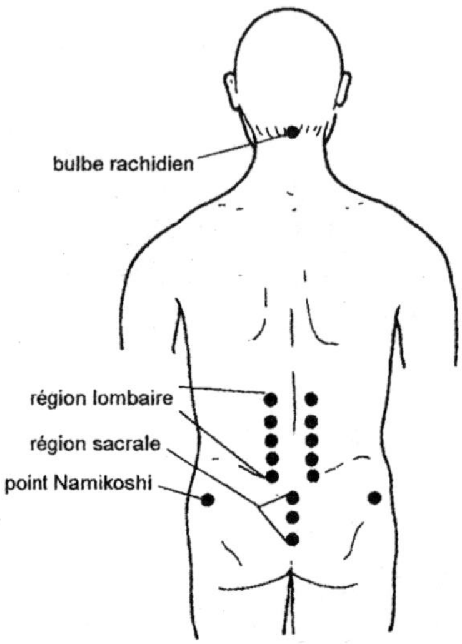

On utilise une pression forte sur les points Namikoshi. Le thérapeute traite ensuite les points sacraux, cinq à six fois chacun.

3. Le patient couché sur le dos, le thérapeute traite la partie inférieure de l'abdomen en appliquant une pression avec la paume, cinq secondes par point. Puis il applique soit une pression avec le pouce, soit une pression avec les index, les médius et les annulaires sur l'os pubien, directement au-dessus de la vessie.

4. Finalement, il applique une pression vibratoire avec les paumes ou avec les index, les médius et les annulaires pendant dix secondes et répète l'application cinq fois.

5. Impotence

Bien qu'il y ait de nombreuses raisons, les causes psychologiques jouent souvent le rôle le plus important : tension psychologique, stress, insécurité concernant les questions sexuelles, souvenirs d'échecs des premiers rapports sexuels, éjaculation précoce et complexes concernant le corps. Les premières étapes du traitement doivent donc assurer un équilibre émotionnel et délivrer le patient du stress. De plus, un régime alimentaire nourrissant et un sommeil reposant sont importants.

Thérapie shiatsu

1. Le thérapeute traite toute la région cervicale, en commençant par la région antérieure.

2. Le patient couché sur le ventre, le thérapeute traite soigneusement la région du bulbe rachidien, la région supra-scapulaire et les régions dorsale, lombaire et sacrale (figs 170 et 171). Ensuite, il traite les points Namikoshi.

3. Le patient couché sur le dos, le thérapeute assouplit toute la région abdominale. Il fait particulièrement attention à appliquer plusieurs

fois une pression soutenue avec les pouces et les paumes sur la zone de l'os pubien (figs. 172 et 173). Accompagner ce traitement par une pression avec la paume sur la région inguinale augmente l'efficacité du traitement.

Fig. 170

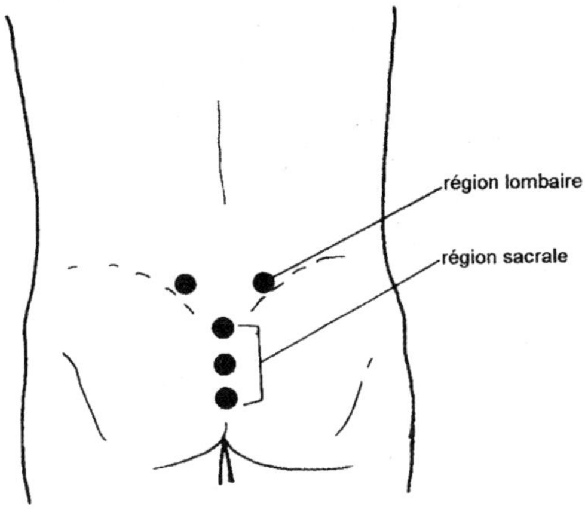

Fig. 171

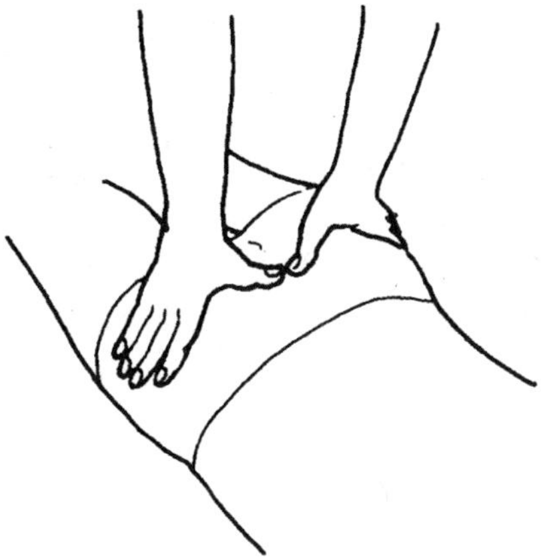

Fig. 172

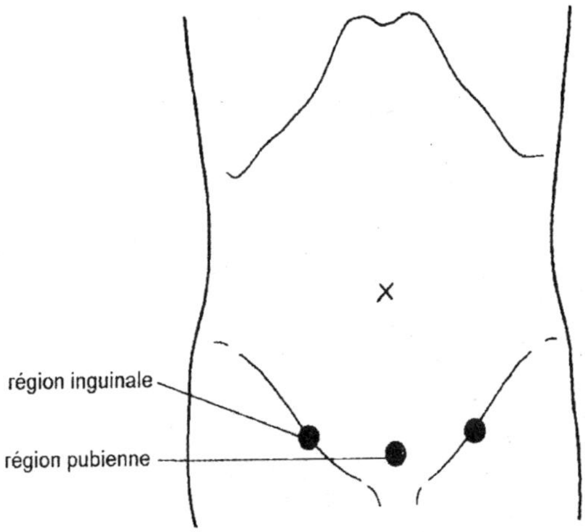

Fig. 173

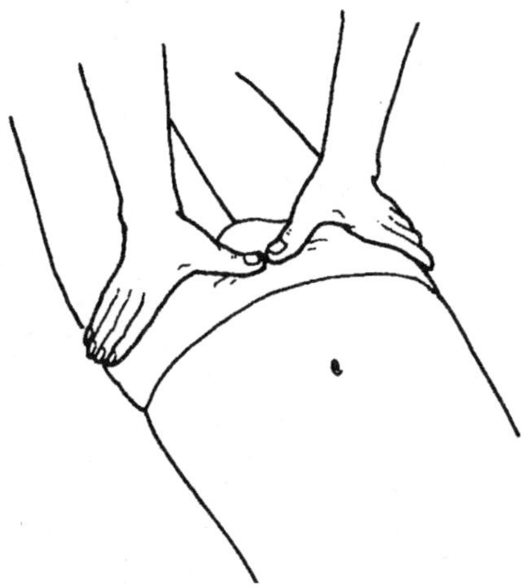

6. Agénésie

Les testicules congénitalement sous-développées, les malformations ou certaines anomalies du sperme peuvent être les raisons de l'incapacité à engendrer chez les hommes. L'inflammation des testicules suite aux oreillons peut causer la stérilité, si la maladie est contractée après la puberté. Chez les femmes, les causes de la stérilité englobent le mauvais fonctionnement des ovaires, le sous-développement de l'utérus, le blocage des trompes et les anomalies des ovules. L'inflammation des ovaires apparaît chez les femmes qui ont souffert des oreillons après le début de la puberté.

Beaucoup de couples sont incapables de concevoir, bien que les deux partenaires ne présentent apparemment pas de défauts physiques. Dans ces cas, il s'agit généralement d'éléments psychologiques. Le stress ou la tension perturbent le système nerveux autonome et le système endocrinien. Le diagnostic shiatsu révèle là une raideur des régions cervicales et lombaires, tant chez l'homme que chez la femme. Les degrés de raideur des régions fessières sont parfois différents, car le déplacement de l'articulation sacro-iliaque déforme le pelvis. Cet état diminue le fonctionnement des nerfs splanchniques du pelvis (dans le système nerveux parasympathique) – du pelvis au système reproducteur, en passant par le côlon descendant, le rectum et la vessie – et provoque par conséquent un fonctionnement imparfait du système reproducteur. Dans ce cas, la partie inférieure de l'abdomen est généralement raide et froide.

Fig. 174

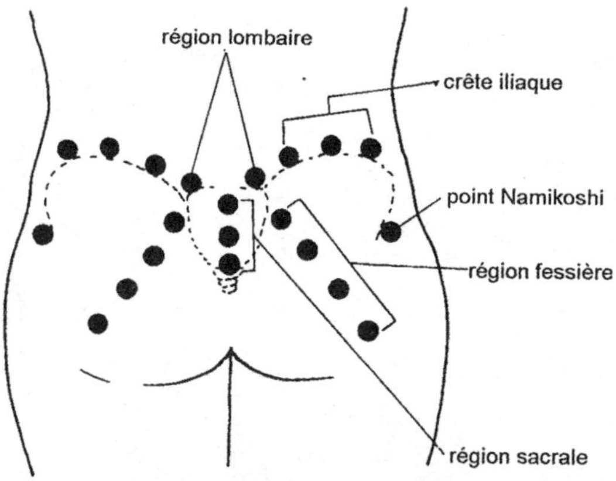

Fig. 175

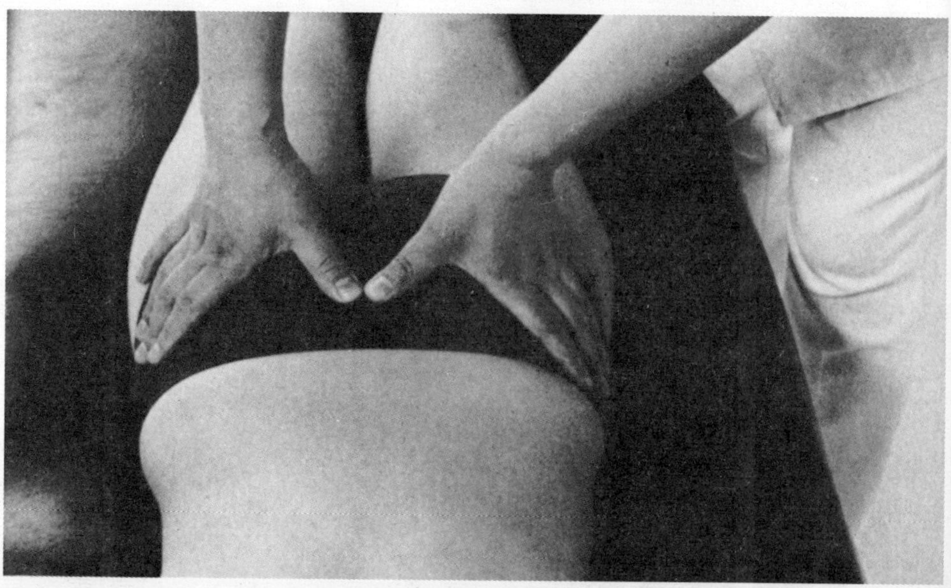

Fig. 176

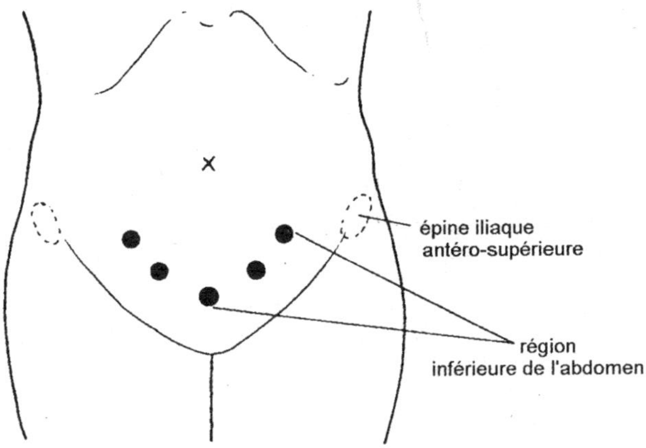

Fig. 177

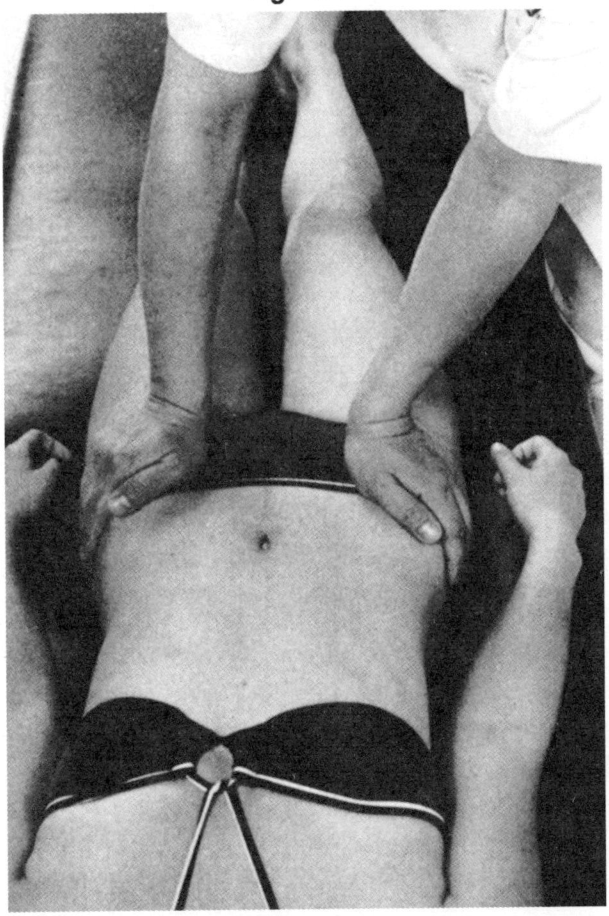

Thérapie shiatsu

1. Le traitement commence par la région cervicale. Le thérapeute assouplit avec soin la région cervicale antérieure, celle latérale, la région du bulbe rachidien et la région cervicale postérieure, dans cet ordre.

2. Le patient couché sur le ventre, le thérapeute traite la région dorsale en accordant une attention particulière aux deux côtés de la colonne vertébrale dans la région lombaire, l'arrête iliaque, la région sacrale, la région fessière et le point Namikoshi (figs 174 et 175).

3. Le patient couché sur le dos, le thérapeute traite alternativement les épines iliaques antéro-supérieures de droite et de gauche par une pression verticale appliquée avec le pouce (éminence

Fig. 178

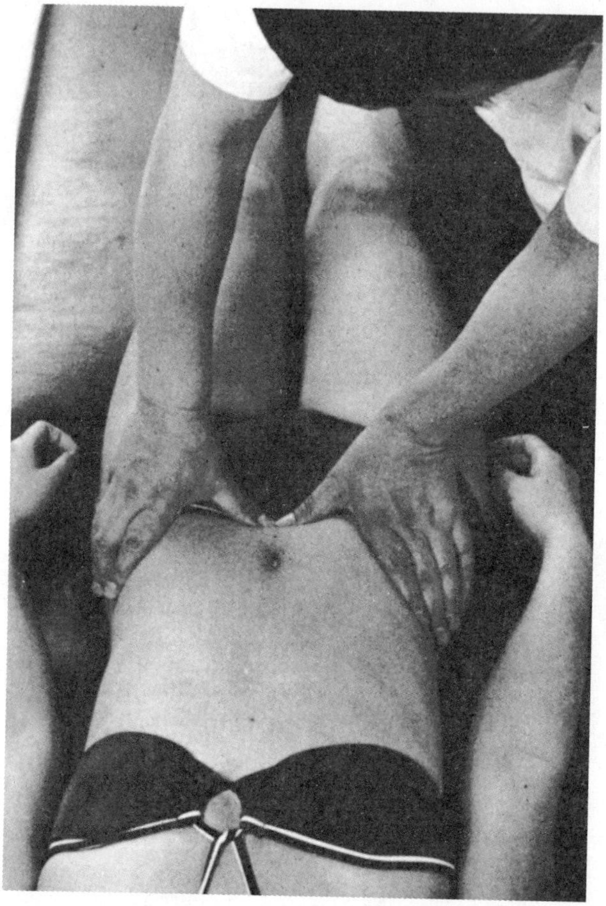

thénar) pour restaurer l'état normal de l'articulation sacro-iliaque (figs 176 et 177).

4. Ensuite, il assouplit soigneusement la raideur de la partie inférieure de l'abdomen par une pression soutenue appliquée soit avec les pouces, soit avec les paumes (fig. 178).

7. Frissons

Même quand il ne fait pas particulièrement froid, les femmes se plaignent parfois de frissons localisés dans la région cervicale, la région scapulaire, la région dorsale, la région lombaire, les articulations des jambes et des bras, les extrémités des jambes et des bras et la partie inférieure de l'abdomen. La raison en sont les anomalies du système nerveux autonome, ralentissant l'action des nerfs vasomoteurs, ce qui produit un blocage de la circulation et des anomalies des sécrétions endocriniennes. Une perte d'appétit, une indigestion, une anémie, des frissons la nuit et des douleurs menstruelles accompagnent fréquemment ce trouble.

Thérapie shiatsu

Il est important d'améliorer la circulation sanguine et l'état du corps en traitant toutes les parties qui peuvent souffrir d'un tel trouble, avec une attention particulière accordée aux endroits dont le patient se plaint (figs 179 et 180) : région cervicale antérieure, région du bulbe rachidien, région cervicale postérieure, région supra-scapulaire, région

Fig. 179. Points shiatsu sur le dos, aux endroits où peuvent se produire des frissons

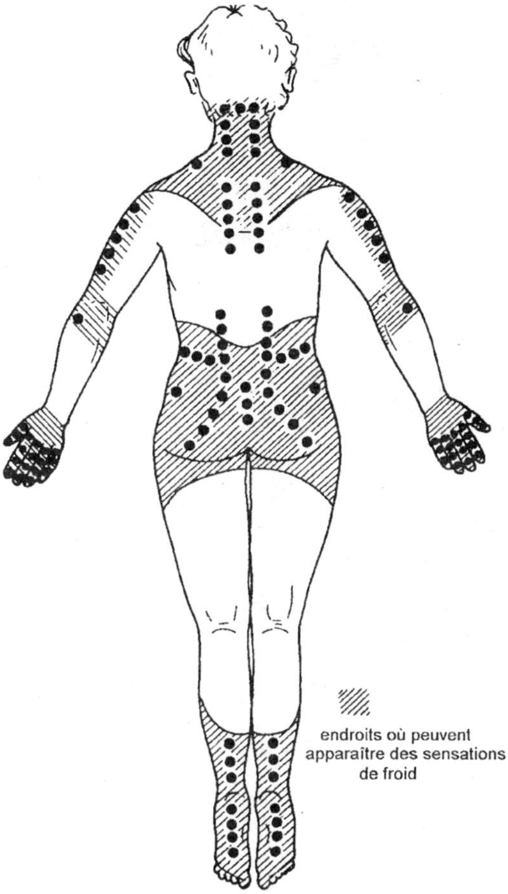

Fig. 180. Points shiatsu sur l'abdomen, aux endroits où peuvent se produire des frissons

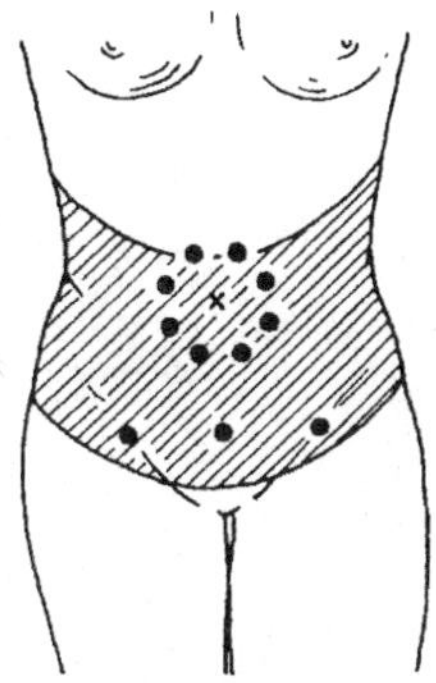

inter-scapulaire, région lombaire, région sacrale, région fessière, point Namikoshi, jambes (particulièrement la région crurale latérale, la région crurale postérieure, la région dorsale, la région plantaire et les orteils), bras (particulièrement la région latérale de l'avant-bras, la région dorsale, les doigts et la paume) et abdomen (particulièrement sa partie inférieure – fig. 180).

8. Nausées matinales

Les nausées matinales, se manifestant par une perte d'appétit, une augmentation de la salivation, des vomissements et des modifications des préférences diététiques, sont caractéristiques de la grossesse et se produisent généralement pendant le second ou le troisième mois. Comme son nom l'indique, cet état se produit souvent de bonne heure le matin, avant le petit déjeuner. On pense que les tissus chorioniques éliminent les produits métaboliques au moment de la formation du placenta. Ces produits pénètrent dans le courant sanguin, modifient les

Fig. 181

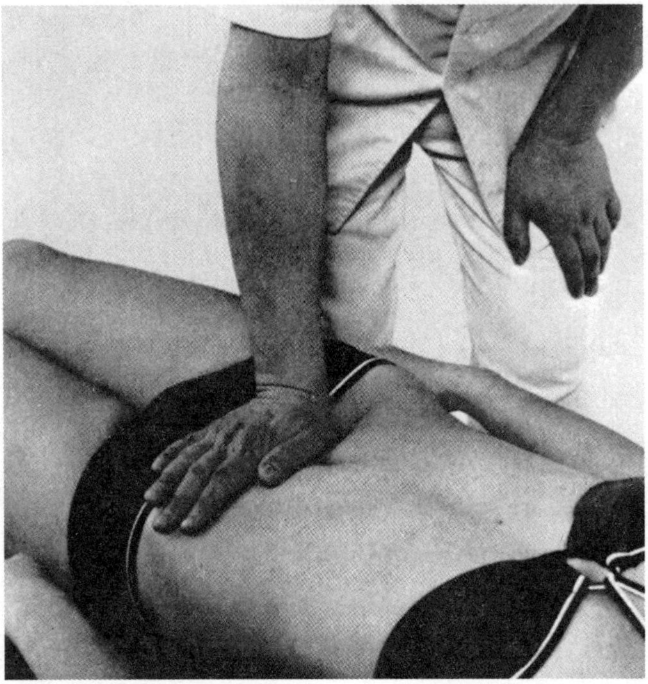

éléments constituants du sang et provoquent ainsi des nausées matinales qui cessent généralement au cinquième mois de grossesse, quand le placenta est totalement formé.

Des cas graves ou persistants de nausées matinales (vomissements incoercibles de la grossesse) apparaissent spécialement chez les femmes qui ont l'estomac faible et qui sont nerveuses.

Fig. 182. Du 4e point inter-scapulaire au 3e point sous-scapulaire

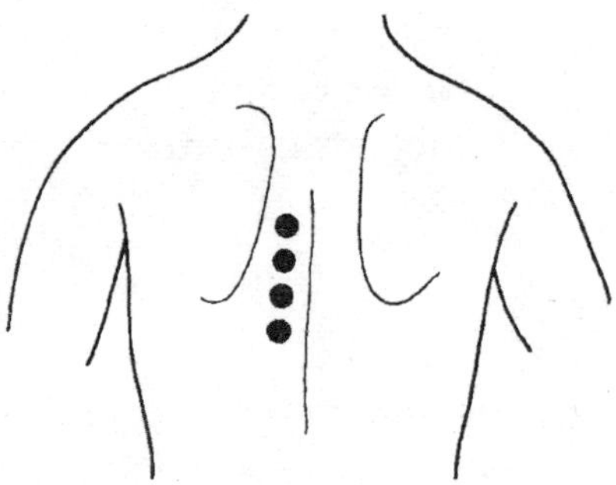

Thérapie shiatsu

Pour les femmes enceintes le thérapeute doit appliquer un traitement léger. Evidemment, la thérapie doit être effectuée soit en position assise, soit couchée sur le dos, soit couchée sur le côté droit ou gauche. On ne doit jamais effectuer une thérapie quand l'estomac est vide. Le meilleur moment pour la thérapie est après les repas, quand l'estomac est rassasié.

1. La patiente assise se tenant droite, le thérapeute traite doucement les régions cervicales antérieure, latérale et postérieure et le bulbe rachidien.

2. La patiente couchée sur le côté gauche, le thérapeute assouplit avec soin les régions supra-scapulaires et inter-scapulaires raides. Puis,

il assouplit lentement et soigneusement les points particulièrement durs des rangées de points allant du quatrième point inter-scapulaire au troisième point sous-scapulaire (figs 182 et 183). Ensuite, il appuie doucement sur tous les points à partir de là jusqu'aux dix points sous-scapulaires (région lombaire). La patiente couchée sur le côté droit, le thérapeute applique le même traitement sur l'autre côté.

Fig. 183

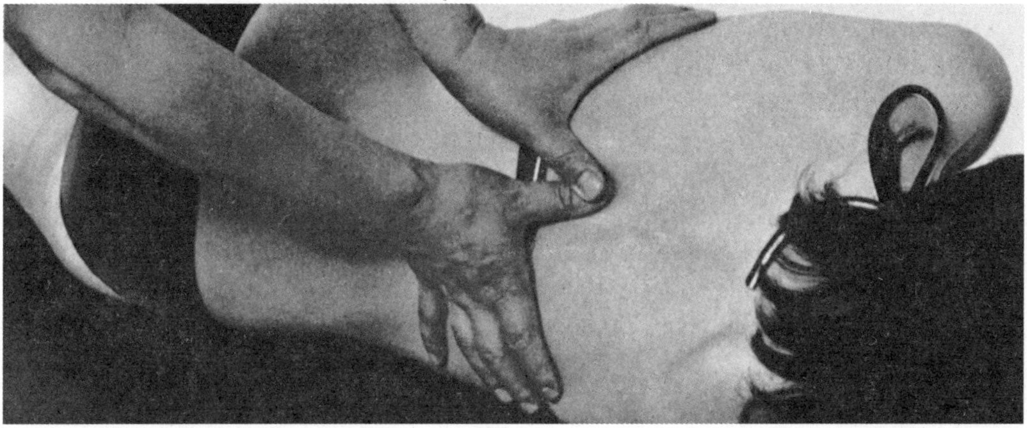

Fig. 184

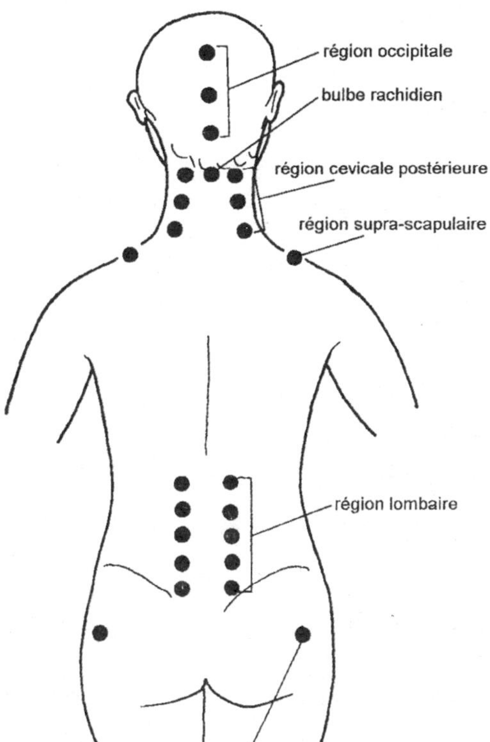

3. La patiente couchée sur le dos, le thérapeute applique une pression lente et légère avec la paume sur toute la zone abdominale, en s'attardant sur le creux épigastrique.

Quand l'appétit augmente pendant la grossesse, la femme peut consommer de petites quantités d'aliments facilement digérables, à son aise. Les vomissements diminuant les fluides corporels, la patiente doit boire davantage de boissons rafraîchissantes, thé ou lait, pour stimuler la miction, qui élimine les toxines du corps. Elle doit toujours rester calme et se rappeler que les nausées matinales sont seulement temporaires, si désagréables qu'elles soient.

9. Ménopause

Bien que des différences individuelles existent, presque toutes les femmes subissent l'arrêt des cycles menstruels à la ménopause. Quand cela arrive, les ovaires diminuent et le système endocrinien est déséquilibré, ce qui cause des troubles du système nerveux autonome, provoquant stress, tension artérielle élevée, maux de tête, palpitations et autres troubles. Les troubles sont plus graves chez les femmes minces, nerveuses et chez celles qui sont prédisposées à des frissons. Plus la femme s'en inquiète, plus ces symptômes persisteront, car ils sont fortement influencés par les éléments psychologiques. Par conséquent, c'est très important de garder son calme et de se dire que les problèmes disparaîtront avec le temps.

Fig. 185

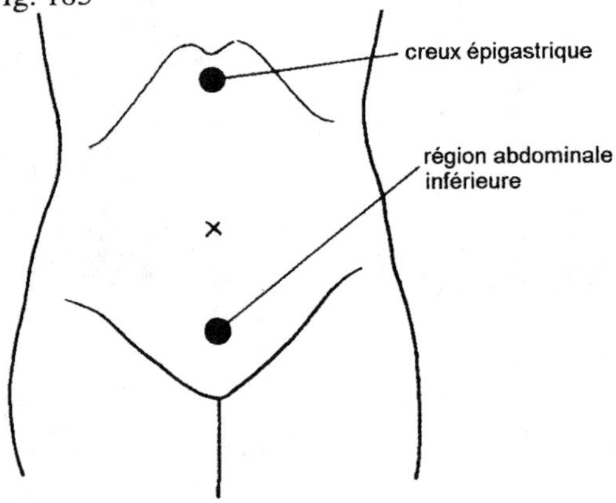

Fig. 186

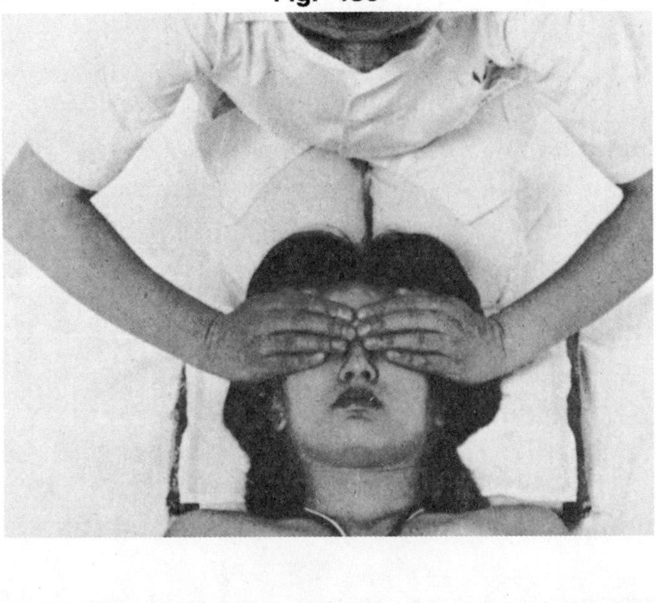

Thérapie shiatsu

1. La patiente couchée sur le côté gauche, le thérapeute traite les régions cervicale gauche, cervicale antérieure, cervicale latérale, le bulbe rachidien et la région cervicale postérieure. Puis, la

patiente couchée sur le côté droit, le thérapeute répète le traitement sur le côté droit. Il insiste sur les régions cervicales antérieures et sur le bulbe rachidien.

2. La patiente couchée sur le ventre, le thérapeute applique un traitement minutieux sur les régions occipitale, supra-scapulaire, lombaire et sur le point Namikoshi (fig. 184). Ensuite il traite légèrement les jambes.

3. La patiente couchée sur le dos, le thérapeute traite légèrement les surfaces antérieures des jambes, des bras, la tête, la région du visage et tout l'abdomen. Une attention spéciale doit être accordée au traitement de la partie inférieure de l'abdomen et au creux épigastrique, ainsi qu'à la pression avec la paume sur les yeux (figs 185 et 186).

10. Menstruations irrégulières et douleurs menstruelles

Fig. 187

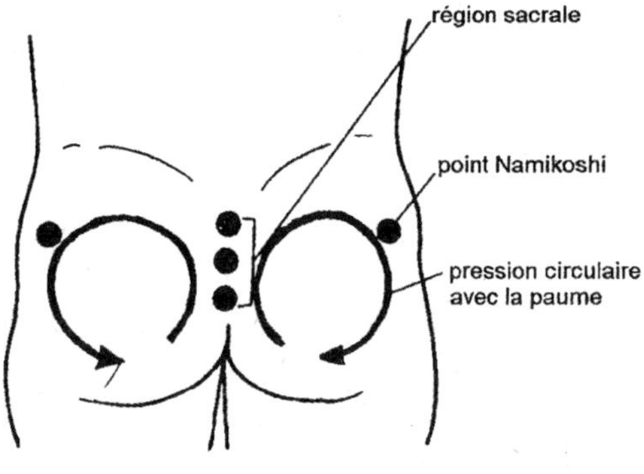

La menstruation normale se produit en moyenne tous les 28 jours, mais parfois ce cycle est perturbé. Certaines femmes ont des périodes longues ou certaines adolescentes n'ont pas de menstruation à l'âge normal. Le plus souvent, les irrégularités menstruelles sont provoquées par un déséquilibre hormonal du à la tension psychologique ou à un choc, à la faiblesse constitutionnelle, à l'excès de fatigue ou à une faiblesse corporelle pathologique. Pendant la menstruation normale, la plupart des femmes ressentent des douleurs

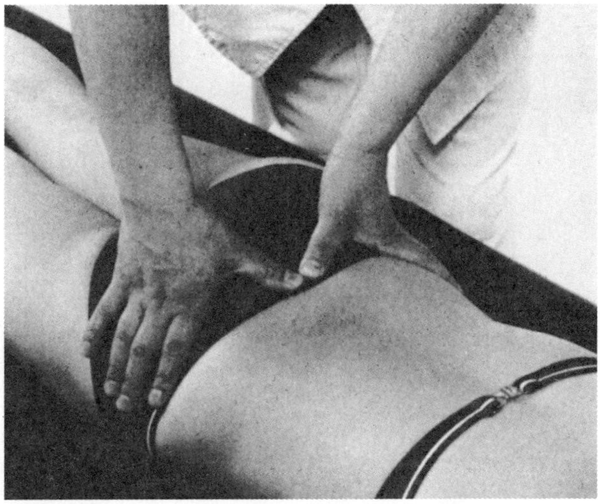

Fig. 188

dans la partie inférieure de l'abdomen, douleurs de la région lombaire, maux de tête et nausées. Dans les cas graves, les femmes doivent se reposer, car l'utérus est soit insuffisamment développé, soit sa retrofléxion ou antéfléxion excessive provoquent des douleurs quand il se contracte fort pendant la menstruation.

Thérapie shiatsu

1. La patiente couchée sur le ventre, le thérapeute traite simultanément plusieurs fois les deux côtés de la région du bulbe rachidien, la région lombaire, la région sacrale et les points Namikoshi. Les applications durent au moins cinq secondes par point (figs 187 à 189).

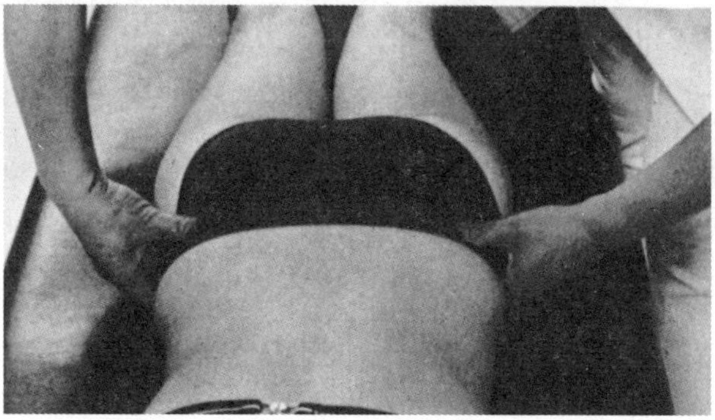

Fig. 189

Fig. 190. Région abdominale inférieure

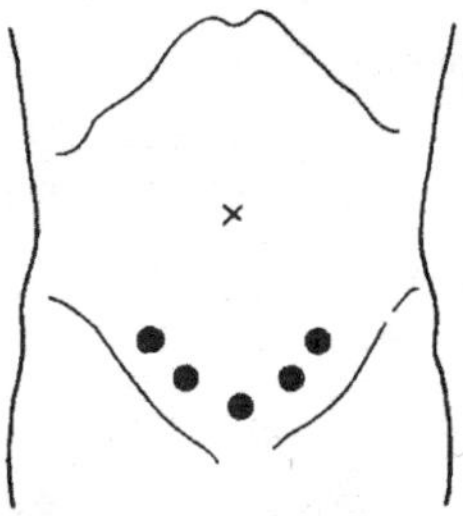

2. Plusieurs applications de pression circulaire avec la paume (dirigée vers l'extérieur) sont effectuées alternativement sur les régions fessières droite et gauche (fig. 187).

3. La patiente couchée sur le dos, le thérapeute traite attentivement les épines iliaques antéro-supérieures de droite et de gauche. Ensuite, il assouplit la partie inférieure de l'abdomen par une pression verticale avec le pouce (éminence thénar) (figs 190 et 191).

Fig. 191 ▶

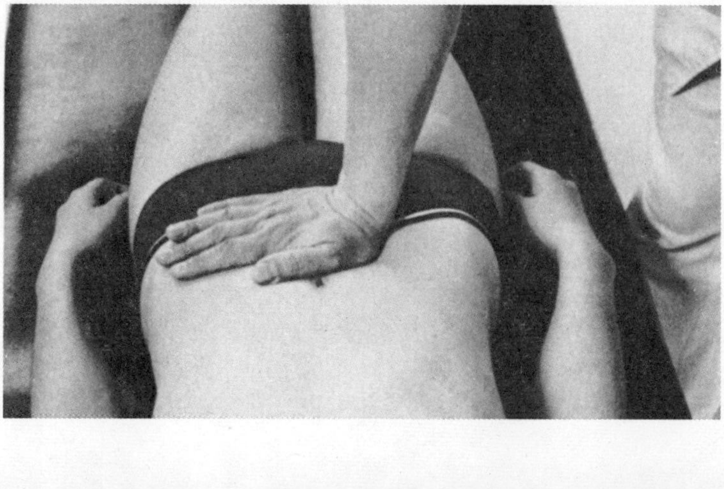

Troubles des organes sensoriels

1. Blépharoptose (chute de la paupière supérieure)

Fig. 192

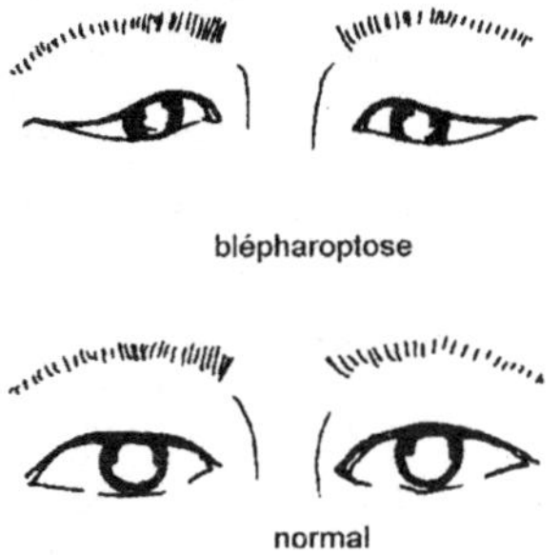

La paupière supérieure tombe lourdement (fig. 192), forçant la personne affectée à froncer le front, relever les sourcils et avancer le menton pour voir vers le haut. Dans les cas graves, le patient doit soulever ses paupières avec les doigts pour voir. Cet état est provoqué par la paralysie des muscles relevateurs des paupières supérieures, d'un côté ou des deux côtés du visage, et par conséquent par la fermeture de la fente palpérale. Bien qu'il s'agisse souvent d'un trouble congénital, il peut être provoqué par un traumatisme ou par des anomalies des nerfs oculomoteurs ou par le sous-développement des muscles relevateurs des paupières supérieures. Chez les adultes, cet état peut être provoqué par une fatigue chronique des yeux ou par un œdème des paupières.

Thérapie shiatsu

1. Le patient couché sur le dos, le thérapeute s'installe derrière la tête du patient. Il applique une pression soutenue avec les index, les médius et les annulaires sur les muscles relevateurs fermés des paupières supérieures du patient.

2. Ensuite, avec trois doigts ou avec le pouce il appuie sur cinq points, à des intervalles rapprochés, sur les muscles relevateurs des paupières supérieures. La pression est appliquée avec une légère traction dans la direction du front (figs 193 et 194). Après cela, le thérapeute utilise une pression vibratoire. Dans les deux cas, il prend soin de ne pas appuyer directement sur les globes oculaires.

Fig. 193

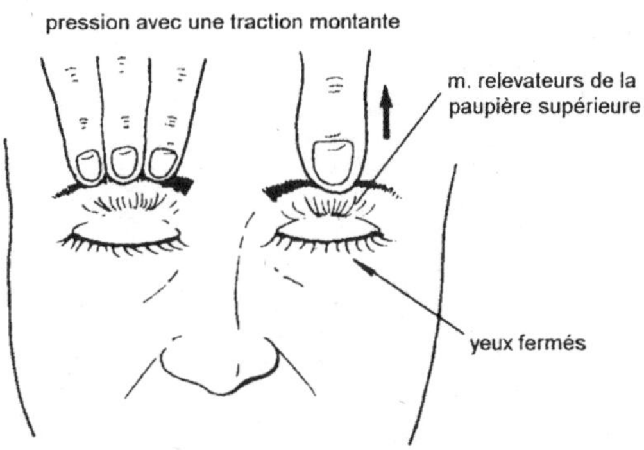

Fig. 194

Fig. 194

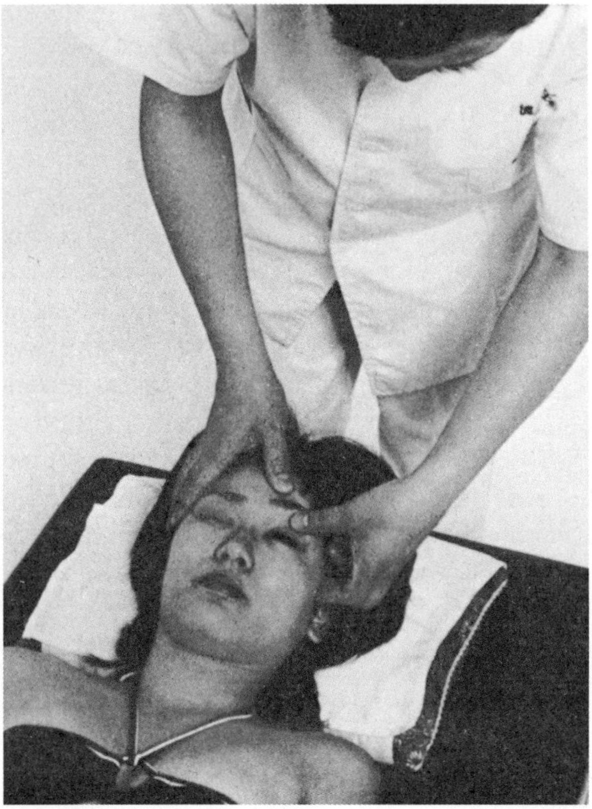

2. Sinusite

L'accumulation de pus dans les sinus paranasaux – l'espace pneumatique contigu à la cavité nasale, tel que le sinus maxillaire, le sinus frontal au-dessus de la glabelle, le sinus ethmoïde entre le nez et les yeux et le sinus sphénoïde (sur la ligne médiane des yeux (fig. 195) – est provoquée par une inflammation suite au catarrhe ou à d'autres maladies contagieuses. La sensation d'étouffement que cet état provoque peut causer insomnie, perte de concentration, de mémoire et de capacité de réfléchir. Parfois cet état est aïgu (par exemple, quand il est provoqué par le catarrhe), parfois il est le résultat chronique d'une allergie.

Fig. 195. Position du sinus paranasal

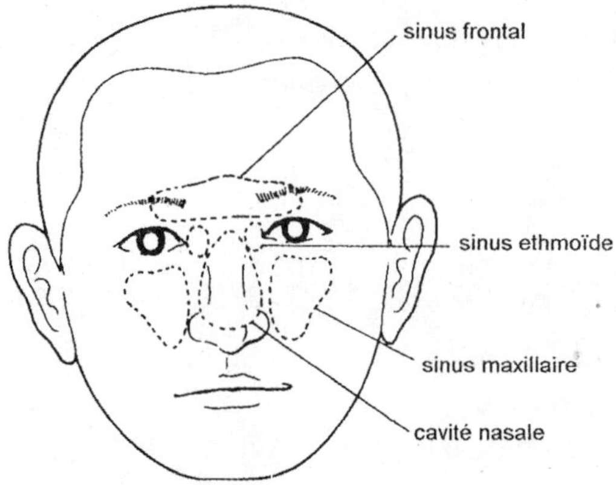

Thérapie shiatsu

1. Le patient couché sur le côté gauche, le thérapeute traite la région du bulbe rachidien et la région cervicale postérieure pour stimuler les nerfs sympathiques et guérir ainsi l'inflammation en provoquant la contraction des vaisseaux

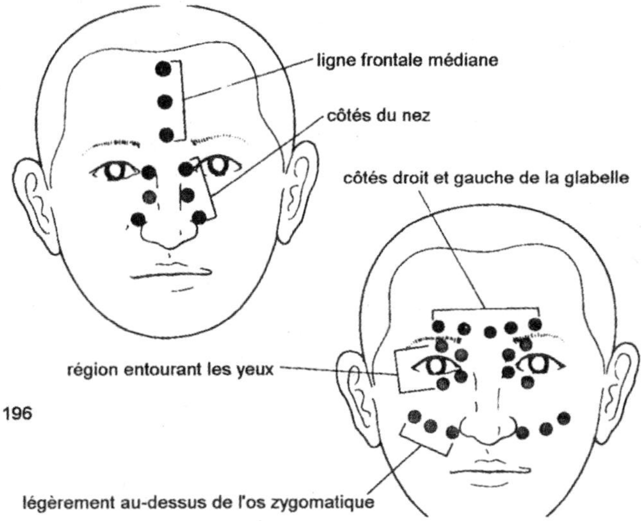

Fig. 196

sanguins de la membrane nerveuse nasale.

Quand cela arrive, la respiration nasale redevient libre et normale.

2. Le patient couché sur le dos, le thérapeute se concentre sur le traitement de la ligne médiane de la tête et applique une pression sur la ligne frontale médiane, la périphérie de la zone orbitaire, les deux côtés du nez et la zone située légèrement au-dessus de l'arrête zygomatique (figs 196 à 198).

Fig. 197

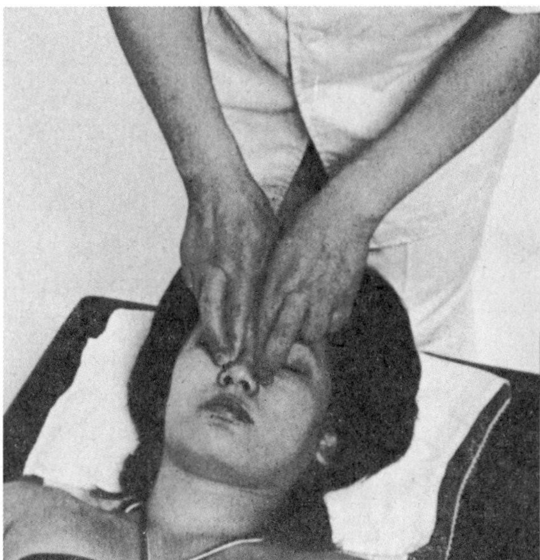

Fig. 198

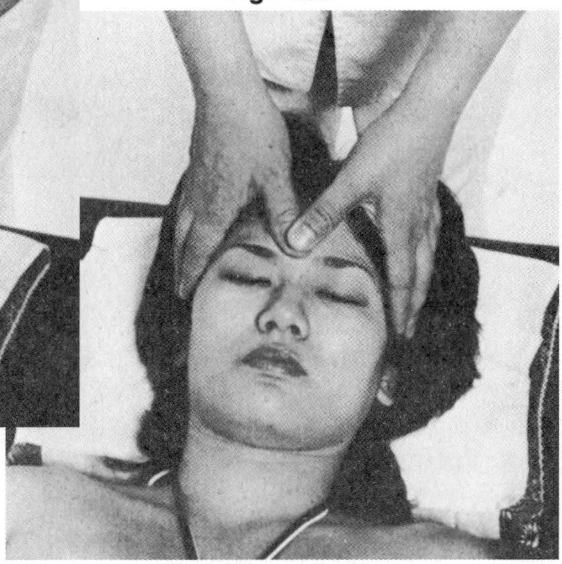

3. Epistaxis (hémorragie nasale)

Chez les enfants, les nombreux petits vaisseaux sanguins de la membrane muqueuse nasale sont si sensibles et fragiles qu'un simple coup sur le nez les fait se déchirer et provoque un saignement (épistaxis). Parfois la consommation du chocolat ou des boissons riches en caféine stimule la dilatation de ces vaisseaux sanguins et leur déchirement, ce qui provoque des hémorragies nasales. La zone de Kiessenbach (zone fine devant la cloison nasale) (fig. 199) est la source la plus suceptible d'hémorragie nasale. Chez les adultes souffrant d'artériosclérose, d'hypertension ou d'autres maladies qui fragilisent les vaisseaux sanguins, des hémorragies nasales peuvent se produire. De plus, c'est souvent la contrepartie de la menstruation ou de l'hémorragie cérébrale.

Fig. 199

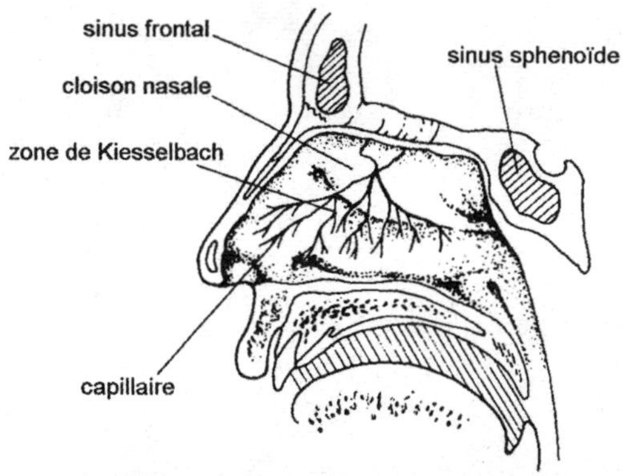

Fig. 200. Effets du traitement du bulbe rachidien

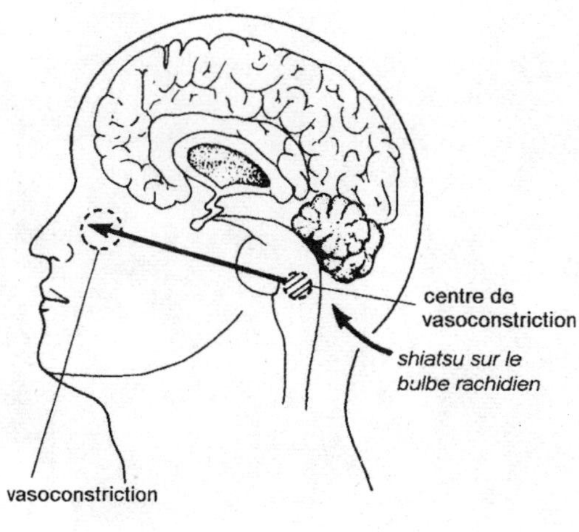

Thérapie shiatsu

Le patient assis, le thérapeute traite la région du bulbe rachidien (figs 200 et 201). Puis, tenant un mouchoir propre ou une serviette contre le nez du patient avec la main gauche, le thérapeute appuie le pouce droit sur la région du bulbe rachidien. La pression est une poussée et un pétrissage vers le haut et est dirigée vers la cloison nasale (figs 202 et 203). Elle dure de cinq à sept secondes et est répétée.

Une telle pression stimule le centre de vasoconstriction du bulbe rachidien pour provoquer la contraction des vaisseaux sanguins et arrêter l'hémorragie nasale.

Fig. 201

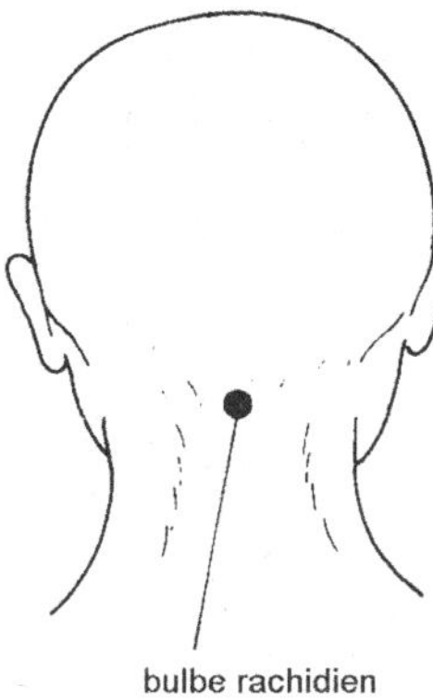

Fig. 202

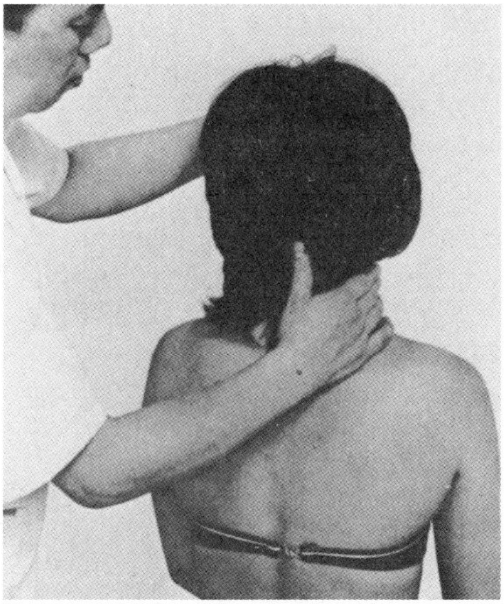

Fig. 203

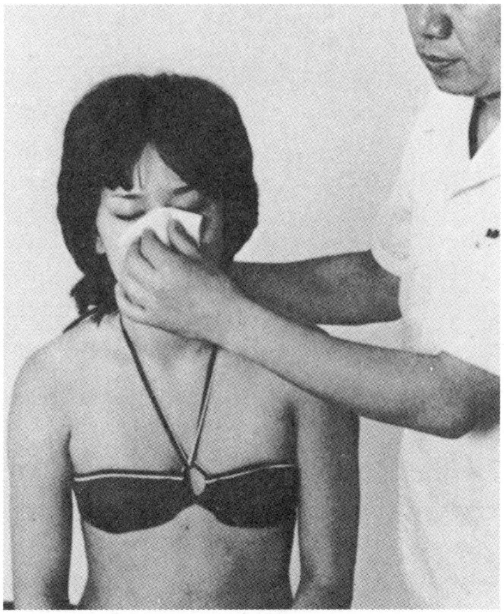

Fig. 204

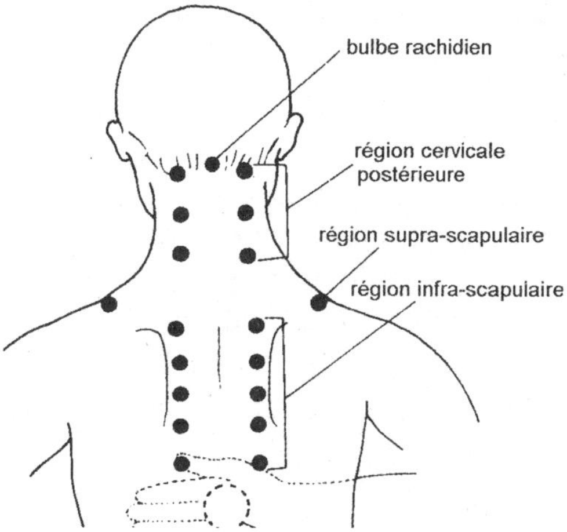

4. Mal des transports

La vibration, le mouvement de haut en bas et la variation de la vitesse des voitures, des bateaux et des avions provoquent – le plus souvent chez les jeunes filles – le mal des transports, qui se manifeste par des vertiges, des nausées, des vomissements, des sueurs froides et pâleur. Le mouvement du véhicule produit une variation de la pression des sinus lymphatiques de l'oreille interne. Cela stimule l'épithélium sensoriel, perturbe l'équilibre du système nerveux autonome et produit les troubles décrits ci-dessus. L'état se présente habituellement chez les gens qui souffrent d'un estomac faible, gastroptose, insomnie et hypersensibilité nerveuse.

Fig. 205

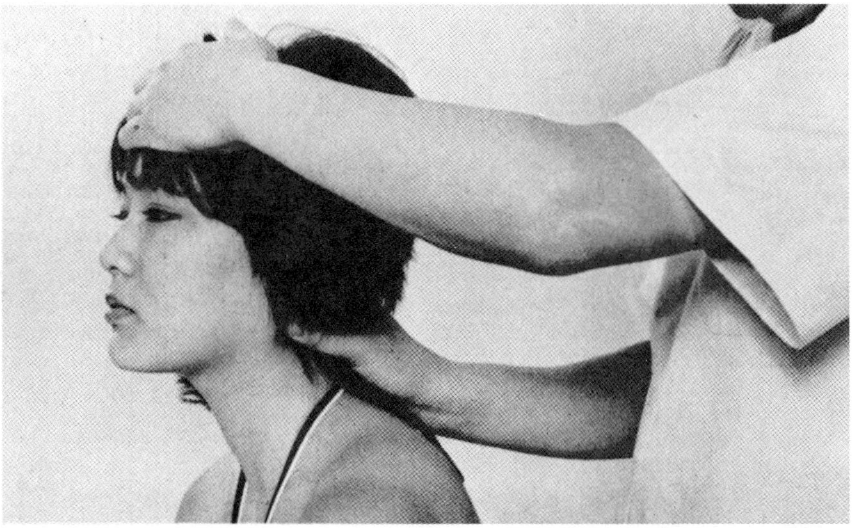

Le mal des transport étant lié aux sens visuel, auditif et olfactif, les gens qui en souffrent devraient lire ou écouter de la musique quand ils voyagent et ne pas regarder le paysage. L'air sec à l'intérieur d'un véhicule fermé irrite la membrane muqueuse nasale. Pour prévenir cela, les personnes qui sont prédisposées à cet état doivent boire lentement une boisson chaude ou tenir des serviettes chaudes humides contre leur nez quand elles voyagent. Il est extrêmement important de rester calme, car l'inquiétude de succomber à cet état le provoque le plus souvent.

Thérapie shiatsu

1. Le patient assis le dos droit, le thérapeute place sa paume gauche sur le front de celui-ci et traite lentement et calmement la région cervicale latérale, la région du bulbe rachidien et la région cervicale postérieure avec la main gauche (figs 204 et 205).

2. Le patient couché sur le ventre, le thérapeute traite les deux régions supra-scapulaires et inter-scapulaires. Il doit accorder une attention spéciale aux quatrième et cinquième points inter-scapulaires (fig. 204).

3. Finalement, le patient couché sur le dos, le thérapeute applique une pression sur le creux épigastrique, en coordonnant son action avec la respiration du patient. Si son état empêche le patient de se coucher sur le dos, il doit s'asseoir le dos droit et le thérapeute doit traiter le creux épigastrique avec sa paume droite, en restant derrière le patient ou à sa droite.

5. Bourdonnements des oreilles

Les bourdonnements des oreilles peuvent être unilatéraux ou bilatéraux. Les bourdonnements unilatéraux sont un trouble pathologique de l'oreille externe et du barillet. Ceux bilatéraux sont un trouble de l'oreille interne et sont reliés aux autres maladies organiques. Les bourdonnements étouffés se produisent dans le barillet et l'oreille externe, tandis que ceux aigus se produisent dans l'oreille interne. Parmi les quelques causes on trouve l'hypertension, l'hypotension, l'artériosclérose, la ménopause, le rhumatisme, l'insomnie, le vertige de Menière, le syndrome de Menière, l'anémie, la présence de corps étrangers dans l'oreille, le cérumen, etc. Suite à ces troubles, les vaisseaux sanguins avoisinants l'oreille se contractent et on entend leurs pulsations. Mais dans beaucoup de cas ces bourdonnements sont d'origine indéterminée. C'est surtout le cas des bourdonnements bilatéraux, quand le son persiste longtemps.

Fig. 206

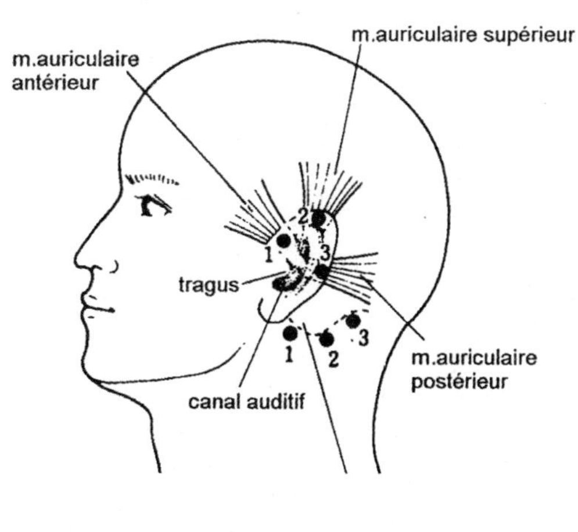

Thérapie shiatsu

1. Le patient assis, le thérapeute utilise ses pouces pour appuyer sur les trois points situés sur les muscles auriculaires antérieur, supérieur et postérieur (fig. 206).

Fig. 207

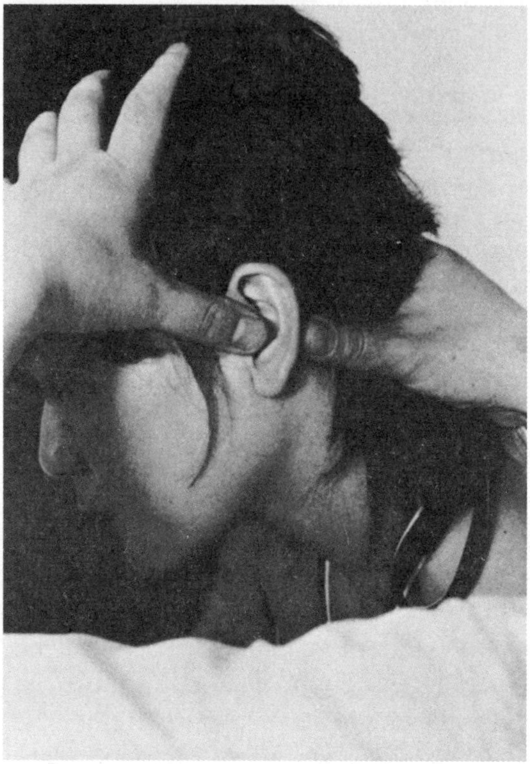

2. Plaçant son pouce sur le tragus pour fermer le conduit auditif, le thérapeute appuie sur les trois points entourant l'apophyse mastoïdienne (fig. 206), cinq secondes par point. En ce faisant, il appuie et relâche alternativement son pouce sur le canal auditif pour l'ouvrir et le fermer (fig. 207). Quand il s'applique lui-même ce traitement, le patient doit ouvrir et fermer le canal auditif avec l'index et appuyer sur les points entourant l'apophyse mastoïdienne avec le pouce (fig. 208).

3. Ensuite, le thérapeute doit appuyer doucement sur toute l'oreille pendant cinq secondes, avec la paume. Quand les cinq secondes se sont écoulées, la paume doit être relevée rapidement. Dans les cas de bourdonnements bilatéraux, le traitement avec la paume est appliqué simultanément sur les deux oreilles.

Fig. 208

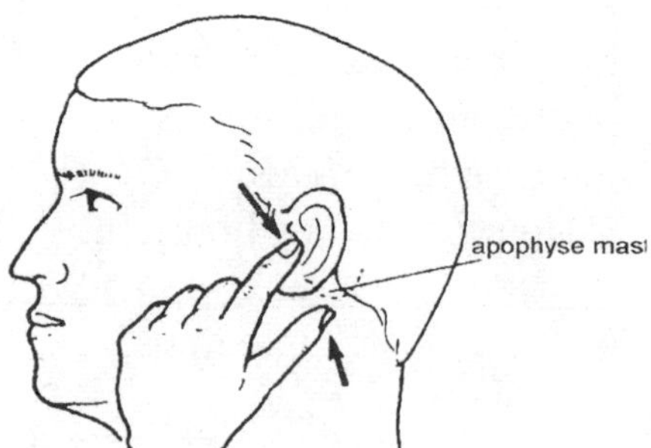

Maladies respiratoires

1. Asthme bronchique

Une attaque d'asthme prend la forme d'un brusque étouffement dans la gorge, une lourdeur dans la poitrine, halètements et toux persistante. Les spasmes des muscles lisses des parois du tube bronchique pro-

Fig. 209. Quatre points de la région cervicale antérieure

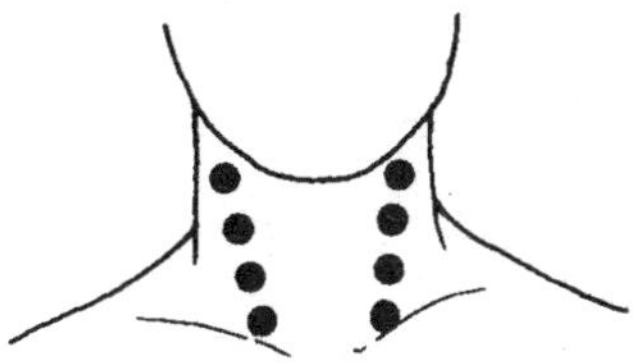

voquent une bronchosténose, qui résulte en dyspnée expiratoire. Les attaques se produisent souvent tard la nuit et tôt le matin, surtout en automne.

L'asthme est apparenté de près aux allergies alimentaires et olfactives. Le passage bronchique et l'œsophage des asthmatiques sont hypersensibles.

Bien qu'on puisse énumérer beaucoup de choses qui déclenchent des allergies – poussière, pollen, poils des animaux, fruits de mer, œufs, épinards, etc. – il y a beaucoup de variation individuelle.

Fig. 210

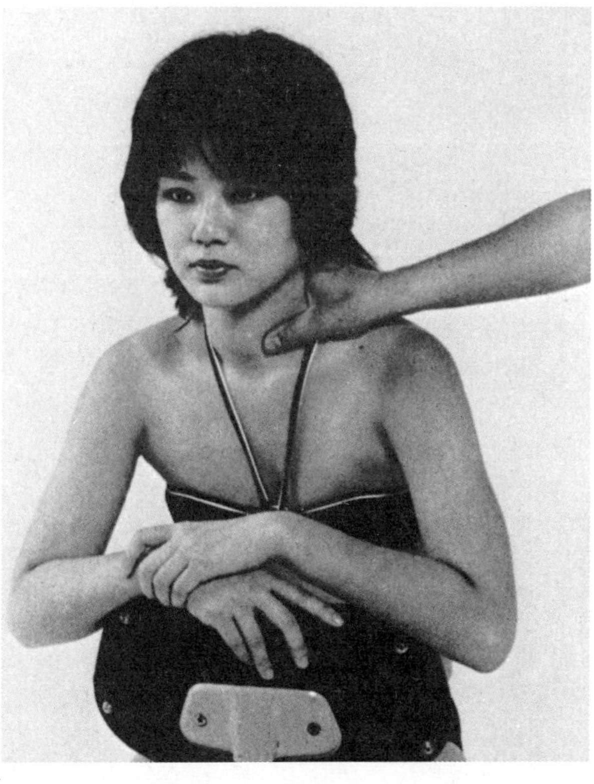

Thérapie shiatsu

Quand le patient subit une attaque, on doit lui demander de se tenir droit pendant le traitement. La caractéristique des attaques asthmatiques est la difficulté à expirer. La dyspnée expiratoire provoquée par l'attaque d'asthme rend impossible la respiration quand on est assis. Cet état est appelé orthopnée.

1. Le thérapeute appuie avec le pouce sur les quatre points de la région cervicale antérieure gauche, puis sur les quatre points de la région cervicale antérieure droite (figs 209 et 210). On applique le traitement lentement plusieurs fois, pour calmer les spasmes des tubes branchiaux.

2. Le traitement est appliqué ensuite six fois sur la région du bulbe rachidien, six fois sur la région cervicale postérieure droite et six fois

Fig. 211

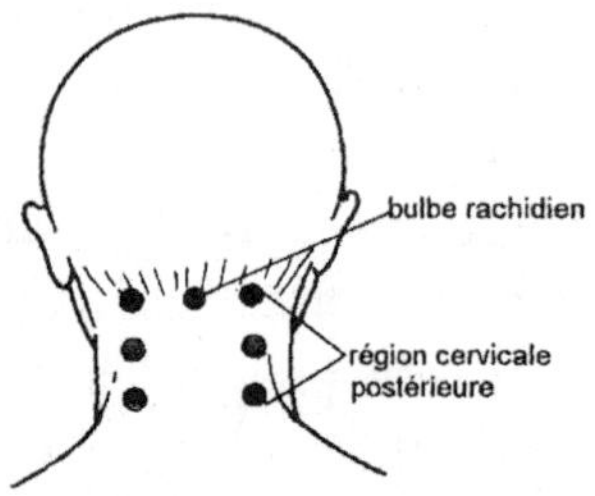

sur la région cervicale postérieure gauche (fig. 211). Les pouces sont utilisés sur la région du bulbe rachidien, le pouce et les autres doigts pour traiter simultanément les régions cervicales postérieures droite et gauche.

3. Le thérapeute traite ensuite les deux régions supra-scapulaires et les cinq points de la région inter-scapulaire (figs 212 et 213).

Fig. 212

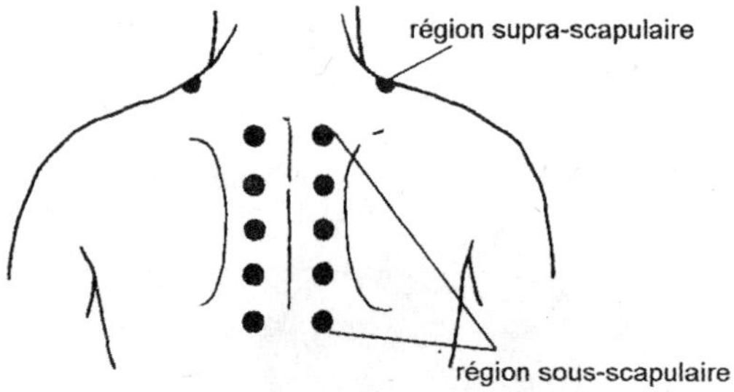

4. Debout derrière le patient, le thérapeute entoure de ses mains la partie supérieure du corps de celui-ci, pour que les index, les médius et les annulaires viennent en contact sur le corps sternal du patient.

Fig. 213

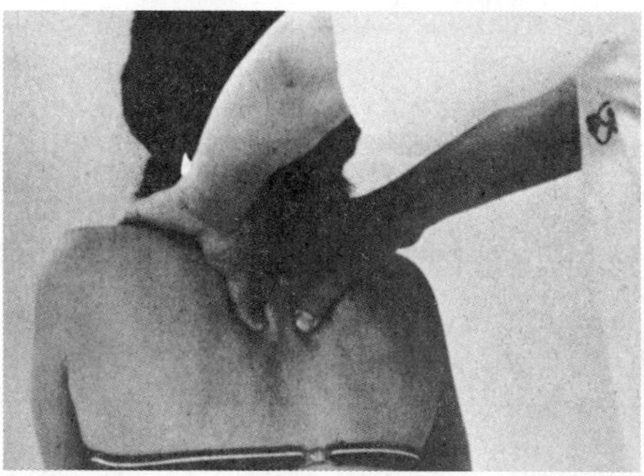

5. Le thérapeute continue à traiter simultanément ces huit rangées avec les index, les médius et les annulaires, du bas jusqu'au sommet. On doit être méthodique et répéter de trois à cinq fois.

6. Le thérapeute utilise ensuite les mêmes trois doigts pour traiter les trois points situés sur chaque sillon delto-pectoral. Le traitement est appliqué avec une traction vers l'arrière et est répété six fois (figs 215 et 216).

7. Finalement, restant debout derrière le patient, le thérapeute utilise soit les paumes superposées soit les index, les médius et les annulaires joints pour appuyer rythmiquement sur le creux épigastrique six fois, trois secondes par point (fig. 214). Quand il appuie, le thérapeute demande au patient d'expirer. Quand il relâche la pression, il demande

Fig. 214

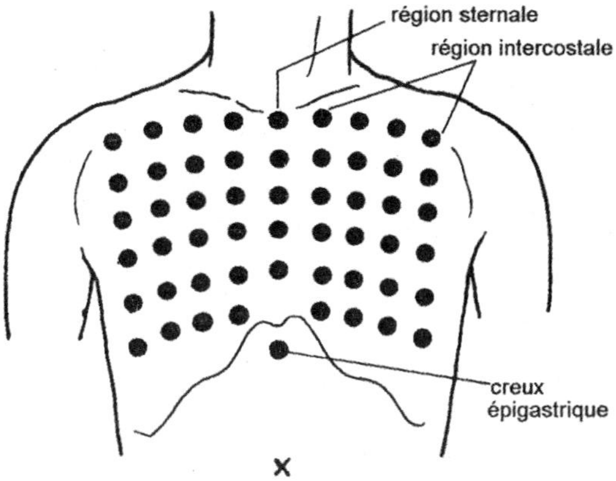

au patient d'inspirer. Cela régularise la pression. Le nombre de répétitions et les degrés de pression de chacun de ces traitements doivent être évalués en fonction de l'état du patient.

2. Hoquets

Tout le monde a souffert d'un hoquet à un moment ou un autre. En termes médicaux, c'est un mouvement respiratoire répétitif spasmodique. La tension nerveuse, le fait d'avaler brusquement quelque chose de chaud ou de manger quelque chose de très épicé peuvent provoquer le hoquet. Quand on avale, le nerf phrénique est stimulé, provoquant des contractions spasmodiques du diaphragme et l'ouverture brusque de la glotte, accompagnée par un son spécifique.

Fig. 215

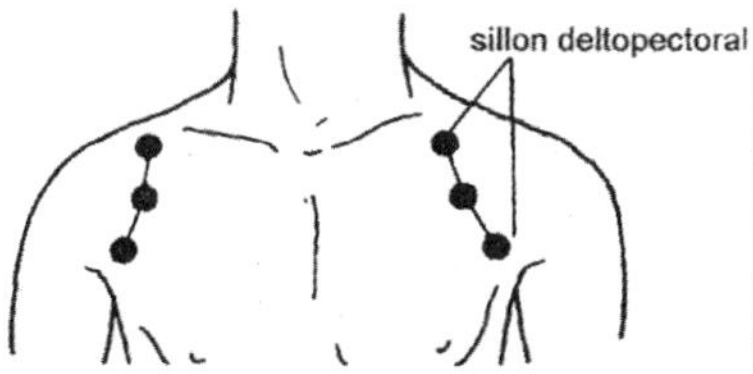

Fig. 216

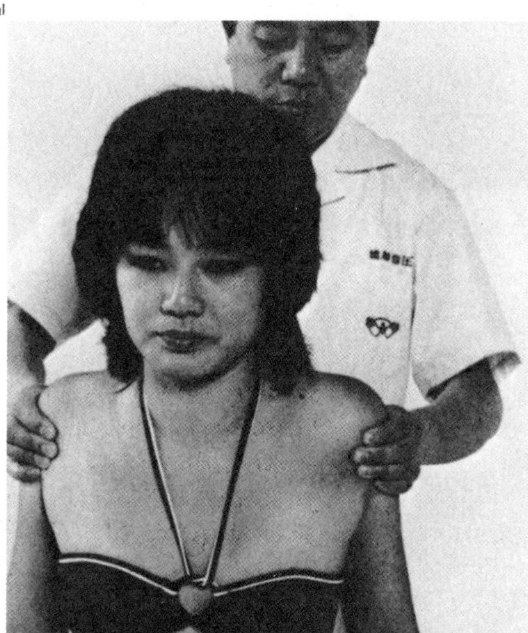

Fig. 218

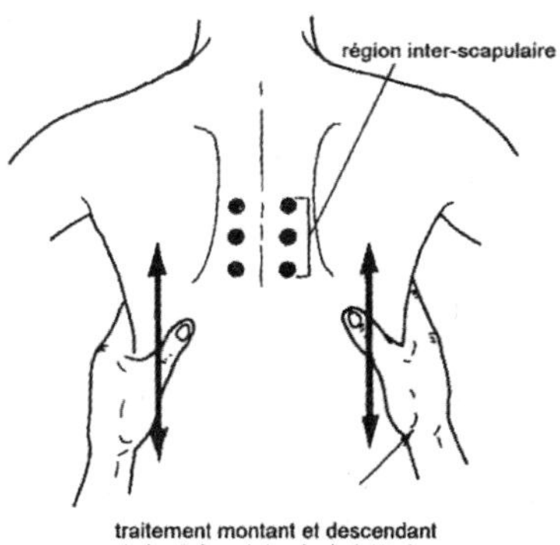

Fig. 217

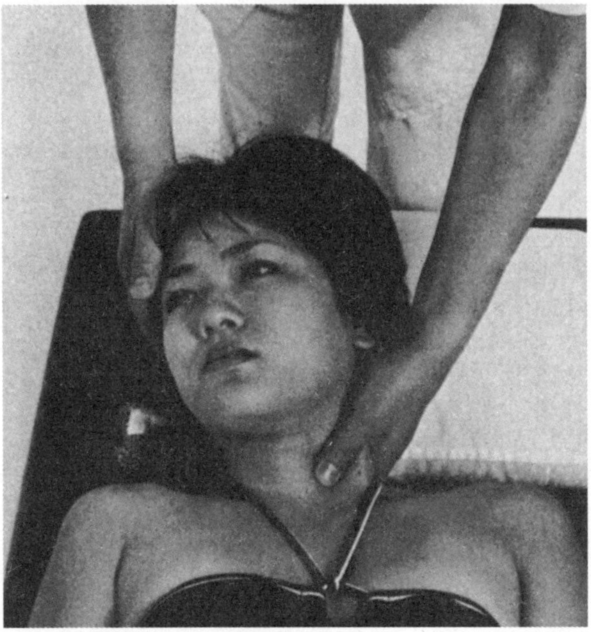

On peut guérir d'habitude le hoquet chez les enfants en leur faisant boire un verre d'eau et en frottant leur dos. Cependant, l'état peut devenir chronique chez les personnes âgées. Pour le prévenir, il faut administrer régulièrement une thérapie shiatsu sur la région cervicale antérieure, la région dorsale et le diaphragme.

Thérapie shiatsu

1. Le patient couché sur le dos, le thérapeute traite les quatre points de la région cervicale antérieure gauche (fig. 217) en accordant une attention particulière au troisième point (fig. 219) par lequel passe le nerf sciatique (ce traitement est efficace pour arrêter les spasmes brusques). Ensuite, il traite les quatre points de la région cervicale antérieure droite de la même façon.

Fig. 219

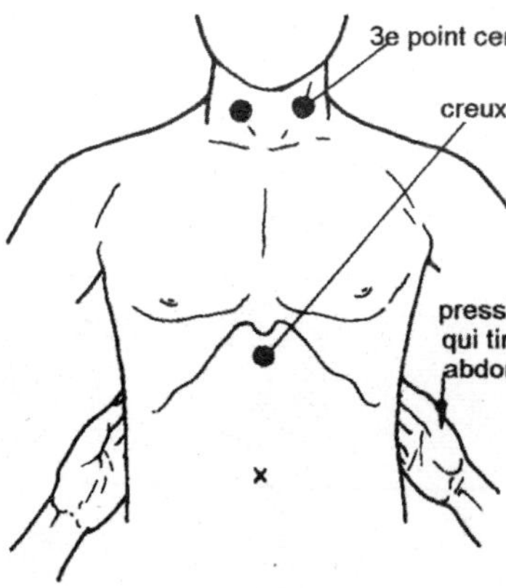

2. Le patient couché sur le ventre, le thérapeute traite les trois points des régions inter-scapulaires droite et gauche (fig. 218).

3. Appuyant ses paumes sur les régions abdominales latérales du patient au niveau du diaphragme, il exécute des applications rapides, montantes et descendantes, de pression aspirante sur les côtés droit et gauche en même temps (fig. 218).

4. Le patient couché sur le dos, le thérapeute applique un traitement minutieux avec la paume sur l'abdomen et effectue des mouvements de compression rapide, montant sur les deux côtés du corps du patient en même temps (fig. 219). Il répète cinq fois.

Tous les traitements décrits ci-dessus doivent être adaptés aux cas individuels et répétés aussi souvent que nécessaire. On peut ajouter une pression avec la paume sur les yeux. Une méthode simple pour guérir le hoquet est de retenir sa respiration en se pinçant le nez et en tirant la langue pendant un moment.

Maladies infantiles

1. Torticolis myogène congénital

Le fœtus a le cou contracté et la tête rentrée dans la poitrine et orientée vers le bas, vers l'orifice utérin, quand il se présente en position normale (fig. 220 A). En cas de présentation par le siège ou par exemple quand le visage de l'embryon est tourné comme sur la fig. 220 B – présentation de face – une pression est exercée à la naissance soit sur le muscle sterno-cléido-mastoïdien droit, soit sur le gauche, ce qui provoque la rupture des capillaires des fibres musculaires. L'hématome formé dans le muscle subissant ce changement dégénératif devient plus dur et se transforme en tumeur. A mesure que le muscle grandit, une contraction se produit, formant un cordon cicatriciel. Le muscle sterno-cléido-mastoïdien du côté affecté est raccourci, ce qui fait pendre la tête dans cette direction et provoque une torsion du côté sain (fig. 221). Cet état est appelé torticolis myogène congénital ; on doit en prendre particulièrement soin, car il est souvent accompagné d'une luxation congénitale de la hanche.

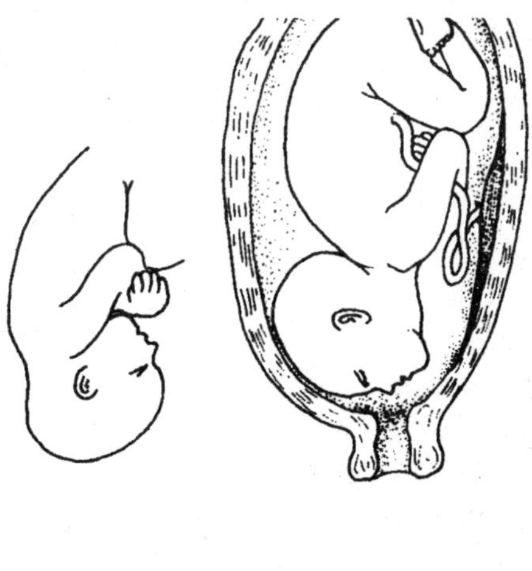

A. Présentation normale B. Présentation de face

Fig. 220. Présentations du fœtus

Thérapie shiatsu

Fig. 221

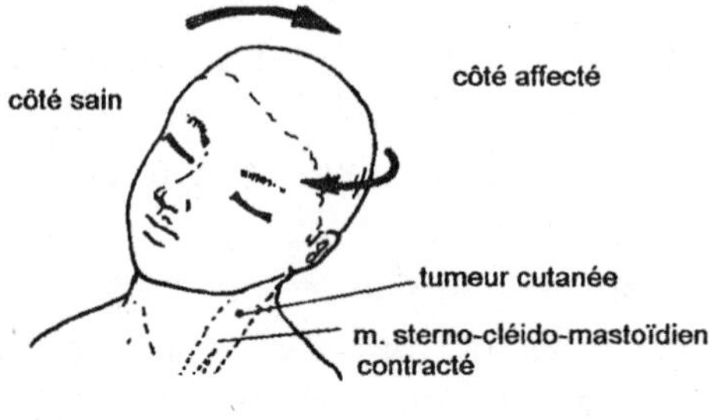

1. Le patient est couché sur le ventre. Le thérapeute palpe doucement les muscles sterno-cléido-mastoïdiens avec les index et les médius, à partir du sommet du sternum jusqu'à l'apophyse mastoïdienne, pour vérifier la présence d'une tumeur ou d'une induration.

Fig. 222

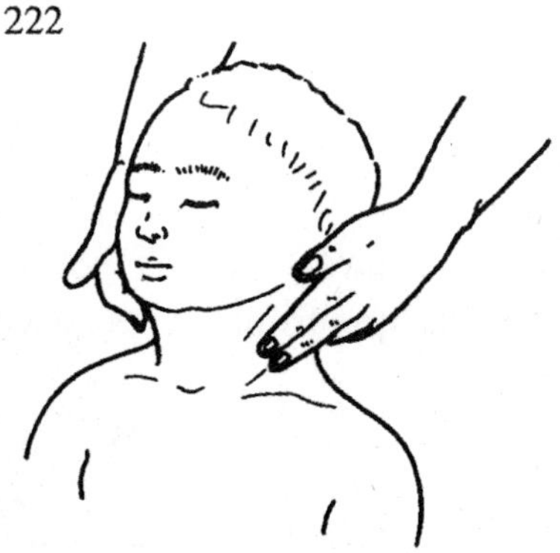

2. Quand une telle induration est détectée, le thérapeute effectue avec les mêmes deux doigts des applications de pression fluide montantes et descendantes à de petits intervalles sur la zone raide (fig. 222). Selon la forme de la tumeur, il peut être nécessaire d'attraper la zone affectée entre le pouce et l'index pour soulager la contraction. Sans appliquer trop de pression, le thérapeute traite toute la région cervicale antérieure.

3. Quand la raideur a été minutieusement éliminée, le thérapeute garde les régions temporales dans les mains et tourne progressivement la tête à partir du côté affecté vers le côté sain (fig. 223).

Rotation alternative du côté malade au côté sain

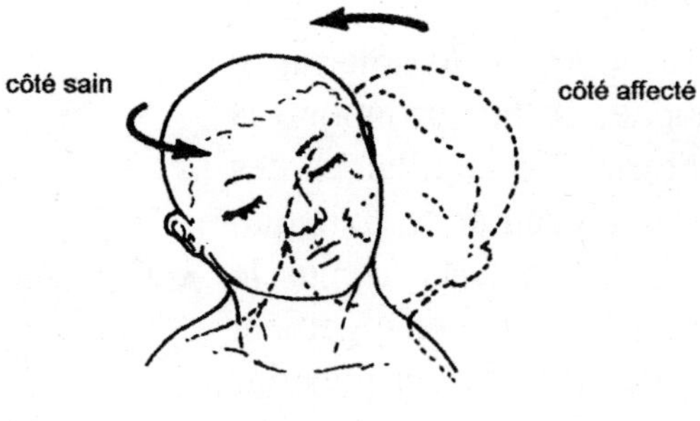

Bien que la contraction du muscle sterno-cléido-mastoïdien est la plus facile à corriger chez les nouveaux nés, le thérapeute doit faire preuve d'une extrême attention. Le traitement doit être extrêmement prudent et effectué entièrement par des spécialistes qualifiés. Quand de tels spécialistes ne sont pas disponibles, la procédure décrite ci-dessus doit être effectuée une fois par jour. Les séances de thérapie individuelle ne doivent pas durer longtemps. Si le traitement shiatsu est effectué régulièrement et soigneusement, la capacité du muscle à se contracter augmentera à mesure que l'enfant grandira.

2. Luxation congénitale de la hanche

Fig. 224

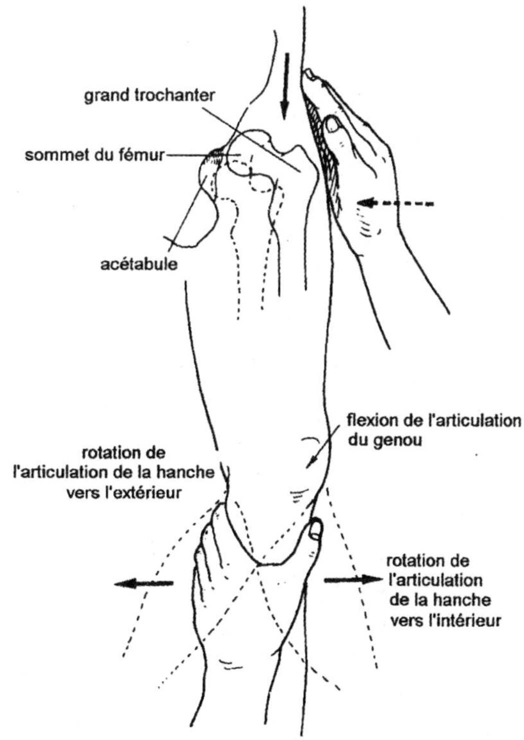

Le positionnement anormal des jambes du fœtus dans l'utérus provoquent un relâchement de la hanche. Cela ou une formation imparfaite de l'acétabule provoque la dislocation de la tête du fémur (fig. 224). A la naissance, la tête du fémur se déplace au-delà du labrum acetabulaire ; si l'état n'évolue pas jusque là, une subluxation se produit. Même si tout paraît normal à la naissance, tôt ou tard une luxation ou au moins un glissement se produiront.

La luxation congénitale de la hanche est trouvée plus souvent chez les filles et plus fréquemment d'un seul côté. Les cas de luxation des deux hanches sont rares. La jambe affectée est courte et marquée de plis de la peau (fig. 225), puisque la tête du fémur glisse vers le haut et vers l'extérieur chez les bébés qui en souffrent. Pour cette raison, l'écartement de la cuisse affectée est limité quand on change les couches. Les examens médicaux pour diagnostiquer la luxation de la hanche utilisent la position de Trendelenburg. Quand l'enfant commence à marcher et se tient sur la jambe affectée, les muscles grand fessier et petit fessier ne se contractent pas complètement, provoquant l'affaissement de la fesse du côté affecté. Pour compenser et maintenir l'équilibre, l'enfant penche la partie supérieure du corps dans la direction du côté affecté.

Fig. 225. Surface postérieure des fesses

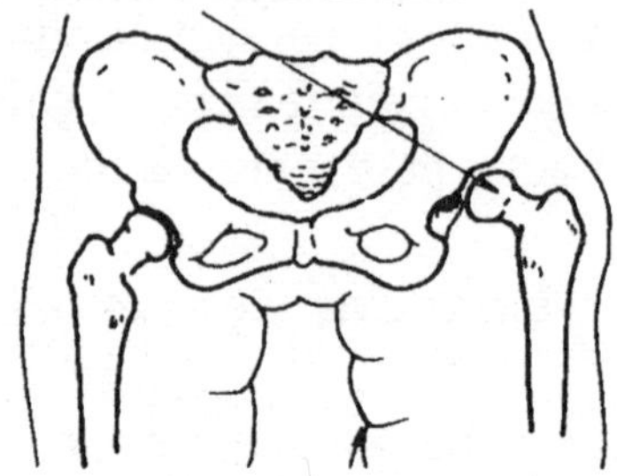

Les plis sont nombreux à cause de la contraction de la jambe

Thérapie shiatsu

L'explication donnée cidessous est valable pour la luxation de la hanche gauche. Le traitement est identique pour la hanche droite.

1. Le patient couché sur le ventre, le thérapeute assouplit soigneusement le groupe de muscles entourant l'articulation de la hanche, particulièrement les muscles grand fessier, moyen fessier et les muscles tenseurs du fascia lata (fig. 226).

Fig. 226. Surfaces postérieure et latérale des fesses

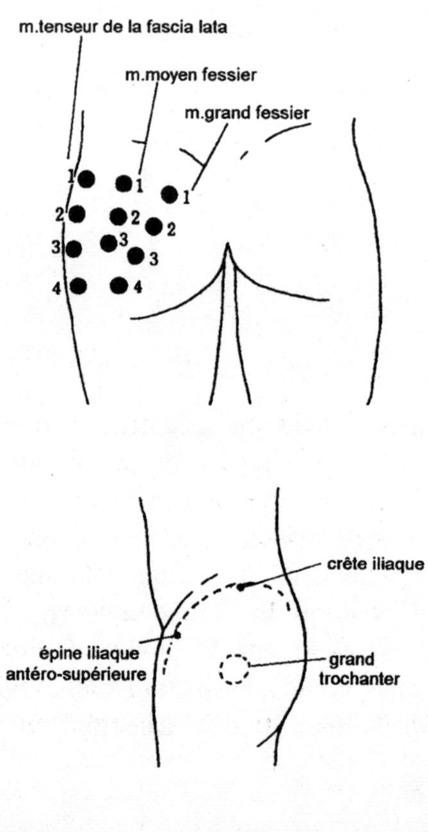

2. Le patient couché sur le dos, le thérapeute palpe le grand trochanter pour examiner la position de la luxation. Quand cette position a été déterminée, il pose le centre de sa paume droite sur l'emplacement du grand trochanter. Ensuite, pliant le genou du patient et positionnant la hanche selon un angle de 45°, le thérapeute place la paume gauche sur la partie inférieure de la zone crurale postérieure pour soutien. Avec une pression aspirante de la paume droite, il tire le grand trochanter vers l'acé-

Fig. 227

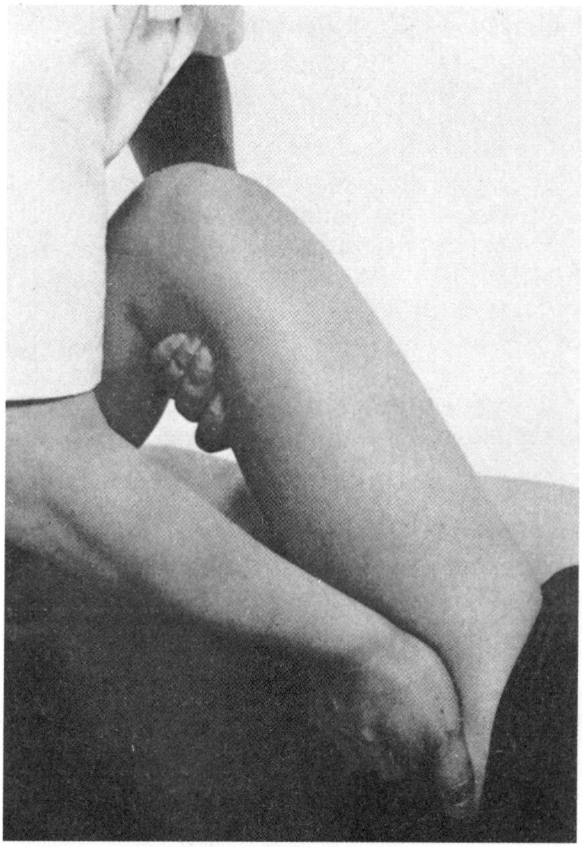

tabule. Quand la tête du fémur s'est rapprochée de l'acétabule, le thérapeute la rend stable par application d'une pression latérale (figs 224 et 227).

3. Laissant sa paume gauche sur l'emplacement de la tête du fémur, le thérapeute pose sa main droite sur la région crurale antérieure. Maintenant la tête du fémur en place avec sa paume droite, le thérapeute pousse avec la main gauche le genou plié vers l'extérieur, pour faire tourner vers l'intérieur la tête du fémur (fig. 228). Ce mouvement doit faire revenir la tête du fémur vers l'acétabule. Si la poussée de la zone crurale vers le milieu et latéralement et la rotation de la tête du fémur latéralement et vers le milieu ne produisent pas de sons anormaux, l'articulation est redevenue normale.

Mais, les muscles avoisinants l'articulation de la hanche étant toujours faibles, il existe une possibilité importante de luxation ou de glissement répétitif.

C'est pourquoi il est important de continuer le traitement pour fortifier les muscles et stimuler le développement de l'os.

3. Genou varum (jambes arquées)

Bien que cet état soit visible quand le patient est couché sur le dos, il l'est encore plus quand le patient se tient debout. Les jambes sont arquées vers l'extérieur, c'est-à-dire les régions fémorales sont tournées vers l'extérieur et les régions crurales vers l'intérieur. Les talons sont

Fig. 228

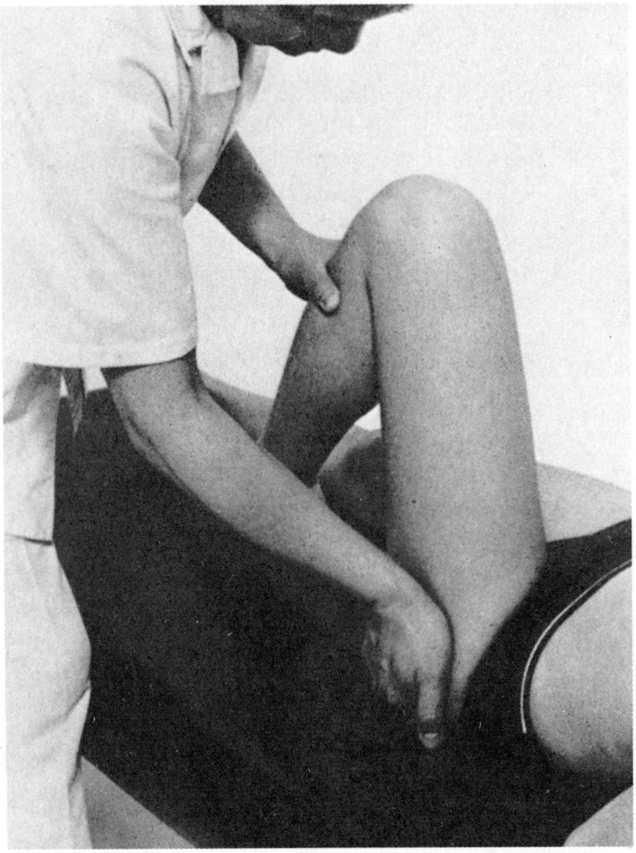

rapprochés, mais les extrémités des orteils ne le sont pas. En raison de la courbure extérieure, cet état est appelé jambes arquées en forme d'O. C'est un état phy-siologiquement normal jusqu'à l'âge de trois ans.

Les jambes arquées apparaissent chez les enfants qui sont forcés à se tenir debout trop tôt et chez ceux dont les os ne sont pas développés correctement. De plus, elles peuvent être provoquées par le rachitisme et les contractions musculaires.

Thérapie shiatsu

1. Le patient couché sur le dos, le thérapeute

Fig. 229

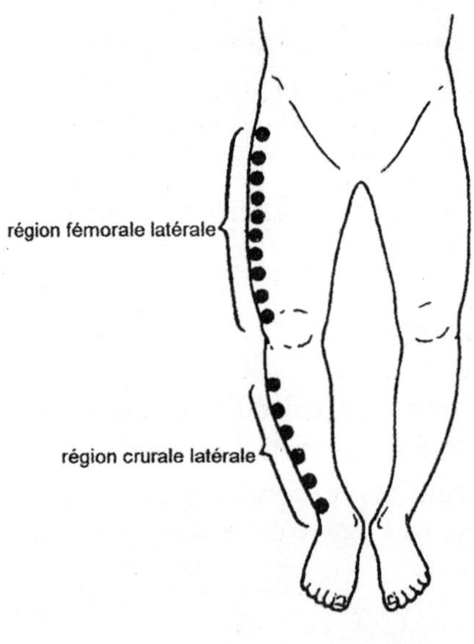

Fig. 231 : Traction des jambes

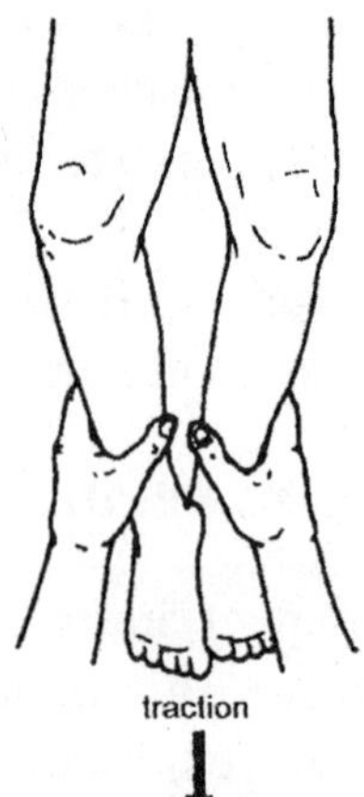

appuie sur les dix points de la région fémorale latérale et les six points de la région crurale latérale des deux jambes. Le traitement ressemble au rapprochement des jambes (fig. 229).

2. Le patient couché sur le côté, le thérapeute soutient la région crurale avec une main et soulève la jambe affectée. Avec sa main libre, il appuie – directement vers le bas – sur la région fémorale latérale (fig. 230). Ce traitement est effectué lentement plusieurs fois.

3. Le patient de nouveau couché sur le dos, le thérapeute attrape chaque cheville d'une main et les étire simultanément (fig. 231).

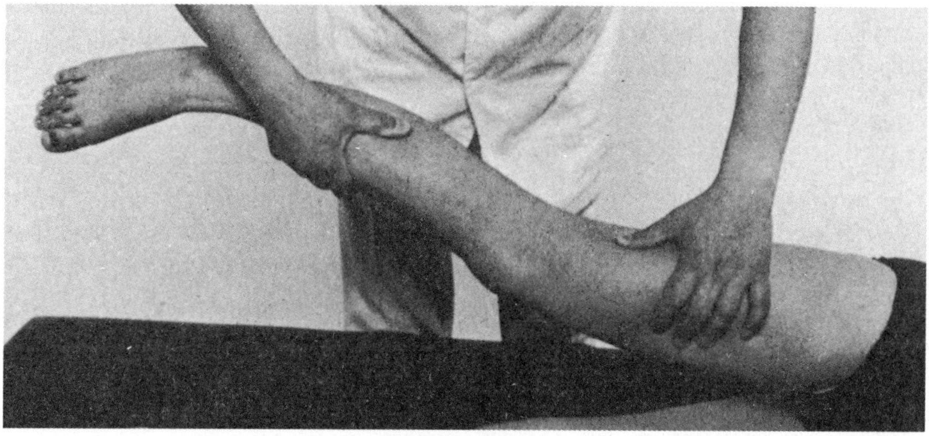

Fig. 230

4. Genou valgum (genoux cagneux)

Fig. 232

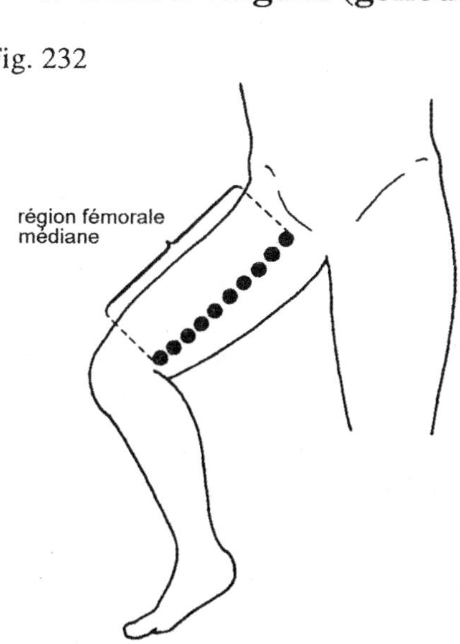

Cette malformation se manifeste par le pliage vers l'intérieur des régions fémorales et le pliage vers l'extérieur des régions crurales. Les extrémités des orteils sont rapprochées, mais les talons ne le sont pas. On appelle parfois cet état genoux cagneux en forme d'X. Parmi les causes possibles on compte le rachitisme, le développement anormal des os, la contraction des muscles, la malformation congénitale et la poliomyélite. Dans ce dernier cas, cependant, souvent un seul genou est plié.

Thérapie shiatsu

1. Le patient couché sur le dos, le thérapeute traite la zone de l'articulation des genoux.

2. Pliant les jambes du patient aux genoux vers l'extérieur, le thérapeute applique une pression latérale sur les dix points de la région fémorale médiane (fig. 232).

Fig. 233

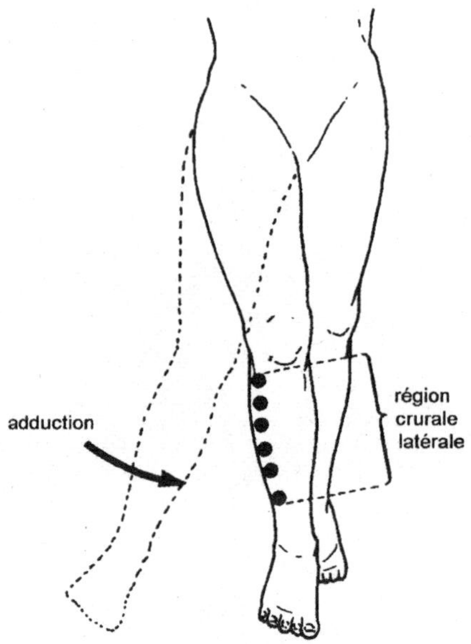

3. Faisant revenir les genoux à leur position initiale, le thérapeute fait tourner toute la jambe vers l'intérieur et traite les six points de la région crurale postérieure (fig. 233).

4. Le patient couché sur le côté, le patient pose une main sur la région fémorale médiane pour soutien et appuie avec l'autre main sur les six points de la région crurale postérieure.

5. La jambe toujours relevée, le thérapeute tire la zone fémorale médiane vers la haut avec une main, tout en poussant vers le bas la région crurale latérale avec l'autre main (fig. 234).

Fig. 234

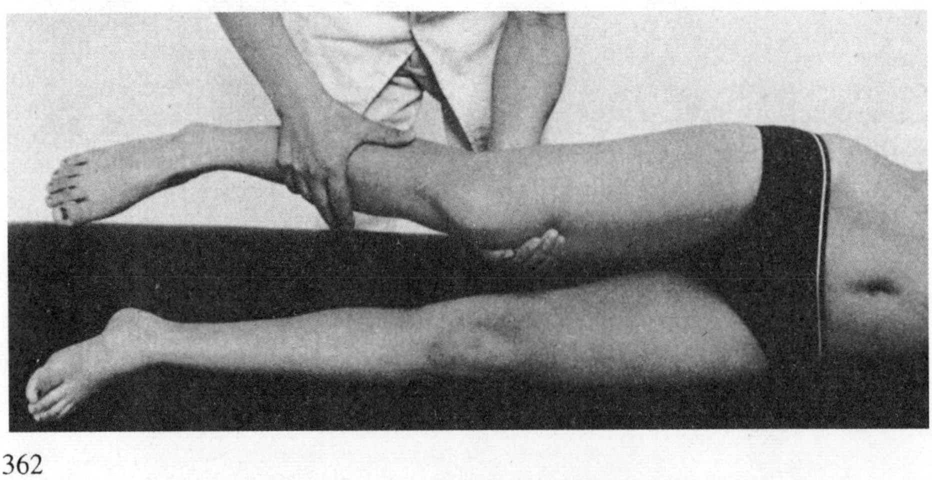

L'action est effectuée progressivement et lentement et est répétée plusieurs fois. Ce traitement est effectué sur les deux jambes.

5. Pied bot

Le pied bot congénital est une des trois malformations de naissance les plus fréquentes, avec le torticolis congénital et la luxation congénitale de la hanche. Chez les bébés affectés, le pied est soit plié vers l'intérieur, soit tordu, soit la plante du pied est tournée vers le haut au milieu. L'état est provoqué généralement par la paralysie du groupe de muscles péroniers (fig. 235). Le pied bot peut aussi être du à une poliomyélite ou à des blessures.

Fig. 235

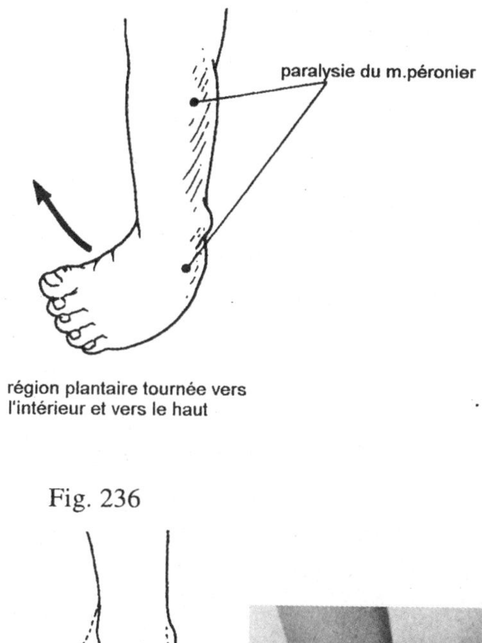

Thérapie shiatsu

1. On utilise un traitement minutieux de pression sur le groupe de muscles péroniers, y compris le muscle péronier long latéral, le muscle péronier court latéral et la portion détachée du côté externe du muscle extenseur commun des orteils. Pendant ce traitement, le thérapeute fait tourner le pied avec sa main libre, aussi loin vers l'extérieur que possible (figs. 236 et 237).

Fig. 236

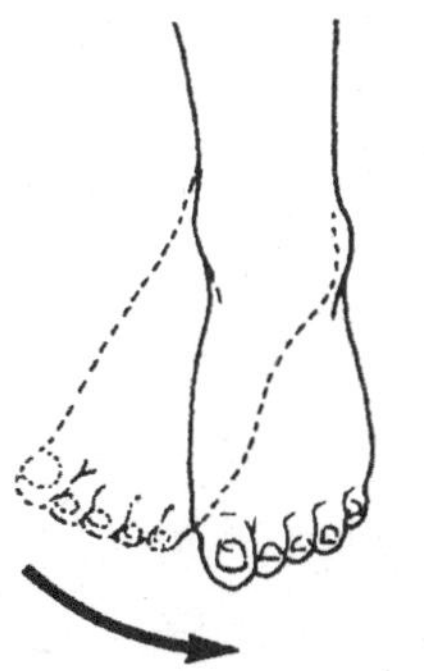

On applique une pression pour tourner le pied vers l'extérieur

Fig. 237

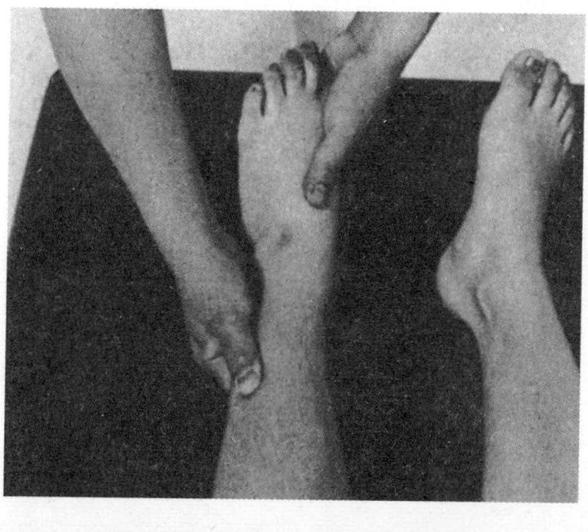

2. Il appuie ensuite sur la partie latérale de la cheville, le maléole extérieur et la région dorsale du pied (fig. 238). On doit accorder une attention particulière à la zone dorsale, du côté du petit orteil.

Fig. 238

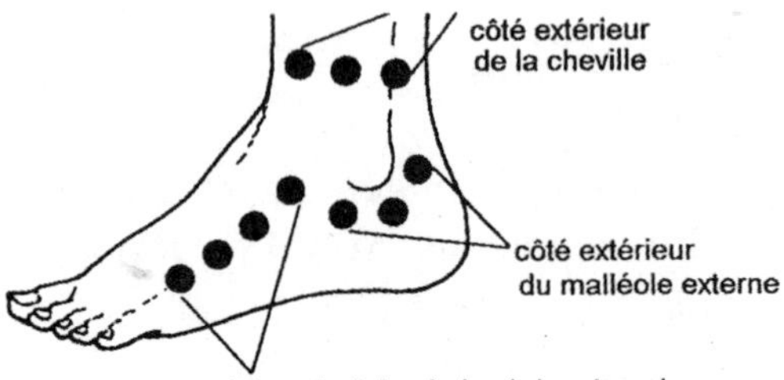

3. Pliant le genou du patient et posant la plante du pied à plat sur le sol, le thérapeute appuie sur les six points de la région crurale latérale (fig. 239). Cet état étant extrêmement difficile à corriger, la thérapie doit être pratiquée avec patience, pendant longtemps.

Fig. 239

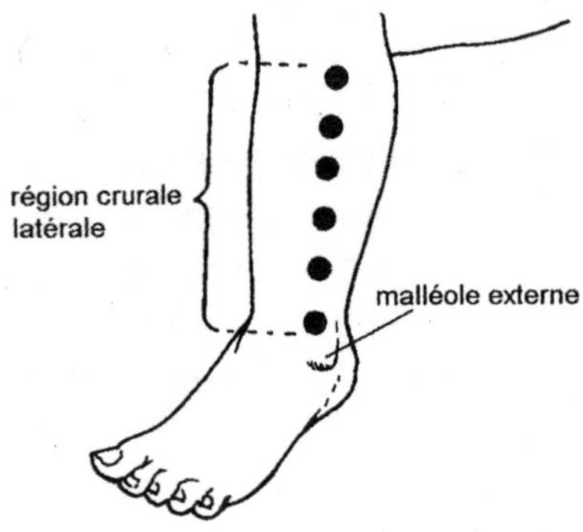

6. Scoliose idiopathique

La courbure pathologique de la colonne vertébrale vers la droite ou vers la gauche – la scoliose idiopathique – apparaît souvent chez les filles à la puberté, entre 10 et 15 ans, quand le développement musculaire et osseux est le plus important. Quand il est très avancé, cet état produit les formes montrées sur la fig. 240. Même quand la personne essaye de se redresser il y a un écartement entre les bras et le côté – la colonne vertébrale n'est pas équidistante par rapport aux omoplates. La malformation est plus apparente quand la personne se tient d'abord droite, puis se penche en avant (fig. 241). Les causes en sont inconnues, mais les parents doivent faire attention à la courbure spinale chez leurs enfants adolescents. Il est plus facile de traiter la scoliose si on commence tôt. La prévention peut se faire sous la forme d'un régime alimentaire équilibré et des exercices adaptés pour garder les muscles nourris et souples.

Fig. 240

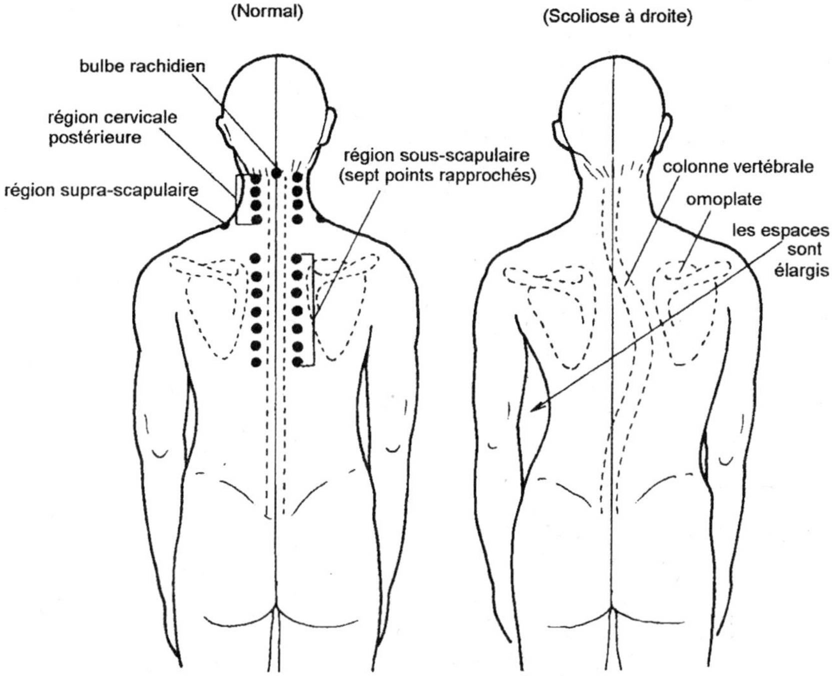

Fig. 241

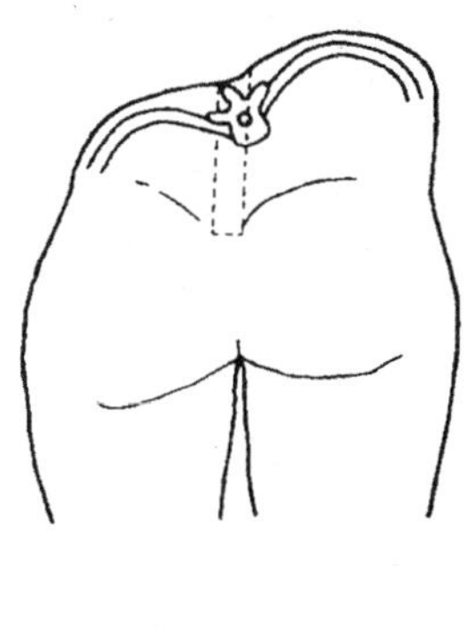

Thérapie shiatsu

1. Puisque la raideur des muscles de la région cervicale fait que la tête penche d'un côté, le thérapeute demande au patient de s'asseoir en se tenant droit ou s'agenouiller en position *seiza* et applique une pression sur la région cervicale antérieure, la région cervicale latérale, le bulbe rachidien et la région occipitale (fig. 240). Il doit assouplir soigneusement les muscles des ces régions.

2. Il doit accorder une attention spéciale au traitement de pression avec les pouces, appliqué alternativement sur les régions supra-scapulaires et inter-scapulaires de droite et de gauche.

3. Le thérapeute attrape les poignets du patient dans ses mains et relève les bras de celui-ci au-dessus de sa tête. Puis il demande au patient de pencher le torse en arrière, d'abord légèrement, pour s'echauffer. Ensuite, quand le patient a détendu cette partie de son

Fig. 242. Flexion et extension du torse

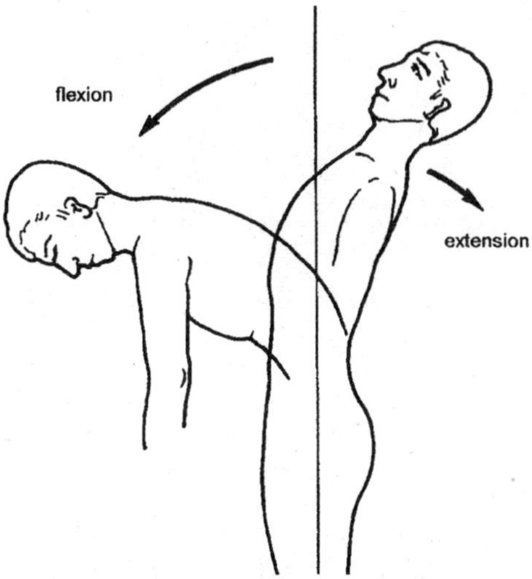

corps, le même traitement doit être répété plusieurs fois pour étirer minutieusement le corps.

Effectué quotidiennement pendant cinq à dix minutes, cet exercice previent l'apparition d'une courbure spinale et arrête la progression des états bénins. Le shiatsu auto-administré et l'exercice quotidien d'extension, de pliage et de rotation du torse ne préviendront pas seulement la courbure spinale, mais stimuleront également la croissance et tonifieront le fonctionnement des organes internes.

Fig. 243. Fléxion latérale du torse

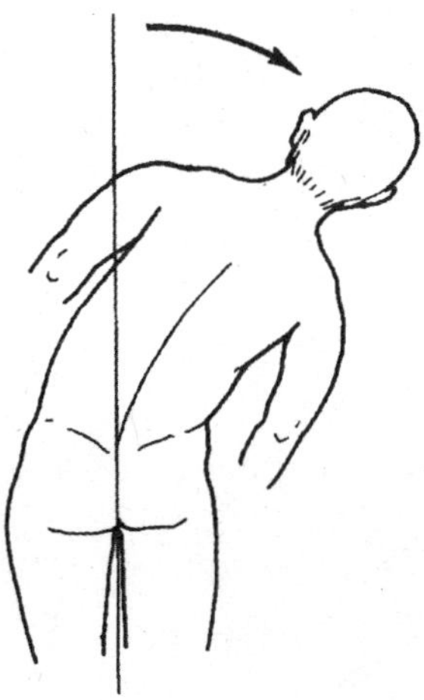

Fig. 244. Rotation du torse

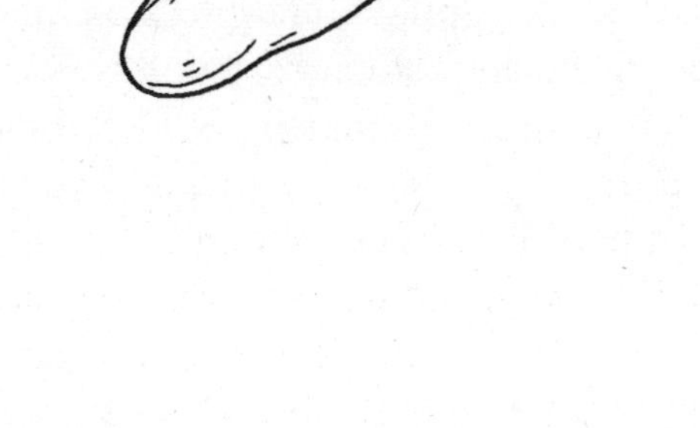

INDEX

TABLE DE MATIERES

Imprimé en Grèce par
4AB-N. ATHANASOPOULOS
25, rue Fidiou - 155.62 Athènes